常见疾病诊治与护理实践应用

徐 勇 刘培培 刘 丹
全丽丽 孔繁羽 华洪君 主编

吉林科学技术出版社

图书在版编目（CIP）数据

常见疾病诊治与护理实践应用 / 徐勇等主编 . -- 长春 : 吉林科学技术出版社 , 2024.3
ISBN 978-7-5744-1194-4

Ⅰ . ①常… Ⅱ . ①徐… Ⅲ . ①常见病—诊疗②常见病—护理 Ⅳ . ① R4

中国国家版本馆 CIP 数据核字 (2024) 第 065960 号

常见疾病诊治与护理实践应用

主　　编　徐　勇　刘培培　刘　丹　全丽丽　孔繁羽　华洪君
出 版 人　宛　霞
责任编辑　赵　兵
封面设计　古　利
制　　版　古　利
幅面尺寸　185mm × 260mm
开　　本　16
字　　数　510 千字
印　　张　37
印　　数　1~1500 册
版　　次　2024 年3 月第1 版
印　　次　2024年10月第1次印刷

出　　版　吉林科学技术出版社
发　　行　吉林科学技术出版社
地　　址　长春市福祉大路5788 号出版大厦A 座
邮　　编　130118
发行部电话/传真　0431-81629529 81629530 81629531
81629532 81629533 81629534
储运部电话　0431-86059116
编辑部电话　0431-81629510
印　　刷　廊坊市印艺阁数字科技有限公司

书　　号　ISBN 978-7-5744-1194-4
定　　价　88.00元

编委会

主　编

徐　勇（广西中医药大学研究生院）

刘培培（济南市槐荫人民医院）

刘　丹（南开大学附属北辰医院）

全丽丽（宜昌市第三人民医院）

孔繁羽（射洪市中医院）

华洪君［中国人民武装警察部队四川省总队医院（武警四川省总队医院）］

副主编

宋玉洁（吉林市人民医院）

陈思炜（普洱市人民医院）

吴福丽（南京医科大学附属口腔医院）

张慧慧（普洱市人民医院）

石燕华（普洱市人民医院）

前言

随着社会的发展和人们生活方式的改变，疾病谱系不断演变，健康问题日益凸显。面对日益复杂的疾病诊治与护理实践，如何有效地提高诊疗水平、保障患者健康，已经成为广大医务工作者面临的重大挑战。

当前，疾病谱系涵盖了内科、外科、妇科、儿科等众多领域。这些疾病不仅种类繁多，而且病情复杂多变，对患者的生命健康造成了严重的威胁。随着医学技术的不断进步，人们对疾病的认知程度也在不断提高，但在实践中仍存在诸多难题。例如一些疾病症状相似，容易混淆；一些疾病的治疗方法多样，选择困难；一些疾病护理不当，容易复发；等等。因此，深入探讨常见疾病的诊治与护理实践的应用，具有重要的现实意义和理论价值。

本书围绕“常见疾病诊治与护理实践应用”这一主题，系统地论述了AI应用于骨科临床的理论与实践、AI应用于骨科康复、AI应用于骨科临床、神经内科疾病的常见症状、神经内科疾病的相关检查、神经内科疾病的诊断、神经肌肉疾病、脱髓鞘疾病、口腔检查及病历书写、龋病、牙周疾病、口腔黏膜病、中医骨伤概述、骨伤病的治疗方法、临床肛肠外科概述、肛肠疾病的治疗、结核围手术期护理、艾滋病围手术期护理。在每个疾病领域中，我们将分别探讨其临床表现、诊断方法、治疗方法。

本书适合广大患者、家属、医护人员和健康保健人员阅读，特别是那些需要应对常见疾病的人群。在阅读本书的过程中，我们希望读者能够结合自身的实际情况，积极地寻求专业医生的建议和治疗方案，以便更好地应对各种常见疾病，提高自己的健康水平。

本书共二十章，其中第一主编徐勇（广西中医药大学研究生院）负责第一章、第二章、第三章内容编写，计8万字；第二主编刘培培（济南市槐荫人民医院）负责第四章、第五章、第六章、第七章内容编写，计10万字；第三主编刘丹（南开大学附属北辰医院）负责第十章、第十一章、第十二章、第十三章内容编写，计8万字；第四主编全丽丽（宜昌市第三人民医院）负责第十九章、第二十章内容编写，计6万字；第五主编孔繁羽（射洪市中医院）负责第十五章、第十六章内容编写，计5万字；第六主编华洪君［中国人民武装警察部队四川省总队医院(武警四川省总队医院)］负责第十七章、第十八章内容编写，计5万字；副主编陈思炜(普洱市人民医院)负责第八章、第九章内容编写，计3万字；副主编张慧慧(普洱市人民医院)负责第十四章第六节至第十一节内容编写，计3万字；副主编石燕华(普洱市人民医院)负责第十四章第一节至第五节内容编写，计3万字；副主编宋玉洁(吉林市人民医院)、吴福丽(南京医科大学附属口腔医院)负责全书统稿工作。

通过本书的编著，我们期望为医疗工作者提供一套系统、实用的常见疾病诊治与护理实践应用指南。本专著将有助于提高医疗工作者的诊疗水平，降低误诊率，提高患者康复率。同时，我们还将探索常见疾病护理实践的创新思路和方法，为患者提供更加全面、个性化的护理服务。最终，我们期望通过本书，为推动医学事业的发展和健康事业的建设作出贡献。

目录

第一章　AI 应用于骨科临床的理论与实践

第一节　骨科 AI 概述

一、AI 技术概述

（一）AI 技术的定义

人工智能（AI）是一种模拟人类智能的技术，它利用机器学习、深度学习、自然语言处理等技术，使计算机能够像人类一样进行学习、推理、理解语言、识别图像和声音等。AI 技术旨在使计算机具备人类的智能行为，如学习、记忆、理解、推理等，从而让计算机在各个领域发挥更大的作用。

（二）AI 技术概要

1. 数据库

AI 技术的基础之一是数据库。AI 系统需要大量的数据来训练和优化模型，因此，数据库是 AI 技术的重要组成部分。现代的 AI 系统通常使用大规模的分布式数据库系统，能够快速、高效地处理和分析大量的数据。

2. 算力

算力是 AI 技术发展的另一个关键因素。随着 GPU、FPGA 等专用硬件的发展，AI 的计算能力得到了极大的提升。这些硬件为 AI 模型的训练和推理提供了强大的支持。

3. 算法

算法是 AI 技术的核心。AI 算法包括机器学习、深度学习等，这些算法能够让计算机从大量的数据中自动提取有用的信息，从而实现对未知领域的预测和决策。

4. 识别技术

识别技术是 AI 技术的重要组成部分，包括图像识别、语音识别、自然语言处理等。这些技术能够让计算机自动识别和理解输入的信息，从而实现对各种信息的处理和利用。

(三) 未来展望

随着 AI 技术的发展，我们可以预见到 AI 将在各个领域发挥更大的作用。未来的 AI 系统将更加智能，能够更好地理解和处理各种信息，从而为人类社会的发展作出更大的贡献。同时，我们也注意到 AI 技术的发展也带来了一些挑战，如数据隐私、算法公正性等问题，需要我们认真对待和解决。

总的来说，AI 技术正在改变我们的世界，它的发展将带来更多的机遇和挑战。我们需要积极应对这些挑战，同时也要充分利用 AI 技术的优势，推动人类社会的进步。

二、AI 技术在骨科中的应用范围

随着科技的飞速发展，人工智能（AI）已经深入了各个领域中，其中骨科领域也不例外。AI 技术的应用不仅提高了骨科手术的精准度，而且极大地提高了手术效率，同时也为患者提供了更加个性化的治疗方案。本文将详细介绍 AI 技术在骨科中的应用。

(一) 术前规划

AI 技术可以帮助医生进行精确的术前规划。通过使用 AI 算法，医生可以获取患者的 CT、MRI 等影像学数据，进行三维重建，从而精确地了解患者的骨骼结构。这不仅有助于医生制定更精确的手术方案，还可以减少手术中的误差，提高手术成功率。

(二) 术中导航

AI 技术还可以用于术中导航，帮助医生精确地定位病变部位，减少手术中的盲目性。通过将 AI 技术与机器人技术相结合，医生可以实时获取患者的生理数据，如心率、血压等，并与预设的手术路径进行对比，从而确保手术的顺利进行。

(三) 个性化治疗

AI 技术可以根据患者的个体差异，提供个性化的治疗方案。通过对患者的病史、基因组学、生活习惯等因素进行分析，AI 可以预测患者的康复速度和效果，从而制定出最适合患者的治疗方案。这不仅可以提高治疗效果，还可以减少不必要的药物使用和康复训练，减轻患者的经济负担。

(四) 康复训练指导

在康复阶段，AI技术也可以提供重要的帮助。通过分析患者的康复数据，AI可以提供个性化的康复训练计划，并根据患者的康复进度进行调整。这不仅可以提高康复效果，还可以降低康复师的劳动强度，提高康复效率。

(五) 远程医疗

AI技术还可以用于远程医疗，使患者在家中就可以接受专业的骨科治疗。通过远程医疗服务，医生可以远程指导患者进行康复训练，解答患者的疑问，并提供个性化的建议。这不仅可以减少患者的就医成本，还可以提高医疗资源的利用效率。

总之，AI技术在骨科中的应用已经越来越广泛，它不仅可以提高手术的精准度和效率，还可以为患者提供更个性化的治疗方案。然而，我们也需要注意到，AI技术在骨科领域的应用还存在一些挑战和问题，如数据安全、隐私保护、伦理问题等。因此，我们需要在推进AI技术在骨科领域应用的同时，加强相关法规和标准的制定和完善，以确保技术的合理、安全和有效应用。

第二节　智能诊断系统

一、智能诊断系统建立的意义

智能诊断系统基于互联网云计算、5G大数据、物联网、AI等先进信息技术，以自动化、信息化、智能化为特色，实现医工交叉融合。通过计算机辅助的数字处理和图像处理骨科临床中的实际问题，是一种为临床医生提供辅助决策的新技术。该技术将多项尖端手段融合到骨科疾病的辅助诊疗、3D打印的设计制造、智能手术机器人的研发应用和远程手术平台的建立等各个环节中，大幅提升了骨科诊疗效率和准确度，有力地推进了骨科的学科建设与发展。

(一) 智能诊断系统在骨科术前诊断和决策支持中的意义

1. 智能诊断系统应用于骨科影像学辅助诊断领域

在骨科影像学诊断领域，传统诊断模式通常需要医生长期学习专业知识并积累经验，而AI基于机器学习技术，具有可持续性、能标准化处理影像数据的优势。日本学者曾类比美国国家公路交通安全管理局（NHTSA）对于车辆自动化驾驶水平划分的五个层次，将放射诊断学AI自动化水平划分为0～4级。0级是图像预处理，无须计算机辅助诊断。0级进一步分为两类：利用AI（0级＋）进行图像预处理和不使用AI（0级－）进行图像预处理。近年来，利用GAN，即利用AI（0级＋）对图像进行预处理的合成成像研究取得了较快的进展。1级是计算机辅助诊断，只有一种图像识别，如肺结节检测、胸部CT。2级是识别多个部位的复杂图像，如肺结节、肺炎病变、肝脏肿块病变。3级是与人类相当的诊断能力。4级是超越人类的诊断能力。研究表明，在理想状态下，即图像与智能诊断系统分辨率相适应时，机器判读的表现可达到资深专家水平。在一项研究中，利用人工神经网络能可靠地识别数据集中的肱骨近端骨折。而另一项关于桡骨远端骨折的研究表明，AI在辅助图像解译中的应用可使医生的误判率降低约47%，在上肢、踝关节和脊柱骨折检测方面的表现甚至优于骨科医生。对于骨科临床经验欠缺的医生来说，利用深度学习算法可明显降低骨折误诊率。尽管目前AI尚不能完全替代人工阅片，但随着深度学习的日益推进和相关算法的不断完善，AI辅助诊断在影像学诊断领域仍具有重大的意义，该项技术不仅可以大大提高影像医生的工作效率，甚至能够识别出许多肉眼不太容易发现的部分。

2. 智能诊断系统应用于脊柱外科领域

目前，针对脊柱形态学、生物力学领域的AI识别和分析技术已相当成熟，基于机器深度学习的筛选法在脊柱侧凸畸形的筛查中，能有效地观察椎体的轮廓、局部骨质异常、椎管内结构，以及测量侧凸的角度、椎体的旋转程度、顶椎偏距、端椎节段等参数，从而真实和直观地反映脊柱畸形的严重程度等信息。基于动态集成选择算法的AI系统，还可利用算法对一些罕见畸形的脊柱参数进行回归建模，针对脊柱的形态学、生物力学数据进行深度集成计算，从而评估脊柱侧凸的分型，为早期脊柱侧凸的筛查提供了依据。在经皮穿刺活检诊断脊柱病变领域，已有使用机器人辅助的相关案例，机器人不仅能够精准导航穿刺针到达病变部位，还可以选择更粗的穿刺针及套管以获取更多的病灶组织标本。对于椎体特殊部位的病变（如椎体后下部、经椎弓根无法到达的位置），AI依旧可以迅速、精准地规划出经椎弓根外侧，避免损伤脊柱神经的入针点及方向，直达病变部位，提高活检的效率和准确率。上述辅助技术的出现，对脊柱外科医生准确把握患者病情、减少患者辐射暴露、提高诊断确诊率具有重大意义。

3. 智能诊断系统应用于小儿骨科领域

目前，已有基于深度学习的AI辅助诊断儿童发育性髋关节发育不良（DDH）的临床应用案例。发育性髋关节发育不良是小儿骨科的常见疾病之一，是导致儿童骨骼畸形的主要原因，其发病率为1.6‰～28.5‰。目前普遍认为早期的诊断和治疗对于大部分发生发育性髋关节发育不良的患儿能否恢复正常至关重要，而延误诊治可能会引起严重的并发症，甚至需要关节置换。因此，发育性髋关节发育不良早期诊断和治疗对疾病的预后意义重大。临床上常用的发育性髋关节发育不良体格检查包括 Ortolani 试验和 Barlow 试验，某项对 3272 名新生儿进行发育性髋关节发育不良筛查的研究发现，在 67 名体格检查阳性的新生儿中，仅有 14 名新生儿超声检查为阳性。因此，单纯采用体格检查具有假阳性率高，且无法筛查出尚未发生脱位的发育性髋关节发育不良患儿的缺陷，最终导致误诊甚至漏诊。临床上通常对于未满 6 个月的婴儿采用超声诊断手段，国内某项基于深度学习的 AI 测量婴儿非偏心型髋关节的研究结果表明，AI 模型已接近高年资医生的测量水平。但超声诊断仍有一定的局限性，经超声诊断后 6 个月仍未治愈的病例，则需要进行 X 线检查。发育性髋关节发育不良涉及半脱位和脱位的病例中，股骨头明显的移位一般通过 X 线容易诊断。有研究表明，基于深度学习系统测量非脱位组髋臼指数具有较高的可信度。在非脱位组中，可根据年龄和该区域的髋臼指数标准进一步确定髋关节是否存在发育不良的情况。深度学习系统能够有效地识别髋关节脱位和未脱位，且脱位组髋臼指数的测量误差在临床上是可以接受的。因此，使用 AI 有助于减轻筛查工作的压力，可以最大限度地避免人为误差造成的诊断差异，对指导临床治疗意义重大。在青少年特发性脊柱侧凸（AIS）矫正方面，AI 的筛查诊断、Cobb 角计算及分型方面已有一定成效，对青少年特发性脊柱侧凸后路矫形术后的冠状位结果可以进行预测，从而可为制定矫形策略提供一定的参考。在非脱位组髋臼指数测量方面，AI 的一致性上明显低于临床医生组间测量的误差，不仅在辅助诊断方面与传统的临床诊断相比结果相似性高，而且在速度和批量处理方面都更有优势。

4. 智能诊断系统应用于骨肿瘤诊断领域

AI 在骨肿瘤领域发挥了巨大效用，主要有肿瘤生存预测、肿瘤特征描述和随访监测，研究主要集中于肿瘤生存预测，而这种预测又基于肿瘤的特征描述，扩展为既定模型下对某一特定肿瘤的预测。但目前关于 AI 辅助诊断骨肿瘤，特别是骨转移肿瘤的研究比较少，样本数量有限，且主要集中在骨肉瘤的研究上。以骨肉瘤为例，AI 可以利用遗传学特征预测骨肉瘤是否转移，利用机器学习算法预测骨肉瘤化学治疗反应及骨肉瘤预后因子的研究等。AI 还可以通过输入相关基因表达数据，更加具有针对性地为临床实际应用输出例如诊断标志物、预后标志物、靶向治疗标志物等相关结果，也为多亚型复杂肿瘤的研究带来了新思路和新途径。

5. 智能诊断应用于骨科手术风险评估与决策支持领域

目前大数据发展迅猛，AI 基于大数据在创伤骨科领域对于手术风险评估（如伤口并发症、静脉栓塞等并发症的预估）已经具备了非常强大的应用性。在骨质疏松症、骨科退行性疾病领域（如绝经后骨质疏松症），一种基于支持向量机（SVM）核分类器的计算机辅助诊断系统，用于使用髋关节数字X线片检测骨质疏松症的风险，通过五重交叉验证分析，实现了迄今为止最高分类准确度的最高纪录。提取的骨小梁图像特征与年龄之间的相关性与双能X线骨密度测量仪（DXA）测量的骨密度（BMD）之间的相关性为 $P < 0.001$。提取的图像特征也显示出高骨密度组与低骨密度组在 $P < 0.001$ 水平上的显著差异。

（二）智能诊断系统在骨科手术中的意义

1.3D打印模型术前评估和3D打印定制植入物设计

3D打印技术可用于术前规划、制作导航模版、定制个性化内置物和模拟手术过程，且预后良好。3D打印技术可打印出不同大小的实体，相比传统通过影像学资料来确定术前计划的模式，3D打印模型具有更为直观和精准的优点，目前广泛应用于创伤骨科、脊柱外科等领域，并起到了良好的辅助治疗效果。但3D模型对精度的要求极高，通过AI对CT、磁共振成像等影像学数据的处理进行辅助设计，不仅可以满足3D模型对于精度的要求，还可以缩短3D打印制作工艺的时长，并且能根据患者患部的各种数据，个性化定制手术植入物，使复杂骨折患者的术后恢复情况及术后并发症发生率都优于选用传统治疗手段的患者，也为患者提供了更多的个性化诊疗方案。

2. 骨科手术模式的智能化

我国智能骨科手术技术支撑体系以手术导航技术、手术机器人技术、远程手术技术等技术群为基础，涉及医学影像分析、手术路径规划、新型交互机构、空间精准映射、器械自动注册、运动稳定控制等数十项技术。特别是突破配准特征自动识别与呼吸运动补偿随动控制技术，将骨科手术机器人产品临床精度提升至亚毫米级别，达到国际最高精度（0.82mm）。骨科手术应用最为广泛的技术为计算机辅助骨科手术（CAOS）。计算机辅助骨科手术是一项飞速发展的技术，通过在计算机设备上显示外科手术部位的虚拟图像，使外科医生能够在术中获得实时反馈，这种实时跟踪可与全球定位系统（GPS）相提并论。欧洲已有众多医院正在使用导引/导航技术，主要应用于导引全膝关节置换术（TKA）或髋关节置换术（THR）。计算机辅助骨科手术系统的第一个重要元素是获取临床图像。在骨科和创伤外科中，数据来源多种多样，包括2D透视、3D透视、CT扫描，在某些情况下还包括MR图像，这些图像的分析都离不开算法的支持。算法的目的是消除影像结果的不准确之处，同时提高外科手术的准确性。这些方法可以使微创手术变得更加容易，还可以使探索新的手术方式具有可能性。计算机辅助骨科手术的另一个重要应用是辅助术前计划。该系统允许模拟计划的手术，使得手术计划可以不断优化和改进，计算机辅助骨科手术还可减少术中累计出血量、减少术中放射时间、缩小手术伤口及降低手术并发症，最终实现微创手术。

3. 骨科手术设备的智能化

在AI辅助骨科手术中一个具有挑战性和前景的领域是手术机器人的使用。基于实时导航与机械臂在线标定的通用型骨科导航手术机器人系统结构，将骨科机器人手术的适用范围从3个部位扩展至13个部位。近年来已用于临床的关节外科手术机器人系统包括美国史塞克公司的Mako机器人系统、英国施乐辉公司的Navio机器人系统、美国捷迈公司的Rosa机器人系统、美国强生公司的VELYS机器人系统等。2016年，北京积水潭医院推出了天玑机器人，它是一种具有多适应证的骨科手术机器人，可用于各种脊柱器械和骨盆、髋臼和四肢骨折手术。天玑机器人将机器人手臂与实时导航系统结合在一起，具有很高的手术精度。近年来，机器人的广泛应用使得与手术时间延长有关的感染大大减少。与传统技术相比，骨科机器人的主要优势之一是可以提供更为精确的手术操作。例如在髋关节置换术中，机器人辅助髋臼假体安放的外展角及前倾角更为准确，术后影像学测量值接近于术前计划或术中测量值，处于安全范围内的比例更高，下肢长度和偏距恢复更好。骨科机器人的应用可以消除人为因素对手术结果的变化，减少术中放射时间，从而实现缩短住院时间、减少出血和降低手术并发症发生率，在患者的术后康复中发挥了积极作用。

4. 骨科远程手术

骨科远程手术通过5G技术实现，一方面将手术中的图像及视频进行远距离传输，实现手术云端指导；另一方面通过MR技术，实现专家通过远程操控骨科机器人进行骨科创伤手术。华中科技大学同济医学院附属协和医院的叶哲伟教授利用MR远程指导手术并做了许多开创性工作；2019年7月，魏田教授实施了世界上第一个多中心第5代（5G）远程骨科手术。5G技术与机器人技术的结合，提高了远程手术的安全性和质量，也为远程手术的进一步发展提供了可能。

二、智能诊断系统技术简介

智能诊断系统相比传统辅助诊断系统最大的特点是基于AI。AI通过编程使计算机具有类似人类的智能，而机器学习是AI的重要技术之一，它通过提供基于经验的学习使机器（计算机）更加智能。人工神经网络是一种机器学习技术，是受到动物视觉皮层组织的启发而产生的一系列可训练的多层结构。自20世纪80年代末被用于分层结构神经网络的人工神经网络反向传播算法提出以来，掀起了机器学习的第一次浪潮，使基于统计模型的机器学习重新焕发了生机，随之而来的是浅层学习在机器学习中的广泛应用。这些浅层结构虽然相比于过去基于人工规则的系统展现出很大的优越性，但在处理复杂问题时，则表现出学习能力不足、易出现维数灾难、易陷入局部最优等缺点。

2006年，Hinton首次提出深度学习的概念，作为一种使用神经网络算法的机器学习模式。该概念的提出解决了上述浅层结构长期对研究者的困扰，突破了传统机器学习发展中对人工专业性要求较高的技术瓶颈，使得机器学习相关的应用得以迅速增长。研究发现，多隐层神经网络具有优异的特征学习能力，能学习到数据中更本质的特征。深度学习利用分层结构处理复杂的高维数据，每层由包含特征检测器的单元组成，低层检测简单特征并反馈给高层，从而检测出更复杂的特征。深度学习算法可以直接从训练数据提取特征，使得特征提取、特征选择及特征分类三个核心步骤可以在同一个深层结构的最优化中实现，从而极大地减少特征提取的工作量。

随着深度学习技术在计算机领域的广泛应用，原本严重依赖专家知识进行人工特征提取的医学图像挖掘逐渐被以卷积神经网络为代表的端到端深度学习技术所取代。深度学习技术在医学图像分割和异常检测等个别领域的准确率已接近甚至超越业内专家，该结构有三种类型的层，即卷积层、池化层和全连接层，层层叠加。但是随着研究的不断深入，卷积神经网络的局限性日益凸显。例如严重依赖几何先验条件，不规则图像所需的填充处理易引入额外噪声，共享卷积核所需的数据转换操作往往造成部分特征信息的丢失，提取的局部信息难以捕捉数据对象间的内在关系等。针对上述难点，图形神经网络提供了强大且直观的建模方法，能够有效解决非欧空间的建模问题。图形神经网络在医学图像分析中的应用主要集中在组织高效分割、疾病精准检测、图像重建等方面。

三、基于深度学习的骨科智能诊断系统开发概要

目前，深度学习在医学中的智能辅助应用越来越广泛，甚至深入融合到智能诊断、智能防御、辅助临床决策等诸多方面。同时，智能影像医学时代的AI技术已经广泛地介入医学影像的图像分割、配准、融合、重建、分类、回归、诊断建模等领域，下面简单介绍某骨折智能辅助诊断系统的开发过程。

(一) 数据收集与建模

使用开源卷积神经网络和大型训练数据集，以经验丰富的放射科医生的诊断为参考标准，并采用经典的联合语义分割算法网络模型进行骨折定位的建模。

(二) 系统功能模块及决策推理框架

系统功能模块包括患者管理、用户管理、骨折定位、骨折识别、辅助诊断报告

五大功能模块，其中患者管理包含对患者基本信息的综合管理与查看功能，方便医生掌握患者的基本情况并进行综合分析。用户管理包含对系统使用者权限、安全登录与访问的管理。骨折定位是指通过调用系统后端的算法模型引擎，对影像学图像完成计算机视觉的语义分割定位，并做出对应页面的展示与提示。骨折识别是指通过调用系统后端的算法模型引擎，对分割定位后的图像进行异常监测与识别，存储并呈现识别结果。辅助诊断报告包括通过模型算法对异常图像定位及识别，并将收集到的数据进行统计融合，以及自动化生成可定制的辅助诊断报告。

第三节　AI 诊疗数据的可视化

随着信息技术的快速发展，我国大部分医院已经实施了信息化建设。多数医院经过数十年的信息化发展，收集并累积了大量的临床诊疗数据，这些数据对于疾病的诊断和治疗都是极具参考价值的，但现实中多数临床数据并未被有效分析和利用。随着大数据、云计算等技术的不断发展成熟，AI 已经深入人类生活的各个领域，同样推动着医疗技术进入一个崭新的时代。采用 AI 技术对临床诊疗数据进行可视化分析不仅能提高医生的工作效率，也能为患者提供精准治疗，节约治疗成本。

一、诊疗数据的分类

诊疗数据是指个人在体检、门诊、住院等过程中所产生的记录，主要包括电子病历数据、检验数据、医学影像数据、费用数据等。

电子病历数据是患者在医院诊断及治疗全过程的原始记录，包括首页、病程记录、检查结果、检验结果、医嘱、手术记录、护理记录等。多数为文本构成的非结构化数据，对疾病相关症状的关键词提取和分析，并进行结构化和归一化处理，可为医生诊断疾病提供参考。

检验数据是指从人体目标中获取检验材料，从而开展微生物检验、免疫功能检验、遗传检验、血液检验、细胞检验等，最终所获取的检验结果可以为人体的状态判断、疾病预防、诊断治疗、健康评估提供必要的数据依据。在目前的医疗体系中，医学检验技术已经成为临床中不可或缺的组成部分，尤其是在面对疑难杂症时，更是需要通过系统、全面的医学检验来对患者的身体状况做出综合性评估，否则就无法制定有针对性的治疗方案。

医学影像是对人体或人体某部分，以非侵入的方式取得内部组织影像的技术与处理过程中获得的结果。它包含以下两个相对独立的研究方向，即医学成像系统和医学图像处理。前者是指图像形成的过程，包括对成像机制、成像设备、成像系统分析等问题的研究；后者是指对已经获得的图像做进一步处理，其目的或是使原来不够清晰的图像复原，或是为了突出图像中的某些特征信息，或是对图像做模式分类。医学影像数据是医学影像信息数字化、数据化后形成的医学大数据，具有丰富多样、存储量庞大的特点。目前医疗数据中有超过90%来自医学影像，但是这些数据大多要进行人工分析。

费用数据广义上包含门诊费用、住院费用、单病种费用、医保费用、检查和化验费用、卫生材料费用、诊疗费用、管理费用、资产负债率等和经济相关的数据；狭义上是指患者在就诊期间治疗疾病所花费的诊疗费用。

二、AI在诊疗数据可视化中的应用

AI基于大数据优势，通过数据挖掘、机器学习、深度学习等技术，准确识别并量化疾病病灶，为骨科疾病的精准诊断提供了可能。医疗大数据是医学AI发展的基石，通过收集来源及格式多样的数据并进行清洗，构建较大体量的数据库，根据需求对数据进行可视化分析，这些对于临床和科研都有一定意义。

总之，利用数据的可视化分析可以帮助医生更准确地判断疾病类型，提高治疗有效性并对疾病的预后进行判断。

第四节　AI应用于骨折的诊断

一、骨折的概况

骨骼构成了人体的支架结构，为肌肉提供附着点。骨折是指由于直接暴力、间接暴力、肌肉拉力、骨骼疾病等导致的骨骼完整性或连续性的中断与丧失。骨折不但导致了力量传递的中断，而且导致了骨骼血供障碍。关节内骨折还可导致相应的关节部分运动障碍，并且所有骨折都能导致骨骼及其周围软组织的复合损伤。骨折一旦发生，在骨折的修复阶段会很快看到局部的循环障碍和炎症表现，以及因此产生的疼痛或其他临床症状。骨折诊断和治疗不及时、采取的治疗方案不合理时，常会引起骨折病的发生。骨折病是指由循环障碍、炎症和疼痛引起的关节、肌肉功能的废用，临床上表现为慢性水肿、软组织萎缩和局部骨质疏松。水肿极易导致肌肉内部纤维化和肌肉萎缩，这种纤维化的过程使得肌肉、股骨和筋膜之间发生非生理性粘连，因而易出现邻近关节的僵硬，严重时可造成患者部分或全部工作能力的丧失。因此，骨折临床诊断与治疗的微创性、准确性、高效性一直是骨科专家和骨折

患者期望实现的。

二、AI在骨折研究中的应用

骨折智能诊断与治疗系统将整复室（患者所在的X线区）与遥控室（医生所在的非X线区）严格分开，避免了医生受到X线辐射的伤害。同时，医生不但可以通过计算机显示器显示的X线图像和相关数据监控全部进程，而且可通过玻璃直接监视机器人实施整复的每一个环节。该系统在临床治疗中有以下益处：代替医生并模拟医生的手法实施整复动作，降低了医生和护士的工作强度、缩短了手术的时间、减少了患者拍摄X线的次数；由于骨折恢复时间短，大大降低了骨折病的发病率；无须二次手术、输血；无须大量的抗生素且住院时间短，减少了患者的医疗费。总之，该系统可作为一种非手术疗法代替医疗领域专家完成骨折的诊断与治疗，具有创伤小、整复迅速、复位良好、骨折病发病率低等优点。

随着计算机技术、导航技术和机器人技术的不断革新和发展，计算机辅助骨科手术逐渐被广泛应用。20世纪90年代，人类首次使用计算机辅助骨科手术，并依托于不断革新的计算机性能与技术，研发出了多种手术机器人用于骨折的临床治疗。当前，国内外多家医院及科研机构已经开展了AI辅助骨折诊断的应用。通过使用AI算法，对2DX线影像进行分析，若存在骨折迹象，即可在影像学资料上标出骨折的具体部位。基于深度学习的图像目标检测技术，通过输入医学影像数据，输出AI辅助诊断的结果。北京清华长庚医院团队所研发出的AI系统，可以通过骨折的影像扫描，产生精准的热点分析，进而辅助临床判读。美国OsteoDetect公司研发的新型AI工具，可帮助医生诊断手部骨折。这种工具是一种计算机辅助检测和诊断的应用程序，它使用AI算法帮助医生以比传统诊断技术更快的速度确定腕骨骨折部位，并检测了数百张X线图像证实了在腕骨骨折诊断方面的准确性。

桡骨远端骨折是上肢最常见的骨折类型，在急诊骨折患者中约占17%，在前臂骨折患者中约占75%。桡骨远端骨折的分类方法很多，至今尚无一种骨折分类方法能涵盖所有类型的骨折。桡骨远端骨折的骨折类型及所选择的治疗方式将决定患肢的功能恢复和患者的生活质量。Gan等选取了2340张桡骨远端骨折患者的X线片，训练卷积神经网络来分析数据，卷积神经网络的诊断性能通过受试者工作特性曲线下面积（AUC）评估，用准确性、灵敏性、特异性和尤登指数来表示，将结果与骨科专家组和放射科医生组的结果进行比较，得出卷积神经网络在区分图像方面具有更好的性能，在疾病诊断性能上与骨科专家组类似，优于放射科医生组。

在影像学检查中，桡骨远端骨折诊断相对来说不难，但相较于人工阅片，AI识别图像的能力更强，可提供准确率更高的诊断方案供经验不足的医生参考，从而可为患者提供最优治疗方案。

髋部骨折常见的类型是股骨颈骨折、股骨转子间骨折和骨盆骨折。中国正逐渐步入老龄化社会，老年髋部骨折的高发病率、死亡率、致残率给家庭和社会带来沉重的负担。对于髋部骨折的患者，X 线检查的漏诊、误诊会导致预后不良。

脊柱骨折的发生率占骨折的 5% ~ 6%，以胸腰段骨折发生率最高，其次为颈椎、腰椎，胸椎最少，常可并发脊髓或马尾神经损伤。脊柱骨折发生在不同部位的骨折类型较多。目前基于 AI 诊断的脊柱骨折研究较少，多集中于椎体压缩性骨折。

有研究表明，在椎体压缩性骨折中，应用机器学习不仅能更准确地识别 CT 图像，间接提高诊断准确率，还能计算椎体骨密度，为临床医生提示骨折病因，使诊断更为科学、全面。

骨折智能诊断与治疗系统汇集了众多领域专家的大量临床经验，不但能进行诊断，而且实现了诊断后的同步治疗。随着该系统的推广和应用，将大大缩短边远地区与发达地区之间医疗水平的差距，提高我国整体医疗水平，同时避免人为因素造成的患者畸形复位和伤残。病历信息管理系统的建立，实现了对患者情况和临床整复数据的综合管理，为医院实现全面的数字化管理和无纸化办公创造了良好的条件。网络技术的发展为远程医疗的实现提供了理想的平台，并且远程医疗和远程手术已经成为医疗服务领域的发展趋势。通过网络技术，在相隔较远的求医者和医生之间可进行双向的信息传送，完成求医者的信息搜集、诊断结论的确定、医疗方案的实施等过程，这突破了“面对面”医疗模式的局限，使高水平的医疗服务可以在更广泛的范围内进行共享。骨折的智能诊断与治疗和网络技术的结合也是必然的，骨折智能诊断与治疗系统的研究和构建为骨折的远程诊断和远程整复系统的建立奠定了坚实的基础。

第五节　AI 应用于骨质疏松症的诊断

一、骨质疏松症概况

骨质疏松症是由多种原因导致的骨密度和骨质量下降、骨微结构破坏，造成骨脆性增加，从而容易发生骨折的全身性骨病。骨质疏松症分为原发性和继发性两大类，原发性骨质疏松症又分为绝经后骨质疏松症（Ⅰ型）、老年性骨质疏松症（Ⅱ型）和特发性骨质疏松症（包括青少年型）三种。绝经后骨质疏松症一般发生在女性绝经后 5 ~ 10 年；老年性骨质疏松症一般指老人 70 岁后发生的骨质疏松；特发性骨质疏松症主要发生在青少年之间，病因尚不明确。

全球每年因骨质疏松症而发生的骨折达890万例，这意味着每3秒就有一名骨质疏松性骨折患者。最常见的骨折发生部位包括脊柱、前臂、肱骨近端和髋关节。其中髋部骨折的发病率和死亡率较高，尤其在老年人群中呈指数增长，并产生了最高的医疗保健服务直接成本。根据全球预测，男性目前的髋部骨折治疗费用为36亿美元，女性为190亿美元。预测到2050年，男性的髋部骨折治疗费用为140亿美元，女性为730亿美元。2018年原国家卫健委疾控局公布的数据显示，我国40～49岁人群骨质疏松症患病率为3.2%，其中男性为2.2%，女性为4.3%，城市地区为3.5%，农村地区为3.1%。50岁以上人群骨质疏松症患病率为19.2%，其中男性为6.0%，女性为32.1%，城市地区为16.2%，农村地区为20.7%。65岁以上人群骨质疏松症患病率达到32.0%，其中男性为10.7%，女性为51.6%，城市地区为25.6%，农村地区为35.3%。随着老龄化社会的到来，骨质疏松患病率增加，预计我国老年人群到2035年因骨质疏松性骨折的医疗费用会翻倍。同时我国低骨量人群庞大，是骨质疏松症的高危人群。我国40～49岁人群低骨量率达到32.9%，其中男性为34.4%，女性为31.4%，城市地区为31.2%，农村地区为33.9%。50岁以上人群低骨量率为46.4%，其中男性为46.9%，女性为45.9%，城市地区为45.4%，农村地区为46.9%。低骨量状态和骨质疏松症前期通常没有明显的临床表现，往往在出现疼痛、骨折等症状时才发现自己患病，这时骨质疏松症已经是晚期，延误了骨质疏松症防治的有利时机，因此及时预测骨质疏松症尤为重要。为落实《“健康中国2030”规划纲要》对骨骼健康工作的要求，寻求一种能够确定高风险群体、早期识别疾病风险的新型诊断方法对维持人们的健康、生活质量和人口的独立性至关重要。

二、AI应用于骨质疏松症的研究

AI在医学领域中的应用日益广泛，骨质疏松症的早期诊断及积极干预对预防骨折、提高生活质量有着非常重要的意义。随着医疗信息化的飞速发展，当前已经产生了大量的临床数据信息。通过AI技术与医疗大数据的结合，使用AI建立模型来预测风险组，制定全面有效的方案来降低骨密度检查的成本，从而减少这种疾病对人们生活质量的影响，减轻卫生系统的负担。如果能够通过大数据采集实现骨质疏松症的AI随访和诊疗，形成骨质疏松的早发现、早治疗，实现个体化诊疗，提高治疗过程中的随访依从性，或许能大大降低骨折发生率。当前AI在骨质疏松症中的应用主要集中在两个方向：①基于启发式知识的方法；②基于机器学习的方法。通过AI技术对已知的大量临床数据、诊断医案及医学文献进行学习，计算并分析出数据间的联系，形成机器对骨质疏松症危险因素、风险预测及鉴别诊断三个方面的合理认知。当输入患者相关信息后，能够辅助医生进行预测、诊断。

目前基于启发式学习的方法主要依赖于专家的知识，包含规则推理、框架推理、基于临床指南模型的推理等，在实际临床应用中机器并不能充分地理解专家对疾病的客观描述，更难以对人类的思维形式进行综合判断，因此应用受限。而AI在骨质疏松症研究方面的机器学习方法包含人工神经网络、卷积神经网络、概率神经网络（PNN）、BP神经网络（BPNN）、支持向量机、遗传算法（GA）、学习矢量量化（LVQ）、多层前馈神经网络、机器学习、径向基函数、决策树、随机森林、集成学习（EL）等，下面列举几个AI在骨质疏松症中应用的例子。

人工神经网络是由大量处理单元相互连接组成的非线性、自适应信息的处理系统，这种模型不需要建立数据模型。将人工神经网络应用于骨质疏松症诊断时，首先要建立分类的人工神经网络模型，利用明确的临床数据进行训练，然后进行测试，当准确率较高时对患者进行诊断分析。其中使用人工神经网络的综合风险因素以确定骨性骨折高风险子集首次被研究和发表是在20世纪90年代初期，这项研究证明人工神经网络是筛选需要做骨密度评估者的重要元素，并有助于制定越来越有效的骨折预防策略。有学者在2015年发表的一项研究中考虑了35个参数预测骨质疏松症风险，找出最重要的参数，采用交叉验证法进行了10次验证后得出一个数据集，将个人分为3类：正常、骨质减少和骨质疏松症。Ferizi等补充了通过机器学习和深度学习的结合运用，不仅可以建立风险预测模型，还能自动分割骨质疏松症及存在骨质疏松症风险患者的影像学图像，在AI辅助诊断该疾病时有一定价值。研究表明，在影像学分析方面，卷积神经网络提供的高分割精度可能有助于骨质量的结构性测量。利用AI自动图像分割和建立预测模型，从而实现对骨质疏松症及其并发症的早期预防，智能辅助诊断极大地提高了筛查效率。

Logistic回归模型是一种广义的线性回归分析模型，常用于数据挖掘，在医疗领域也应用广泛，多被用于危险因素探析，如探讨引发疾病的危险因素，并根据危险因素预测疾病发生的概率等。以骨质疏松症为例，将一定量的人群分为收集骨质疏松症患者组和非骨质疏松症组两组，将两组患者的年龄、性别、生活习惯等分为自变量，将因变量定义为是否患病，然后通过Logistic回归分析，可以得到自变量的权重，从而可以大致了解到底哪些因素是骨质疏松症的危险因素，同时可以根据危险因素预测一个人患骨质疏松的可能性。我国学者李茂蓉等在2016年通过建立Logistic回归模型，分析了非糖尿病女性骨质疏松症的危险因素，单因素回归分析结果显示年龄、文化程度、身体质量指数（BMI）和碱性磷酸酶（AIP）是高危因素；多因素回归分析结果显示年龄增大、碱性磷酸酶水平升高是老年绝经后女性骨质疏松症发病的高危因素。

支持向量机是一种二分类模型，它的目的是寻找一个超平面对样本进行分割，分割的原则是间隔最大化，最终转化为一个凸二次规划问题。

虽然目前AI已经应用于骨质疏松症的诊断，但多数算法模型存在自身的局限性，在诊断骨质疏松症时，发病因素的复杂性和多样性导致多数模型不能被准确诊断。因此，在完善骨质疏松患者伦理学因素的前提下，建设高质量、多中心、大规模骨质疏松体检生物样本库，收集大量可供机器人学习及再学习的流调问卷、骨密度信息、疾病史信息、药物史信息、易感基因信息等优质的学习资料，是决定骨质疏松AI技术发展的基础。

第六节　骨科手术机器人系统介绍

机器人被定义为一个具有电脑操作系统及与周围环境有互动的电动操纵结构的机械。它的基本结构是包含能够提供机器人状态反馈数据的感应器和处理这些数据的中央处理器，以及能够按照指令进行动作的执行系统。医学领域的手术机器人技术革新是伴着机器人服务技术和复杂影像学技术而产生的。

一、手术机器人的介绍

手术机器人是在提出实现更快速、更精确的手术要求下出现的，特别是要求高精度（如神经外科手术）或可重复（如使用线圈电切镜切除前列腺）的手术过程。手术机器人系统是在工业机器人的基础上发展而来的。第一例有记录的机器人手术是发生在1985年5月11日美国洛杉矶的纪念医学中心，一台工业的机器人被改造用来在CT引导下放置探查器进行脑组织内肿瘤活检。第一次使用机器人在患者身上进行全自动切除真正意义上大量组织的是在经尿道前列腺电切术中使用的，使用的是1991年5月由英国的伦敦帝国学院开发的名为“Probot”的机器人。而骨科的手术机器人系统用于人体手术是在1992年使用Robodoc手术系统进行全髋关节成形术。

近年来，在计算机技术、微创手术技术及医学影像学等多学科发展的共同推动下，手术机器人的研究和应用得到了很大程度的进步，而现在临床上最具代表性、使用最广泛的机器人是da Vinci机器人系统。

二、手术机器人在骨科的应用

在国内，使用的主要是da Vinci机器人系统，其主要应用于泌尿外科、心胸外科、妇科等学科，而在骨科手术中使用手术机器人还较少，现将手术机器人在骨科的应用综述如下。

(一) 骨科中使用的手术机器人及其原理

骨科手术中常用机器人系统有 Robodoc 机器人系统、MAKOplasty 机器人系统、Acrobot 机器人系统、SpineAssist 机器人系统等。da Vinci 机器人系统虽然在其他外科学科中应用较多，但在骨科中的应用仅停留在实验阶段，而骨科的机器人系统原理也明显不同于 da Vinci 机器人系统。

Da Vinci 机器人系统由外科医生控制台、床旁机械臂系统、成像系统及一些专有仪器组成。da Vinci 系统将控制台上手术医生手、腕和手指的运动，按比例实时缩小转换为床旁机械臂系统的手臂运动，并且可以过滤掉术者的手部震颤，同时通过类内镜的 3D 成像系统将手术区域的影像立体地反映在术者眼前。

Da Vinci 机器人系统在泌尿外科、心脏外科和妇科有着较好的使用，在骨科手术中仅有实验性的使用。起初为了提高全髋置换手术过程中骨水泥永久固着的效果，美国综合手术系统公司开发了 Robodoc 机器人系统，1992 年该手术系统在人体上使用。它工作的基本原理为首先放置定位器在患者需手术的部位，获取骨骼的尺寸、形状和方位信息，然后用 CT 扫描骨骼并上传至 Robodoc 机器人系统，重建出骨骼的三维图形，手术者在系统中选择合适的置入物和在骨骼上的正确置入位置，制定出手术方案，Robodoc 机器人系统在术中按照手术方案精确进行手术。该机器人系统主要用于关节置换和关节成形术。MAKOplasty 机器人系统又称骨科关节手术机械臂系统（RIO），主要应用于膝关节单室成形术和全膝关节成形术，其首先通过患者术前 CT 资料制定精确的术前方案，然后在术中精确导航，再利用机器人手臂置入假体或置入物来完成手术。该机器人系统允许外科医生按照患者个体的差异决定最优的置入物尺寸、位置和对位，以及精确地绘制出需要切除的组织区域。该手术系统允许针对受累及的单个或多个腔室病变的异常膝关节、未受累及腔室内的健康组织和不同患者膝关节运动学和病因学的要求，通过定位于膝关节内侧、外侧及髌骨连接处来制定不同的手术方案，并在术中精确执行。Acrobot 机器人系统是一个协同的、半自主的机器人系统。Acrobot 机器人系统的基本原理是利用肢体三维 CT 影像与 CAD 假体模型一起规划出骨骼的对位对线、假体位置及需要切除组织的形状及范围，该机器人系统将定位、固定、切除及验证融为一体。Acrobot 可利用术前 CT 成像及置入假体的形状划定出手术安全范围，从而使机器人的机械手在手术区域内安全、精确地进行操作，明显降低了医源性损害。该机器人系统主要用于全膝关节置换及膝关节单室成形术。

SpineAssist 机器人系统是由以色列公司开发用来进行脊椎手术的小型机器人，是目前用于脊柱手术临床使用较成熟的机器人系统。SpineAssist 机器人系统的原理是首先将患者的脊柱 CT 资料输入机器人软件，软件将 CT 资料转换为 3D 影像，术者通过影像选择合适的手术部位、介入方式及置入物尺寸，来形成术前手术方案。然后将机器人固定在患者脊柱上，机器人到达方案中手术介入点修复误差，开始螺钉置入的手术过程。该机器人手术系统适用于脊柱手术过程中螺钉置入固定。其他骨科使用的机器人系统有 ROSA、MBARS、CRIGOS、ARTHROBOT、PINEBOT 等。

（二）骨科手术机器人在膝关节手术中的应用

膝关节单室成形术（UKA）又称膝关节单髁置换术，是用假体置换单侧已病变的股骨髁和胫骨平台，主要用于治疗局限于单室的膝关节病变。考虑需要膝关节成形的患者趋于年轻化和更加主动求医，而且膝关节病变常表现为早期的关节炎分期，有效的 UKA 对患者临床治疗及社会功能恢复有特殊的意义。单室成形术的成功预后和稳定性受多种因素的影响，包括患者的相关因素、置入物的设计、对位对线和固定等，对位对线不良是导致早期手术失败的关键因素。传统的徒手成形术放置置入物时容易出现对位对线不良，并且易损伤周围组织。MAKOplasty 机器人系统是现阶段进行 UKA 时主要使用的机器人系统，它有效地解决了上述影响因素，尤其是对位对线不良的难题。

全膝关节成形术（TKA）是治疗膝关节骨性关节炎及膝关节退行性疾病的一种常用的治疗方法。传统徒手手术方法成功施行 TKA 主要依靠术者对位对线、组织修饰和置入物的能力。为了保证膝关节的一般功能及假体置入术后无痛感，股骨、胫骨和髌骨均须切磨成与假体适合的特殊形状。一些学者强调，下肢内翻和在胫骨近端翻切＞ 3° 与 TKA 的早期失败密切相关，而这些因素与手术的精确操作能力有关。术者手术精度的缺失可通过使用机器人辅助手术技术来克服。

（三）骨科手术机器人在髋关节手术中的应用

髋关节撞击综合征是在发育不良的髋关节，因非正常接触或撞击引起的早期髋关节功能不全、关节退变及继发性骨关节炎。髋关节成形术在髋关节撞击综合征的治疗上越来越普遍，而且有显著的疗效。髋关节成形术的潜在失误及手术陷阱存在于手术指征掌握、术中视野显露、病变定位、手术精度和切除范围等方面。Robodoc 机器人系统、Acrobot 机器人系统及 MAKOplasty 机器人系统均可精确地针对髋关节撞击综合征施行髋关节成形术，利用术前的三维 CT 影像对骨盆、髋臼及股骨近端的病灶进行准确测量，根据病灶大小及置入假体形状进行精确组织切除术，从而保证了手术的成功并且降低了医源性损伤。

(四) 骨科手术机器人在脊柱手术中的应用

SpineAssist 机器人系统是专门用于脊柱手术的机器人系统，其有效地减少了椎弓根螺钉位置不正的概率和术中放射暴露。

手术机器人自 1985 年第一次应用于外科手术以来，从早期的改造自工业机器人到现在的外科专业化机器人，已经取得了里程碑式的发展。da Vinci 机器人系统是现今世界上使用最广泛的手术机器人之一，其类内窥镜系统的设计，使其在泌尿外科、心胸外科及妇科等学科有了广泛应用，而在骨科的使用受到很大的限制。专科设计的 Robodoc 机器人系统、MAKO plasty 机器人系统、Acrobot 机器人系统、SpineAssist 机器人系统及其他机器人系统在骨科手术过程中有较为广泛的应用。这些骨科机器人系统在膝关节单髁成形术、全膝关节成形术、髋关节成形术及脊柱螺钉置入等骨科手术中具有令人满意的效果。手术机器人系统利用术前的影像学资料，制定出最佳的手术方案，在术中精确地进行骨组织及周围软组织的切除，准确地导航并置入假体及其他置入物，提高了手术方案的合理性及方案的执行精度，取得了良好的手术效果及预后，并降低了医源性损害。其他的优势包括降低对术者手术经验要求、延长了术者的职业年限、降低了患者的手术创伤及辐射损害等。其局限性在于其安装及维护费用较高，患者在接受治疗过程中的费用也相应增加，并且对手术操作者的学习要求较高。

关于手术机器人在骨科应用的大样本临床研究还较少，限制了其广泛的临床应用。在国内，手术机器人系统在骨科使用尚处于起步阶段，仅有第四军医大学西京医院、北京积水潭医院、上海第九人民医院等几家大型医学中心在骨科中开展手术机器人系统的使用及研究。但是，随着未来手术机器人系统、医学影像学及假体制造技术等多学科的进一步发展及融合，手术机器人系统必将成为微创骨科的发展趋势。

第二章　AI 应用于骨科康复

第一节　AI 与康复评定

肌肉骨骼系统又称运动系统，包括骨骼、肌肉、肌腱、韧带、关节囊、滑膜及筋膜，上述成分的异常均可能导致骨科疾患，因此骨科疾患在临床上是常见病、多发病，可见于所有年龄段。临床医学对骨科疾患的主要关注点是病因学诊断及治疗，而康复医学更关注在器官水平、生物学水平及参与水平疾病状态所致的障碍，即在功能和结构水平损伤所致的活动异常及参与障碍。在临床治疗中，临床医生多通过修复、治疗、功能重塑来重塑骨骼系统功能，但如果缺少系统的康复，临床治疗的效果可能无法维持甚至会遗留后遗症，影响患者的功能结局。AI 作为一项颠覆性技术，正在渗透康复领域的各个环节，目前已在康复评定、康复方案制定、康复预后判断、康复治疗、康复工程、居家远程智能康复等方面展示巨大潜能。

全面、科学的康复评定是骨科疾病康复的基础。通过康复评定，能够明确损伤的部位及原因，评估损伤组织、结构的完整性和功能状态，确定患者的日常生活、工作、休闲活动能力，并为正确制定康复方案、判定疗效提供客观依据。过去，康复评定手段多依赖医生、治疗师的经验，随着 AI 技术的进步，基于 AI 的系统能够通过对患者相关数据进行定量分析，协助康复团队做出更科学的决策，实现更好的康复预后。

一、AI 与运动功能评定

运动系统的任何一部分发生损伤，都可能导致相应的运动功能障碍，这也是骨科疾病导致功能障碍的主要方面。运动功能的评定可分为静态评估和动态评估，静态下可观察外观、姿势、对线等，而功能障碍的程度、负重能力及步行功能则须通过动态评估获得。在临床实践中，由于 AI 强大的计算能力，目前可通过算法综合评估患者运动范围、运动流畅程度、运动的代偿等，辅助医生、治疗师进行临床决策。骨科疾病导致运动功能障碍评定主要围绕以下几个方面。

（一）肌力

肌力是指肌群随意运动时收缩所产生的力，临床常用徒手肌力法将肌力分为五级，此方法虽简便易行，但有主观性强、无法定量评定等缺点，因此常结合等速肌力测定等进行客观评价。在等速肌力测试中，肢体的阻力将会随着肌力的变化而变化，由于人体本身无法产生等速运动，须借助专门仪器才可实现。等速肌力设备的核心部件主要包含核心控制系统、动力产生与输出系统及传感检测系统，通过分析最大肌力（N）、峰值扭矩（Nm）可客观判定肌肉力量。

基于人工神经网络模型，结合表面肌电数据及等速肌力评定结果，可通过自适应学习实现肘关节表面肌电、关节位置、关节角速度的精确预测。通过人工神经网络模型，可实现对关节扭矩的高精度预测。

目前，已实现通过肌肉转录组的深度学习算法，预测骨骼肌的年龄相关变化，通过相关评定有望实现康复的"关口前移"，即在衰老肌力障碍出现前进行干预，达到一级预防的效果。

（二）肌张力

肌张力是维持身体姿势和活动的基础，其正常与否取决于神经支配状态，通过肌张力分析将有助于明确损伤的部位与类型，异常的肌张力可分为肌张力过强、肌张力过低及肌张力障碍。有研究者通过预先设定的人工神经网络模型进行深度学习，分析大量上肢肌张力评定的视频，最终发现随着学习素材的积累，肌张力的判定也更为准确。但研究者指出，如想将此项技术应用到临床治疗中，前提是需要大量高质量的数据进行深度学习，才可能达到与传统评价效果相当甚至更高的效率与精度。

（三）关节活动度

关节活动度是指关节运动的范围，是衡量关节运动量的尺度。目前，视觉追踪技术已被用于关节活动度的评估，通过在特定关键点佩戴有线（无线）传感器，不仅能够对四肢大关节的活动度进行评估，而且能够对脊柱等部位的活动度进行评估。AI 算法可辅助康复评定，但根据评定种类所选取模型也有一定差异。在关节活动度的评价中，研究者使用了基于规则的模型，该模型由临床经验丰富的治疗师提供一组预测关节运动质量的特征规则，由 15 个相互独立的"如果—那么"规则构成，其中包括受试者能否完成特定任务，如"将杯子放到嘴边"。通过分析特定规则下肢体运动的轨迹、最大目标位置、最大关节角度等相关参数，能够全面解析在任务下各关节活动受限的情况，为明确障碍来源起到积极作用，指导康复方案的制定。对于髋关节及膝关节，通过应用机器学习算法，借助单个可穿戴传感器即可评估关节活动范围内较准确的数据。

(四) 姿势评估

姿势评估是对检查对象的全身静态观察，正常的姿势有赖于正常的肌骨系统、神经支配、平衡功能以及个人习惯等。科学的姿势评估有助于明确是否存在姿势异常及潜在的原因，并指导制定有针对性的康复治疗方案。在过去的康复临床实践中，由于姿势评估较耗时，也非常依赖康复医生、治疗师的经验，因此该评定项目的开展较为受限。随着自动监测、分析系统的应用，使得姿势分析在临床康复决策中愈发重要。这些系统能够通过评定人员所设定的监测规则自动收集传感器中的数据，得到关节角度、相对空间位置等数据，通过主动学习、算法深度分析相关姿势，起到协助决策的作用。

通过生物反馈、可穿戴设备、深度学习来指导运动功能评估是可行的。借助手机及具有机器学习能力的智能传感器，可实现居家康复患者的远程康复评定，分析患者的康复方案依从性，并将其称为智能理疗活动识别系统（SPARS）。作为常见的骨科疾病，骨关节炎的发病率高达15%，其中多数需要康复指导。面对如此庞大的康复需求，传统康复手段面临着康复方案不当、患者依从性差等挑战。

基于机器学习的人体运动辨识系统，通过对特定的运动姿势进行分析，能够为膝关节炎患者提供适宜的康复方案。经过验证，该系统类型识别和运动识别的总体识别率分别达到100%和97.7%。相较于下肢的运动模式，上肢的运动功能更为精细，因此即使应用了复杂的算法(如人工神经网络)，但是实现上肢康复机器人的高精度自适应辅助仍面临挑战。

(五) 肌电图评估

肌电图评估在临床上常用来诊断肌肉病变、神经功能的预后判断等，是神经—肌肉功能评价的客观、灵敏指标。传统肌电图评定需要医护人员依靠经验分析波形，目前已实现通过深度学习、信号提取、内置算法客观判定肌电图评估结果。获取肌电信号网络的流程包括预处理、信号滤波、校正、平滑、标准化、统计测试、整合计算等。该系统利用多通道传感器的时域特征进行肌电信号提取，并进行内置算法的统计分析，能够判定肌电信号的起始(偏移)以及轻收缩、最大收缩状态等。与此同时，肌电信号的时域和频域特征对评估步态、智能辅助具有重要参考意义，肌肉的放电状态直接影响步态。此外，算法作为AI的核心组成，不同的算法将会直接影响其判定的准确程度，相关研究发现，对于关节炎患者的诊断，最小二乘核算法效果要优于 LDA、人工神经网络及学习矢量量化。

(六) 电生理评估

电生理评估可定量测定神经损害的部位及程度，在临床中常与肌电评估共同开展。通过结合 AI 及大数据，电生理评估目前可实现临床决策、疾病诊断、风险预测及个性化的治疗方案制定。电生理评估的数据来源也更加广泛，置入式设备、穿戴式设备、智能手环等均可提供电生理数据。有学者将电生理评估与机器学习相结合，用于指导骨科手术的实施，如能够借助可穿戴设备进行持续检测，将会为康复方案的制定、康复预后的判断提供有力证据。

二、AI 与平衡功能评定

平衡是人体综合利用视觉、前庭觉、本体感觉等感觉信息，经过中枢神经系统进行信息有效筛选后，做出反应的能力。平衡功能是个体处于某种姿势的状态及当受到外力作用时，能够自动维持或调整的能力。因此平衡可分为静态平衡和动态平衡。静态平衡是指身体不动时，人体保持某种姿势的能力，如坐、站、单脚站立等。动态平衡是指人体运动或受到外力作用时，能自动维持或调整姿势的能力，可分为自动态平衡和他动态平衡。

平衡功能的表现在人体整个生命周期内并不稳定，不同年龄段有不同的平衡功能表现。如果平衡功能表现差，就容易导致跌倒。尽管跌倒被认为是外在因素和内在因素共同作用的结果，但有流行病学研究确认儿童和老年人跌倒的内在因素主要是平衡功能差与肌肉力量不足。年轻人平衡功能表现会较好，并于该年龄阶段达到高峰，随着年龄增长，老年人的平衡功能表现会下降。儿童骨折预后一般较好，但老年人跌倒后骨折常常是致命的，尤其是髋部骨折。因此，在骨科康复中平衡功能评定尤为重要。

康复中常用的平衡功能评定方法主要是观察法、半定量法和定量法。

(一) 观察法

观察法包括 Romberg 检查法、单脚直立检查法、Fukuda 原地踏步测试等。

(二) 半定量法

半定量法主要是功能性量表评估，对参与者的平衡表现进行评分或评级。目前临床常用的量表有 Berg 平衡量表、Fugl—Meyer 平衡功能量表、Tinetti 量表、站立—走计时测试、功能前伸法等。观察法在临床上易于操作，半定量法能通过分数进行量化评级，但存在评定时间长、量表敏感性不高、评估时仍带有主观性的缺点。

(三) 定量法

目前有两种评估方法，一种是使用仪器采集平衡参数数据，以此了解平衡功能；另一种则是利用AI技术，使用机器学习方法、人工神经网络方法、深度学习法等手段实现平衡功能评定和制定治疗方案。有研究者利用机器学习方法对平衡功能进行评定，这主要包括提取目标特征数据、转换并分析数据、映射到评定量表进行比对等步骤，以确定平衡功能评估结果。

利用可穿戴传感器和机器学习技术自动评估平衡功能，可增强患者家庭训练的依从性，并减少到医院复诊的次数。

在未来的临床应用中，AI技术能够更好地辅助医生和治疗师进行平衡功能评估。人工神经网络算法也将应用于平衡功能评定中。

不论是机器学习方法还是人工神经网络算法，AI在平衡功能评估中都能提高平衡评估中的准确性和灵敏性，缩短评估时间，提高评估效率。但目前的研究主要是科研性小样本研究，后续仍需要进行大样本临床研究验证AI在临床平衡功能评定中的可行性。

三、AI与步态分析

简单而言，步态分析是对评定对象行走方式的评估，包括定量分析与定性分析。通过开展步态的生物力学分析，可以解析步态进程中的生物力学及生理学异常，明确步态异常的根源并指导相关康复工作的开展。

目前，步态分析多结合肌电检查开展，当数据量足够大时，通过机器学习系统可以筛选出肌肉活动及步态异常的患者，将有助于制定有针对性的康复方案。在结合肌电信号评估步态相关肌群的最大随意收缩能力时，可通过在标准化时间序列上的肌电图辅助诊断肌肉萎缩所致的步态异常。利用决策树能够判定三种异常的步态模式，即胫腓肌无力（痉挛）、严重的胫腓肌痉挛、踝关节受限及腘绳肌痉挛。通过人工神经网络则可以更好地解析数据中的非线性关系。

随着远程康复医疗的开展，结合AI的康复评定技术愈发成为相关产品的重要组成。Allison等将远程康复医疗与AI相结合，该项目名为基于移动设备的康复计划（MDORP），该项目主要针对截肢的现役或退役军人，通过使用移动传感器实时收集居家康复截肢者的步态。当具有机器学习能力的远程终端检测到步态异常时，会向配套的可穿戴设备发送指令，该设备通过声音反馈系统提示患者，起到远程纠正患者假肢步态的目的，该项目的理念可能会成为未来远程康复医疗的常见模式。

目前，康复机器人逐渐开始普及，康复机器人的应用能够最大限度地利用患者残存功能，调动患者主动参与，极大地提高患者的运动功能及日常生活能力。与此同时，康复机器人所提供的信息也能辅助评定患者的运动功能的水平及恢复程度。康复机器人的控制策略主要是轨迹跟踪与模糊控制两大类，一般通过收集大量健康受试者在运动中全身的关节轨迹，并通过算法预定义轨迹作为控制目标。基于上述控制策略，康复机器人能通过评估患者实际情况调整辅助的程度，并且使当前的运动轨迹与健康群体的运动轨迹一致。康复机器人多有自适应特征，对每一个受试者的步态建模进行自适应的扭矩输出是实现上述功能的基础，因此康复机器人的应用离不开精确的步态分析。

康复机器人会根据相关参数生成膝关节的实际运动轨迹，通过算法明确受试者为达到预期运动轨迹所需的辅助程度，再通过混合抗阻控制方法，根据辅助函数和参考角轨迹输出扭矩，最终实现康复机器人的动态自适应。针对骨科疾病导致步态异常的患者，步态分析不仅能够探寻异常的来源，并且可以用于评估康复效果，对康复方案的动态调整有参考价值。

四、AI 与感觉功能评定

感觉是人脑对直接作用于感受器的客观事物个别属性的反映。感觉可以分为一般感觉和特殊感觉，一般感觉可分为浅感觉、深感觉、复合感觉；特殊感觉可分为视觉、听觉、嗅觉、味觉等。感觉与运动都在姿势维持、运动控制中发挥重要作用。AI 在感觉功能评定中也起到一定的辅助作用，近年来 AI 在深感觉和疼痛评估上有较多研究。

（一）深感觉评定

深感觉是指感受肌肉、肌腱、关节、韧带等深部结构的本体感觉，包括振动觉、位置觉、运动觉，是个体不依赖视觉等其他感觉对身体姿势、运动位置、所用力量大小的感知。本体感觉可以通过本体感受器来获得。本体感受器是位于肌肉、肌腱、关节囊、韧带等运动器官的感觉末梢神经装置，骨骼肌的本体感受器主要是肌梭和腱梭，关节囊、韧带等结缔组织的本体感受器有鲁菲尼小体、高尔基器末梢、环层小体、游离神经末梢等。本体感觉对于运动控制、步行平衡等具有重要作用。临床上的运动创伤或者手术创伤，一定程度上破坏了肌肉、韧带、肌腱的本体感受器，会影响关节或者肢体的稳定性，进而对运动控制、姿势稳定产生影响。本体感觉的研究目前仍处于起步阶段，对于本体感觉的通路和反馈机制的研究仍不完全。目前也较为缺乏对本体感觉功能评估的黄金标准，临床中有许多测量本体感觉功能的工具，可以根据不同关节、部位进行选择，最常测试的是膝关节、踝关节、下背部等。

量表评估手段信度不高，同时对本体感觉也只是分为正常、轻度受损或者缺失，对本体感觉细小变化的敏感性不强。研究者开始采用机器人技术、电子测量仪结合来评估本体感觉，希望能够找到一种更客观、可重复的方法。大多数识别测试通过识别或再现任务主动或被动评估关节位置，测量值为关节角度误差，并且利用运动捕捉设备、电子倾角测量仪、摄影捕捉仪、有机玻璃量角器或角度测量仪来测量。

国内有学者使用 Biodex system—3 多关节等速测试仪对踝关节本体感觉进行测量，结果发现该等速仪有较好的信度，能够在临床和科研中使用。杰弗里（Jeffrey）等研究者使用 KINARM 外骨骼机器人评估中风患者的上肢本体感觉，让受试者分别进行机器人评估和临床量表评估，试验发现机器人能够评定本体感觉，机器人评定为临床上提供了一种简易方法。评估过程中需要注意减少其他感觉的影响，如视觉、前庭觉等。近几十年来，AI 在本体感觉算法的发展较为保守，以往研究多采用线性回归算法来解决本体感觉的解码问题，但目前有研究证明使用递归神经网络（RNN）更有利于提高译码性能。尽管 AI 能够让测量定量化、精准化，但有些设备操作过于复杂，需要技术专家进行数据分析和数据解释，其能否在临床中大范围使用，医生和研究人员仍须对 AI 在本体感觉评估中进行进一步研究。

（二）疼痛评定

在疼痛评定上，骨科术后、骨折、软组织损伤往往伴随不同程度的疼痛，疼痛作为一种极度不愉快的感觉与情感体验，目前没有客观方法进行测量。临床上对于疼痛的评估主要有两种方法，即自我报告法和疼痛问卷调查表评估法。自我报告法主要是视觉模拟评分法（VAS）、疼痛数字评定法（NRS）、Wong—Banker 面部表情量表等，而疼痛问卷调查表评估法主要有 McGill 问卷表。但以上两种方法较为主观，同时受患者的意识水平影响较大。AI 与疼痛评估相结合的研究成了热点，疼痛客观评估即将成为一种现实。近年来，不断有学者提出生物标志物可用于测量疼痛，通过无创性的神经成像方法测量和识别生物标志物，包括功能性磁共振成像、功能性近红外光谱、脑电图等。布朗（Brown）等采用功能性磁共振成像和支持向量机算法对疼痛和非疼痛进行了分类，准确率高达 81%。功能性磁共振成像疼痛预测研究多采用多变量模式，虽然能够揭示多个变量呈现的信息，但是由于计算过于复杂，其临床应用价值不高。为进一步提高预测疼痛的速度，香港大学的研究者提出了基于脑电图预测疼痛的策略，该策略是通过单次试验激光诱发电位特征，采用贝叶斯分类器识别疼痛，对于低痛和高痛的预测准确率高。这种单次试验能够提高激光诱发电位波形的信噪比，也可以快速自动执行，避免出现手动操作的偏差，这种策略准确率高达 86.3%。为提出一种能够区分多个不同强度疼痛特征的机器学习模型，Raul 等对 18 名受试者进行热刺激，记录其冷刺激和热刺激、低痛和高痛，利用功能性近红外光谱收集数据，提取时间、光谱的特征，之后利用多种分类器进行数据识别。研究发现，LDA、支持向量机、KNN 三种分类器优于其他分类器。但近红外光谱可能会受到皮肤血流和脑内血流的影响，研究者提出需要对数据进行降噪处理，减少干扰。功能性磁共振成像、脑电图、近红外光谱在预测和识别疼痛上各有优缺点，但能否应用于临床仍须进行大量试验来证实。

五、AI 与脊柱评定

AI 作为一种诊断和治疗的新技术，在骨科、脊柱疾病诊断和评定中发挥了其特有优势，既能够识别骨科影像进行疾病诊断，又能对疾病进行预测，简化临床医生的工作流程，提高工作效率。特别是在脊柱侧凸诊断成像领域，其能支持 X 线、CT、磁共振的诊断解释。

脊柱侧凸是一种 3D 的脊柱畸形。在脊柱侧凸的评定上，Cobb 角是脊柱侧凸诊断和治疗决策的重要指标。临床评估脊柱侧凸普遍采用传统的 Cobb 角测量法，通过直尺和量角器在前后位和侧位的 X 线片手动测量 Cobb 角。但这种方法测量的结果受到不同观察者的偏倚影响和视觉影响，从而不能真实反映脊柱 3D 变形的情况。随着科技的进步，AI 能精准、定量地评估 Cobb 角，在评价脊柱侧凸的诊断和治疗上起到重要的作用。AI 能够建立一个学习模型，模仿应用专家的判断。有学者利用 3D 脊柱重建计算 Cobb 角，通过人工神经网络评估了 3608 个患者的胸椎、腰椎、棘突的位置和椎体旋转角度，以评估潜在的 Cobb 角，结果发现人工神经网络计算的 Cobb 角比临床计算的 Cobb 角变异性更小，未来有可能成为脊柱侧弯的“金标准”。日本研究者开发了一种基于 AI 的脊柱侧凸筛查系统，能够自动估计脊柱 Cobb 角的系统和椎体旋转角度，这主要通过 Moire 成像系统结合 X 线片，并通过卷积神经网络进行机器学习，估计人体胸椎和腰椎椎体的位置及每个椎体旋转角度。该系统的测出结果与专业医生测量的结果相差无几，证明能提高脊柱侧弯筛查的准确性。有研究者提出了基于多视图外推网（MVC-NET）的全自动脊柱曲率估计框架，用于青少年特发性脊柱侧弯的评定，该框架能够得到高精度的 Cobb 角，并可以进一步推广到其他骨科疾病中应用，如骨质疏松的评估。中国研究者使用一种多视图外推网（Multi-view）在前后位和侧位的 X 线片中提供准确的自动脊柱侧凸的估计，与其他自动化的测量方法相比，该方法具有较高的精度。

AI 可作为医生、治疗师等医务人员进行评定的工具，能辅助临床医生、治疗师进行疾病诊断和功能评估，以简化工作流程、缩短评估时间、提高工作效率，同时也能够给患者提供可视化的评估结果和进展。AI 在影像中的作用除了能对功能进行评估之外，还能通过评估成像对疾病进行分类、预测患者患病风险的潜在优势。可喜的是，AI 评估更有向家庭康复方向发展的趋势，一些可穿戴性评估设备配合移动设备的使用，就能获得评估数据和结果，减少患者到门诊的次数，给患者带来便利。

但目前 AI 在康复评定中仍面临着许多问题：①目前 AI 在康复评定的研究多停留在科研阶段，应用于临床研究的较少；②不同评定方法具有不同的数据库，目前缺乏统一的信息数据库，数据质量不一；③ AI 技术在康复评估中，需要专业人士进行数据分析、数据解释，临床应用的可行性不高。但随着机器学习和深度学习的不断发展，AI 在骨科评定中的应用必能迈入新阶段。

第二节　AI 与康复方案制定

一、AI 与周围神经损伤的康复

周围神经损伤可造成感觉、运动功能、自主神经功能障碍及反射改变。若不及时进行正确、有效的治疗，预后极差，可导致终身残疾。临床上治疗的主要目的是尽早恢复神经的连续性，可进行手术修复。神经修复后的生长周期长，需要经过一系列的过程才能恢复。在修复后恢复的过程中，早期进行功能康复锻炼能够提升外周神经功能损伤的治疗效果。实施早期康复治疗可有效地改善术后血液循环及神经传导，降低并发症的发生率，提高损伤部位的功能。

传统的康复是通过促进正常的活动，抑制异常的改变，使患者向着正常的方向发展。康复早期可以进行按摩和被动运动，以消除水肿；中期及晚期需要加大治疗手法的力度，同时注意周围肌群的激活，此时肌肉需要进行有效的主动活动。康复过程中要使患者保持肌肉质量，增强肌肉力量和促进感觉功能恢复，通过训练让大脑不断接收信息刺激形成意识与记忆，最终实现周围神经功能的康复。

康复治疗方案的制定，需要对患者进行康复评定后，根据患者的具体情况与诉求，有针对性地制定个体化、强度适中的方案，这样才能使患者的功能障碍在后续的康复训练过程中获得最大限度的恢复。此外，患者在康复训练治疗的过程中，随着病情的恢复需要，配合患者当前状态及目前患者恢复的情况，不断地调整康复方案。

（一）AI 与臂丛神经损伤的康复方案

1. 臂丛神经损伤

臂丛神经损伤的发病率远超颈、腰、骶部的神经丛损伤，可表现为上臂丛、下臂丛或全臂丛神经损伤。

上臂丛的颈5、6神经根损伤会导致肌皮神经支配的肱二头肌正中神经、外侧头支配的旋前圆肌及桡侧腕屈肌功能受累，继而表现为肩外展和屈肘功能障碍。

下臂丛的颈8、胸1神经根损伤会累及内侧束发出的神经分支（如胸内侧神经、臂内侧皮神经、前臂内侧皮神经），可表现为由这些神经支配的肌肉麻痹，有时也会出现部分正中神经和桡神经功能障碍。颈7神经根的损伤常合并上干或下干损伤，表现为桡神经功能障碍。

全臂丛损伤表现为整个上肢肌的弛缓性麻痹，若臂丛神经为根性撕脱伤，可出现Horner综合征。

臂丛神经损伤除支配肌肉麻痹外，其支配的皮肤感觉区域也会出现一定程度的感觉功能异常。其中颈5神经根支配的上臂外侧感觉，颈6神经根支配的前臂外侧及拇指、示指感觉，颈7神经根支配的中指感觉，颈8神经根支配的环指、小指及前臂内侧感觉，胸1神经根支配的上臂内侧中、下部感觉，相应的神经损伤后都会出现其支配区域的感觉功能减退或消失。

2. 臂丛神经损伤的传统康复方案制定

臂丛神经损伤的康复，尤其是重度损伤的患者，并非单纯手术可以治愈，需要临床急性期治疗后的积极康复治疗。康复治疗的方法要根据不同的损伤神经采取适当的方法，要点为控制疼痛、控制肿胀、防止挛缩和僵硬，进行日常生活活动的训练，发挥健侧肢体代偿作用等。

在传统康复方案中，可以佩戴支具，同时给予患肢肌群被动运动，待患者受累部位的肌肉出现主动收缩时，经过评估后可根据患者恢复情况给予不同强度的主动运动及抗阻运动。

在这个过程中，不仅要关注患者的功能障碍，还要积极地进行心理疏导，缓解患者可能会因为上肢功能障碍造成的心理创伤。

（二）AI与桡神经、尺神经损伤、正中神经损伤的康复方案

1. 桡神经、尺神经、正中神经损伤

桡神经损伤可表现为伸腕、伸拇、伸指、前臂旋后障碍及手背桡侧（虎口区）感觉异常，典型的畸形是垂腕。尺神经损伤可表现为手的尺侧半面皮肤感觉障碍、手指外展不能、爪形手、Froment征。正中神经损伤表现为拇指对掌功能障碍和手的桡侧半感觉障碍。三者在临床上都是先进行保守治疗，若3个月后未见好转，可进行手术探查，晚期可通过行肌腱移位术进行功能重建。

2. 桡神经、尺神经、正中神经损伤的传统康复方案

桡神经损伤的康复治疗中，佩戴腕关节固定夹板，维持腕关节、掌指关节伸直，拇外展位。预防伸肌过度牵拉。在肌腱移位术后，要有意识地练习伸腕、伸拇、伸指等动作。尺神经损伤康复过程中要注意针对患者爪形手进行矫正，肌腱移位术后要维持腕关节伸直、掌指关节屈曲、指间关节伸直并进行石膏固定。正中神经损伤的康复治疗要注意伸展腕关节至功能位，早期进行主动活动训练。

（三）AI 与下肢神经损伤的康复方案

1. 下肢神经损伤

下肢运动损伤常见的有坐骨神经损伤、腓总神经损伤、胫神经损伤。

坐骨神经损伤造成的功能障碍，取决于其损伤的平面。多数损伤会导致足下垂、小腿后外侧和足部感觉、运动功能丧失。

胫神经支配小腿后侧屈肌群和足底的运动及感觉，损伤后出现踝跖屈、内收、内翻不能，足趾跖屈、外展、内收障碍以及其支配区域的感觉功能障碍。

腓总神经损伤后最典型的表现为马蹄内翻足，是小腿前外侧伸肌麻痹所致。此外，还会有伸趾功能障碍以及其支配区域的感觉障碍。

2. 下肢神经损伤的传统康复方案

下肢神经损伤的临床治疗可先保守观察，坚持主动和被动运动，注意脚部畸形的预防，可用石膏或支具固定。

（四）AI 与周围神经损伤的康复方案制定

目前，AI 还没有确切的与周围神经损伤康复方案制定有关的应用，但是笔者认为，将来可以利用 AI 提取和评估周围神经损伤患者的医疗数据，利用机器学习提出相对应的康复治疗方案。根据患者的评估结果获取个体化的康复方案，采用因果推断及深度学习相结合的方式，提高结果的泛化性和可解释性。

二、AI 与颈、腰椎退行性病变的康复

颈椎退行性病变主要是颈椎病、颈椎间盘突出症、颈椎后纵韧带骨化；腰椎退行性病变主要是腰椎间盘突出症、腰椎管狭窄症。退行性病变是一组慢性病变，与许多因素有关，常会累及邻近的神经、脊髓、血管等出现严重的症状和体征。不仅临床上的对症治疗十分重要，而且康复治疗也是缓解和治疗的重要环节。

颈椎的退行性病变可以根据患者病情的严重程度，配合临床治疗，给予患者个性化的康复方案。

(一) AI 与颈椎病的康复方案

1. 颈椎病

颈椎病可分为颈型、神经根型、脊髓型、椎动脉型、交感神经型。不同分型的颈椎病会有不同的表现，其中以神经根型颈椎病最为多见，本部分将以神经根型颈椎病为主，探讨 AI 在其康复方案的制定及康复过程中的应用。

神经根型颈椎病常表现为脖颈部的僵硬、活动灵活度大幅降低，可出现不同程度的放射痛，同时伴有上肢肌力下降、动作不灵活。

2. 颈椎病的传统康复方案

颈椎病的传统康复方案包括物理治疗、手法治疗、运动治疗、日常生活活动的指导等。

物理治疗中应用较为广泛的是颈椎牵引治疗，可以缓解颈部肌肉的紧张，一定程度上可缓解神经根的压迫。此外，目前康复中所应用的物理治疗技术还有直流电离子导入疗法、超短波疗法、超声波疗法等。

手法治疗是治疗师通过双手进行颈椎的被动活动，改善肌肉的痉挛、松解粘连、纠正关节错位。其中最新颖的是手法与关节功能的计算机数学模型，可以对治疗前后肌骨系统的功能状态进行评价。脊柱推拿辅助工具应用压力和位移传感器等定量测试软组织刚度和软组织顺应性。

运动治疗是为了增强颈肩背部的稳定性，改善肌肉痉挛，纠正不良姿势。

日常生活活动的指导主要是纠正错误姿势，包括对睡眠时枕头与睡姿的指导、工作时姿势的指导、日常生活中姿势的指导等。

3. AI 与颈椎病的康复方案制定

颈腰椎退行性病变的诊断与影像学息息相关，目前有很多用机器学习模型及深度学习技术对颈腰椎各结构特征进行提取并借此辅助疾病诊断的研究。相关康复方案制定的经验不足，但不得不说这是康复过程中极为重要的一部分，衔接着康复评估与康复治疗。我们期待将来相关技术在该领域的发展，能够协助康复医生与治疗师为患者提供个性化的康复方案。

(二) AI 与腰椎间盘突出症的康复方案

1. 腰椎间盘突出症

腰椎间盘突出症的发生一般基于腰椎病的基础病变，多在遭受外力作用后发生，会导致脊髓、神经根受压迫而产生一系列的症状和体征。临床上的主要表现为腰痛、腰部活动受限，同时伴有感觉、肌力和反射的异常。可能会有坐骨神经痛、马尾综合征、腰椎侧凸等其他症状。发病后症状的轻重程度不一，轻症者可采取保守康复治疗，症状较重的患者则需要进行相关手术治疗。

2. 腰椎间盘突出症的传统康复方案

腰椎间盘突出症的传统康复方案中，包括物理治疗、手法治疗、姿势治疗、运动治疗、日常生活活动的指导等。物理治疗主要是松解粘连、促进肌肉活动、减缓肌肉痉挛；手法治疗以松动关节为主；运动治疗则可以早期进行腰背部的被动和主动活动，增强腰背部肌肉的稳定性。

3. AI与腰椎间盘突出症的康复方案制定

AI技术可以通过记录人群脊柱不同节段的运动数据，建立一种预测腰痛发生的时间长短记忆深度的学习模型。通过卷积神经网络模型，将腰椎磁共振成像作为输入端，将椎间盘、椎间孔、椎体的位置及是否存在病变作为输出端，可以实现椎间孔狭窄、椎间盘退行性病变及椎体病变的诊断，为后续康复方案的制定打下基础。随后可以采用智能康复规划与虚拟康复模拟，辅助骨科康复医生熟悉局部解剖和制定康复方案，使患者的康复治疗能够最大限度地达到高效和准确。

(三) AI与脊髓损伤的康复方案

1. 脊髓损伤

脊髓损伤是脊柱骨折的并发症之一，多由于外伤造成脊髓或相关神经产生不同程度的损伤，可导致截瘫或四肢瘫痪等严重后果，表现为损伤平面以下不同程度的肢体感觉、运动功能障碍。同时脊髓承载着人体反射的传导功能，一旦损伤就会破坏反射弧的完整性而导致该反射的消失。

根据脊髓损伤的不同程度，可以将脊髓损伤分为完全性脊髓损伤和不完全性脊髓损伤。脊髓损伤若累及马尾神经或圆锥神经，还会出现鞍区、会阴部的感觉障碍及括约肌的功能障碍。

临床上的治疗包括药物保守治疗、手术治疗等。其中手术治疗的目的主要是骨折脊柱的复位、脊柱稳定性的重建及椎管减压，无法从实际上恢复脊髓损伤的功能障碍，其功能的逐渐恢复依旧需要依赖患者进行术后的康复治疗。

2. 脊髓损伤的传统康复治疗

脊髓损伤的患者根据损伤节段的高低，需要个体化地制定不同的康复目标。但究其根本，都是希望通过康复治疗使得患者损伤的功能尽可能地恢复，增强残存肌力、关节活动度，待其回归社会能够尽可能地恢复到原来的生活状态。此外，康复期还要注重患者并发症的防治、心理健康的治疗。

康复的治疗主要分为不稳定期的康复和稳定期的康复。不稳定期的康复主要是进行关节活动度的练习，包括肌力训练、呼吸训练、膀胱功能训练以及卧床体位变换的练习。稳定期的康复首先要注意保护脊柱的稳定性和防治直立性低血压。康复训练则以肌力训练、关节活动度的练习、膀胱功能的训练、基本日常活动的训练、矫形器的使用为主。其中进行基本日常活动的训练时，要重点关注患者的轮椅转移训练、轮椅使用的训练。此时患者也可以在支具或双拐的支撑下进行适当的步行训练。

脊髓损伤患者会发生肢体功能不同程度的障碍，这会导致患者心理发生一系列的问题。在康复治疗过程中，患者的心理健康也是极为重要的一部分。要建立患者的良好心态，才能使其积极地配合其他康复治疗的进行。心理康复的方式十分广泛，可以进行系统的心理干预、建立病友的密切联系以及寻求心理治疗专家的帮助。

在患者康复的过程中，社会康复也是一个非常重要的环节，无障碍环境可以为脊髓损伤的患者带来日常生活中的便利。

3. AI 和脊髓损伤的康复方案制定

脊髓损伤相关的 AI 技术目前较其他疾病有相对较多的研究及相对广泛的应用。其中 InMotio 系列外骨骼机器人可以在康复训练中根据运动功能损伤的差异，提供不同程度的辅助，并及时反馈患者的运动情况。Armeo 系列外骨骼机器人既能为不同康复阶段的患者提供相应的康复训练，又可以进行运动能力评估，追踪患者的康复进展，进而协助治疗师与医生制定患者的康复方案。Locomat 可用于髋、膝关节的位置觉评估，可以得到比较标准和量化的结果，较精确地评价康复效果。治疗师与医生也可以根据其评价将结果结合自己专业的判断，帮助患者制定精准的康复方案。由此可见，AI 虽然可以在疾病的康复中发挥较大的作用，但康复治疗师与医生的专业性的意见仍然是必要的。此外，以上提到的技术更多的是为患者提供康复训练，其评估结果的准确性仍有待明确，在康复方案制订的过程中不能完全依赖其结果。AI 在脊髓损伤的康复方案制订过程中的应用还可以更进一步地研究，我们也期待能有更加精确的技术可以为患者提供最适合的康复方案。

第三节　AI 与康复预后判断

一、AI 应用于康复预后的可行性分析

在骨科疾病中，预后判断也起到很重要的作用。通过对患者的预后进行判断，可以有依据地制定患者的康复目标和康复方案，让患者进行合理化的训练，从而实现预期目标。近年来，AI 技术的发展也促进了在医学领域的融合，其中包括康复医

学领域。随着致残类疾病的发病率呈现增加的趋势，康复在缓解和改善与老龄化和慢性疾病有关的功能限制方面发挥着至关重要的作用，包括肌肉骨骼系统的退行性疾病。除了康复评定与治疗外，康复预后的判断也是很重要的一环，然而在传统的预后判断中，医生和治疗师往往能够在治疗开始时根据他们的临床经验估计康复的预后。虽然这种主观估计是重要和有效的，但是这样的判断相对来说缺乏科学性，在解释及预测康复结果的水平、程度上仍然缺乏一定的量化或可视化依据，也不清楚什么是影响和决定良好预后的最重要因素。AI技术的不断发展在一定程度上弥补了这个缺陷，其智能化运算增强了预后判断的可信性和精确性。据我们所知，目前还没有一种方法或计算机模型，能有效地帮助或指导医生进行这一评估过程，也没有提供关于完成康复治疗后最具影响因素的信息反馈。

从治疗中获益的可能性范围很广，甚至在具有相同康复诊断的人当中也是如此。一些患者尽管进行了广泛的康复治疗，但仍只有微小的改善，而另一些患者在相对较少的治疗下却取得了相当大的进展。临床医生和行政管理人员都需要识别那些不太可能从康复中获益的患者，以及那些在任何情况下都可能康复得较好的患者。然而，提前确定谁将是一个很好的康复候选人是非常困难的，因此，努力和资源的消耗可能是徒劳的。在实践中，一般认为临床医生能够对康复潜力作出合理的决定。然而关于决策的文献表明，情况并非如此。例如道斯（Dawes）的研究指出，线性回归通常比专家更擅长作出判断，因为专家“在选择和编码信息方面比他们整合信息的能力强得多”。从某种程度上看，这种困难反映了人们在充分考虑基础概率信息上的失败，而具体情况的数据也被高估了。此外，临床医生也可能受到与康复潜力无关的因素的影响，例如医疗保险。这些因素不影响决定入院和治疗计划的准确性。

近年来，管理决策环境中日益增加的复杂性和不确定性使得更复杂的决策支持系统成为必要，这些系统的模型已经超越了仅仅捕捉简单的线性关系。这一需求是大量AI在医学领域研究背后的主要推动力和动机。虽然在过去的10年里，机器学习和深度学习技术在医疗保健领域的应用越来越频繁。然而，医生仍然经常依靠传统的方法来做决定或制订治疗计划。原因可能包括：AI从未被应用于特定领域；AI系统还不够成熟；医生或患者不理解机器学习的结果或根本不相信它们。学界也有质疑AI运用于临床的言论，认为AI是会改善还是加速恶化医患关系仍有待观察。相反，也有人呼吁使用AI，因为现在正是创建更智能医疗系统的时候，在这个系统中，通过计算可以从电子健康记录数据中学习最佳的治疗方案。

AI已经成功地应用于许多医学领域。最突出的应用领域之一是图像的处理和分类，它被用于许多特定的领域，包括放射学、病理学、皮肤科或心脏病学。但最近许多其他领域也引起了学者的关注，包括通用计算机视觉、自然语言处理、机器人辅助手术、基因组学、临床预后预测或一般决策。结果是大量相关应用都表现得很有前景，这表明AI可以匹配甚至超过临床医生的决策。其中的例子包括预测痴呆症、自动提取电子医疗记录中有用的信息、评估死亡风险、诊断阿尔茨海默病，甚至预测潜在的自杀倾向。

AI意味着一种学习能力，也就是执行未专门编程的任务。AI在某种程度上是一种概括性术语，包括机器学习等子领域。

现在的研究集中在两种数据集类型上，即个体级别的数据集和群体级别的数据集。个体级别的数据集是在研究中获得的，例如来自动态骨骼跟踪的步态分析和先进的磁共振成像技术，以确定骨关节炎的早期进展。在这里，AI有可能改善早期诊断，识别疾病进展，并以更高的效率帮助管理规划。在人群层面，基于人群的大型数据集的可用性有所增加，这增大了预测骨科特定患者结果的可能性，包括置入物生存率、结果评分、并发症风险、住院时间等。这些分析的目的有两个：一是为与患者更好地共享决策提供信息；二是在政治和经济层面上实现医疗保健服务的有效规划。

在研究中，研究者会收集两类数据：临床报告结果测量和患者报告结果测量（PROM）。临床报告结果测量数据包含由临床医生评估的变量，例如髋关节的活动范围、膝关节的周长或起立－行走计时测试值（TUG）。起立－行走计时测试以秒为单位记录一个人从标准椅子上站起来，走到3米外的一排，旋转180°后再回到椅子上坐下来的时间。它最初用于识别有跌倒风险的老年人，并基于静态和动态平衡评估一个人的独立移动能力。在本研究之前，收集结果测量的医生和治疗师进行了标准化的数据收集培训，以获得活动范围和起立－行走计时测试值的有效、可靠和可重复的数据。患者报告结果测量数据指的是任何完整的标准化问卷，用于评估与治疗结果相关的领域是否有改善，特别关注了功能状态和福祉。患者报告结果测量可以分为两类，即一般度量和特定度量。一般度量的目的是总结适用于不同损伤的患者和人群的健康或生活质量概念的范围。主观评定疼痛强度和不愉快程度的方法包括视觉模拟量表。进一步的一般患者报告结果测量包括健康评估问卷（HAQ），该问卷基于5个以患者为中心的维度，即残疾、疼痛、药物效果、护理费用和死亡率。欧洲生活质量5维度问卷（EQ–5D–5L）是一种通用工具，测量健康状况的5个维度，每个维度由5个级别组成，即活动能力、自我护理、日常活动、疼痛（不适）和焦虑（抑郁）。医生和治疗师也可使用Barthel指数评估身体残疾。Barthel指数是一个评价日常生活活动（深度学习）、照顾需要、独立能力的指标。特定度量指的是与特定损伤或疾病相关的更详细的结果评估。他们使用特定的分数，而这些分数并不代表整体的健康状况。例如西安大略和麦克马斯特大学骨关节炎指数（WOMAC）是为参与临床试验的髋关节或膝关节骨关节炎患者开发的，以测量疼痛（5个项目）、僵硬（2

个项目）和身体功能（17 个项目）。在康复过程中，客观的临床报告结果测量和主观的患者报告结果测量均显示出特征变化，这些方法之间的相关性很低。

我们相信 AI 可以更频繁地应用于康复领域。沿着这一思路，我们的目标是通过展示 AI 在帮助卫生专业人员进行决策方面的普遍潜力，进一步激励其他研究人员将机器学习、深度学习应用于他们的特定领域。

二、放射学在肌肉骨骼系统预后诊断中与 AI 的融合

由于骨科手术的诊断和治疗在很大程度上依赖于放射学形式，例如 CT、磁共振成像和传统的 X 线片，因此绝大多数基于 AI 和机器学习的研究已经应用于成像。AI 和机器学习的最新进展已经取得显著成效。一些研究表明，在某些图像解释任务中，计算机超过了人类受试者。在肌肉骨骼医学中，深度学习被证明对文本和图像分析都有很大的用处。基于机器学习和深度学习的技术有可能评估早期的疾病状态，目前是骨科研究的重点，特别是在脊柱、关节、关节炎、创伤和肿瘤学等亚专科中。

AI 在骨科放射学领域的应用体现了从技术进步逐渐到应用于临床实践的过程，CT 和磁共振成像的相继出现促进了医学影像领域的革命，对于疾病的初步诊断和预后判断起到了重要作用。AI 在一定程度上对于这些放射学检查进行了优化，其主要过程是通过优化图像解释说明流程，提高预后的判断效率，减少成像的工作量，这在需要对数十个序列进行分析的现代扫描和磁共振成像技术中尤为重要。与此同时，AI 也提高了临床上图像的精确性，这也大大降低了预后判断失误的可能性，为疾病预后判断提供了更高层次、更高精度的依据，有利于医务人员进行下一步临床决策和制定可靠、合理的临床和康复治疗方案。

与此同时，图像的处理和分类也是目前为止 AI 被应用得最突出的领域，比如深度学习系统应用于骨折后热成像图的监测，可以检测到是否正在分析远离骨折的部分，从而降低错误的发生率，避免利用错误数据进行分析和诊断。

三、AI 在骨科术后康复预后中的应用现状和相关研究

骨折患者在临床上常见于急诊科和骨科，多半是由暴力性外伤引起的各种类型的骨折和由骨质疏松引起的脆性骨折。对于这类患者需要采取一定的手段进行骨折类型和程度的诊断，然后制订合适的康复计划，采取相应的康复措施。专业人员需要根据他们的康复手段在患者身上实施的效果来判断患者的预后。目前在康复领域中，往往需要康复医生或者治疗师根据治疗开始前的临床报告结果测量并结合一定时间长度的工作经验进行预后判断，当然其中也包括结果检查。这种主观性的估计虽然有效且在临床预后的判断中十分重要，但是缺乏客观性的指标，我们无法以此

为依据明确对预后最具有影响和决定性的因素。就目前的研究而言，还缺少一种方法、技术或者模型可以提供最具影响性因素的信息反馈。

据目前的应用来看，AI 可以在各种任务中表现出比人类更好的预后判断能力，这主要归功于 AI 在分析医学图像的同时，将电子病历中的症状、疾病本身特征、生化指标等进行关联，从而得到患者的预后相关信息。在传统应用中，机器学习可以用于处方全性评定，然而随着应用范围的扩大及技术的进步，机器学习和深度学习开始逐渐应用于临床的风险预测评估。Logistic 回归是识别预测发生并发症的危险因素、存活率、发病率、死亡率等最常用的方法之一，相比之下，人工神经网络可以识别非线性模式，使预测结果更准确。通过对骨科文献进行阅读和研究，机器学习和深度学习技术在各种骨科疾病和术后并发症风险评估中得到了广泛性应用，在预测术后并发症方面取得了良好效果。例如在 Kim 等的研究中，机器学习模型被用来预测后路腰椎融合术后的死亡率、深静脉血栓、心脏相关并发症、创口感染等并发症的发生率。相关的研究和事实证明，机器学习模型在预测并发症方面要优于美国麻醉医师协会（ASA）的评分。

在过去的20年时间里，计算预后的能力对医务人员的临床和护理工作、患者的心理建设起到了积极的作用。大数据导向的临床预后已经成为医疗实践中的常规操作流程和重要的一环。由于机器学习具有分析大数据的能力，因此预后的准确性显著提高。有文献显示，尤其是在骨科手术中，机器学习算法在骨科肿瘤生存率、结果报告预测、住院时间和花费评估中具有相当大的实用性和价值。

在近十年的研究中，患者报告结果测量的概念在骨科手术中被普遍提及，可以作为衡量医疗质量和价值的一种方式。患者认为最小临床重要性差异（MCID）或最小变化是具有临床意义的，因为其提供了预示临床相关性的评分阈值。使用预测模型来识别没有达到最小临床重要性差异风险的患者，对于医疗资源的合理分配及实现对患者更好的监测至关重要，尤其对于需要进行手术治疗的患者来说十分具有参考价值。

基于机器学习的相关算法，他们发现患者满意度与医院环境、非技术性技能、服务延误等多方面高度相关，他们也同样展示了 AI 和机器学习模型在分析手术后患者报告结果调查以确定全肩关节置换术术后质量和满意度方面的潜在效用。虽然机器学习在骨科肿瘤学中的生存率预测技术尚未完善，但机器学习已被证明在患者报告结果及预测住院时间和费用方面是有效的。通过使用机器学习方法可以进行更好的结果预测，从而提高骨科医生们的临床决策能力，这不仅可以带来更好的医疗服务，还可以更有效地利用医疗资源。

四、AI 应用于骨科相关疾病预后的现状和相关研究

机器学习是一种使用现代计算机和数学算法来识别复杂预测值组合的方法，具有处理海量数据的能力。它已经广泛地被医学领域所应用，包括分析遗传组、对疾病进行分类、预测生存和预测药物反应。在肌肉骨骼肿瘤学中，许多研究使用机器学习进行病理诊断、分类和结果预测。我们在上文中提到 AI 在预测骨肉瘤的生存率方面有一定的作用和疗效，目前有一部分研究人员针对骨肉瘤的预后因素进行了研究，但是其准确性的相关验证不足，因此 AI 的出现可以很好地弥补这个空缺。机器学习通过对数据进行整合、分析，可以有效得出患者生存预后相对准确的分析结果，而机器学习也同样可以应用于除骨肉瘤以外的其他常见原发性骨恶性肿瘤，如软骨肉瘤。软骨肉瘤是仅次于骨肉瘤的最常见的原发性骨恶性肿瘤之一，它们的范围从很少转移的低级别肿瘤到具有高转移潜力的高级别、侵袭性肿瘤。因为软骨肉瘤对常规放射治疗和化疗不敏感，所以既往的治疗主要依靠手术切除。确定影响预后的因素，如转移、复发或生存等，对患者和他们的医生来说都很重要。机器学习模型可以确定的预后因素，包括肿瘤大小、肿瘤分级、组织学亚型、年龄、边缘状况和出现转移时的情况，并进行计算和预后的分析，有助于医生制定最佳的治疗策略，并确定哪些患者可能需要更广泛和更密切的随访。

脊髓型颈椎病是一种主要影响老年患者的上段脊柱退行性疾病，往往由于对脊髓的压迫而造成严重的肢体运动功能障碍、麻木、疼痛等症状。但是由于疾病的复杂程度和个体的差异，很难预测疾病的发展情况，很有可能造成治疗的延误，从而导致患者出现不可逆的残疾或者损伤，甚至难以通过康复进行恢复。凭借单纯的影像学检查很难预测脊髓型颈椎病的严重程度和相关症状的出现，很多无症状的患者可以观察到影像学上的异常，而症状严重的患者却难以观察到影像学的改变，因此影像学的应用仍然有限。

目前学界认为，单独的影像学可能最终被证明足够用于脊髓型颈椎病的诊断和预后。许多涉及色彩空间矩阵（CSM）和成像研究的文献都与使用扩散张量成像和磁化转移成像相关。虽然每一项研究都单独显示了前景的要素，但没有研究证明压倒性的结论性结果。目前的调查方法仍然仅以研究为基础，在临床实践中几乎没有价值。近年来的研究发现，改进的机器学习技术提供了具有巨大临床潜力的新工具，通过不断改进建模和统计学方法实现了其功能和计算能力的完善。许多受过医学训练的机器学习算法能够进一步区分离散的数据模式，然而即使是最优秀的专家也经常会忽略这些数据，从而造成预后判断的失误。AI 在一定程度上弥补了这个短板，将海量信息进行整合，从而得到更加全面、综合性的预后分析，让这类患者可以得

到及时、有效的医学干预。

第四节　AI 应用于骨科康复治疗

一、AI 应用于骨科康复机器人

（一）定义

康复机器人主要指用于辅助性治疗的机器人，是以康复医学理论为基础，结合机器人技术生产的治疗设备的统称。传统的康复治疗的方法较为复杂，大量消耗人力、物力、财力，康复机器人的使用能有效地节约成本，疗效显著。临床较常使用的骨科康复机器人以治疗运动障碍的上肢康复智能机器人、下肢康复智能机器人为主。其主要是通过 3D 步态分析系统进行运动学建模，是一种帮助骨科康复中的脊髓损伤、截肢患者进行上下肢评估、恢复或者代偿的辅助设备。

（二）类型

上肢康复智能机器人可分为末端牵引式、外骨骼式康复机器人；下肢康复机器人可分为踏板式、床式及外骨骼式康复机器人等。外骨骼式康复机器人根据其驱动器类型又可分为电机驱动、液压驱动、气压驱动及人工肌肉驱动四种。

（三）临床应用

上肢外骨骼式康复机器人作为一种穿戴式设备不仅具有移动方便的特点，还能帮助患者在立体空间中进行肢体功能的训练，作用于各个场所。软体式康复机器人手套在改善因脊髓损伤导致上肢瘫痪、手部力量灵巧性缺失的同时，还能有效提高患者的日常生活活动能力。下肢外骨骼式康复机器人作为一种应用于家庭和环境的运动锻炼设备拥有较好的潜力，对患者本身的心理健康有一定帮助。

康复机器人能够有效减轻康复治疗师的体力劳动，但机器本身可能出现的程序性故障不可避免，甚至可能因此导致患者的二次伤害。所以优化康复机器人监控系统，解决可能引起的伦理、隐私问题，这仍须研发人员全面考虑。康复机器人的设计虽然解决了部分临床问题，但其所具备的实用性优势，往往也成了限制其临床应用的重要原因，在实际操作方面不够简单、方便，机器人维修费用较高，患者依赖性增加等问题仍有待进一步解决。

二、AI 应用于骨科康复中的脑机接口

(一) 定义

脑机接口（BCI）是指在大脑和外部设备之间建立了一个直接的通信通道。随着神经技术和 AI 的发展，脑机接口通信中的大脑信号已从感觉和感知发展到更高层次的认知活动。虽然脑机接口领域在过去的几十年里发展迅速，但看似无关的脑机接口系统背后的核心技术和创新理念却并未从进化的角度进行总结。脑机接口技术的发展和演变可分为三个渐进阶段。在第一阶段，大脑与计算机之间的接口为残疾患者提供了直接的沟通渠道。在第二阶段，研究者们开发了更先进的闭环脑机接口系统。在闭环脑机接口中，大脑与计算机的交互除了实现有效的设备控制外，还促进了人体功能的恢复。在第三阶段，随着 AI 技术的快速发展，人们提出并开发了更通用的生物智能与 AI 集成平台。

在经典的脑机接口中，用于产生大脑信号的方法可以是主动的或被动的。为了积极地产生大脑信号，使用者可以有意识地控制心理活动（如运动想象），或者有意识地对外部世界的刺激做出反应（如视觉、听觉、躯体感觉或古怪的刺激）。例如，基于主动生成大脑信号的脑机接口范例可以允许用户拼写一个单词、移动光标、控制轮椅或机械手臂。相反，被动产生的大脑信号不需要用户主动参与。被动脑机接口已被用于监测用户的认知状态，包括困倦、意图、情景解读和情绪状态。近年来，AI 和机器学习方法被广泛地应用于脑信号解码中，脑机接口与智能外骨骼的整合在恢复患者运动功能方面显示出巨大的潜力。

(二) 脑机接口应用于骨科康复

1. 矫形器、外骨骼、机械臂

颈椎脊髓损伤后，大约 20% 的患者出现四肢瘫痪的感觉，其运动障碍的程度取决于脊髓损伤的类型。针对此类患者的治疗方法旨在恢复其活动能力和提高其生活质量。目前，已经成功地使用神经修复术和脑机接口绕过脊髓损伤，在动物试验中使用功能性电刺激肌肉或脊髓，在临床试验中使用神经修复术器。外骨骼（手矫形器、机械臂、下肢外骨骼）配合脑电图的脑机接口已用于脑卒中或脊髓损伤引起的严重运动障碍患者（四肢瘫痪或截瘫患者）的康复，神经恢复效应器可以通过残留的意志功能或脑电活动的触发信号来控制。

2. 仿生肢体

康复也需要治疗并发症、疼痛综合征和对侧肢体、颈部和背部关节截肢相关的

过度使用。特别是在创伤性截肢后，心理支持是至关重要的，因为任何身体部位的丧失都会对个人的核心身份构成严重威胁。截肢会引发身体意象紊乱、消极自我评价、心理困扰等，在缺乏足够治疗的情况下，这些可能会导致一系列的隐瞒行为。因此，假肢装配应包括物理和职业治疗，以及心理和社会支持。对于那些不能很好地应对截肢或从未学会如何在日常生活中正确使用假肢的人来说，一个完全合适的先进假肢装置本身并不能提高他们的生活质量。康复和团队的护理方法对复杂假肢系统的成功运转至关重要。

与生物肢体相比，机器人肢体能够以更高的精度传递环境信息，但它们的实际性能会受到当前技术的限制。目前的技术能够充当机器人设备与身体的接口，以及在假肢和用户之间双向传递运动和感觉信息。对于骨科康复中的截肢患者，机器人肢体这种仿生装置通过骨整合直接实现了骨骼附着，通过定向肌肉神经支配放大神经信号，通过植入肌肉传感器和先进算法改进假体控制，以及通过置入周围神经电极提供感觉反馈，联合 AI 的机械设计和充分的康复训练，提高康复效率。对假肢装置的需求和用户的满意度受到许多因素的影响，特别是截肢平面（如是否为单侧损伤、是否影响多个肢体等）。此外，对上肢和下肢假肢的要求和期望是不同的。下肢主要参与周期性的运动任务，而上肢经常参与较灵巧的动作。

现代动力装置通常使用一种分层控制的方法，采用有限状态机（一种可以在有限数量的状态之间转换的顺序控制系统）。控制系统使设备能够响应控制输入，从一种状态或设置切换到另一种状态或设置。在最低的控制水平下，假肢下肢关节的位置、扭矩或刚度可以根据安装在假肢上的机械传感器发出的信号进行调节。有限状态机常用于中级控制生成轨迹或指定参数，以供低级控制器使用或跟踪。假肢内机械传感器的简单逻辑足以在有限状态机的状态之间进行切换，恢复循环运动。最高水平的控制通常提供了用户意图的估计，在移动活动之间进行切换。它可以像使用钥匙链一样简单，也可以使用机器学习算法，或者需要夸张的身体动作，而这不是典型的正常步态。这种分层控制的方法已被应用到许多微处理器的膝关节中，并显示出比纯被动设备更好的功能效果。它也被用于控制机械主动装置在平地、斜坡和楼梯上站立和行走时的模式。然而这种方法不允许假肢完全自主控制。与能够在一定程度上自主操作的下肢假肢不同，上肢假肢往往需要一定程度的意志控制。

在实验室条件下，评估控制准确性的定量评估措施是真实临床结果的较差预测因子。此外，仿生肢体的功能益处不能与旨在训练用户与机器人设备交互的康复计划分开评估。根据康复计划的不同，一个单一的假肢设备可以实现本质上不同水平的功能。因此，客观的功能结果和临床相关指标对设计和实施有效的康复计划至关重要。大量的假体训练对于熟练使用肌电假体是至关重要的，培训通常在用户收到设备之前就开始了。假肢前训练可以包括VR和增强现实，以及通过桌面计算机或智能手机应用程序控制的训练系统。训练方案和伴随的康复工具需要与用户的假体装置和选择的控制界面相匹配。事实上，假肢功能、控制策略和感觉反馈的发展需要包括适当的康复方案。因此重要的是，为了使截肢者充分利用现有技术，在基于当前运动学习知识的康复计划的同时开发人机界面。一些仿生肢体技术，如骨整合和置入式肌电传感器，已经准备好进行大规模的临床应用。合适的假肢技术可以提高用户群体的复工率，从而证明该设备的成本是合理的。然而，资金限制、足够大的用户群体及伦理问题可能会减缓该设备更广泛的临床应用。为了最大限度地提高成功的机会，学术界和产业界的合作应该聚焦于与相关用户群体有关的临床研究，早期概念研究包括先进的用户和临床医生，以确保正在开发的技术能够满足实际需要和要求。对于植入技术，应该使用适当的动物研究，标准化和合乎伦理的动物研究应提供对技术长期稳定性的洞察，并使其更有效地转化为人类研究。实际上，骨整合、定向肌肉神经支配、植入肌电传感器、先进的控制算法和植入神经电极用于感觉反馈的更广泛的临床应用应该在未来20年内出现。所有这些技术都经过了临床测试，并被证明是安全的，为下肢和上肢截肢者提供了性能优势。综合利用这五种技术的仿生假肢将构成新一代的仿生肢体，我们希望这能大大提高患者的生活质量，并为肢体置换的长期愿景铺平道路。除了突破性的技术，更广泛的临床成功需要通过量身定制的康复治疗方案，为安装假肢的个人提供整体支持。

骨科的外科技术发展迅速，相比之下，外科康复尤其是骨科康复的发展相对滞后。随着全球经济的发展和人民生活水平的提高，社会对康复医学的需求越来越大，手术—康复一体化的概念应运而生，即将康复融入包括手术前后在内的整个手术过程。然而，急性或早期康复干预是否能最大限度地促进脊柱手术后的康复仍处于探索的早期阶段。近年来研究较多的脑机接口结合AI在骨科康复方面的应用弥补了骨科康复的发展短板，取得了突破性进展。

三、可穿戴AI设备应用于骨科康复治疗

20世纪60年代，美国麻省理工学院的数学教授爱德华·索普首次提出了可穿戴技术的概念。自那以后，可穿戴技术受到了全世界研究人员的极大关注。近年来，随着互联网、智能硬件和大数据的发展，可穿戴技术在医疗、教育、文化、社交网络、军事等各个领域都得到了快速发展。在医疗保健领域，可直接佩戴在身体上的便携式医疗或健康电子设备形式的可穿戴设备可用于感知、记录、分析、调节和干预以维持健康，甚至可用于在各种识别、传感、连接技术的支持下治疗疾病，提供云服务和存储。通过将机械功能与微电子和计算能力智能集成，结合AI技术的可穿

戴设备可用于实现对患者体征和实验室指标的即时检测，并提供运动指导、药物管理提醒等，以实现多参数、实时、在线、准确、智能地检测和分析人体生理和病理信息，可用于自我诊断、监测及治疗。

从广义上讲，骨科康复可以分为脊髓损伤和肌肉骨骼损伤的康复治疗。因此在骨科的康复治疗中，使用矫形辅助设备尤为重要。迄今为止开发的用于人体的可穿戴 AI 设备主要分为三类，即头部、四肢及躯干可穿戴设备。在骨科的康复治疗中，用得最多的是四肢尤其是下肢的可穿戴 AI 设备，大多数穿戴在四肢的设备多以人造外骨骼的形式出现，用于辅助患者功能锻炼或是监测运动相关参数。下面根据这些可穿戴 AI 设备的主要类型进行逐一介绍。

(一) 仿生机器人外骨骼

较早的仿生机器人外骨骼 Lokomat 是由瑞士 Hocoma 公司开发的，是一种用于步态康复的机器人矫形器，它为下肢移动功能障碍的患者提供了功能性行走训练。整个 Lokomat 系统由机器人步态矫形器、体重支撑系统和跑步机组成，患者在虚拟现实环境中进行锻炼，并获得持续的视听反馈。Lokomat 作为一种步态康复干预措施，改善各种原因（如脊髓损伤）导致的下肢运动障碍，其对患者行走功能改善的有效性已通过全球临床研究得到验证。Zhu 等开发了一种以电子辅助智能系统为基础的仿生外骨骼，用于促进全膝关节置换术后患者膝关节屈曲和伸展功能的康复。这种智能系统通过足底压力传感器系统接收患者步行的压力信号，并根据信号的变化来辅助患者膝关节的屈伸运动，结果表明这一系统显著改善了全膝关节置换术患者的膝关节屈曲活动，对于术后的康复有积极作用。李（Lee）等设计了一种外骨骼套装，可以辅助多个关节运动，并测量运动的方向和角度。通过直观的数据记录，这种外骨骼套装可以为患者和医生提供关于关节运动有效性和程度的信息，这些都有助于患者肢体在术后的早期康复和功能恢复。

(二) 用于评估患者术后状态的可穿戴传感器

李（Lee）等介绍了一种全自动系统，该系统装载于一双装有压力传感器的传感鞋中，通过机器学习算法分析腰椎管狭窄症（LSS）患者的步行能力，从而量化 LSS 患者的功能水平。通过让患者穿戴该传感鞋在一条 10 米长的平坦小道上进行一个自定义步速的步行测试，花费大约 6min，并从中提取 76 个时间、空间特征点及 12 个临床相关变量，从而对 LSS 患者进行精确的 Oswestry 功能障碍指数评分（ODI）。该系统的运用不仅可以用于评估患者的术前情况，也可以跟踪患者的术后状况，尤其是它的运用不仅仅限于在临床环境中，也可用于远程监测（家庭、社区）患者。在斯特凡诺（Stefano）等的研究中，作者通过 Fitbit Flex、Lumo Run、Mio Activity Tracker 等多种可穿戴传感器对关节置换术后患者的热量消耗、行走距离、步数、平均静息心率等 35 个指标进行收集，并通过机器学习算法进行分析，以预测患者报告结果测量的评分。结果显示，在关节置换术后的早期康复过程中，该方法能够准确评估并预测患者术后 6 周的康复状况。

（三）用于跌倒检测的可穿戴智能设备

在骨科的康复治疗中，许多患者因肢体功能障碍而存在行动不便的情况。因此，拥有跌倒自动检测功能的可穿戴智能设备可以避免患者因意外跌倒而带来的进一步损伤。戈弗雷（Godfrey）等使用可穿戴智能设备对行动不便者的步态和跌倒动作进行量化，在无人看管的环境中监测这类人群日常活动的可行性，并识别主要的运动类型（行走、站立、坐、卧），以帮助其独立生活。荣格（Jung）等开发了一种用于行动不便人士的可穿戴式跌倒检测系统，如果佩戴者意外跌倒，则其体位数据将快速上传到医疗中心以确保患者获得及时的救助和治疗。

四、人机交互应用于骨科康复治疗

人机交互指的是人与计算机之间使用某种对话语言，以一定的交互方式，为完成确定任务的人与计算机之间的信息交换过程。人机交互功能主要依靠可输入输出的外部设备与相应的软件来完成。例如，键盘、鼠标、各种模式识别设备就是人机交互设备。在康复医学的 AI 应用中，人机交互包括 VR、感知交互及言语、视觉、表情交互等。下面主要围绕应用最为广泛的 VR 技术进行介绍。

众所周知，传统运动康复主要由专业康复医生、治疗师在特定的医疗机构进行，通过训练扩大关节活动范围，增强肌肉力量和耐力，改善平衡和协调功能。这种康复训练模式具有安全可靠的方法和专业人员实时指导的优点。同时，传统的康复模式也存在一些不可忽视的不足，如康复时间和地点的限制，以及过程的无聊和乏味，导致患者缺乏依从性，所有这些都严重影响了运动康复的效果。VR 设备的应用，不仅能够全面监控和评估患者的康复活动，而且能够使活动更有趣，可提高患者的依从性。

在骨科康复（如脊髓损伤患者）治疗中，VR 技术的应用可能是一种新思路。脊髓损伤是一种常见的神经系统疾病，常导致身体功能、心理和社会经济地位的长期损害。由于脊髓损伤所导致的上下肢功能障碍，患者的独立生活能力及生活质量将受到严重影响。各种各样类型的训练和刺激方案已被用来诱导或促进神经的再生和可塑性过程，从而使脊髓损伤患者得到显著的功能恢复。而 VR 作为一种很有前景的新兴技术，也已被众多学者用于脊髓损伤的康复治疗。VR强化训练与慢性不完全性脊髓损伤患者的运动功能及神经病理性疼痛的改善显著相关。

VR不仅在脊髓损伤的康复治疗中得到运用，同时也被运用在其他各种骨骼肌肉损伤患者的康复治疗中。VR运动游戏被用于一组肩峰下撞击综合征（S青少年特发性脊柱侧凸）患者的康复治疗，在经过一个疗程（6周）后，VR游戏康复治疗的效果要优于普通家庭锻炼组，VR组患者的肩胛骨收缩试验、NEER试验等结果均优于对照组。除此之外，也有研究通过将VR技术与外骨骼技术联合运用，开发出一种可通过外骨骼进行人机交互的VR康复训练系统，这一系统拥有能够自我更新锻炼模式的AI，通过监控用户的锻炼，搜索可能的改进方式及可能存在的问题，并对锻炼内容进行动态修改，从而更加智能化地优化患者的康复治疗方案，加速患者康复。

最后，AI的人机交互功能还能够根据患者的语音指令操控病房设施，比如使用语音控制护理床，从而给骨科术后活动障碍的患者带来便利。例如，脊髓损伤瘫痪卧床的患者，可以应用这种人机交互功能随时调整自身的体位，预防压疮，患者甚至还能通过语音指令调节病房的灯光、温度、窗帘及音乐的播放，创造一个舒适的康复环境。

第五节　AI应用于骨科康复的现状与展望

一、智能骨科功能康复训练机器人

骨肌系统疾病庞杂多样且表现各异，严重影响患者的生活质量及预后，给家庭及社会带来较大负担。用于康复的智能、电机驱动器械或康复机器人代表了一个令人兴奋的前沿技术，具有解决这些问题的较大潜力。

传统的康复训练治疗包括重复运动，用于促进运动学习和建立肌肉力量。在急性期，治疗可整合被动活动范围，以维持物理结构的完整性，预期随后的神经功能恢复。随着恢复的发生，治疗性运动通常进展为主动辅助运动，其中临床医生使用物理线索和分级支持来帮助完成简单的运动。由于患者的一对一治疗时间有限，为了提高效率，临床医生可以委托其中许多练习来协助工作人员，在小组环境中提供这些练习，或要求患者在正式治疗时间之外独立完成。

机器人设备非常适合在这一领域提供帮助，因为它们能够以一致性执行简单、重复的任务。机器人可以被编程为引导患者完成一系列特定的运动，同时获得规定水平的支持并限制不希望（或禁忌）的运动。在这种能力下，它们代表了熟练临床医生“站立”的可靠选择。机器人还呈现了一个累加的价值，因为它们能够在不疲劳的情况下进行重复运动，同时收集客观的定量数据。机器人设备还可以在重复的身体任务中提供一定程度的患者参与，这在常规运动治疗过程中可能难以实现。现在许多设备都包含了将潜在烦琐的身体运动转化为令人信服的游戏和身体挑战的软件，使患者保持积极性和参与度。

(一) 机器人作为锻炼设备

在目前的康复机器人状态下，基于运动的治疗最常通过相对较大的工作站设备进行。工作站设备通常由机械组件和计算机显示器组成，用以与患者连接，并向患者提供视觉反馈。这些工作站设备主要分为两大类，即末端效应器设备和骨外工作站设备。

实际上，末端效应器系统可能受到神经损伤肢体的运动模式和结构的限制。例如，机器人辅助前臂向前运动可用于产生肘关节伸展。然而，对于严重痉挛或肘关节挛缩的患者，相同的运动可能会无意中导致躯干代偿性屈曲，而不是肘关节伸展。因此，末端效应器设计提供的运动自由允许不利的补偿运动模式，从而可对患者有益，使患者能够进行有支撑的无限制运动，但也可能对其造成损害。

相反，骨外工作站设备可直接控制肢体的每一部分，由单独的电机控制每一个运动平面。骨外工作站的实例包括瑞士 Hocoma 公司的 Armeo Power 和 Lokomat。这种设计能够精确控制肢体并限制不必要的运动模式。然而，这种程度的控制会产生一定的成本。Exoskelet AI 工作站通常是体积较大的设备，用于实现对多个肢体节段的控制。器械本身只能部分抵消器械产生的质量和惯性，影响运动的流动性。虽然在该领域取得了进展，但这些装置尚未达到精确模拟自然运动的速度和流动性水平。

在短期内，骨骼外工作站设备仍然是昂贵的机器，基本上仅限于康复诊所和中心，在家庭环境中部署是不现实的。尽管工作效率有所提高，但由于肢体长度和尺寸的差异，从患者转换至患者经常需要调整各种参数。这一点，再加上这些器械的复杂性，在使用过程中需要临床医生的直接监督，这限制了它们对提高生产率的影响，从而限制了它们在临床中的广泛使用。

1. 上肢锻炼机器人

(1) MIT—MANUS。MIT—MANUS 康复机器人系统是研究最充分的上肢末端效应器机器人之一，市售为 Bionik 公司的 InMotion 系列设备。该模块化系统由近端和远端组件组成，可单独或联合用于上肢训练。这些配置包括一个模块，用于在水平面上进行肘部和肩部运动，在垂直面上进行肩部和手部抓握，以及在所有平面上进行手腕运动。通常情况下，器械根据需要使用辅助范式，持续感知肢体运动并开始或完成运动，以完成程序化模拟任务。该设备研究最多的模式或治疗性运动游戏在一个疗程中实现约1000次运动，使用类似于绕着时钟走动的简单靶向到达任务。在恢复的亚急性阶段，MI—TMANUS已证实在减少运动损伤、改善功能和引起持久变化方面的疗效。

（2）Armeo Power。目前市场上最先进的上肢机器人骨骼外科学工作站设备是由Hocoma公司销售的ARMin设备的商用版——Armeo Power。该设备是一个大型工作站，由外骨骼包裹用户手臂，可根据肩膀高度和肢体长度进行调整。该设备提供手臂重量支持，抵消设备的重量和指定比例的患者肢体重量。Armeo Power采用定制软件，以各种方式使用该装置。目前，它提供了一种动员模式、2D练习、3D练习和模拟日常生活活动形式的功能训练。其同类产品Armeo Spring的功能类似于使用弹簧抵消器械和用户上肢的重量，而不是使用马达辅助运动。

Armeo Power擅长患者参与领域，采用稳健的图形和简单但有吸引力的游戏，以促进重复运动。该软件使临床医生能够通过控制视野的复杂性，定义所需的活动范围和指定游戏的节奏来选择适当的挑战。与MIT-MANUS相似，ArmeoPower采用按需辅助模式，允许临床医生在所有恢复级别提供最佳挑战。此外，这项技术能够在游戏期间稳定特定关节，使临床医生能够根据需要选择模块化或复合方法进行治疗。

（3）Bi-Manu-Track机器人手臂训练器。上肢机器人治疗的替代方法是双侧治疗策略。这种方法的实例见德国RehaStim公司的Bi-Manu-Track，它由安装在台式工作站上的双前臂槽组成。Bi-Manu-Track为上肢提供镜像运动，包括前臂旋前（旋后）、腕关节屈曲（伸展）和掌指关节伸展。该装置可提供被动的双侧运动、健侧（患侧）手臂产生的镜像运动，或提供运动阻力。

（4）Amadeo。由于手部的尺寸和机械复杂性，手部康复对机器人装置而言是一项重大挑战。Tyromotion公司的Amadeo是为手部设计的末端效应器装置，是目前市售的极少选择之一。Amadeo由一个前臂槽和个体数字致动器组成，通过使用绷带粘贴的磁铁与手指相连。个体数字致动器沿着轨道移动，以屈曲和伸展数字。

2. 下肢锻炼机器人

（1）Lokomat。Hocoma公司的Lokomat是市场上研究最广泛的机器人步态训练装置。该工作站设备由跑步机、体重支持系统和双侧骨骼外组件组成，在髋关节和膝关节提供制动。如果需要，选配的弹性脚提升器可在脚踝提供额外的支持。

Lokomat软件支持一系列“指南”参数。在其最大水平，该装置通过研究正常步态建立预定义的运动模式引导四肢。随着引导减少，该装置允许在提供帮助前偏离这一轨迹增加。

(2) 栓系骨盆辅助装置（TPAD）。栓系骨盆辅助装置是一种研究装置，在跑步机训练过程中通过连接在患者佩戴的骨盆带上的线缆施加力。使用测力板和运动捕获数据，通过器械确定患者的适当作用力水平，并在规定的步态阶段沿着可调向量传递作用力。在初步研究中，这种技术被用于帮助轻偏瘫患者转移体重或患肢负重。

栓系骨盆辅助装置展示了机器人装置作为培训信号的潜力，为患者提供触觉提示，同时提供大量身体帮助。这可以在类似于其他机器人设备的“根据需要辅助”模式，或误差增加模式下进行编程，以引起患者的自适应反应。

(二) 机器人作为辅助器械

上述内容是列举机器人系统在患者的康复训练过程中的作用。另一种策略是使用可穿戴机器人设备，以促进实际功能任务的执行。这可以被视为一种鼓励移除器械后恢复运动能力的培训系统，或作为持续帮助患者的辅助器械。后者也被称为动力矫形器或神经假体。

1. 上肢可穿戴设备

(1) Myomo Motion—G

MyoPro Motion—G 是一款用于上肢的轻便、可穿戴式矫形器。该设备可检测肢体的电波图信号，通过辅助肘关节屈曲（伸展）或抓握（释放）来感知用户的意图并做出反应。在近期对慢性脑卒中个体进行的一项研究中，发现该装置在使用过程中对运动性能有神经假体效应，Fugl—Meyer 量表平均增加 8.72 分。在研究组选择的功能性任务期间，性能也有所改善，而对骨肌系统相关疾病的研究尚缺乏文献报道。

(2) MyHand

目前正在开发的 MyHand 装置针对的是握力较大但手功能释放不足的个体。该器械旨在利用患者上肢功能的残存能力，为家庭使用提供培训机制和神经假体效用。MyHand 器械的设计成本较低，适用于具有一系列残留容量的患者，包括 EMG 不足以操作其他器械的患者。该设备的许多控制机制，包括对侧和同侧表现，正在开发中。

(3) 补偿装置

大多数机器人装置都被设计用于促进运动功能恢复。但另一种类型的器械使用机器人作为严重运动功能障碍个体的代偿工具。Kinova Robotics 销售一种市售的轻便机械臂（JACO），安装在轮椅基座或其他稳定表面。通过将机械臂的体能与用户友好的控制相关联，这些设备可能会使骨科相关疾病导致的严重残疾的个体具有运动恢复潜力，最终可能为身体严重受限的个体提供新的自由。

2. 下肢可穿戴外骨骼设备

下肢的可穿戴外骨骼设备大多用于脊髓损伤人群，这些设备旨在恢复截瘫个体的行走能力。ReWAlk 是一款可穿戴外骨骼设备，集成了一个在臀部和膝盖驱动的轻便框架。该设备可提供多种辅助，并通过倾斜传感器启动步行，该传感器可感知躯干的前向运动。预期用于脊髓损伤患者的另一种市售器械是 Parker Hannifin 公司的 In—dego，其采用模块化设计，易于设置和分解。支持这类设备在骨骼系统疾病的治疗中的价值的证据仍有限。

（1）Exo—H2

西班牙 Technaid 公司的 Exo—H2 是一种试验性的外骨骼设备，最初开发用于不完全脊髓损伤。Exo—H2 有 6 个驱动点，包括踝关节驱动，这是为限制步行过程中的足下垂设计的。该设备使用一种根据需要进行辅助的范式，在施加矫正力之前允许指定数量的理想步态模式偏离。该技术可以模块化方式使用，根据患者需求提供单边或关节特定支持。

（2）AlterG 仿生腿

AlterG 仿生腿是一种市售的单侧动力膝关节矫形器，用于治疗神经和骨科疾病。该装置可用于各种任务，包括转移、在平坦表面步行和爬楼梯。该装置利用多个传感器，包括鞋内的力传感器，分析用户的运动，并在适当的帮助下做出反应。

（3）HAI 混合辅助肢体

日本 Cyberdyne 生产的 HAI 混合辅助肢体套装，用于患有肌无力的老年人。该器械具有模块化设计，允许在髋关节和（或）膝关节的单侧或双侧提供支撑。混合系统支持由重量变化驱动的自主控制，或由特定肌肉激活驱动的随意控制，由表面 EMG 确定。

3. 最新智能机器人前沿

历史上，机器人康复器械的体力和可预测性能一直依赖于刚性材料。软机器人领域寻求通过使用柔性材料来升级该模型，柔性材料由像章鱼这样的敏捷生物的生物结构提供信息。软机器人材料更紧密地匹配人体的物理结构和特征，在患者安全、适合和移动方面提供理论优势。在康复空间中，软机器人可能会实现更多的类人关节功能，增强对精确功能任务的适应（如抓握）。

然而，在这个方兴未艾的领域，各种挑战仍然存在：软材料（如硅胶）带来了独特的机遇和挑战，因为它们提供的自由度使其对康复方式具有令人难以置信的吸引力，并且非常难以控制。此外，软机器人通常采用气动或液压控制机制，这些机制容易导致运动速度缓慢，并且需要泵或储液器进行制动。在这个关头，软技术在很大程度上仍然被“硬”电子平台所控制，这限制了它们的实用性。康复机器人最令人兴奋的方面之一在于它们能够收集运动学和运动的其他方面的大量数据。因此，机器人设备可能有助于我们回答关于骨科相关疾病恢复的许多问题。

二、骨科功能代偿类康复辅具

(一) 智能感知方式

各种假肢的运动控制需要人体残肢的感知反馈，主要分为侵入式和非侵入式两大类。

1. 非侵入式感知

非侵入式感知可避免创伤，其中应用最为广泛的是感知表面肌电信号，它是一种在神经肌肉活动时伴随产生的生物电信号。早在 1967 年已有学者提出对表面肌电信号模式进行分类，从而感知受试者的意图并控制上肢假肢。近年来，对于将其应用于人体动作模式识别已进行了大量研究，受到了国内外的重视。表面肌电信号的感知要求截肢者可以自发产生各种肢体运动的肌电图信号，然后通过传感器识别相关人体动作，将其映射到假肢上。目前已有相关研究通过识别表面肌电信号，提取特征分析并进行相应分类算法处理，实现手指、手部、上肢、下肢、头部等多个人体部位的机械动作控制。

传感器采集到的表面肌电信号会受到外在因素的影响，不同截肢者肌肉残留状况和萎缩程度存在差异。所以，其信号参数不具备通用性，肌电信号还会因邻近肌肉的生理串扰、皮肤与肌电相对位置变化、外部干扰等条件变化而出现差异。因此在实验室特定的条件下，用于假肢控制的识别正确率很高，然而在临床实施时却明显降低，与实验室中研究取得的结果具有明显差异。有学者为此进行了相关改进的研究，Filip 公司开发了新的自动识别电机单元峰值序列中真阳性和假阳性峰值的算法，该算法在客观评估和自动细化分解结果方面具有较高的潜力。还有学者通过机器学习将噪声和电极的变化进行可靠分类，一定程度上提高了识别率。

2. 侵入式感知

侵入式感知需要将电极植入截肢者的身体，并通过微电流产生特定感觉神经，使截肢者产生近似真实的感觉。

侵入式脑机接口是目前最先进的侵入式感知方式之一。脑机接口是在人或动物脑（或脑细胞培养物）与计算机等外部设备之间建立的不依赖于常规大脑信息传输通路（外周神经和肌肉组织）的一种直接通信和控制技术，能够直接将脑电信号转化为控制指令，通过脑机接口传导至器械手臂或假肢。侵入式脑机接口也可与功能性电刺激技术相结合，驱动受损肢体肌肉进行肢体活动，可用于脊髓损伤所导致的瘫痪患者的运动功能重建。2005年至今，脑机接口技术进入临床试验阶段，商业化发展开始起步，相关技术和企业数量进一步增加，其应用和热度也日渐攀升。我国已明确将脑机融合作为“十四五”规划的攻关项目之一，许多国家也都把脑科学作为科技发展的战略热点。马斯克的NeurAIink团队介绍了一种具有高通道数和单尖峰分辨率的脑机接口，其基于柔性聚合物探针、机器人插入系统和定制的低功耗电子设备，通过手术将其植入个人大脑的微小电极，恢复神经系统疾病患者的感觉和运动功能。该团队在一只猴子的大脑中植入了NeurAIink装置，这只猴子可以用脑电波来玩视频游戏，该技术在未来几年有望植入人类大脑。

侵入式脑机接口电极具有高精度、高分辨率、高信噪比的优势，有望改善脊髓损伤患者的生活。但是其可行性及有效性仍然存在一定的问题。神经外科医生需要进行大量培训以提高脑机接口的舒适度和安全性，人类受试者植入时往往涉及伦理问题，接口周围可能会形成瘢痕组织的积聚，影响信号采集。

(二) 智能假肢

截肢后运动功能的恢复是康复工程领域的挑战之一，传统机械假肢仅起到最基本的辅助作用，不具备感知和调节功能，而智能假肢能自动调节，使得假肢与原来的肢体功能更接近。

在手部假肢设计中，直接影响手部工作性能的重要特点是能够抓取各种类型的物体，保障抓取力的稳定性，并且外观与人手相似。所有这些特征的存在是目前假体设计的一项具有挑战性的任务。有学者已经尝试使用靶向肌肉神经重建的外科技术，将残留的手臂神经转移到替代肌肉部位。目标肌肉重新受到神经支配后，在皮肤表面产生了肌电图信号，这些信号可以被测量并用于控制假肢，重新实现神经支配的肌肉可以产生足够的肌电图信息，用于高级人工手臂的实时控制。DEKA公司研制的LUKE手臂于2014年获得美国食品药品监督管理局认证，2016年进入临床应用。使用LUKE手臂的患者可以像正常人一样对软或硬的物体产生触觉，从而执行一些精细的任务，比如拿起一个鸡蛋或摘下一粒葡萄，且不会因用力过度而捏碎物品。

下肢智能假肢研究也在持续进行，我国已有多个单位研发出有不同性能特点的下肢假肢实验样机，假肢配备3D重力传感器、加速度传感器，可判断假肢穿戴者的行走路况和意图，调整关节阻尼。还有学者设计了多自由度智能踝关节假肢。为了适应不同的运动环境，假肢具有球形踝关节结构，在运动过程中能实现矢状面和冠状面的自由运动，与配套控制系统共同作用，增加使用者的运动灵活性和稳定性，减少运动过程中的能量损耗，及时调整异常步态、步行速度、步幅等，辅助下肢截肢者自由行走。

目前，关于智能假肢的研究仍处于起步阶段，这些在很大程度上影响了临床程序的方式，虽然目前的技术存在瓶颈，但随着技术的发展，智能假肢设备未来会有更广阔的应用场景。

三、智能轮椅

智能轮椅是一种高度自动化的移动机器人，通常由环境感知模块、控制模块、驱动模块等组成，融合了机械、动力、控制、运动、传感、机器视觉、信号与系统的采集、处理等多项技术。

基于手部运动跟踪的轮椅控制的研究近年来相对成熟。手部运动实际上是在3D空间中完成的。运动控制系统使用固定在轮椅上的摄像头，使用视觉识别算法和AI软件识别患者的手部动作。有学者在真实患者身上进行了测试，显示出良好的效果且具有极高的安全性能。有学者提出了基于面部运动、头部姿态视觉识别等智能轮椅的新型免提控制系统。这种智能控制装置适用于不能操纵标准操纵杆轮椅的大量患者。例如，啜吸式系统可通过调整呼吸运动及程度来操纵轮椅，还可以使用摄像机跟踪患者眨眼运动及眼睛凝视方向来控制轮椅。有学者利用超声波传感器、红外传感器和视觉传感器3种传感器设计了智能轮椅自主避障安全出行系统，并采用特殊算法进行多传感器信息融合。经过仿真实验验证，结果表明该系统可以帮助残障人士出行时成功躲避障碍物。此外，智能轮椅也可基于脑机接口技术，辅助脊髓损伤患者的日常生活。

尽管电动轮椅种类繁多，但是目前智能轮椅在实验室还是少量定制，并没有真正产业化，所以在研究上仍有许多空间。

四、展望

欧美等西方发达国家较早进入人口老龄化阶段，康复辅助器具产业起步较早，经过多年发展，发达国家的康复辅助器具产业体系成熟，产品应用领先。我国在康复辅具领域还存在诸如政策支持不足、产业体系不健全、自主创新能力不强、服务模式待突破、标准化体系不完备、市场秩序不规范、服务质量不佳、专业技能人才严重不足、学科体系建设相对滞后等问题，对行业的快速发展产生了严重制约。随着我国经济及人口结构变化，政府已经在经济、政策等多个方面积极调整，相信我国的康复工程产业未来会在行业顶端位置占据一席之地，发展出具有中国特色的新型智能辅具产品及发展模式，提高骨科疾病的康复治疗水平，恢复骨科残疾患者的生活质量，更好地满足骨科患者的需求。

第六节 居家远程智能康复

《中国卫生健康统计年鉴（2021）》数据表明，中国亟待康复的群体总人数达到4.6亿人次，而康复医院每年的诊疗人数为4837.2万人，康复医生占医疗卫生从业人员的比例约为0.4：100 000，康复行业存在巨大的人才缺口。同时，我国面临康复医疗机构严重不足和康复设备缺乏、落后，康复医疗服务体制不够完善，康复早期介入不及时，双向诊疗不顺畅，费用居高不下等诸多问题。多数骨科疾病患者在经过手术等治疗后会选择居家康复，为了解决这些问题，居家康复的安全性、可行性及其必要性逐渐被人们重视。随着信息时代的到来，移动通信设备、计算机、5G网络等技术的快速发展，以及AI在医疗领域的应用与研究、居家远程智能康复得到了巨大的发展。

一、居家智能康复训练装置

居家骨科康复患者存在的问题集中在疼痛、肌肉力量减退及关节活动度下降等方面，居家康复中解决相应问题是大部分骨科康复患者关注的焦点。既往的康复治疗方式多以康复治疗师制定康复训练方案并指导患者进行训练为主，通过主被动活动训练提高患者的肌力及关节活动度，利用药物及物理治疗缓解疼痛等问题。但多数骨科康复患者未能进入医疗机构进行康复，居家智能训练装置成为患者获得良好预后的重要方式。

阻力运动已被广泛报道对神经肌肉和骨科疾病的患者有积极的康复效果。有报道表明，等距和动态阻力运动可改善膝关节骨性关节炎患者的功能并减轻膝关节疼痛，改善肩关节不稳定患者的功能，且具有生物反馈的阻力运动可能是促进肌肉激活的必要条件。在过去，阻力运动训练常常使用沙袋、哑铃等器械提供阻力，此类器械的重量在整个关节的活动范围内提供相同的阻力，并且通常选择患者全关节活动范围内的最小重量，这导致在大部分运动范围内产生的力不足。所以智能器械的使用对于骨科康复患者有着巨大的帮助。

Dong等为了研究不同阻力训练的效果，开发了一种智能可变阻力运动设备（VRED），方便患者在家进行膝关节康复，无须经常就诊。并且已经制造了几个便携、节能和多功能设备，具有方便操作的人机界面。该设备可以很容易地重新配置为其他关节，如肘关节、髋关节和踝关节，满足不同骨科患者居家康复训练的需求。VRED是一种智能设备，在治疗师对该设备进行编程后，其不需要治疗师的干预即可为患者提供阻力训练。VRED有两种工作模式，即测试模式和运动模式。在测试模式下，膝盖被设置为一个既定的角度，阻尼器提供了一个足够大的力量来锁定膝盖。患者在膝关节屈伸过程中产生最大的自主等距收缩（MVIC），并记录每个方向上的最大扭矩。自主等距收缩在不同的运动范围内重复，以产生扭矩轮廓。在运动模式中，物理治疗师将产生运动的力量指定为扭矩轮廓的一定百分比。一旦编程，VRED将与患者一起自动锻炼。它将在智能控制器的帮助下，根据规定的运动水平产生精确的阻力。此外，在后续的研究中，该设备可以检测患者的动态特征，能够根据特定患者的需要来调节关节运动，如肌肉疲劳和运动意愿，以在运动过程中改变阻力，并且该团队开发了VRED的控制算法来实现实时监测人机交互，并提供扭矩、关节运动和速度的视觉反馈。同时该设备将允许治疗师远程调查患者自己在家中的运动处方及训练方案的治疗效果，及时调整治疗方案。

Ma等的研究考虑了康复训练辅助设备的适应性，包括功能特定辅助、适应性辅助水平和时间（或空间）的适应性。在步态周期中确定了5种辅助功能来辅助膝关节功能。提出了一种输入患者的身体状况和步态分析结果的模糊专家系统，以配置辅助膝关节托带（AKB）的不同辅助功能的适当水平，以输入患者的步态模式来确定各辅助功能的水平。基于配置的辅助功能，生成了适应患者自身步态的参考膝关节角度轨迹，并提出了一种混合阻抗控制框架，以实现步态康复中有效的人机交互。该方法经仿真研究和实验验证，并在辅助膝关节托带控制器中实现，并用于初步的临床试点研究。实验结果表明，辅助膝关节托带的控制策略可以有效地改善患者在步态康复过程中的步态表现。

二、远程动态训练监测

运动捕捉系统在医学科学和康复领域通常用于评估人类运动功能，在骨科患者居家康复训练的过程中，对于姿态及支具的正确使用等方面进行评估及指导，对于患者更好地进行正确训练非常重要。过去，通过被动标记法（MAC3D）或使用Kinovea软件进行的手动视频分析等方法为常见的姿态分析方法，这些方法涉及复杂的身体标记、许多的摄像机调整和处理，且获得的关节数据相关性较差，操作的专业性要求较高，在居家康复训练过程中难以使用，使得患者自行训练的正确性难以得到良好的保证。随着AI在医疗领域的发展，仅通过拍摄图片或视频摄像后再利用Mask R-CNN卷积神经网络、Alpha-Pose、OpenPose等AI姿态估计模型，即可使医疗机构远程获取患者康复训练过程中的相关信息，并进行进一步训练指导，使得居家远程智能康复训练成为现实。

有学者公开发布的OpenPose姿态估计模型，是第一个实时的多人系统，可以联合检测人体、脚、手和面部关键点（总共135个关键点）。该系统由3844个训练组和1758个测试组组成，涉及14个身体部位的关节姿势。该团队还提供了与现今最先进、维护良好且被广泛应用的Mask R–CNN卷积神经网络和Alpha–Pose姿态估计模型进行分析比较，以量化系统的效率，并分析主要的故障情况，发现相较于Open -Pose其他两种姿态估计库随着人数增多呈线性增长。该模型可将患者信息独立化进行远程分析，可以随时随地进行图像或视频采集，并且对于需要其他护理人员协助完成动作的患者，该模型可排除图像中其他人员的干扰。使用这种系统的患者可以在家庭康复过程中用录像设备对训练过程进行拍摄，通过网络传输到医疗机构中进行智能分析，进一步调整康复训练计划，指导居家康复过程中存在的问题。并且有研究表明，OpenPose可以充分替代传统的被动标记动作捕捉的正常步态及异常步态，同时OpenPose可以捕捉骨科康复患者在佩戴矫形器或支具后的步态信息，踝关节足矫形器和拐杖的使用并不影响OpenPose对身体部位识别的准确性。OpenPose的使用可以降低传统被动标记动作捕获的复杂性和动作成本，而不降低识别精度，并且在居家康复训练过程中通过非专业人士的操作即可采集步态信息。此外，使用OpenPose，可以在不影响识别精度的情况下克服传统被动标记法的局限性。

三、远程康复效果评估及指导

居家康复训练效果的评价及训练中问题的及时反馈对于居家骨科康复患者的预后有着重要的影响，因此建立简洁高效的网络智能康复服务平台是保证居家康复训练成功的重要一环。互联网时代的到来，更加促进了网络技术和计算机技术与各行各业的融合，医疗行业也紧跟时代步伐，先后出现了医院管理信息系统、专家诊断系统、医药管理软件、住院管理系统、医疗数据分析等各具特色的计算机技术和医疗技术相结合的形式。而智能手机及计算机的普及，也使实时远程康复指导成为现实，连接医院与家庭，使得家庭康复训练的可控性、重复性及趣味性大为提升，令居家康复患者有了重要保障，弥补了我国康复人才紧缺、康复医疗资源总量不足的问题。

上海理工大学团队研发出的“康栈”智能康复服务平台，在智能手机上即可登录使用，该平台主要包含康复训练、康复医生、康复评测、康复咨询、康复机器人5个模块。其中康复训练实现病情分析、指定康复计划、视频观看的功能，康复医生实现线上预约、在线指导的功能，康复评测实现拍照评测、问卷评测的功能，康复咨询实现推荐咨询、热点咨询的功能，康复机器人实现智能问答的功能。该平台的意义在于对康复信息化的实践和对医疗AI的广泛运用，不同于传统的医疗康复手段，采用智能化线上辅助康复，不但可大量节省康复后期的医疗资源，而且应用门槛低，广泛适用于居家骨科康复患者群体，使患者足不出户，便可进行康复治疗。

目前常用的推荐算法是基于项目的协同过滤算法与基于用户的协同过滤算法。在定制个性化康复训练计划的功能中，该平台采用基于项目的协同过滤（IB-CF）算法，该算法流程从患者开始，首先找到患者 – 康复情况矩阵，之后找到锻炼计划的最近邻，根据当前用户对最近邻（锻炼计划）的适应程度，预测当前用户对目标推荐锻炼计划的适应程度，然后选择预测适应程度最佳的锻炼计划作为推荐结果呈现给当前用户。

该平台还可以通过拍照获取患者姿态，并使用智能姿态识别模型 OpenPose，识别 2D 人体关键点坐标，计算康复部位的角度。首先，输入人体姿态图像，经过 VGG19 卷积神经网络提取患者姿态特征，得到该患者姿态图像的特征图组，使用人工神经网络提取该患者体态特征的图像置信度和关联度。其次，使用图论的偶匹配得到部分联合体，即将属于同一个人的关键点合并为一个整体的骨骼框架。最后，利用匈牙利算法求得最大匹配，分析识别结果。

对于不同用户，该平台使用智能隐语义模型资讯，按照医疗康复、教育康复、职业康复、社会康复等进行分类后向患者推荐相关资讯。对于新用户，该模型从文章数据库中直接将最热门的数篇咨询推送给用户。对于有一定历史数据的用户，该模型通过用户的病理特征、喜好特征、性别特征及患者特征总结出用户特点，结合文章点击量、文章类别及文章标题总结出文章特征，再根据患者点击和没点击过的资讯（代表了用户感兴趣和不感兴趣的内容）、患者的病情及点赞、收藏的行为设置相应权重，建立当前用户对各种资讯的评分，最后推送推荐结果。

在智能康复平台的使用过程中，患者选择患病部位，填写自己的相关信息及病情，根据病情系统分析，利用 IB-CF 算法选择预测适应程度最佳的若干个锻炼计划推荐给患者，训练计划进度根据不同用户的训练进度显示不同视频，患者训练过后对该次锻炼计划打分评估，使患者量化自身的康复训练情况，将每次的训练结果可视化，同时能够很好地激励自己坚持锻炼。

该平台亦可与医院诊疗对接，可预约康复医生实现相关诊疗。患者可以与康复医生线上联通，接受康复医生的在线指导。患者线上预约医生进行线下诊疗，之后医生线上指导，相对于其他软件，医生可以全程参与患者的康复过程。并且，在患者康复训练的过程中，也可以通过拍照的方式将训练过程上传，康复医生可及时进行相应指导。

四、骨折再损伤风险的智能预测

随着近年来计算机科技及相关科学技术的快速发展，机器学习（实现 AI 技术的核心途径）、深度学习（实现机器学习的最好算法）及卷积神经网络、循环神经网络、递归神经网络（深度学习的代表性算法）的涌现，使得AI的使用在风险预测中展现了巨大的潜力，在5G技术的辅助下，医疗人员和用户通过计算机、智能手机等设备及人工智能的应用对患者康复过程中再发骨折的风险进行预测，有效提高了康复训练过程中的安全性。过去，骨折风险评估方法（如FRAX或DVO工具）可以基于各种（临床）危险因素预测骨质疏松性骨折风险，如年龄增长、女性、低体重指数、低骨密度、脆性骨折史、跌倒史、吸烟史、饮酒摄入、糖皮质激素使用、其他继发性骨质疏松的原因。然而，这些工具依赖于直接的患者信息来接收与风险预测相关的参数。德国的研究者先前的研究已经确定了许多预测髋部骨折的危险因素，他们使用行政索赔数据中可用的信息来确定潜在的风险因素，并且将年龄、性别、既往骨折史和药物使用情况作为候选预测变量。通过对288 086例65岁及以上的患者，利用2年内的骨折、不同药物的使用等风险因素，通过超学习者算法进行骨折风险预测，选择了逻辑回归使用向前和向后变量选择、随机森林、支持向量机和随机抽样进行性能对比，以支持向量机作为学习者。结果发现，该算法有可能利用复杂的相互作用，并且将影响因素假设为与骨折存在线性相关，该算法可利用未知的非线性效应进行预测，并且将候选变量加入后可进一步提高预测准确性。这些AI应用于骨折的患者在居家康复过程中，医疗单位对患者进行骨折风险预测，并实时远程指导患者避免再次发生骨折的风险，可保护患者在康复过程中的安全，指导康复训练，及时调整康复训练计划。

第三章 AI 应用于骨科临床

第一节 AI 机器人辅助手术技术在关节外科中的应用

近年来，计算机技术和机器人引导的外科手术已经广泛应用于骨科，这为开发 AI 在下肢关节置换术中的应用提供了一个平台。AI 在关节外科有许多应用方向，包括关节翻修前假体位置的正确识别、关节置换术前测量诊断、术前手术规划、术后康复、术后步态分析，以及通过算法预测髋关节术后脱位发生风险，预测膝关节置换术后并发症等。骨科手术中的机器人主要有两种分类系统：直接或间接机器人系统和自主或边界控制分类系统。直接机器人系统是一种将骨切割成计算机预先设计好的形状的机器人；间接机器人系统则基本上是指手术导航系统，便于放置截骨模具，并在手术过程中显示肢体和手术器械的 3D 可视化图像。主动机器人的动作不需要人类的控制，而边界控制或半主动机器人需要人类的手来移动机器人进行切割截骨，但不会在指定的边界外进行切割。在本节中，我们将以直接边界控制型机器人系统在下肢关节置换术中的应用为切入点，介绍 AI 机器人辅助手术技术在关节外科的应用。

一、AI 机器人辅助手术

AI 机器人手术自 1985 年首次应用以来一直在发展，现在骨科医生可以使用 AI 机器人辅助髋膝关节置换手术技术，这种技术可能是目前关节置换手术缺陷的解决方案。AI 机器人辅助手术能够帮助外科医生将术前手术计划转化成术中实时操作，并拥有极高的手术准确性和精准性。

AI 机器人技术在关节置换术中的主要目的是在手术过程中精确重现外科医生的术前计划。在关节置换术中，计算机导航和机器人辅助手术已经成为减少人工骨切除误差和提高假体定位精度的辅助手段。计算机导航系统能够在手术期间提供患者解剖和膝关节运动学的实时屏幕信息。患者膝关节的骨性解剖图可以通过术前 CT（基于图像的导航）或术中膝关节通用模型的骨性解剖标志的定位（非基于图像的导航）获得。计算机导航系统为患者提供了特定的解剖数据，并推荐骨切除和最佳假体位置。同时，计算机系统并不主动地控制或抑制外科医生的操作功能。AI 机器人辅助手术使用计算机软件将解剖信息转换为虚拟的患者特定的膝关节3D重建，外科医生用它来计算最佳的骨切除和关节假体的位置。术中机器人设备有助于执行这种术前患者特定的计划，具有高水平的准确性。

AI机器人技术还有其他一些潜在的优势。机器人具有通过术中反馈创建术前计划并在手术中准确执行的能力，这可以减少假体组件放置的差异。这种优势对于经验不足的外科医生也同样奏效，就像在骨模型中进行单髁膝关节置换术所展示的一样。与传统方法相比，初级外科医生在机器人辅助下能够更准确地放置关节假体。

通过对膝关节置换术患者大量数据的积累和处理，AI可以提供有用的生物力学数据，帮助医生更好地制订针对患者的手术计划并预测术后结果。机器学习也属于AI的范畴，它描述的是能够处理大量复杂数据并指导和预测输出的计算机系统。无监督学习过程使用新输入的数据来预测模式，例如使用记录的假体失效数据来预测未来的失败率。AI机器人技术为评估和记录患者个性化的膝关节生物力学、组件位置、功能结果和假体存活率提供了新方法。AI可用于选择理想的患者进行手术，为单间室膝关节置换术和全膝关节置换术创建了患者特定的手术计划，预测临床结果和假体存活率，并识别可能出现高风险并发症的患者。

机械臂交互矫形系统是唯一提供机器人技术用于髋关节、全膝关节和单间室膝关节置换术的AI机器人系统。术前CT用于创建术前规划的计算机辅助设计模型，具有视觉、触觉和音频反馈的机械臂有助于在立体定向边界内执行计划的骨切除。

二、MAKO机器人手术的操作过程

(一) 全髋关节置换术的手术操作

(1) 导入患者的术前CT数据，制订术前计划。

(2) 于髂前上棘上方安装骨盆参考架，逐层切开，置入标记钉。

(3) 脱位后于小粗隆上方1cm平面做股骨颈截骨，并做周围软组织松解。

(4) 髋臼的注册匹配。

(5) 按照术前计划，机械臂用髋臼锉磨锉髋臼。

(6) 植入髋臼杯。

(7) 股骨髓腔锉扩至合适大小，装入相应型号的股骨柄假体。

(8) 复位后的精准测量。

(二) 全膝关节置换术的手术操作

(1) 导入患者的术前CT数据，制订术前计划。

(2) 安装参考架。

(3) 骨骼注册匹配。

(4) 术中实时 (动态) 评估患者的韧带张力、屈曲 (伸展) 间隙，调整下肢长度。

(5) 机械臂辅助截骨。

(6) 试模复位和力学评估。

(7) 假体植入。

第二节　脊柱机器人技术在脊柱外科中的临床应用

一、脊柱手术机器人的历史发展及背景

Mazor Robotics公司成立于2000年，主要从事Spineassist.Renaissance和Mazor X等骨科手术机器人的开发、生产和销售。Mazor X是Renaissance的升级产品，Mazor X自2016年上市销售以来，累计实现销售248台，于2018年12月被美敦力收购。Mazor XTM SteAIth将Mazor采集的机器人引导系统技术与Medtronic的SteahhStationTM手术导航技术相结合。

MedTech公司成立于2002年，主要从事脑部手术机器人ROSA Brain和脊柱微创手术机器人ROSA Spine的开发、生产和销售，于2016年7月被捷迈邦美公司收购。ROSA Knee主要用于全膝关节置换手术，ROSA One于2019年12月获得NMPA认证，可应用于脑外科和脊柱外科手术。

Globus Medical公司于2003年3月在美国特拉华州注册成立，致力于开发能够促进肌肉骨骼疾病患者康复的产品。Excelsius GPS机器人适用于脊柱微创手术，配合导航系统使用。Excelsius GPS机器人具有3大功能：多功能机器人导航、成像多功能性和独特的实时信息。

北京天智航医疗科技股份有限公司成立于2010年，主要从事骨科手术导航定位机器人的研发、生产和销售，其主要产品是天玑骨科手术机器人，三代骨科手术导航定位机器人"GD-A""GD-2000 / GD-S"和"TiRobot"。

二、Mazor脊柱机器人系统的组成及术前评估

Mazor Renaissance脊柱机器人系统由主机、手术器械、定位器3大部分组成。

Renaissance主机是一个主控制台，外科医生可以控制Renaissance系统的操作，配备了一个控制面板、多点触屏监视器，后连接面板及存储隔层 (放置Renaissance图像适配器及RBT自检附件)。Renaissance主机有3个主要部件：处理装置 (计算

系统)、控制装置(操作系统)、RBT设备(定位系统)。

三、Mazor机器人的手术适应证

Mazor Renaissance脊柱机器人在脊柱外科手术中用于外科手术器械或植入物的精确定位，可做开放手术，也可做经皮手术。该设备适用于脊柱螺钉或钻头的插入手术，外科医生执行手术时，钻头及其轨道的位置由Renaissance系统引导。RBT设备可用于开放或微创的外科手术。为了进行完整的脊柱手术，外科医生有多种方法，以及多个附件和工具可供选择，根据手术需要进行搭配，将RBT设备安装至患者身体执行手术。将RBT设备安装至患者身体上的载体为平台搭建，Renaissance脊柱机器人有4种平台可供选择。

(一)夹具平台

夹具平台适用于短节段或侧弯矫形的开放手术，夹子直接夹在患者剥离出的棘突根部。

(二)多功能床边轨平台

多功能床边轨平台适用于七个节段以内的复杂手术，如：皮质骨螺钉的置入；关节突螺钉的置入；骶髂螺钉的置入等。

(三)床边轨平台

床边轨平台适用于单节段手术。

(四)T型工具

T型工具适用于微创手术。

四、Renaissance脊椎机器人的手术操作过程

(1)将患者的术前3DCT数据导入Renaissance软件，制订术前计划。

(2)根据手术方式选择搭建的平台工具、基础器械及一次性定位器。

(3)启动主机，执行启动程序，完成RBT设备自检及C臂校准。

(4)将RBT设备套入无菌套，搭建所选择的平台。

(5)安装3D Marker，正、斜位透视两次，并将数据传至Renaissance主机，进行匹配。

(6)匹配成功后，参考精准度(精准度范围是0.7mm)，执行RBT设备。

(7) 根据要求搭配使用基础器械，执行术前设计的钉道。

(8) 手术结束，拆除 RBT 设备无菌套，放回 Renaissance 主机位置。

第三节　导航技术在内镜辅助腰椎融合术中的应用

一、理念与器械分析

(一) 手术导航的理念、技术发展与脊柱内镜技术

从椎间孔镜技术到脊柱内镜技术的发展过程中，脊柱内镜技术凭借创伤小、恢复快、患者接受度高等优点迅速发展，逐步成为精准化、微创化治疗脊柱疾患的标志性技术。内镜下腰椎椎间融合技术作为治疗腰椎不稳性疾患的微创融合技术之一，具有出血少、组织破坏小、感染率低、术后早期下地等优点，更受到了推崇。但其有限的镜下视野、不同于传统术式的手术思维及较长的学习曲线令众多脊柱外科医生对该技术望而却步。正确认识手术区域的解剖，结合术前影像充分理解镜下结构，准确了解内镜工具的操作步骤是施行该手术的关键，如果没有可辅助的智能设备则需要经过长时间的训练与积累。为解决这一难题，临床医生尝试了各种传统导航技术，专用于脊柱内镜的新型电磁导航系统也应运而生，它通过对影像学数据的整合可以为术者创建手术区域的 2D 或 3D 重建图，配合内镜技术可以实现深层结构可视化、工具定位靶向化、手术操作精准化，成为脊柱内镜医生的得力助手①。

外科手术导航系统的历史始于 1987 年，德国的 Georg Schlöndor 教授利用机械式的 3D 定位设备作为测量工具，检测手术器械相对于人体的位置和方向，完成了第一台导航指引下的颅底手术。术中的手术器械连接到装有传感器的机械臂上，导航仪器的位置和方向显示在 3 个正交视图的内部，Schlöndor 团队将其定义为计算机辅助手术。后来，用于空间测量技术逐渐从机电臂转移到直接连接定位器或传感器的光学或电磁追踪系统，发展成为目前广泛应用的光学导航技术和电磁导航技术。

光学追踪技术已在临床中多个领域获得应用，一度成为手术导航的主流技术。该系统须在高空架设摄像头获取导航信息，通过摄像头识别手术器械上安装的反射球来计算和显示器械的位置与方向。光学导航技术的主要弊端在于“光路遮挡问题”，术中必须确保反射球与摄像头之间的信号传递空间通畅，这给术者带来了诸多操作上的不便，也限制了它在许多临床场景中的应用。而且由于追踪系统只能检测

① 盛伟，于腾波，李建军，等．人工智能应用于骨科临床的理论与实践 [M]. 天津：天津科技翻译出版有限公司出版，2023.

反光球的位置，手术器械的工作端必须对反光球进行恒定的坐标转换，如果发生弯曲变形就会导致位置计算不准确，因此要求手术器械须为刚性且不易变形。基于以上问题，光学导航系统对于脊柱内镜这种须在人体内部追踪导丝和穿刺针等软性器械的手术，并未达到临床应用的理想水平，而使用交流电磁场追踪器械内部尖端传感器的电磁导航则更显优势。

随着内镜技术的不断进步和发展，适应证推广到了颈椎和胸椎，也从单纯的椎间盘突出症推广到了椎管狭窄及腰椎不稳性疾患。

近几年，内镜技术与理念日新月异，内镜下融合技术日趋成熟，如ZELIF、PE-TLIF、Prient-LIF、Endo-TLIF、Endo-PLIF、UBE-LIF等。无论何种内镜融合技术，初学者都面临学习曲线高、镜下结构识别困难、减压范围及椎间隙处理范围难以精准判定、经皮螺钉置入困难等问题。对于有一定经验的医生，面临多节段腰椎不稳、椎间隙严重狭窄等案例时，仍然充满了挑战。自2019年开始，青岛大学附属医院脊柱外科团队成功将电磁导航系统应用到了内镜下腰椎椎间融合术中，联合上海懋煜医疗器械有限公司开发了一系列导航工具，结合Unin-Tech的Plus、Endo-TLIF及Endo-PLIF技术，将内镜下融合的每一个步骤都实现了导航化，最终使得这一技术更加成熟和安全，并系统化地进行培训和推广。

(二)电磁导航核心器械介绍

1. 定位器

电磁导航的定位器具有以下特点：第一，自重小，患者定位器可以固定在髂骨或手术节段同一块椎骨上，这样确保了术中信号不会“漂移”。导航系统在工作时都假定椎体与椎体之间的相对位置固定不变，然而这在实际临床中难以实现。椎体与椎体之间通过关节连接存在一定的活动度，参考架距离手术节段越远，相隔节段越多，术中“漂移”的可能性就越大。光学导航的参考架往往由于自重原因而固定在髂骨上，距离手术区域较远。第二，体积小，避免了光学导航使用中器械“打架”的问题。第三，凭借小巧的特点，如果电磁导航患者的定位器可以被固定在多个节段的棘突上，每个定位器可以显示每个节段椎骨的位置，理论上就可以为导航下实时显示多节段椎体矫形复位提供了可能性。第四，具有多孔抗旋转设计，早期单孔设计常常会发生微小的旋转而影响准确性，目前的双孔设计，置入两枚粗细不等的克氏针以后，不会出现旋转及位置移动，提高了系统稳定性。

2. 磁场发生器

Fiagon电磁导航所使用的磁场发生器是一个尺寸为200mm×200mm×71mm的长方体，由一根多关节的多连杆连接于手术床的床边轨道上，多处关节可以自由旋转以确定磁场发生器摆放的最佳位置。锁死关节后可固定磁场发生器的位置。通常情况下，越靠近磁场发生器，所获得的信号越好，误差也越小。需要注意的是，最靠近磁场发生器的 50mm 范围内没有磁场，所以在使用过程中需要尽量避免将导航器械贴在磁场发生器上使用。

3. Mapper Bridge 桥架

Mapper Bridge 桥架有两个组件，一个是正位板标记物，另一个是侧位板标记物。桥架应放置在手术区域附近，尽量覆盖手术区域。侧位桥架放置时有左右之分，一侧为含有较多标记物的大板，一侧为含有较少标记物的小板。放置侧位桥架时需要注意大板对应 C 臂影像增强器（大头）的一侧，小板对应 C 臂球管（小头）的一侧。

4. 校准器和导航传感器

注册完成后，将导航传感器置于穿刺针中，然后将穿刺针尖端正对校准器进行识别校准，随后穿刺针及其延长轨迹将自动显示在导航屏幕上，可在正侧位透视片和 CT 各个视角显示穿刺针的位置。穿刺过程中穿刺针的方向和深度受到导航的实时反馈，以不同的颜色和标记提示术者方向是否有偏差，靶点图像自动显示穿刺针尖端与靶点的距离，深度超过靶点，将显示红色警报。

（三）导航技术在内镜辅助腰椎融合术中的应用

导航技术的发展为脊柱外科医生提供了更安全、准确的技术支持。研究表明，与传统定位方法相比，计算机导航技术定位可提高颈椎、胸椎及腰椎的置钉准确率，增加脊柱外科手术的安全性，减少患者及医务人员的术中辐射量，促进脊柱微创技术的发展。传统微创手术的术中辐射量是开放手术的 10 ~ 20 倍，而借助导航可使辐射量降为 0。电磁导航辅助下腰椎 Endo-TLIF 手术的经皮螺钉位置优良率可超过 96%。在脊柱内镜辅助腰椎融合术中，电磁导航的作用体现在切口设计、经皮螺钉置入、放置工作套管、椎管减压、椎间隙处理等各个方面。

1. 切口设计

Endo-LIF 手术可通过两个 2 ~ 2.5cm（L_5——S_1）或四个 1.5 ~ 2cm 切口完成，最初须借助术前 X 线透视标注手术节段椎弓根的大体位置，测量椎弓根间距，以此估测切口位置。然而由于腰椎生理曲度的原因，X 线透视的椎弓根投影往往与实际位置存在误差，尤其是 L_5——S_1 节段，术中须反复通过透视确认经皮螺钉入针点。而借助导航可清晰准确地了解皮肤穿刺点与深层骨结构的位置关系，使术者能够在最短时间内，确定最优的切口方案。

2. 经皮螺钉置入

这是导航对于 Endo-LIF 手术最直接的价值体现，通过导航医生可以实现皮下穿刺针轨迹的可视化，快速确认最佳置钉点，适时调整置入螺钉的方向和角度，大大降低了经皮螺钉置入的难度，提高了置钉的准确率和安全性。随后可同时借助导航确定工作套管的位置及方向，避免了再次穿刺、透视、调整等烦琐步骤。

3. 减压、处理椎间隙

Endo-LIF 的镜下过程对于脊柱外科医生的临床经验、操作技术、空间想象力及解剖结构的理解都有很高的要求。镜下结构的迷失不但会延长手术时间，影响医生心态，还会增加血管神经损伤的风险。而导航可辅助辨识镜下解剖结构，术中可随时通过穿刺针识别关节突、椎板、椎间盘等重要结构，尤其对于解剖结构异常（如椎间隙塌陷严重）的患者，借助导航可快速确定狭窄的间隙位置。椎间隙处理过程中也可通过穿刺针了解处理的深度和方向，极大地提高镜下操作的效率和安全性。

总而言之，导航可以使医生在近乎直视的条件下，精准地完成脊柱内镜手术操作。内镜与导航系统的结合，可以帮助医生选择最佳的手术入路，实时显示器械与解剖结构的关系，更好地保护相邻终板；让术者在最小创伤下实现精准减压，减少并发症的发生，使手术更加安全高效。

二、分析与点评

电磁导航在 Endo-TLIF 手术中的应用价值不仅体现在经皮螺钉置入上，而且包括切口设计、镜下减压、放置 cage 等多个环节。本例患者的难点在于 L_5/S_1 椎间隙严重塌陷，明显狭窄，用常规方式在镜下寻找椎间隙的难度很高。因此，我们通过电磁导航快速精准地明确椎间隙位置，轻松解决了该问题。

肾上腺素的应用可以明显减少周围组织的出血，有效改善镜下视野的清晰度，是提高手术效率和安全性的有效手段。我们的使用方法为：1mL 肾上腺素加配到 500mL 生理盐水中，每区域浸润 10 ~ 20mL，尽量覆盖上下关节突等需成型的部位。

使用电磁导航构建经皮螺钉通道时，在电磁导航的穿刺针穿破皮质进入椎弓根后，可松开穿刺针，令其自己寻找方向，提高置钉的准确性。

电磁导航目前仍有一定的局限性，它只是一项可以利用的工具，不可被过度依赖。导航周围不能有太多的金属物，否则会干扰电磁信号。当 cage 置入后，椎间隙被撑开，此时的解剖结构发生变化，之前的导航信息已经失真，需要重新注册配准后方可再次使用。这些问题的解决有赖于未来的进一步探索。

第四节　机器人导航定位系统在创伤骨科中的应用

一、背景

（一）股骨颈骨折

股骨颈骨折是髋部骨折中最常见的类型，发生率约占股骨近端骨折的50%。随着世界人口老龄化的加剧，股骨颈骨折的发生率逐年增加。除少数股骨颈骨折患者因有明显手术禁忌证而选择保守治疗外，对于绝大多数新发的股骨颈骨折，首先考虑解剖复位，采用可靠的内固定。目前最常用的治疗方式仍为闭合复位空心螺钉内固定。有研究证实，准确的螺钉置入位置可增加股骨颈骨折内固定的稳定性，降低骨折不愈合的风险。临床上股骨颈骨折空心螺钉内固定手术主要是医生在透视监测的帮助下，凭经验徒手操作完成。由于每位医生的经验不同和手术人员操作的不稳定性，很难保证每枚螺钉置入的方向和位置达到最满意的效果。同时术中反复透视，也会对医护人员和患者造成放射性损害。

（二）计算机辅助骨科导航手术

近年来，随着计算机辅助骨科导航手术技术在骨科的广泛应用，其在提高手术精确度、减少手术创伤、提高手术成功率及减少术中放射线损害等方面的显著优势，受到越来越多骨科医生的关注。国外研究报道的遥控机器人骨折自动复位系统，可完成长骨干骨折的自动复位，并引导完成股骨髓内钉近端髓腔开孔和远端锁钉的置入，显示机器人系统可达到高度精确的骨折复位，且缩短了手术操作时间，增加了手术的精准度，减少了放射线暴露时间。国内外各种骨科手术机器人系统的不断研发和功能完善，使得机器人辅助骨科手术也被越来越多的骨科医生所接受，并逐渐在临床得到推广应用。

国内公司研发的机器人导航定位系统GD-2000是基于术中X线透视影像的双平面骨科机器人系统，克服了单纯光电导航的缺点，可辅助完成股骨颈和骶髂关节空心螺钉置入、髓内钉远端锁定的微创内固定手术，更符合创伤骨科医生的临床操作习惯，具有操作简便、定位准确、手术微创、放射暴露时间少等优点。

二、病例选择

(一) 纳入标准

计算机辅助骨科导航手术适合应用于闭合性股骨颈骨折患者。

(二) 排除标准

年龄 >65 岁且 Garden 分型为Ⅲ型或Ⅳ型的股骨颈骨折患者，存在多发伤或严重创伤的患者，无法通过牵引床进行股骨颈骨折闭合复位者，以及合并其他严重疾病而无法耐受手术者。

三、手术设备及器械

GD—2000 骨科机器人导航定位系统（北京天智航公司），C 形臂 X 线机（美国 GE 公司），骨科牵引床、专用套筒、空心钉导针（长 400mm、直径 3.0mm）和测深器（北京天智航公司），AO7.3mm 空心钉（瑞士 DePuy Synthes 公司）。

四、机器人导航定位系统的组成

机器人导航定位系统分为工作站和定位系统两部分。工作站主要完成图像采集、手术路径规划、路径 3D 坐标计算。定位系统包括导航机器人和定位标尺。导航机器人是系统的执行部件，负责最终的手术路径输出，完成手术过程中的导针导向。定位标尺通过其上的标记点，建立空间参考坐标系，实现图像坐标系与参考坐标系之间的转换。

五、手术过程

(一) 启动系统

通过数据线连接机器人、工作站和 C 形臂 X 线机，接通电源，开启工作站，登录手术规划软件，输入患者相关信息。

(二) 安装标尺

根据患者骨折的左、右侧选择与之对应的定位标尺，与机器人装配并旋紧固定。根据软件提示完成标尺校验。

(三) 患者准备

采用蛛网膜下腔阻滞麻醉联合硬膜外麻醉或全身麻醉，将患者置于骨科牵引床，患肢持续牵引固定。为防止术中下肢位置移动，健侧下肢同时维持一定强度的牵引。通过手法整复及调整牵引闭合复位骨折，C形臂X线机正、侧位透视确认骨折复位满意。术野常规消毒，铺无菌手术单和专用敷巾。术前须将与定位系统配套的专用套筒、导针和测深尺进行消毒备用。

(四) 设备布局

一般将机器人工作站和C形臂X线机显示器置于健侧无菌区外并面向术者，将机器人定位系统置于患肢外侧。将手术床调节至合适高度，C形臂X线机置于双下肢之间，机器人定位系统无须消毒，仅须外罩无菌保护套，标尺端朝向患者头侧，要求定位系统长轴与患肢股骨干纵轴基本平行，定位标尺正位中心孔位于股骨颈中心，侧位中心孔与股骨颈同高，进行正、侧位透视，要求标尺上的全部8个定位点在正、侧位透视野内清晰、可辨。

(五) 路径规划

将C形臂透视所得的正、侧位图像导入工作站规划软件，根据软件界面提示标记定位点。3枚螺钉按照“倒三角形”布局完成螺钉置入位置、方向及股骨头内深度的手术规划，软件自动测算出螺钉长度参考值。

(六) 手术操作

在软件系统中选择第1枚导针，点击“运动”按钮，机器人机械臂运动至导针置入位置，术者将导针套筒卡入定位卡槽，沿套筒定位于术区皮肤，做长为1cm的小切口，钝性分离皮下组织及筋膜，插入套筒使尖端顶至股骨外侧骨面。C形臂X线机正、侧位透视验证套筒位置和方向，确认位置无误后钻入导针。如发现套筒位置有偏差，可通过工作站软件系统微调功能进行调整。调整时先将套筒退出皮外，在软件中点击“微调”按钮，选择微调方式(平移或带角度调整)和微调数值(每级为1mm)，确认后返回运动界面，点击“运动”按钮，机械臂运动至调整后的导针路径位置，再次将套筒插入皮内，透视验证套筒位置正确后再钻入导针。以软件计算长度为参考，在进针过程中以专用测深尺测量进针深度，置入完成后再次正、侧位透视验证.退出套筒，于皮外剪断导针，完成第1枚导针置入。按照同样程序依次完成第2、3枚导针置入操作。每置入1枚导针均进行正、侧位透视验证，确保导针位置无误。移开机器人，按照常规空心螺钉置入程序，沿导针钻孔后完成3枚空心螺钉置入。空心螺钉的置入顺序依次为下方螺钉、前方螺钉、后方螺钉。螺钉全部置入后再次行正、侧位透视验证。冲洗缝合3处小切口，无须放置引流。

六、术后处理

术后复查骨盆正位和患髋侧位X线片，常规预防使用抗生素24h，24h后开始每天协助患者进行轻柔被动屈髋活动2～3次，并指导患者进行下肢肌力训练，患肢避免过度屈曲内收、外旋。术后2周可在床上进行主动屈髋屈膝锻炼，术后4周扶双拐下地免负重活动。术后每个月定期复查X线片，术后3个月如骨折线明显模糊，可在双拐保护下进行部分负重活动，术后6个月根据X线片骨折愈合情况，逐步开始完全负重活动。

七、结果

(一) 术中情况

平均手术时间为75.2+10.6min，术中实际的有创手术时间仅为10～20min，其余主要时间花费在设备摆放和调试、图像采集及路径规划等无创过程。而透视次数为28.5±9.8次，术中出血量为9.4±7.6mL，术中总钻孔次数为4.5±9.2次。

(二) 螺钉置入位置及固定可靠性

所有患者术后X线片显示3枚空心螺钉均能达到完全平行和“倒三角形”分散排布的固定效果。在随访期内骨折均达到一期愈合，未发生伤口感染、内固定物松动、骨折再移位及股骨头缺血性坏死等并发症，这有赖于术中3枚空心螺钉的精确定位和可靠固定。

(三) 术后恢复

平均骨折愈合时间为5.3±2.5个月。末次随访时平均髋关节Harris评分为87.6±3.1。

八、手术方式的优缺点

(一) 优点

(1) 设备布局简单，不影响手术室内原先的设备布局，无须考虑设备遮挡问题。

(2) 手术操作程序化，只需要采集C形臂X线机摄的2D X线图像，根据软件系统提示逐步完成路径规划和定位钻孔。

(3) 定位准确，术中只要严格按照程序逐步完成操作，均能完成3枚导针的精确定位。

(4) 具有纠偏功能，如发现导针的实际路径与规划路径有偏差，可以通过软件的微调功能调整机械臂角度，有效保证手术的安全性。

(5) 手术微创。

(6) 放射接触少。

(7) 学习曲线较短，可在较短时间内熟悉和掌握。

(二) 缺点

(1) 设备基于正、侧位2D图像进行定位，如正、侧位透视不绝对标准可能对定位结果产生影响。

(2) 螺钉的置入路径规划仍然依靠医生凭经验在软件中完成，存在主观误差可能。

(3) 导向套筒过长，医生钻孔操作过程可能造成导针尖端的偏差。

(4) 设备购置成本相对较高，须经专人培训。

九、注意事项

(1) 在机器人位置锁定前，须检查保证C形臂正、侧位旋转时不与机器人发生碰撞，否则可能因机器人轻微移动而导致定位偏差。

(2) 整个手术过程中须保证机器人和患者肢体的位置保持不变，否则坐标的空间定位可能发生改变而导致手术失败。

(3) 摆放机器人时，须尽量使标尺上的定位点靠近股骨颈中心，这样可以最大限度地减小空间定位的误差，以保证定位的准确性。

(4) 必须保证采集的股骨颈正、侧位图像中所有定位点清晰、可辨，如定位点显示不全，可保持机器人锁定不动，通过调整C形臂的位置使所有定位点显示完全。

(5) 标记定位点时须注意标记数字的顺序，否则可能导致空间定位错误。

(6) 因机器人定位套筒较长，插入切口后须紧紧顶在骨面，并由助手协助固定，以避免打入导针时因套筒尖端滑动而导致误差。

(7) 每次插入套筒后，须摄正、侧位两幅X线图像，以检查验证套筒的导向路径是否与软件中的规划相符，如出现偏差，须及时进行微调，确认无误后再打入导针。

第五节 机器人导航定位系统辅助经皮骶髂螺钉固定骨盆后环损伤

一、背景

(一) 骨盆后环损伤

骨盆损伤多为高能量损伤，随着我国城镇化、工业化进程的加速，骨盆损伤日益多见，主要由交通事故、高处坠落及工业意外引发，其死亡率较高。Tile 分型的 B 型及 C 型骨盆损伤主要涉及骨盆后环不稳，为较严重的骨盆损伤类型。骨盆后环对骨盆环的稳定性具有重要作用，如复位固定不佳常遗留疼痛、畸形和下肢功能障碍。经皮骶髂关节螺钉置入是固定后方骨盆环不稳定的可靠方法，具有固定牢固、出血少及软组织损伤小等优点。但骨盆后方结构较为复杂，不恰当的螺钉置入可能会损伤血管、腰骶神经根及造成内固定失败。因此，该技术难点在于如何准确、稳定地在“安全区”内置入螺钉。目前大多数医生使用 X 线机术中透视来完成骶髂关节的固定，但存在透视次数多，X 线辐射量大及导针方向须进行多次调整等缺点，必须由有经验的骨科医生完成。

(二) 计算机辅助骨科手术

骶髂关节螺钉固定术的危险性及置入的精确要求，使其成为计算机辅助骨科手术的最佳适应证。探索计算机辅助骨科手术在经皮骶髂螺钉内固定技术中的应用技巧十分必要，笔者通过骶髂关节骨盆部位模型的模拟手术，探索计算机辅助骨科手术在骶髂关节脱位、骶骨骨折空心螺钉技术中的应用技巧，并与传统透视手术方法进行比对，对机器人导航定位系统辅助经皮骶髂螺钉固定骨盆后环损伤的安全性及有效性进行评估，为该技术的临床应用提供依据及经验，从而提高临床疗效及减少副损伤。

二、评估

骨盆 Tile C 型损伤患者行股骨髁上牵引 5 ~ 7 天以纠正骶髂关节或骶骨骨折的垂直移位。完善骨盆正位、入口位、出口位 X 线片，骨盆 CT 及 3D 重建检查，发现骶骨形态异常病例及初步估计可用螺钉直径、长度。同时通过骨盆 CT 矢状位重建测量骶骨的倾斜情况，以决定出入口位 C 臂倾斜多少角度。为减少粪石及肠气对透视质量的影响，术前晚清洁灌肠。

三、治疗原则

OTA / AO C 型损伤具有旋转和垂直不稳定的特征，原则上以手术治疗为主，治疗应同时固定前后环，使骨盆成为闭合环形结构，使其抗变形能力大大增加，这样可以获得最大限度的骨盆稳定性。后环损伤包括骶髂关节骨折脱位或移位的骶骨骨折。对于骶髂关节骨折脱位或骶骨骨折，可采用重建接骨板、空心螺钉或经髂骨棒固定。

四、手术过程

(一) 启动系统

通过数据线将工作站与机器人、C 形臂连接，接通电源，启动工作站，选择骶髂关节手术模块，输入患者相关信息，选择左侧或右侧的手术部位。

(二) 安装标尺

根据手术部位的左、右侧选择与之对应的定位标尺，连接机器人插孔并旋紧固定。根据软件提示完成机器人的自检复位及标尺校验。

(三) 患者体位及机器摆位

患者硬膜外麻醉或全身麻醉后平卧于骨科透视床上。通过外固定架闭合复位或先行前环骨折切开复位内固定。C 形臂置于手术侧的对侧，垂直于手术床，入口位、出口位透视确认骶髂关节脱位或骶骨骨折复位满意。术野常规消毒，铺无菌手术单，机器人及 C 形臂套无菌保护罩。将手术床调节到合适高度，C 形臂可向头端及尾端倾斜 45° 以便术中完成骨盆出口位、入口位透视以及骨盆侧位的透视。机器人置于手术侧，要求标尺贴于床板下放置，与骶髂关节基本平行，定位标尺正位中心孔位于患侧骶 1 骶骨翼水平。同时要求骨盆出口位、入口位至少各有一组标尺上的定位点在透视野内清晰可辨。

五、术后处理

(一) 检查

术后 2 ~ 3 天复查骨盆正位、入口位、出口位 X 线片，骨盆 CT 及 3D 重建。

(二) 康复

术后第2天指导患者翻身，在床上主动屈伸髋、膝关节及收缩双下肢肌肉；术后2~3周可坐起；术后4~6周可持双拐下地，患肢可进行不负重行走；术后6~8周开始进行患肢部分负重行走；术后10~12周可完全负重行走。

(三) 随访

术后1个月、2个月、3个月及6个月复查随诊，观察骨折愈合情况及螺钉有无松动失效。

六、结果

共完成21例患者手术，共置入27枚骶髂螺钉，全部病例均一次钻孔完成螺钉置入，每枚螺钉从机器人摆位到置入时间为18~56min，平均38.6min；透视曝光时间为12~21s，平均16.5s；切口长度为1.0~1.3cm，平均1.1cm；出血量为5~0mL，平均7mL；所有螺钉位置满意，无一例螺钉切出骨皮质、误入骶孔或骶管，未出现医源性血管神经损伤，无切口感染。术后随诊复查无螺钉松动失效情况。术后随访6~18个月，平均7.5个月，末次随访Majeed评分，优14例，良6例，可1例，优良率达到95.2%。

第六节　关节镜联合机器人在足踝科中的应用

一、距骨骨折

(一) 背景

距骨骨折在临床中较为常见，其中距骨颈骨折的发生率高于距骨体及距骨头骨折，占距骨骨折的45%，这与距骨的特殊形态有关。在距骨颈骨折合并脱位时，损伤了从距骨颈下方跗骨窦进入距骨体的主要血供，常导致距骨体的缺血性坏死和创伤性关节炎的发生。传统治疗距骨颈骨折的方法有闭合复位内固定与切开复位内固定。传统闭合复位内固定需要反复进行复位，并需要多次透视确认复位效果，增加了放射性的摄入。随着骨科机器人的研发更新，有学者采用闭合复位距骨骨折结合骨科机器人导航置钉的报道。但是，对于复位的要求比较高，复位不理想情况下，常选择切开复位内固定。切开复位内固定增加了软组织的二次损伤，距骨颈骨折的并发症也随之明显增多。如何做到将距骨颈骨折脱位解剖复位、精准牢固固定，而又不带来手术引起的二次损伤，是很多骨科医生需要解决的问题。随着关节镜技术在踝关节骨折治疗中日益成熟，关节镜辅助治疗逐渐应用于距骨颈骨折，而精准医疗理念的提出也使得骨科机器人在骨科领域广泛应用。

(二) 传统手术方式入路

距骨手术常规入路，包括前内侧、后内侧、前外侧和后外侧，甚至有些复杂骨折选择前内侧和前外侧双切口入路。传统的手术方式损伤较大，破坏了距骨周围的血运，增加了皮肤坏死及距骨坏死的风险。

(三) 机器人导航置钉适应证

距骨颈 Hawkins Ⅰ、Ⅱ、Ⅲ型骨折；单纯合并内踝、外踝骨折；PilonA、B 型骨折；距骨后突骨折；受伤到手术时间＜7 天。排除开放性距骨颈骨折、合并夏科氏关节炎、类风湿关节炎。

(四) 闭合复位机器人定位导航置钉手术过程

取平卧位，助手维持后足的稳定，术者利用克氏针撬拨复位距骨颈骨折，在 C 形臂 X 线机透视下确认骨折位置良好后，打入一枚 1.5mm 克氏针给予骨折临时固定。在骨科机器人扫描下，模拟置钉的位置、方向、长度，通过机械臂引导数据坐标，打入导针，拧入合适的螺钉，再次行 C 形臂 X 线机透视确认置钉位置良好。

(五) 关节镜联合机器人治疗距骨骨折手术过程

患者均采用在腰硬联合麻醉或全身麻醉，取平卧位。常规在踝关节前外侧及前内侧行双入路。在镜头监视下行刨削器清除滑膜组织，用等离子电刀止血。从内踝尖开始，沿着踝关节间隙逆时针探查到外踝尖部，最后探查距骨颈部，探查有无软骨损伤，游离软骨，明确韧带损伤。显露距骨颈骨折端，清理骨折端间血肿，摘除游离软骨。在踝关节后方垫卷状治疗巾，助手将足部向后方挤压并复位距下关节脱位。在 C 形臂 X 线机透视下将复位后距骨体与跟骨用 1.5mm 克氏针临时固定。作为静态整体，在距骨头部打入 2 枚 2.5mm 克氏针；作为动态整体，克氏针撬拨距骨折头向距骨体复位。镜下直视骨折复位满意后，于距骨头部向距骨体内打入 2 枚 1.5mm 克氏针临时固定，再次行 C 形臂 X 线机透视确认骨折脱位复位满意。将小腿、足放置在特制的足踝工作台上，在踝关节上方 3cm 处安装示踪器，C 形臂 X 线三维环扫成像后，将图像信息传递给计算机，在计算机上模拟置钉位置和空心钉长度。计算机将模拟信息通过示踪器传递给机械臂，机械臂移动至模拟置钉点处，在切口处打入导针及3.5mm钻头钻孔，在C形臂X线机透视下，拧入长度合适的直径4.0mm空心螺钉。若合并韧带损伤，用铆钉将其修复，合并大的骨折块，在镜头监视下打入空心钉固定，缝合切口。踝关节适当加压包扎，范围为小腿中上1/3至跖骨头处。

（六）关节镜联合机器人置钉的优势

（1）切口小。两处不到10mm的踝关节镜手术入路切口，最大限度减少了手术对骨折周围软组织的损伤，保护了血供。

（2）降低了术前准备时间。微创手术对于术区皮肤软组织条件要求不高，关节镜入路处皮肤无挫伤或无水（血）泡即可，早期即可行关节镜手术。

（3）视野清晰。关节镜可直视关节面，了解骨折复位情况，确保骨折解剖复位，减少创伤性关节炎的发生。

（4）降低术者疲劳，缩短手术时间。通过在计算机软件上模拟置钉位置，一次性打入导针，节省了手术时间。

（5）三维扫描图像更直观。术者能够理解术中操作的重点，即使年轻医生也能很快掌握操作程序，缩短培养时间。

（6）人机交互式操作。C形臂X线机三维扫描后，将手术部位图像传送到主控台，术者在主控台控制软件上模拟手术路径。主机机械臂根据主控台坐标系数据缓慢移动到手术部位合适的位置，引导术者置入导针。通过人机交互式操作，不断修正坐标系参数，确保置钉位置准确。

（7）导航位置更精准。示踪器与光学跟踪系统遥相对应，通过相对位置建立起患者手术部位的坐标系数据。主机的机械臂在接受主控台数据指令后，移动机械臂到手术路径的合适位置，并实现在移动机械臂过程中的定位补偿，做到定位精准。

二、跟骨骨折

（一）背景

跟骨骨折占全身骨折的1%～2%，病因多为高能量损伤，例如高处坠落，足部着地后足跟遭受撞击或者车祸所致。对于跟骨Sanders Ⅱ、Ⅲ型骨折，需要通过手术恢复跟骨的基本形态，复位关节面的平整性，予以坚强的内固定，便于早期功能锻炼，减少跟骨畸形、距下关节炎等并发症。切开复位钢板内固定是常见的手术方式，报道较多的是跟骨外侧“L”形扩大切口入路，通过此入路切开复位可以在直视下观察跟骨关节面的平整性，常见的并发症为伤口皮缘坏死、伤口感染、钢板外露及腓肠神经分支损伤。相关研究显示，跟骨骨折内固定术后切口并发症发病率为0.4%~32.8%，为了减少伤口的并发症，微创撬拨复位经皮螺钉内固定治疗跟骨骨折也有报道。微创撬拨复位跟骨骨折的复位效果只能通过透视来确认，临床中为了达到复位可视化、治疗微创化的目的，关节镜被应用于跟骨 Sanders Ⅱ、Ⅲ型骨折的临床治疗。同时，随着骨科导航机器人的不断更新升级，导航的精度与灵活性也大幅提升，被广泛应用于跟骨骨折的治疗。

(二) 传统手术入路及适应证

传统手术入路包括外侧入路（“L”形切口)、内侧入路、跗骨窦入路、内侧联合入路、外侧联合入路以及撬拨复位经皮螺钉内固定术。

适应证：跟骨骨折累及后关节面，使后关节面连同跟骨体后方骨折，形成舌形骨折；简单的关节塌陷骨折或关节外骨折；简单的 Sanders Ⅱ型骨折；骨结节撕脱性骨折等。

(三) Sanders 分型及机器人导航适应证

该分型于 1990 年由 Sanders 提出。这种分型主要反映了跟骨后关节面的损伤程度，被证明对治疗方法的选择和判断预后有重要意义。基于冠状位和轴位 CT 表现，根据后关节面骨折的情况，将跟骨关节内骨折分为以下 4 大类型：

Ⅰ型：关节内骨折移位＜ 2mm。

Ⅱ型：骨折明显移位，含 1 条骨折线 2 个骨折块。

Ⅲ型：骨折明显移位，含 2 条骨折线 3 个骨折块。

Ⅳ型：骨折明显移位，含 3 条骨折线 4 个骨折块及以上。

适应证。跟骨骨折 Sanders Ⅱ、Ⅲ型；受伤时间＜ 14 天。排除合并脊髓损伤、开放性跟骨骨折、距下关节脱位、跟骰关节脱位、跟骨 Sanders Ⅰ型、跟骨 Sanders Ⅳ型。

(四) 撬拨复位经皮螺钉内固定术

1. 闭合复位

将患肢膝关节屈至 90°，将一枚斯氏针经跟腱止点处或其外侧置入关节面后部主要骨块，方向与跟骨结节上面平行。术者一手持针，另一手托足背跖跗关节处，利用此两点向上抬起足部及小腿，使膝部远离床面，利用肢体的重力与术者扶托钢针及足背之力相对抗，使足部自跗中关节处跖屈，通过撬拨松解骨折块，恢复跟骨的高度和位线。关节面后外侧和中间部位的单独骨块可用另一根经皮克氏针进行撬拨复位，纠正骨折塌陷及旋转。助手保持上述位置，术者用双手或用跟骨夹在跟骨两侧加压，恢复跟骨正常宽度。复位后将跟骨稍作内翻、外翻摇摆，以纠正残余的内翻和外翻畸形，达到稳定位置，透视确定是否复位满意（跟骨关节结节角及临界角均恢复或接近正常值）。

2. 固定

使用空心钉做经皮固定，螺钉数量依据骨折类型决定。

优点：降低皮缘坏死、伤口感染的概率。

缺点：反复透视，增加手术时间及放射性摄入量，也由于透视角度的限制，导致部分螺钉拧入距下关节和（或）跟骨内外侧壁，增加医源性损伤。

（五）关节镜联合机器人治疗跟骨骨折

1. 手术过程

选择腰硬联合麻醉或全身麻醉，取俯卧位，在大腿根部扎止血带，压力50kPa。取跗骨窦及踝后侧跟腱外侧入路，选择2.9mm镜头，3.5mm刨削器，将距下关节外侧组织刨除，显露距下关节，清理淤血组织。在跟骨结节及踝关节上方分别横行打入2.5mm克氏针，双侧克氏针撑开器将距下关节撑开，恢复跟骨的高度、长度及跟骨内翻角，增加距下关节操作间隙，找出塌陷的跟骨骨折块，打入3.5mm斯氏针，在镜头监视下将塌陷的关节面复位，球头状点式复位钳将外侧壁膨出骨块及内侧载距突移位骨块复位，用2～3枚1.5mm克氏针临时固定骨折块，然后在C形臂X线机透视下确认跟骨复位满意。将足部及小腿牢牢固定在足踝体位台上，并将示踪器安装在踝关节水平的体位固定台上，示踪器与光学追踪器的方向是相对的，可避免传送数据失真。C形臂X线机环扫收取数据后，将数据信息传送给计算机主机，术者在计算机主机上根据三维图像，调试进针的位置、方向、直径并确认置钉位置无误后，通过光学追踪器将计算机主机中的数据坐标系传递给机器人机械臂。机器人机械臂根据坐标系数据，位移至合适位置后，在机器人主机上显示配准率100%，术者在此位置放置导向器，切开皮肤，打入导针，钻头钻孔，拧入模拟软件中规划的空心螺钉，其余几枚螺钉置入方式与第一枚操作流程相同。去除临时固定的克氏针，最后应用C形臂X线机进行环形扫描，从扫描的三维图像信息中，可及时判断跟骨复位后的高度、角度、宽度、关节面的平整度及置钉的位置方向，满意后，缝合切口，无菌敷料包扎。

2. 优势

传统跟骨外侧“L”入路手术治疗跟骨 Sanders Ⅱ、Ⅲ型骨折，常通过术中透视、术后摄片获取影像资料，得到的影像数据是二维结构，不够立体。若发现术中骨折复位不良、置钉不理想，此时手术已经结束，为进一步弥补不足增加了困难，增加伤口感染的机会。而机器人辅助置钉，术中通过 C 形臂 X 线机环形扫描，获取清晰的三维影像数据，可以直观地判断跟骨关节面复位的平整性、骨折块的复位程度，然后置入模拟好的螺钉，降低医疗风险。

骨科机器人规划操作，步骤简单，程序优化，即使是低年资的医师，经过简单的培训也能熟练掌握，学习周期短，利于此设备技术的推广。

关节镜下撬拨复位机器人导航置钉治疗 Sanders Ⅱ、Ⅲ型跟骨骨折，对于软组织肿胀条件要求不是很高，只要在关节镜入路处无明显张力水疱，即可开展手术。同时，术中几处分别不到 0.5cm 的切口，损伤小、出血少，便于术后早期康复锻炼，符合快速康复外科的理念。

第七节　计算机导航与机器人在手外科中的应用

一、急性舟骨骨折

（一）背景

1. 舟骨骨折

舟骨骨折临床常见，占所有腕骨骨折的 60%～70%，其中 60%～80% 发生在舟骨腰部或者中部。经皮内固定是开放手术的替代方法。然而，由于舟骨体积小、解剖结构复杂，该术式的技术要求较高。不理想的螺钉位置会导致骨折稳定性差，愈合时间更长。舟骨表面的大部分被关节软骨覆盖，如果螺钉没有完全位于骨髂内，关节软骨就有损伤的风险。由于这些内在的困难，即使在无移位的腰部骨折内固定治疗中，并发症的发生率也高达 30%。

已有研究试图通过重复地改变螺钉在舟骨内的位置，确保螺钉完全在骨内。然而，即使在现代透视技术的帮助下，经验丰富的手外科医生仍难以准确放置螺钉。

2. 计算机辅助手术

计算机辅助手术（CAS）是集医学、机械、材料学、计算机技术、信息管理、网络技术、通信技术等诸多学科于一体的新型交叉研究领域。其目的是使用计算机技术（主要是计算机图形学技术）来模拟医学手术所涉及的各种过程，对手术过程进行导航。

近年来，随着导航技术、骨科手术机器人的发展，使得计算机辅助手术技术不断地革新，这类技术已被证明可以提高骨科手术中植入物的准确性，同时提高手术效率，减少骨破坏和辐射暴露时间，并越来越多地应用于各类骨科手术中，如脊柱、骨盆、髋关节和膝关节置换术、运动医学、创伤骨科。

（二）评估

舟骨骨折如受伤 1 个月之内就诊，称为急性舟骨骨折。计算机导航与机器人辅助的舟骨骨折内固定技术的纳入标准是急性、无移位（骨折断端分离不超过 1mm）以及舟骨腰部骨折且未做过舟骨手术的患者。所有患者术前均行病史收集、CT 影像评估骨折形态。

（三）治疗原则

对于急性舟骨骨折患者，采用计算机导航与机器人辅助技术准确置入 1 枚无头加压螺钉，提高骨折愈合率。

（四）手术过程

患者取仰卧位，将受伤的手背置于定制的、可重复使用的、可透 X 线的腕关节背伸支具上，支具固定于可透 X 线的手术台上。使用腋窝臂丛阻滞麻醉的区域麻醉，不使用止血带。

三维 C 形臂扫描系统及天玑手术机器人可用于三维图像采集和克氏针导航定位，该系统由手术规划工作站、具有 6 个自由度的机器人臂和光学跟踪系统组成。光学跟踪系统能通过腕关节支具及机器臂上的示踪器确定机器臂和患者腕关节的相对空间位置。患者腕关节及机器臂上均放置示踪器，用于识别机器臂和患者腕关节的相对空间位置。三维扫描系统由一个 C 形臂示踪器和一个三维 C 形臂组成，后者用于收集感兴趣的解剖区域周围的图像。三维 C 形臂的位置使其能够以舟骨为中心，自由旋转 190°。一旦示踪器框架和 C 形臂被固定，就可以自动完成扫描，当它围绕患者的手腕旋转时，将以固定的角度捕获一组 100 张投影。采集到的图像在矢状面、轴面和冠状面进行处理和重建，然后传送到天玑手术机器人工作站，形成三维体积图像，进行术中规划。

使用重建的三维数据，在机器人工作站上定位舟骨，精确可视化并规划出 6 个自由度的经皮螺钉固定模拟路径和长度。外科医生可选择模拟的插入点和目标点，并在矢状面、轴面和冠状面进行修改，以使螺钉处于舟骨中央区域内的最佳位置。三维数据以小于 1mm 的精度准确模拟舟骨的体积尺寸。这使得机器人工作站能够在重建的舟骨三维可视化中沿最佳轨迹模拟不同长度的螺钉置入情况。因此，外科医生可以选择一个理想的螺钉长度，在螺钉末端和舟骨皮质之间提供 2mm 的近端和远端间隙。一旦确定了最优螺钉路径和长度，规划将会传达给立体定向机器人手臂和其加持的空心螺钉套筒，后者被机器人操纵到规划的位置。

在机械臂就位后，术者在指定的舟骨远端入皮点上做一个0.5cm的小切口。然后，经套筒从腕掌侧舟骨远极置入一枚1.1mm克氏针，直至舟骨近端骨皮质。透视确认导针位置满意后，空心钻沿导针扩髓，拧入计划长度的无头加压螺钉。最后透视确认螺钉的位置和长度。伤口无须缝合，用无菌条封闭，纱布绷带包扎，手术后2周取出。

(五) 术后处理

术后，患者在专门的手部治疗团队的指导下进行早期活动。术后2天开始手指屈伸活动度的锻炼，允许手指有轻微的活动范围，同时开始腕关节屈伸和桡尺偏运动锻炼，并在治疗团队的监督下略微增加活动范围。术后一个月开始在康复师指导下进行循序渐进的腕关节周围肌肉力量练习。

(六) 结果

1. 手术时间

平均总手术时间为40min。这包括18分钟的平均设置时间(包括患者、设备定位和校准扫描)及22min的平均手术时间(包括在天玑手术机器人工作站中进行术中计划以进行皮肤缝合)。所有患者均只需一次克氏针置入。

2. 术中螺钉放置的准确性

术后X线片和CT图像显示，患者的置入螺钉均位于舟骨中央区域，与工作站的术中规划相对应。每个患者使用的螺钉长度与规划长度完全吻合。没有发生近端或远端皮质破坏的病例。没有术中或术后并发症的发生。

3. 骨折愈合时间和功能康复

平均愈合时间为8周(范围在7~10周)。所有病例均通过CT证实骨折愈合，也证实了所有螺钉均无移位。在末次的随访中，与健侧相比，手术侧腕关节的平均屈伸弧度为96%(80%~100%)，桡尺偏为94%(90%~100%)。平均握力为91%(78%~96%)。平均Mayo腕关节评分为96(85~100)，平均PRWE评分为2(0~11)。所有患者都恢复了原来的工作。

二、钩状骨骨折

(一) 背景

钩状骨骨折所占比例较小，钩骨钩较钩骨体更易发生骨折。据相关报道，钩骨钩骨折仅占腕骨骨折的2%~4%。钩骨分为钩骨钩和钩骨体，钩骨体与第4、第5掌骨基底部构成腕掌关节，钩骨钩由钩骨体向掌侧延伸形成。钩骨体骨折常因摔倒的力量由掌骨传递至钩骨体的间接力量所致。钩骨钩骨折常由球拍或球杆的手柄或自行车撞击的直接力量所致。因腕骨重叠较多及腕关节解剖较其他关节更为复杂，普通X线检查常难以发现细微骨折，故临床上常导致钩骨骨折的漏诊。钩骨体骨折常伴第4、第5腕掌关节脱位，钩骨钩骨折保守治疗常导致骨折不愈合，往往导致患肢握拳无力、疼痛等并发症。常用的内固定入路是从腕关节掌侧，由于结构较深，与尺神经深支紧邻，加之钩骨钩的尖端较薄且有腕横韧带附着，使得手术显露和稳定固定都有一定的困难。亦有学者尝试从背侧入路，使用经皮无头加压螺钉技术治疗钩骨钩骨折。

(二) 评估

钩状骨骨折应在受伤1周之内就诊，CT显示无移位(骨折断端分离不超过1mm)，排除合并肌腱神经的损伤。

(三) 治疗原则

对于急性钩状骨骨折患者，采用计算机导航与机器人辅助技术准确置入1枚无头加压螺钉，提高骨折愈合率。

(四) 手术过程

三维C臂扫描系统和天玑手术机器人，可用于三维图像采集和克氏针导航定位，该系统由手术规划工作站、具有6个自由度的机器臂和光学跟踪系统组成。

三维扫描系统由一个C形臂X线机示踪器和一个三维C形臂X线机组成。三维C形臂X线机的位置使其以钩状骨为中心，自由旋转360° 。一旦示踪器框架和C型臂X线机被固定，就可以自动完成扫描，将以固定的角度捕获一组256张的投影。采集到的图像传送到天玑手术机器人的工作站，形成三维体积图像，进行术中规划。

使用重建的三维数据，在机器人工作站上定位舟骨，精确可视化并规划出6个自由度的经皮螺钉固定模拟路径和长度。外科医生选择模拟的插入点和目标点，并在矢状面、轴面和冠状面进行修改，以使螺钉在钩骨体中央区域内的最佳位置。三维数据以小于1mm的精度准确模拟钩状骨的体积尺寸。这使得机器人工作站能够在重建的钩状骨三维可视化中沿最佳轨迹模拟不同长度的螺钉置入情况。因此，外科医生可以选择一个理想的螺钉长度，在螺钉末端和钩骨骨皮质之间提供2mm的近端和远端间隙。

在机械臂就位后，术者在指定的入皮点经套筒从腕掌侧钩骨钩置入一枚0.8mm克氏针，术者操作导针由腕部背侧穿出，由穿出点设计为入皮点做一个0.5cm的切口。透视确认导针位置满意后，空心钻沿导针扩髓，拧入计划长度的无头加压螺钉。最后，透视确认螺钉的位置和长度。

(五) 结果

1. 手术时间

平均总手术时间为50min。其中包括28分钟的平均设置时间(包括患者、设备定位和校准扫描)及22min的平均手术时间(包括在天玑手术机器人工作站中进行术中计划以进行皮肤缝合)。所有患者，均只需要一次克氏针置入。

2. 术中螺钉放置的准确性

术后X线片和CT图像显示，患者的置入螺钉均位于钩状骨中央区域，与工作站的术中规划相对应。每个患者使用的螺钉长度与规划长度完全吻合，没有发生近端或远端皮质破坏的病例，没有术中或术后并发症的发生。

第八节　达·芬奇机器人在骶前软组织肿瘤切除中的应用

一、达·芬奇手术机器人的特点

首先，达·芬奇手术机器人产生的是三维立体影像，可以将手术视野放大10倍，特别是对于肿瘤来说，放大后更有利于辨认边界。其次，达·芬奇机器人的机械臂拥有7个自由度，可以滤除手部的细微震颤，具有人手无法比拟的稳定性及准确度。再次，达·芬奇机器人的出现使手术减少了操作人员，完成一台高难度的手术只需要1～2名外科医生，1名麻醉师及1名护士，节省了人力。最后，机器人手术具有创伤小、出血少、恢复快的特点。

当然，达·芬奇机器人也有一些不足之处，比如目前手术费用较高，操作者需要较长时间的学习。另外，由于设计时主要考虑的是取代常规腔镜，并不适合骨性手术的操作。

二、达·芬奇机器人切除骶前软组织肿瘤

(一) 术前准备与体位

术前常规肠道准备，置尿管。一般采用截石位，常规消毒后，机械臂套入无菌保护套，摆放于身体正中位置。

(二) 置入机械臂

根据肿瘤所处位置置入机械臂。达·芬奇机器人有3个机械臂，一般使用2个机械臂，另外一个可以作为肿瘤取出的通道。布置完成后置入通道，两机械臂距离在8cm以上，形成一定交互角度，利于术中的操作。

(三) 切除肿瘤

主导者通过控制台操作机械臂控制手柄来控制机械臂的前进、后退、旋转、开合、凝切，对肿瘤进行游离、切除等操作。在操作过程中必须注意，由于是机械臂进行操作，无法给术者提供张力反馈。因此，操作机械臂要非常小心，特别是在进行血管神经游离时，幅度过大有可能导致血管撕裂、神经损伤等风险，需要操作者经过较长时间的训练。手术台上的助手也可以进行一定程度的辅助与帮忙。肿瘤游离切除后，将肿瘤装入套袋内，收紧套袋口，从通道取出。如肿瘤较大，可以扩大通道口以便取出，且术后常规放置引流管。

(四) 术后处理

术后第一天即可拔除引流管下地活动，一般引流10~50mL，平均30mL，患者主要不适为伤口疼痛，住院时间为3~5天。

(五) 典型病例

46岁男性，双侧骶前神经鞘瘤，位置较深，如果施行开放手术，须行双侧倒八字切口进行肿瘤切除，创伤较大。通过达·芬奇机器人手术，微创下行双侧肿瘤切除，减少了患者创伤，极大地缩短了患者恢复时间。

第四章　神经内科疾病的常见症状

第一节　昏迷

昏迷是大脑皮质和皮质下网状结构发生高度抑制的病理状态，是最严重的意识障碍，即意识持续中断或完全丧失。所有影响脑部代谢的疾病，在其病情发展至重症阶段都可出现不同程度的意识障碍直至昏迷。本节仅就神经系统临床实际需要对昏迷的病因、临床表现、诊断及鉴别诊断做一简述。

一、临床表现

昏迷是意识障碍最严重的阶段，是病情危急的信号。按其程度大致可区分为以下几点。

(一) 浅昏迷

患者的随意运动丧失，仍有无意识的自发动作，对疼痛刺激有躲避反应和痛苦表情，但不能回答问题或执行简单的命令。角膜反射、光反射、吞咽反射、咳嗽反射及腱反射均无明显的改变。

(二) 中度昏迷

患者对周围事物及各种刺激均无反应，对强烈的疼痛刺激才有躲避反应。角膜反射、光反射、吞咽反射、咳嗽反射及腱反射均减弱，可有呼吸、脉搏、血压等改变，大小便潴留或失禁，可有巴宾斯基征。

(三) 深昏迷

患者肌肉松弛，处于完全不动的姿态，对任何外界刺激全无反应。角膜反射、光反射、吞咽反射、咳嗽反射及腱反射均消失，常有呼吸、脉搏、血压的改变，大小便多失禁，偶有潴留、巴彬斯基征继续存在或消失。此外，尚有两种特殊的昏迷样状态。

1. 去皮质综合征

去皮质综合征是由大脑皮质广泛病损所致。患者能无意识地睁眼、闭眼，眼球能活动，瞳孔对光反射及角膜反射存在，四肢肌张力增高，病理反射阳性。吸吮反射、强握反射、强直性颈反射可出现，甚至喂食也可引起无意识地吞咽。但无自发动作，对外界刺激不能产生有意识的反应，大小便失禁，存在觉醒及睡眠周期，身体姿态为上肢屈曲、下肢伸性强直的去皮质状态。

2. 无动性缄默

患者能够注视检查者及其周围的人，貌似清醒，但不能言语，不能活动，肌肉松弛，而无锥体束征，大小便失禁，给刺激不能使其真正清醒。存在睡眠觉醒周期。病损部位大多在第三脑室后部、导水管周围灰质或两侧扣带回。

二、诊断与鉴别诊断

(一) 诊断

根据患者对语言、感觉刺激所产生的反应和运动、反射障碍的情况，对昏迷不难作出判断。其病因须根据详细的病史、病程演变方式、伴发的症状、全面系统的体格检查所发现的体征以及各项辅助检查来作出诊断。

(二) 鉴别诊断

诊断患者是否昏迷，应与下列疾病相鉴别。

1. 闭锁综合征

该病又称去传出状态或假昏迷。见于脑桥基底部病变，患者表现为四肢及脑桥以下脑神经均瘫痪，但大脑半球及脑干被盖部网状结构系统无损害，故意识保持清醒。患者能用眼球活动来表达意识心理活动。

2. 精神抑制状态正常

该病见于癔症或强烈精神刺激后，患者僵卧不语，双目紧闭，对外界刺激如呼唤、推摇，甚至疼痛刺激均不产生反应。当检查者拉开其眼睑时会遇到抵抗，并见眼球向上转动，瞳孔大小、光反应均正常，放手后双眼迅速紧闭。神经系统和全身体格检查多无异常发现。如果有精神因素，给予适当治疗后可迅速转醒。

3. 紧张性木僵

该病常见于精神分裂症。患者不语不动，甚至不饮不食，对外界刺激毫无反应，类似昏迷或无动缄默症，实际上能感知周围事物，并无意识障碍。查体多无神经体征，但可有违拗、蜡样屈曲等精神症状。

第二节　眩晕

眩晕是机体对空间关系的定向感觉障碍，是一种运动性幻觉。患者主觉自身或外物有旋转或摇动的感觉。眩晕发作时，常伴有恶心、呕吐、眼球震颤及站立不稳等症状，由迷路、前庭神经、脑干及小脑病变等引起。

一、临床表现

(一) 真性眩晕 (主要指前庭性眩晕)

1. 前庭周围性眩晕

前庭周围性眩晕指前庭器官和前庭神经的内听道部分病变引起的眩晕，呈旋转性，或向上、下、左、右晃动的感觉。如感到头部或躯体向一定方向旋转者称为自动性旋转性眩晕；如感到周围物体向一定方向旋转者称为他动性旋转性眩晕，为典型的真性眩晕。眩晕除内耳中毒性眩晕与听神经瘤的眩晕外，还常呈发作性，持续时间较短，以数分钟、数小时乃至数天不等，很少超过数周。眩晕程度很重时，以致患者常须牢牢抓住周围物体以防自己摔倒，或卧床不能起身，不敢睁眼。发作过程中，意识清楚、常伴耳鸣、听力减退和恶心、呕吐、面色苍白、血压改变、心动过缓等自主神经功能失调的症状。如患者尚能行走，则显著地偏向一侧。客观检查可有水平性或水平兼旋转性眼球震颤，有快慢相、躯体倾倒多向眼震慢相侧，眼震的程度与眩晕程度一致，可持续数天至数周。前庭功能检查呈无反应或反应减弱现象，且前庭功能各项检查之间表现为反应协调。神经系统检查时除听神经瘤外，一般没有中枢神经系统的体征。

2. 前庭中枢性眩晕

前庭中枢性眩晕指前庭神经的颅内部分、脑干前庭核及其传导路的病损。表现特征为眩晕呈旋转性或向一侧运动，有摇摆感、地动感、倾斜感、醉酒感，眩晕持续时间较长，可达数周或数月，甚至与原发病同始终。眩晕程度较轻时，常可忍受，可伴有轻度耳鸣及听力减退。自主神经功能紊乱的症状很少出现，即便有症状也不明显。眼球震颤呈水平、旋转、垂直或混合性，可无快慢相，眩晕程度与眼震不一致，眼震可持续数月至数年。躯体发生倾倒时方向不定，前庭功能检查多呈正常反应，前庭功能各项检查之间表现为反应分离。神经系统检查常有阳性体征出现。

(二) 假性眩晕

临床多表现为头晕眼花、头晕目眩、头脑麻木或空虚、脚步轻浮、躯体不稳，一般不伴有真性眩晕的症状及体征。

二、诊断与鉴别诊断

(一) 诊断

诊断时应详细了解眩晕的性质、程度、发作形式及过程、持续时间及伴随症状。并详细询问用药史，尤其是耳毒性药物以及有无头部外伤、中耳炎、迷路炎、颅内感染、心血管病、血液病等病史。

(二) 鉴别诊断

根据病史、体征和辅助检查的阳性体征，首先区分眩晕是由前庭系统疾病所致的真性眩晕，还是由非前庭系统疾病所致的假性眩晕。如属前者则须进一步鉴别是前庭周围性眩晕或前庭中枢性眩晕，然后参考其他资料尽可能确定引起眩晕的病因。

第三节　晕厥

晕厥是一种突发性、短暂性、一过性的意识丧失，可导致突然昏倒。是由于一时广泛性脑部供血不足，使其迅速陷入缺氧状态而引起的，并在短时间内康复。意识丧失时间若超过20秒可发生抽搐。

一、临床表现

(一) 反射性晕厥

1. 血管抑制性晕厥

该晕厥又称血管迷走性晕厥或单纯性晕厥，是最常见的晕厥类型，可由各种刺激引起，以年老体弱女性为多见。常见的刺激因素有悲痛、恐惧、焦虑、晕针、见血、创伤剧痛、急性感染等。在高温、通气不良、情绪紧张、精神疲乏、站立过久、饥饿、妊娠及各种慢性疾病情况下特别容易发生。发作前患者常有疲乏、头晕眼花、出汗、恶心、打哈欠、腹部不适等。如面色明显苍白、嘴唇略发绀，应即刻躺卧，症状一般会缓解或消失。否则任凭症状发展，即出现头晕、眼前发黑、站立不稳、意识丧失而倒地，此期肌张力降低，但括约肌功能多保持，约经几秒钟或几分钟意识即恢复，醒后有头痛、全身无力等症状。症状发作早期可有脉快、血压稍高，脉搏减慢、血压暂时性下降的特征，当收缩压下降至 9～11kPa（67～83mmHg）时，就可出现某种程度的意识障碍，部分患者收缩压降至 3～4kPa（23～30mmHg）时，方可出现意识障碍。血压的下降不是由心排血量的减少所致，而是由于各种刺激通过神经反射，产生迷走神经兴奋，导致广泛的外周小血管扩张、心率减慢、血压下降、脑血流量减少而发生晕厥。在晕厥发作时不可让患者支撑坐起，保持平卧或放低头部，意识即行恢复。

2. 颈动脉窦性晕厥

该晕厥又称颈动脉窦综合征，是由于颈动脉窦反射过敏引起的一种临床综合征。颈动脉窦对血液循环起到重要的调节作用。当窦内压力增高时，发生反射性血管扩张和心率减慢而使血压降低。而窦内压减弱时则发生相反的效应。当颈动脉窦附近有病变或功能过敏时，轻压迫该区即可引起晕厥。病因有颈动脉硬化或栓塞、颈动脉体瘤、近颈动脉窦处炎症、肿瘤、损伤等。常见诱因有手压迫颈动脉窦、外科麻醉时操纵颈部、突然转头、高硬衣领过紧、情绪不稳等。发作时心率减慢、血压下降、面色苍白、多无恶心。发作可分三型：①迷走型。有反射性窦性心动过缓或房室传导阻滞，或两者兼有，因反射性心脏收缩不全引起脑部血液供应不足而导致晕厥。此型约占本综合征患者的 70%，可用阿托品或普鲁苯辛等治疗。②减压型。此型较少见，有显著的血压下降，而无心动过缓或房室传导阻滞。可用肾上腺素或麻黄碱治疗。③中枢型。心率和血压均无明显改变，只有短暂的晕厥或抽搐。阿托品及肾上腺素均无效。

3. 直立位低血压性晕厥

该晕厥是较少见的晕厥类型，其特点是患者从卧位或久蹲位突然改变为直立位时，血压明显下降，因而晕倒，伴短暂意识丧失。当晕倒后身体变为平卧位时意识迅速恢复。直立位低血压性晕厥与血管抑制性晕厥不同，前者发作前无血管抑制性晕厥所表现出的出汗、恶心、面色苍白等先驱症状。患者由卧位或下蹲位突然变为直立时，血压急速下降，于 1min 内收缩压可低于 8 kPa（60mmHg）以下，舒张压亦相应下降，因此随即出现意识丧失，而且除体位改变外，没有任何可以说明血压下降的原因。晕厥发生时脉搏很少改变或无改变。这些患者平时可有自主神经功能紊乱的症状。如患者同时伴有发汗异常、阳痿、排尿障碍、帕金森病、小脑共济失调等症状，称为夏伊—德雷格综合征。

因该综合征的早期以直立性低血压为主要表现，而其他神经症状不明显，故被称为原发性直立性低血压。目前认为直立位低血压是由于病损阻碍了自主神经系统对位置改变的正常反应。直立位低血压也见于糖尿病、脊髓病变、交感神经广泛切除术后、颅咽管瘤压迫下丘脑、垂体或肾上腺皮质功能减退等。因此认为直立位低血压是由于中枢神经系统受损，或者是周围神经受损的结果，但在大多数病例中，神经损害的部位与性质并不明确。正常情况下，突然由卧位站立时，由于重力对血液循环的影响，本应使血液大量积聚于下肢及内脏而致脑血液循环不足，但机体通过一系列迅速的代偿反应，如周围血管收缩、反射性心率加快、静脉张力增加、血浆中肾上腺素和去甲肾上腺素含量增加等，消除了这一不利因素，维持了脑部的正常血液供应。如上述诸反射调节功能发生障碍，则会于突然直立位时出现血压骤然降低而发生晕厥。直立位低血压性晕厥也可由药物反应引起，当服用血管扩张剂及应用交感神经节阻滞剂时，机体可失去对体位改变的适应而发生晕厥，此种药物如利血平、胍乙啶、肼苯达嗪等，氯丙嗪类亦可引起。慢性消耗性疾病长期卧床、久病初愈、慢性贫血等，于直立体时也可发生晕厥。为预防直立位低血压性晕厥的发生，患者于卧位起立时，不宜过于急速，症状发生时立即平卧。

4. 仰卧性低血压性晕厥

该晕厥亦称下腔静脉综合征，见于怀孕后期、腹腔内巨大肿瘤、血栓性静脉炎、下腔静脉内隔膜样阻塞、静脉原发性平滑肌瘤等。患者取平卧位时，血压骤降，心率加快、眩晕、晕厥，如改为侧卧或坐位症状可缓解。其原因是机械性压迫下腔静脉，使回心血量骤减所致。

5. 排尿性晕厥

该晕厥几乎全为男性，青壮年多见。通常在夜间起床排尿过程中或排尿结束时发作，白天排尿偶尔发生，发作前无明显先兆。意识丧失很快恢复。无发作后遗症状，有时因晕倒而发生意外损伤。发作后可有心动过缓或心律不齐，血压无明显改变。排尿性晕厥的发生，可能由于迷走神经张力增高，身体由卧位至立位的改变，反射性周围血管扩张、排尿时腹压骤降及睡眠时肌肉松弛、血管扩张等因素综合存在，使血管运动中枢不能立即发挥调节作用，引起血液循环紊乱，产生短暂的脑缺血所致。为避免发作，叮嘱患者排尿时取蹲位或坐位并作平和呼吸。发作时应立即躺卧，可用肾上腺素类药物治疗，如有心动过缓或心律失常，可用阿托品对抗。

6. 咳嗽性晕厥

该晕厥也称反射性用力性晕厥。由于咳嗽时胸腔内压增高以及颅内压增高导致脑血流减少而发生晕厥。多见于慢性呼吸道疾病及嗜烟的老人或患有百日咳、支气管哮喘的患儿。在剧烈咳嗽后随即有短时意识丧失，发作后无后遗症状。类似情况偶见于举重或大便时过度用力。

7. 吞咽性晕厥

该晕厥可见于食管、咽、喉、纵隔疾病、高度房室传导阻滞、病态窦房结综合征的患者。偶因吞咽动作激惹迷走神经，引起反射性心律失常而致晕厥。发作与体位无关，发作前后多无不适。类似发作亦可见于胆绞痛、胸膜或肺刺激、支气管镜检时。

8. 舌咽神经痛性晕厥

舌咽神经痛发作时或紧接于发作后，偶因激惹迷走神经而致心率减慢和血压降低出现晕厥。触动舌底、扁桃体、耳部可诱发舌咽神经痛而间接诱发晕厥，服用阿托品可减少发作。

(二) 心源性晕厥

1. 心律失常

心律失常是心源性晕厥最常见的诱发原因。由于各种疾病本身或药物的毒性作用，引起心脏停搏、心动过缓（低于 35 ~ 40 次 / 分）或心动过速（高于 150 次 / 分），使心排血量急剧减少或停止，导致急性脑缺血而发生晕厥。典型表现是阿斯综合征。阵发性心动过速不一定有心脏器质性病变，晕厥可发生于心悸开始或终止时，是由短时间的心脏停搏造成的。反射性心跳停搏，在少数病例中亦无心脏器质性疾病，可由于迷走神经的反射性兴奋引起心跳暂停而发生晕厥。

2. 心肌梗死和心脏瓣膜病

因这类疾病发生的晕厥，可能与心脏的排血量有关。

3. 长 Q–T 间期综合征

长 Q–T 间期综合征是指心电图上有原因不明的 Q–T 间期延长，由于心室颤动而引起晕厥，按其有无先天性耳聋，分为两型：①耳聋型；②无耳聋型。

4. 由机械性所致心脏排血受阻而发生晕厥

由机械性所致心脏排血受阻而发生晕厥见于左心房黏液瘤、左心房巨大血栓形成、人工瓣膜功能不良、主动脉瓣狭窄、梗阻型及限制原发性心脏病、心脏压塞等。

5. 先天性心脏病所发生的晕厥

先天性心脏病所发生的晕厥见于法洛四联症、肺动脉高压症、动脉导管未闭，发生晕厥，是由血氧饱和度下降所致。

心源性晕厥的特点是，用力常是其发作的诱因（用力性晕厥），发作时与体位一般无关，前驱症状不明显，可有心悸、胸痛，主要伴随症状及体征是面色苍白合并发绀、呼吸困难、颈静脉曲张及心率、心音和脉搏改变；心电图多有异常；患者多有心脏病史及体征。

(三) 脑源性晕厥

1. 脑动脉硬化、高血压脑病

由脑小动脉痉挛而发生晕厥，可伴有头痛、意识障碍、抽搐、瘫痪等。

2. 主动脉弓综合征 (无脉病)

当病变累及颈内动脉或椎动脉起始处时，尤其是不全梗阻时，更易发生晕厥。多见于直立位、走路或活动时出现。

3. 基底动脉型偏头痛

患者多为小孩或年轻妇女。典型发作时先出现脑干缺血症状，接着发生晕厥，意识恢复后才出现头痛。

4. 颅脑损伤

这类晕厥有肯定的损伤史，可伴视觉模糊、头痛、发作短暂，是由患者对损伤的过分紧张恐惧而引起。

(四) 血源性晕厥

1. 血糖过低

血糖过低可发生于注射过量的胰岛素后、胃大部切除后、垂体功能不足、肾上腺皮质功能减退、罕见的胰岛细胞瘤所致的自发性低血糖等。发作时多在饭前，表现为无力、心悸、出汗、头昏、恶心等，重者可发生意识模糊、晕厥及抽搐。因低血糖反应可致肾上腺素分泌增加。患者出现面色苍白、心跳加快、血压增高等情况。血糖过低所致的晕厥，非突然发生，亦不能迅速恢复。如注射葡萄糖后立即恢复者可确定诊断。

2. 换气过度引起的碱中毒

换气过度引起的碱中毒见于情绪紧张或癔症发作时，因呼吸增强或换气过度，血液二氧化碳含量及酸度降低引起碱中毒。患者脸部和四肢发麻、发冷，手足搐搦、头晕，重者晕厥。其特点是前驱期较长，可在卧位时发生。

(五) 其他原因所致晕厥

窒息性缺氧症引起的晕厥见于幼儿因疼痛、失望而引起啼哭，出现呼吸抑制或心脏抑制，导致脑缺血而引起晕厥。一氧化碳中毒亦能发生晕厥，严重时可致昏迷、抽搐。突然大量失血或失液常引起晕厥，有内出血的患者，晕厥可发生在显著出血之前，诊断时应加以警惕，以防误诊，拖延治疗。

二、诊断与鉴别诊断

(一) 诊断

晕厥的诊断根据是发作突然，意识丧失时间短，不能维持正常姿态甚至倒地，会在短时间内康复。病因诊断应依据详细的病史、各类晕厥的特点、伴随症状及所做检查等。

(二) 鉴别诊断

晕厥应与下列症状或疾病鉴别。

1. 眩晕

眩晕是自身或周围景物的旋转感，无意识障碍，发作可持续数小时至1～2天。

2. 昏迷

意识障碍时间长，较难恢复。

3. 癫痫

癫痫小发作时无诱因，不倒地，血压、脉搏均无改变，发作及终止均比晕厥快，发作后即恢复原状，脑电图有特征性改变。癫痫大发作时诱因不明显，血压及脉搏无明显变化，抽搐历时较长，舌损伤及尿失禁较多见，脑电图多有特征性改变。

4. 癔症

发作时意识并没丧失，持续时间较长，少跌倒，面色、血压及脉搏改变不大，发作时因暗示而终止或加剧。

第四节　头痛

头痛是一种常见症状，是由颅内外的痛敏结构受到各种病变损害所引起的。颅内痛敏组织有血管（动脉、静脉和静脉窦）及脑膜；颅外痛敏组织有头皮、皮下组织、肌肉、帽状腱膜、血管等。传导颅内外痛觉的神经主要是三叉、舌咽、迷走神经、面神经的中间神经、$C_1 \sim C_3$神经根。上述痛敏结构受到病变损害时，可引起多种性质的头痛。

一、临床表现

(一) 颅内疾病引起的头痛

1. 颅内感染性头痛

各种病原体所致的脑炎及脑膜炎均有头痛症状。导致头痛的特点是疼痛前先有发热或发热与头痛同时出现，多为深在而弥漫的胀痛、跳痛或撕裂样痛，头痛随疾病的好转而逐渐减轻。脑膜炎引起的头痛常较重，同时还有颈痛及颈强直。脑脓肿的头痛常较剧烈，头痛部位同脓肿部位多一致。脑蛛网膜炎亦可引起头痛，以后颅窝蛛网膜炎的头痛最突出，主要是由颅内高压引起。各种脑寄生虫病亦可导致不同程度的头痛。上述病患均可伴有脑神经麻痹、肢瘫、抽搐等症状。

2. 脑肿瘤性头痛

发病较缓，头痛开始较轻，间歇出现，逐渐加剧，多为钝痛，晨起时较重。在颅内压明显增高之前，幕上肿瘤的头痛多位于头顶或前额，半球肿瘤头痛常位于病灶侧；幕下肿瘤的头痛常在枕部或颈部，也可反射至前额。颅内压明显增高后头痛多呈弥漫性，已无定位意义。脑肿瘤除头痛外常伴有其他颅内压增高症状及神经系统局灶体征，CT 检查可发现肿瘤灶。

3. 脑血管疾病的头痛

颅内动脉瘤常有一侧头部胀痛或一侧的眼眶周围搏动性痛，有时伴有病侧动眼神经不全麻痹。颅内血管畸形，头痛常位于病灶侧，且常伴有癫痫发作。当动脉瘤或血管畸形破裂出血时，产生自发性蛛网膜下腔出血，患者表现为突然剧烈头痛，呈斧劈样、爆裂样，以枕颈部最剧烈，常伴呕吐及脑膜刺激征，脑脊液呈血性。高血压性脑出血在出血前常有头痛、头晕，出血时可有剧烈头痛、呕吐及意识障碍，并有肢体瘫痪。脑梗死的部分患者可有较轻的头痛，常伴有失语及肢体瘫痪。颞动脉炎则表现为单侧或双侧颞部或眼部的潜在性烧灼痛。

4. 颅内压力改变性头痛

高颅压性头痛多呈深在弥漫性，晨起时较剧烈。凡能促使颅压增高的动作如咳嗽、打喷嚏、用力排便等均能加剧头痛，常伴有呕吐、视盘水肿及其原发病的症状及体征。使用脱水剂可缓解头痛。良性颅内高压症也以头痛为主要表现，临床除颅内高压症状外无神经系统局灶体征。低颅压性头痛多位于枕部或颈部，有时位于前额或全头，呈胀痛、牵扯痛或搏动性痛，可伴有恶心、呕吐，头痛特点是直立位时加重、卧位时减轻，摄入大量水分或静脉滴注低渗溶液头痛可缓解。低颅压性头痛见于腰穿后、脑外伤后及自发性颅内低压症。后者可能为脉络丛的暂时性功能障碍所致，卧位腰穿脑脊液压力低于0.49 kPa（3.68 mmHg）可确诊。

（二）面部器官疾病引起的头痛

1. 眼部疾病

青光眼引起的头痛位于眼眶周围或前额，急性发作时有剧烈眼痛及头部胀痛，常伴有呕吐、视力明显减退。急性视神经炎多有眼球后痛或眼球转动痛，视力骤减甚至失明。远视、散光或隐斜者，于长时间阅读后常有头痛，但休息后可缓解。

2. 鼻部疾病

鼻旁窦炎引起的头痛局限于额、眼眶及上颌处，患者有鼻塞、流黄涕，鼻窦处有压痛感。鼻咽部恶性肿瘤或转移癌常有较剧烈头痛，多数有流血性鼻涕史，鼻咽部检查可发现病灶。

3. 耳源性疾病

急性中耳炎可有局部剧痛并向同侧头部放射。

4. 齿源性疾病

牙病的疼痛可通过三叉神经的反射引起同侧头面部及耳内的持续性跳痛，但病牙部位疼痛更明显。

（三）颅脑外伤性头痛

各型颅脑外伤均可引起头痛，头痛程度与伤势轻重不一定平行。头痛的类型有以下几种：

（1）外伤性蛛网膜下腔出血引起的头痛。

（2）外伤性低颅压性或高颅压性头痛。

（3）头皮裂伤或瘢痕、异物刺激颅外痛敏结构，于受伤当时或以后出现刺痛或牵扯痛。

（4）慢性硬膜下血肿，初期头痛可较轻，逐渐加重，并出现恶心、呕吐、嗜睡及神经系统局灶症状。

（5）外伤引起头颈部肌肉继发性收缩，产生肌收缩性头痛。

（6）脑震荡后征群，头痛是其主要症状，常伴有头晕、疲乏、失眠、神经紧张、容易激惹、注意力不能集中与记忆力减退等。

（四）癫痫性头痛

癫痫性头痛多见于儿童或青少年，主要表现为发作性前额、颞部及眼眶的剧烈跳痛，持续数十秒至数十分钟，多伴有恶心、呕吐、面色苍白、出汗，可有短暂意识丧失症状，脑电图有痫性波出现，抗癫痫治疗有效。癫痫大发作后几乎都有一段时间的剧烈头痛。

(五) 肌收缩性头痛

此类头痛是慢性头痛最常见的类型，青年女性多见，疼痛以头顶及枕部明显，可呈胀痛、钝痛、头部常有紧箍感或重压感，情绪不佳、紧张、失眠可使头痛加剧。可持续数月至数年，一般无阳性体征。继发肌收缩性头痛，是在头颅、五官或颈椎疾病的基础上产生的，检查可发现原发病病症。如继发性肌收缩使局部缺血并有5-羟色胺和缓激肽释出，发生血管性头痛，称为混合性头痛（肌收缩性合并血管性头痛）。

(六) 颈椎与颞颌关节疾病引起的头痛

颈椎病变如肿瘤、炎症、外伤、增生、退行性变、畸形等可压迫神经根或引起继发性颈肌痉挛、椎动脉缺血而产生多种类型的头痛。疼痛常位于颈部及枕下部，可向额、颞、肩部甚至上肢放射。颈部活动可加剧疼痛，局部组织可有疼痛。颅底凹陷症亦可损害上部颈神经根引起颈枕部痛。颞颌关节炎通常引起一侧持续性耳部钝痛或下颌痛，并伴有下颌活动受限，但有时疼痛可以扩散，造成剧烈头痛。

(七) 头面部神经痛

此类头痛可分为原发性与继发性。疼痛的特点：疼痛沿病变神经放射，界限较明确，部位表浅，多为电击样、针刺样、撕裂样；原发性多呈发作性短暂的疼痛；继发性多呈持续性痛而有发作性加剧，沿神经行程可触及压痛点。如三叉神经痛、舌咽神经痛、枕神经痛等。

(八) 全身性及中毒性疾病引起的头痛

(1) 急性感染性疾病：由发热引起剧烈的血管扩张性头痛，如上呼吸道感染、败血症等，热退后头痛缓解或消失。

(2) 高血压性头痛：常为前头部或全头部疼痛，血压突然升高使头痛加剧，头痛主要为血管性或肌收缩性。高血压脑病的头痛多较剧烈，常伴呕吐。

(3) 低血糖引起的头痛：由肾上腺素代偿性分泌所致，非该病的主要症状，患者常有面色苍白、软弱出汗、心动过速等。

(4) 中毒性疾病：一氧化碳中毒引起的头痛常为弥漫性跳痛，有一氧化碳中毒史。酒精中毒引起的头痛，发生于饮酒后，呈弥漫搏动性头痛。

(5) 物理因素：高温、中暑均可引起头痛，是由体温增高、脑血流量增加所致。体温可超40℃，可有头昏、全身乏力、恶心、呕吐、皮肤干燥或出汗等症状。

(九) 功能性头痛

头痛部位不定，性质多样或模糊不清，头痛轻重与情绪变化、疲劳、失眠及天气有关，常伴有大脑皮质功能减退与自主神经功能紊乱症状。临床检查无器质性病变。

二、诊断与鉴别诊断

头痛的诊断与鉴别诊断主要根据病史、详细的查体及辅助检查做出。在诊断过程中应注意头痛的部位，头痛的性质，头痛的程度，加重、减轻或激发头痛的因素，头痛伴随的症状及体征。特别要注意头痛是否伴随发热、眩晕、恶心、呕吐、血压改变、视力减退、视野缺损、眼肌瘫痪、视盘水肿、鼻腔及鼻窦症状、耳部流脓、精神症状、意识障碍、抽搐、脑膜刺激征、瘫痪等，并根据病史及查体所见选择必要的实验室及辅助检查，如血常规、血糖、脑脊液、脑电图、CT、MRI等。

第五节　痴呆

痴呆是指智力衰退，即掌握和运用知识的能力在发展到正常水平以后，受疾病影响而发生衰退。智力的衰退主要表现为记忆力减退、脑力劳动的能力和效率下降、思维和情感过程障碍、性格改变。

一、临床表现

痴呆患者的早期症状常不明显，主要是思维的敏捷性与创造性方面的轻度减退，对复杂多变的环境适应能力有所降低，在紧张情况下不能保持良好的工作能力。随着病程的进展，痴呆的症状逐渐在下述几个方面表现出来。

(一) 记忆障碍

患者的主要表现为近事记忆减退，从对个别的无关紧要事件的记忆减退到对一切新印象的瞬间遗忘。到后期，远事记忆也逐渐衰退。严重的记忆障碍可造成定向紊乱。

(二) 思维和判断力障碍

患者在开始时不能掌握技术上或一般学识上新的发展要点，其后对原有的认识也模糊不清，至后期对一般常识的认识也呈现衰退。

(三) 性格改变

大多数患者呈现原有性格特点的病态演变，性格开朗者趋向浮夸，谨慎者变成退缩，勤俭者成为吝啬。少数患者呈现和原有性格相反的现象。一般的表现为兴趣和社会活动范围趋向缩小。

(四) 情感障碍

情感障碍多表现为轻度抑郁及一些模糊的躯体不适感。相反，情绪也可能高涨，表现为易怒、躁狂及盲目的欣快感。当疾病更进一步发展时，患者精神淡漠、行动呆滞、衣着不洁，不能自理生活及执行日常简单的家务。严重者，长期卧床，丧失语言和行动能力，甚至陷入昏睡和昏迷状态。

(五) 脑部的局灶性病变

症状如脑瘤、脑梗死等所致的功能障碍。弥漫性脑病患者可出现一些神经症状，尤以牵涉言语和其他复杂功能的障碍较为多见，包括不同程度的失语、失认、失用、空间定向障碍、身体影像障碍等。

二、诊断与鉴别诊断

(一) 诊断

痴呆的诊断包括两个方面，首先必须认识痴呆的临床症状，其次是判断造成痴呆的病因。判断是否痴呆主要依靠临床检查、辅以智力测验和其他神经心理测验。临床检查须从间接和直接两个方面依次进行。间接检查是向患者有密切接触的人询问病史和收集有关资料，重点是患者的文化水平，工作经历和职务，病前的业务水平和工作能力，就医的原因，特别要问清有关记忆力、生活和工作上的习惯、言谈、情绪、性格等方面发生明显改变的具体事例和时间过程。直接检查患者时，应先排除意识障碍并取得患者合作。检查的基本项目包括以下几点：①自知力。对自己当前病情的了解。②记忆力。对远事、近事、即刻回忆和受干扰回忆能力的检查。③判断力。对一些近似的具体概念和抽象概念加以分析和区别。④计算力。根据患者文化程度由易到难进行测验。⑤常识。对一般常识的了解。

痴呆的病因诊断主要依据发病年龄、全面的病史、病程演进方式、伴发的神经征象以及各项辅助检查资料来诊断。首先考虑的病因应是各种可以进行有效治疗的疾病，如药物中毒、炎症、脑部可切除的肿瘤、慢性硬膜下血肿、正常颅压性脑积水、营养缺乏病等，因为这些疾病的早期诊断和及时治疗可以终止痴呆的发展。

(二) 鉴别诊断

痴呆患者须与下列病症鉴别。

1. 癔症性假痴呆

癔症性假痴呆也称甘瑟综合征，假痴呆常急性起病，发病者多为青年，有精神刺激诱因，智力检查时可出现对简易问题答错而对较难问题答对的矛盾现象。

2. 抑郁症

早期痴呆和抑郁症的鉴别可能发生困难，特别是痴呆伴有抑郁色彩时。一般抑郁症患者常诉说精力衰退和记忆障碍，但在谈话中可发现对疾病的细节记得很清楚。检查时能在短时间内表现出很好的注意力、记忆力及计算力。患者可有罪恶妄想或严重的猜疑妄想，一般抑郁症状有明显的昼重夜轻的规律，抗抑郁药可减轻症状。

3. 失语症

失语的患者可以表现为语无伦次、焦虑、抑郁，貌似痴呆。但通过观察可以发现除了语言障碍之外，患者的行为是正常的，而非真正的智力减退。

4. 意识障碍恢复期健忘综合征

患者有意识障碍史，且健忘征象逐渐好转。

第六节　睡眠障碍

目前认为主要的“睡眠调节中枢”位于下丘脑腹前区，即视交叉上核，该区病变除导致睡眠—觉醒周期紊乱外，还可导致体温及进食活动的改变。

一、临床表现

(一) 睡眠不足

1. 缺睡

因客观原因而丧失睡眠时间称缺睡。轻度缺睡表现为疲乏、注意力不集中、感知不敏锐、动作不确切、思维贫乏、易激动；重者嗜睡、倦怠、耳鸣、手指震颤、眼震以及短暂的不自主入睡与幻觉；严重者面无表情，言语模糊，可有长期幻觉、精神错乱等。个别痫阈偏低者可有痫性大发作。脑电图检查可发现α波减少，血液中去氧皮质醇增高，儿茶酚胺排出量增加等。在获得睡眠后，上述症状迅速消失，非眼快动睡眠期第4期最先得到补偿。

2. 失眠

失眠是不能睡眠的各种表现，常表现为入睡困难，时常觉醒或晨醒过早。按其病因，失眠可分为四类。

(1) 生理因素：由于睡眠环境的改变及生活上的改变而产生的失眠。如上下夜班、乘坐车船、周围噪声的增加以及喝浓茶、咖啡等饮料。此种失眠一般时间不长，能很快调整。

(2) 躯体因素：由于躯体不适而导致的失眠。如疼痛、瘙痒、咳嗽、心源性或肺源性喘息、尿频、溃疡病、胃肠炎等腹部不适、夜间肌阵挛、肢体感觉异常等。

(3) 精神因素：焦虑、恐怖、兴奋均易造成短期失眠，入睡困难常为主要现象。忧郁症的患者可长期失眠，主要表现为易醒和晨醒过早，整个睡眠期缩短，眼快动睡眠期提前。神经衰弱患者的失眠，主要表现为觉醒的次数和时间略有增加，而脑电图记录睡眠总时间并不减少，和正常睡眠的主要区别在于神经衰弱患者能记得各个觉醒周期中所听到的或看到的环境刺激，并因此而烦躁不安，而正常人不加注意，或者遗忘。此外患有脑部变性疾病的老年人也常有失眠。

(4) 药物因素：某些药物如苯丙胺、咖啡碱、麻黄素等均能导致失眠。长期应用巴比妥类安眠药，会使觉醒期延长，眼快动睡眠期与非眼快动睡眠期第3、4期缩短，停服后出现眼快动睡眠期活跃增多，表现为夜寐不宁、多梦、入睡困难、易醒。短效的安眠药撤走后，多产生下半夜失眠。治疗应尽量针对病因，对有明显原因的失眠患者，首先要设法消除或减轻。改善生活习惯，注意劳逸结合，晚饭后不要饮咖啡和茶。精神性失眠可用心理治疗与水疗。入睡和睡眠困难者可选用作用快的药物，如司可巴比妥、硝西泮、水合氯醛或格鲁米特等；晨醒过早者可选用作用长的药物，如巴比妥等。一般药物治疗应用1~2周就会减效，不宜长期应用。应用大剂量安眠药在停药时宜逐步减少，以避免停药后的反跳现象。

(二) 睡眠过度

1. 症状性睡眠过度

症状性睡眠过度可以发生于许多脑部疾病以及代谢、中毒和内分泌障碍。如昏睡性脑炎，此为第一次世界大战后的流行性疾病，可能为病毒感染，病变在中脑被盖部、下丘脑前部。临床表现为延长性昏睡和眼肌麻痹。此种睡眠过度还见于侵及三脑室壁、导水管、中脑和下丘脑的病损，如韦尼克脑病、三脑室的囊性胶质瘤、中脑和下丘脑的梗死灶或肿瘤、颅咽管瘤、松果体瘤和非洲锥虫病等。其他原因引起的睡眠过度包括甲状腺或垂体功能减退、糖尿病酮症酸中毒、尿毒症、镇静剂中毒等。

2. 发作性睡病

发作性睡病为一种原因未明的睡眠障碍。临床以突然发生、为时短暂、反复发作的不可抗拒的睡眠为特征，有时伴有猝倒症、睡瘫症和入睡时幻觉。本病病因不明，少数患者有脑炎或脑外伤史，个别有家族史。发病机制亦未明。由于近年来发现与发作性睡病有关的猝倒症、睡瘫症、入睡性幻觉均发生在快动眼睡期，且本病患者的夜间睡眠浅、易醒，睡眠发作也开始于眼快动睡眠期，故本病可能与眼快动睡眠期有关。此点与正常睡眠和其他过度的睡眠障碍类型不同。发作性睡病可见于各年龄组，但以 10 ~ 30 岁为最多，发病率为 0.3% 左右，临床包括睡眠发作、猝倒症、睡瘫症和入睡时幻觉四种症状。可单独出现，亦可几种合并出现，依其发生频率为睡眠和猝倒，仅有睡眠发作，四种症状均具备，睡眠发作、猝倒症和睡 min。睡眠多在饭后或单调的情况下诱发，也可发生在进食、发言、站立甚至行走等活动中。睡眠不深，可被轻微的刺激所唤醒，醒后患者感到很清醒，每天可发作多次。

(2) 猝倒症：典型猝倒发作包括突然上睑下垂，下颌松弛，头前倾，上肢放松，膝部弯曲，随即突然倒地，无意识丧失。这种发作可由情感刺激如大笑、痛哭、发怒、兴奋等情况而诱发。发作一般持续数秒钟或 1 ~ 2min，情感消退后或被触及后症状消失。

(3) 睡瘫症：多见于青年人，常在早晨将醒时或在午饭后睡眠时发生，患者醒后发现自己完全不能动，但意识完全清醒。呼吸肌与膈肌一般不受影响。一般数秒至数分钟后缓解，偶有长达数小时，只要有人触及其肢体或向他说话可中止发作。

(4) 入睡时幻觉：多为视、听幻觉，内容鲜明，多发生于睡瘫症的开始阶段。诊断主要依靠临床症状，睡眠发作为诊断本病必须具备的症状。治疗要有计划地将睡眠安排于休息时间，工作与学习前服用兴奋剂，如苯丙胺 5 ~ 15mg，每天 1 ~ 3 次；哌甲酯 10 ~ 20mg，每天 2 ~ 3 次；哌苯甲醇 1 ~ 2mg，每天 2 ~ 3 次；丙咪嗪 25mg，每天 2 ~ 3 次。以上药物均有对眼快动睡眠期的抑制作用，故产生疗效。

3. 匹克威克综合征

匹克威克综合征为一种少见的睡眠障碍，包括肥胖、嗜睡、通气不足及红细胞增多等症状。表现为日间的嗜睡和睡眠中的呼吸暂停发作。呼吸暂停每次 10 ~ 20 秒，最长可达 2min，一夜睡眠中可达数百次。发作时脑电变慢，延髓对血中 CO_2 的兴奋阈提高，可伴有心律不齐、血压增高、肺动脉高压、高碳酸血症、高钙血症、红细胞增多症。诊断时须排除鞍部附近的肿瘤。治疗包括兴奋剂和减轻体重。

4. 克莱恩—莱文综合征

克莱恩—莱文综合征为一种少见的发作性疾病。发作时表现为持续数天至一周的嗜睡、贪食及精神症状(如定向失常、躁动不安及冲动行为)。起病多在 10 ~ 20 岁，男性较多，成年后可自愈，病因未明。发作时脑电图偶见阵发性 δ 活动，可能和癫痫有关。

(三) 其他病因

1. 梦游

梦游是一种睡眠中的自动动作。表现为患者在睡眠中起立行走，或进行一些熟悉的动作，呈现低于正常觉醒水平的意识状态和对环境的简单反应能力。每次发作持续数分钟，事后并无记忆。虽称梦游，但发作在少梦的非眼快动睡眠期的第 3、4 期，唤醒后亦不记得有梦，故实际与梦无关。儿童较多见，成年后多自发痊愈。成年人梦游常见于精神分裂症与神经症患者。可用安定治疗。

2. 夜惊

夜惊表现为睡眠中的发作性骚动、尖叫，呼吸、心率增快和流汗以及强烈的恐惧、焦虑和窒息感，偶可伴幻觉，也可与梦游伴发。每次发作 1 ~ 2min，晨醒后无记忆。好发于儿童，成年后多自愈。成年人夜惊多有精神障碍，尤其是焦虑症。发作均在入睡后半小时内，在眼非快动期第 3 或第 4 期中，因安定药能缩短眼非快动睡眠期第 4 期，故可用于治疗本病。

3. 梦魇

梦魇发生于快速眼动期，也有发生在抑制眼快动睡眠期的安眠药撤除后的眼快动睡眠期增多期，为恶劣的梦境所引致的恐惧或躁动状态。多很快缓解，并能回忆其梦中经历。儿童和成人均可发生，内脏疾病或受精神刺激可诱发本病。长期发生梦魇的患者须做相应的精神科处理。

4. 遗尿

单纯性遗尿主要指清醒时排尿正常，而睡眠时出现不自主地排尿。通常是生理性的或功能性的。常见于 4 ~ 14 岁儿童，偶见成人。膀胱较正常人小，膀胱内压阵发性增高，睡眠至觉醒比正常人迟缓，遗尿多发生在前 1 / 3 夜的非眼快动睡眠期第 4 期，与梦无关。遗尿前脑电图先出现 δ 波，并伴有躯体的运动。本病须与泌尿道感染、结石、脊柱裂畸形、糖尿病、癫痫、脊髓和马尾疾病引起的器质性遗尿鉴别。后者多有白天尿失禁及其他排尿障碍，并有其原发病的表现，故容易鉴别。

二、诊断与鉴别诊断

（一）诊断

（1）了解睡眠障碍的最重要方法是应用脑电图多导联描记装置进行全夜睡眠过程的监测。因为睡眠不安和白天嗜睡的主诉有各种不同的原因，而脑电图多导联描记对于准确诊断是必不可少的。

（2）各种量表测定，如 Epworth 睡眠量表、夜间多相睡眠图记录、多相睡眠潜伏期测定等。夜间多相睡眠图最适用于评价内源性睡眠障碍，如阻塞性睡眠呼吸暂停综合征和周期性腿动，或经常性深睡状态，如快速动眼行为紊乱或夜间头动。对于失眠尤其是入睡困难为主的失眠的评价则无裨益。多相睡眠潜伏期测定常在夜间多相睡眠图后进行，用于评价睡眠过度。该法常可发现发作性睡病中的日间过度睡眠和入睡初期的快速动眼期。多相睡眠潜伏期测定应该在患者正常的清醒周期中进行，并随后观察一个正常的夜间睡眠。

（3）在询问病史和重点神经系统查体基础上，其他必要的有选择性的辅助检查项目包括：① CT 及 MRI 等检查；②血常规、血电解质、血糖、尿素氮；③心电图、腹部 B 超、胸透。

（二）鉴别诊断

1. 失眠

表现为入眠困难或早醒，常伴有睡眠不深与多梦。失眠是常见的睡眠障碍。失眠可见于下列情况。

（1）精神因素引起的失眠：精神紧张、焦虑、恐惧、兴奋等可引起短暂失眠，主要为入眠困难及易惊醒，精神因素解除后，失眠即可改善。神经衰弱患者常诉说入眠困难，睡眠不深、多梦，但脑电图记录上显示睡眠时间并不减少，而觉醒的时间和次数有所增加，这类患者常有头痛、头晕、健忘、乏力、易激动等症状。抑郁症的失眠多表现早醒或睡眠不深，脑电图描记显示觉醒时间明显延长。躁狂症表现入眠困难甚至整夜不眠。精神分裂症因受妄想影响可表现入睡困难、睡眠不深。

（2）躯体因素引起的失眠：各种躯体疾病引起的疼痛、痛痒、鼻塞、呼吸困难、气喘、咳嗽、尿频、恶心、呕吐、腹胀、腹泻、心悸等均可引起入睡困难和睡眠不深。

（3）生理因素引起的失眠：由于生活工作环境的改变和初到异乡、不熟悉的环境、饮浓茶咖啡等可引起失眠，短期适应后失眠即可改善。

(4) 药物因素引起的失眠：利血平、苯丙胺、甲状腺素、咖啡碱、氨茶碱等可引起失眠、停药后失眠即可消失。

(5) 大脑弥散性病变引起的失眠：慢性中毒、内分泌疾病、营养代谢障碍、脑动脉硬化等各种因素引起的大脑弥散性病变，失眠常为早期症状，表现为睡眠时间减少、间断易醒、深睡期消失，病情加重时可出现嗜睡及意识障碍。

2. 睡眠过多

睡眠过多指睡眠时间过长，较正常睡眠时间增加数小时或长达数天。睡眠开始时无快速动眼期，整个睡眠中非快速动眼期和快速动眼睡眠期与正常睡眠相似。

睡眠过多可发生于很多脑部疾病，如脑血管疾病、脑外伤、脑炎、第三脑室底部和蝶鞍附近的脑瘤等，也可见于尿中毒、糖尿病、镇静剂过多等。

3. 夜惊

睡眠中突然惊醒，两眼直视，表情紧张恐惧，呼吸急促，心率增快，伴有大声喊叫、骚动不安，发作历时 1 ~ 2min，发作后又复入睡，晨醒后对发作不能回忆。

研究发现夜惊常在睡眠开始后 15 ~ 30min 出现，属于非快速动眼期，脑电图上显示觉醒的 α 节律，是一种“觉醒障碍”。

4. 夜游

夜游又称梦行症、睡行症。发作时患者从睡眠中突然起床，在未清醒的情况下，在床上爬动或下地走动，面无表情，动作笨拙，走路不稳，喃喃自语，偶可见较复杂的动作，如穿衣，每次发作持续数分钟，又复上床睡觉，晨醒后对发作过程完全遗忘。

第七节　言语障碍

言语是人类特有的极其复杂的高级神经活动，是社会交际和进行脑力活动的基础。言语障碍可分为失语、发音困难两类。

一、临床表现

(一) 失语

失语是指理解和运用言语的能力缺失，主要表现为说话、听话、阅读和书写能力的残缺或缺失。由大脑高级神经中枢有关言语功能特别区域受损害所致。

1. 主要的言语中枢

言语运动中枢位于额下回后部及其邻近皮质，又称布罗卡中枢；言语感觉中枢位于颞上回后部，又称韦尼克中枢；书写中枢位于额中回后部；阅读中枢位于顶叶角回。右利手者以上中枢在左侧半球，左利手者，仍有40%在左侧半球。

2. 失语的临床类型

对言语信息的认识、储存、回忆和思考称为内部言语，通过说话和书写表达出来则称为外部言语。这两个方面的言语功能单独或混合地发生障碍，可表现为各种类型的失语。失语的分类尚不统一，现将临床常见的几种介绍如下。

(1) 运动性失语：又称布罗卡失语、表达性失语、口语性失语、言语失用。其特征是患者不能说出他自己想说的话，亦不能重复别人所说的话，但能听懂别人的口语，对书写的东西也能理解，内部言语基本正常。运动性失语，轻者言不流畅，说话费力、缓慢，或语句只由名词、动词组成，而没有连词和修饰词；明显者只能发出个别的语音，但不能将语音构成词句；重度者完全不能言语。因此临床上有不完全的运动性失语和完全的运动性失语之分。由言语运动中枢病变引起，常见于急性脑血管病、创伤、肿瘤等。

(2) 感觉性失语：又称韦尼克失语。患者的主要表现为理解言语的能力缺失。其特征为患者听觉正常，但听不懂别人和自己话的含义。轻者能重复别人的言语，但却不解其意，重者则不能重复别人言语。患者虽有说话能力，由于不能够听懂别人的言语，常答非所问、自说自话、东拉西扯、滔滔不绝。严重时词汇混杂、语法错乱，故称杂乱性失语。由于患者缺乏自知力，易被误认为精神病。其病变在主侧大脑颞上回后部的言语感觉中枢。

(3) 语义性失语：一种特殊类型的失语，其特征为患者能理解词汇的意义，但不能理解词与词的语法关系，以致不能理解语句的含义。例如虽认识“牛、吃、草”等词，但不能识别“牛吃草”和“草吃牛”的正误。这种失语主要见于颞、顶、枕三叶交界区（角回和缘上回）的病损，如大脑中动脉后段或大脑后动脉分支的梗死、颞及顶叶的肿物等。

(4) 传导性失语：感觉性失语的亚型，其特点是对会话理解正常，口语流利，但语言常有错误，突出的障碍是不能重复别人的言语，常见为词句或多音节词的重复困难。它与感觉性失语的主要区别是自知力相对完好，患者知道自己言语功能有缺陷，但不能校正，可伴有不同程度的命名、书写障碍。这种主要是由于颞叶峡部、岛叶皮质下的弓状束和联络纤维受损，其机制阻断了言语感觉中枢（区）与言语运动中枢（区）的传导，故称传导性失语。见于大脑中动脉额顶升支或后颞支等分支梗死或其供血区的外伤、肿物等。

(5) 命名性失语：其特征是命名不能。患者的主要表现为不能说出代表某种事物的名称，但能叙述是如何使用的，别人告知名称时患者能辨别对方讲的对或错。虽然患者口语正常，因有命名困难故常见言语中断、迟疑或不愿说话。可由主侧半球颞中回及颞下回后部病损引起。见于脑血管病、颞顶叶肿物、局限性或弥漫性脑萎缩等。

(6) 失写：患者的手无瘫痪或共济失调等运动障碍而丧失书写的能力称为失写。多由主侧半球额中回后部或缘上回的运动中枢病损所致。单独的失写极少见到，常伴有失语和失用症。

(7) 失读：丧失对文字的理解能力称失读。患者能看到文字符号的形象，但不知其意义，读不出字音。由主侧半球角回引起。常伴有失写、失算、体像障碍。

(8) 单项言语障碍：①单纯词哑或称言语不能。患者除不能口语以外，无听语、阅读和书写困难。可能是由言语中枢发出的运动性输出信息被阻断所致，故又称皮质下运动性失语。此种失语多可完全恢复。②单纯词聋。表现为对听语不能理解，也不能重复别人的口语，而无其他的言语功能障碍。见于主侧半球颞叶深部或颞上回中部的病损。③单纯词盲。表现为对熟悉的词和文字见面不识，不伴有其他言语功能障碍，故有别于失读。见于主侧视觉皮质和胼胝体后部的病损，是文字信息不能输入言语感觉中枢所致。常伴有对侧视野皮质性偏盲或缺损。

(9) 混合性失语：感觉性失语和运动性失语同时存在，被称为混合性失语，是常见的失语类型。此时患者既听不懂，也不能用言语表达自己的意思。由优势半球感觉性及运动性言语中枢的广泛病变或皮质下病变致使联系通路中断所引起。

(10) 全失语症：听、说、读、写功能全面发生障碍的完全性失语，即从会变成不会。患者虽有上述功能障碍，但对人们的表情、手势、示意能够理解并做出礼节的接触。多伴有偏瘫、偏盲、偏身感觉障碍。主要见于颈内动脉或大脑中动脉主干、穿通支的闭塞。

(二) 发音困难

发音困难是口语的语音障碍，是指由神经－肌肉的器质性病变引起的发音不清，而用词正确。临床常见以下几种类型。

1. 痉挛性发音困难

由上运动神经元损害后发音肌肉的肌张力增高及肌力减退所致。患者的表现为说话缓慢费力，字音不清，特别是唇音（“拨”“泼”“摸”“佛”等）及齿音（“知”“吃”“滋”等）受累较重。常伴有吞咽困难、饮水返呛及情感障碍。见于假性延髓性麻痹、肌萎缩侧索硬化症及中脑的肿瘤等。

2. 弛缓性发音困难

由下运动神经元损害或肌病使发音肌弛缓无力所产生。表现为字音含糊不清，发音无力，鼻音特别重。如有舌肌麻痹，则不能发出“得”“特”“勒”等舌音。下运动神经元病损见于面瘫、舌咽神经、迷走神经和舌下神经麻痹、脊髓灰质炎、重型多发性神经炎及颅后窝肿瘤等，肌病见于重症肌无力、肌营养不良等。

3. 共济失调性发音困难

共济失调性发音困难是由发音肌运动不协调或强迫运动造成。表现为说话含糊不清，字音时常呈暴发性（暴发性言语），声调高低不一，间隔停顿不当（吟诗状或分节性言语）。常见于遗传性共济失调、多发性硬化和小脑病变。

4. 运动障碍性发音困难

运动障碍性发音困难是由发音肌不自主运动和肌张力改变所致。见于大脑基底节或锥体外系疾病。如肝豆状核变性、手足徐动症、舞蹈症、帕金森病等。

二、诊断与鉴别诊断

通过对患者言语感受及言语表达的仔细检查，言语障碍易被诊断。由于失语与发音困难的发病原理有本质的不同，因此应对两者进行鉴别。前者主要是理解和运用言语的能力残缺或丧失，后者只是言语不清，而非言语不能，即除发音困难外，患者理解和运用言语的功能正常。失语的诊断有定位意义。言语障碍的病因诊断，须根据病史、起病方式、伴随的症状、体征以及有关的辅助检查作出判断。

第八节　抽搐

抽搐是指各种带有骨骼肌痉挛症状的痫性发作及其他不自主的发作性全身性骨骼肌痉挛。

一、临床表现

抽搐的表现主要有以下几种形式。

（一）全身强直－阵挛性抽搐

全身强直－阵挛性抽搐见于成人或儿童，是临床上最多见的一种形式。患者突然意识丧失，昏倒在地，全身肌肉发生强直性收缩。在强直期中，头转向一侧后仰，双眼侧视或上翻，双上肢屈曲强直，下肢髋关节稍屈曲，膝关节伸直，踝关节及足趾弯曲。喉部痉挛时，可发出尖叫，呼吸肌强直收缩可出现呼吸停止，颜面及全身皮肤由苍白或潮红迅速变为发绀，瞳孔散大，光反应消失，血压升高。强直期一般持续15~30秒，继之转为阵挛期，表现为全身肌肉节律性抽搐，常咬破唇舌，或有大小便失禁，并出现心率增快，全身出汗，唾液分泌增加。发作后，呼吸首先恢复，心率、血压、瞳孔等恢复正常。患者进入昏睡，经数分钟或数十分钟清醒，有时昏睡后出现意识朦胧状态，兴奋躁动，甚至乱跑。醒后对发作毫无记忆，但感到头痛、头昏、疲乏、肌肉酸痛等，偶有短时单肢轻瘫、偏瘫及失语，这种现象常提示在相应的大脑皮质有病灶存在。全身强直—阵挛性抽搐多见于癫痫大发作。脑炎、脑膜炎、中毒性脑病、高热惊厥等病的抽搐也多属于这一类。

（二）全身强直性抽搐

全身强直性抽搐表现为全身肌肉张力持续性增高，四肢呈伸性强直，头后仰，上肢内旋，肘关节伸直或半屈，前臂旋前，手指略屈曲，下肢髋和膝关节伸直，踝及趾关节跖屈，有时伴角弓反张及呼吸不规则。发作时意识多丧失，偶见清醒者。每次发作，历时数分钟至数十分钟不等。全身强直性抽搐见于强直性癫痫、破伤风、士的宁中毒、狂犬病、脑炎后遗症等情况。强直性癫痫亦称中脑性发作或脑干性发作，常见于脑干疾病、后颅窝肿瘤、脑室出血等疾病。

（三）全身阵挛性抽搐

患者发作时表现为意识丧失或明显障碍，全身肌张力突然降低，跌倒在地，继之全身肌肉阵挛性抽搐，抽搐两侧多不对称，以一侧或单个肢体较明显。抽搐一般持续一分钟至数分钟，除持续时间较长者外，意识多迅速恢复，自主神经症状多较轻。此类抽搐几乎仅见于婴儿和儿童，常见于发热过程中，也见于原发性癫痫及变性疾病。

（四）全身肌阵挛性抽搐

该类抽搐表现为全身屈肌极短促地抽动，可一次或数次地连续发生。抽搐时间短，间隔长，无意识丧失。这类抽搐也多见于儿童，非典型小发作也可见于成人癫痫。

（五）局限性痫性抽搐

这类抽搐的特点是一侧面肌或肢体阵挛性抽搐，抽搐多先始于一侧口角、手指或足趾，以后向肢体的近端蔓延，扩展到一个肢体或整个半身，患者多无意识障碍，称此种抽搐为杰克逊（癫痫）发作。抽搐亦可局限于起始部，不扩散，偶然连续地或间歇地持续数小时至数天，称为局限性痫性抽搐持续状态，亦可迅速波及对侧肢体成为全身性抽搐，并出现意识障碍。严重而持久的发作常遗留暂时性的局部瘫痪，称为 Todd 瘫痪。局限性痫性抽搐常提示对侧大脑皮质运动区有器质性病灶，常见于某些颅内占位性病变、脑寄生虫病及脑外伤后遗症等疾病。

（六）癔症性抽搐

癔症性抽搐并非不自主痉挛。发作前多有情感性因素。发作时突然倒地、呼之不应，头部后仰，全身僵直，牙关紧闭，双手握拳或腕及掌指关节屈曲，指间关节伸直，大拇指内收呈典型的“助产手”。强直性痉挛过后，继而有不规则的手足舞动，常伴有捶胸顿足、哭笑叫骂等情感反应。瞳孔大小正常，对光反应灵敏，无小便失禁，也无病理反射，抽搐可持续数十分钟至数小时之久，暗示或强刺激常可中断其发作。

（七）手足搐搦

手足搐搦表现为间歇发生的双侧强直性痉挛。上肢较显著，尤其是手部肌肉，可呈典型的“助产手”，即腕及掌指关节屈曲、指间关节伸直、大拇指内收。牵涉下肢时，有足部和踝部的跖屈和膝部的伸直。严重时可有口、眼轮匝肌的痉挛。这种手足的姿态是特征性的。此种搐搦在发作时意识清晰，仅个别病例有轻度谵妄，见于低血钙及碱中毒。

二、诊断与鉴别诊断

（一）诊断

根据发作的特点，抽搐的诊断不难做出，但抽搐的病因鉴别须依据详细的病史、体格检查和有关的辅助检查做出。

1. 详细的病史

注意发病年龄、生产发育史，如有难产史的新生儿，产伤是其抽搐的常见原因。先天性大脑畸形和发育不全性脑病，一般在 3 个月至 2 岁开始有痫性发作。发热惊厥多见于幼儿。高血压动脉硬化史、心血管病史，常与血管性病因有关。发热、寄生虫感染史与炎症性疾病有关。外伤后抽搐，多有明确的头部外伤史。有明显头痛、呕吐、颅内高压症，病程呈慢性进行性的则与肿瘤性疾病有关。服药史和职业史对中毒性抽搐有重要意义。家族史对一些结节性硬化症、脑一面血管瘤病常可询及。半数以上的病例，可通过详细的询问发现有关病因。

2. 体格检查

体格检查和神经系统检查中发现的阳性体征，不仅能为病因诊断提供重要依据，还能为选择辅助检查做出筛选。

(1) 在面部有皮脂腺瘤可发生于结节硬化症，面部有血管瘤并按三叉神经支配区分布可见于脑—面血管瘤病。面部和身上有神经纤维瘤，多是多发性神经纤维瘤。头颅畸形，可能是先天性疾病，如脑积水等。有皮下结节者应疑及囊虫病。

(2) 心脏听诊常可发现心源性晕厥引起的抽搐。

(3) 卧立位血压的改变，对直立性低血压引起的抽搐有诊断意义。

(4) 如果发现有弗氏征、陶瑟征，应疑及低血钙。

(5) 眼底视盘水肿大多见于脑肿瘤、脑出血、颅内炎症等高颅压情况。

(6) 偏瘫或四肢瘫可发生于脑血管病、感染、肿瘤、变性疾病及先天性疾病。

(7) 智力障碍多见于先天性疾病、变性疾病、氨基酸尿症或脑炎后遗症。

(8) 脑膜刺激征可发生于脑出血、颅内感染等疾病。

(9) 有脑神经损害者，大多发生于肿瘤、感染、脑血管疾病。

(10) 视力障碍主要见于家族性黑矇性痴呆、弥漫性硬化、多发性硬化。

(11) 瞳孔散大可见于阿托品中毒，瞳孔缩小可见于有机磷、巴比妥类药物中毒。

3. 辅助检查

(1) 脑电图对大脑功能障碍性抽搐的诊断有重要作用，对区别其为原发性或继发性有一定价值，并可对疾病进行随访观察，对病因亦可作出推断。

(2) 血细胞计数、血糖、血钙、血钠、肝肾功能测定以及血、尿氨基酸测定等对感染性及代谢性疾病的诊断有帮助，应列为常规检查。

(3) 脑脊液检查对于颅内感染及脑血管病的病因诊断有帮助。

(4) 疑有中毒性疾病应测定相应的血、尿中的药物或毒物浓度。

(5) 头颅放射片可对头颅的形态作出评价，并可发现有无病理钙化点。

(6) CT、MRI 对颅内占位性病变、脑血管疾病、先天性疾病、外伤性疾病均能提供可靠的依据。

(7) 脑血管造影对颅内占位性病变和血管性病变，尤其是对动脉瘤、血管畸形的诊断有重要意义。

(二) 鉴别诊断

1. 钠代谢紊乱与抽搐发作

(1) 低钠血症：包括缺钠性低钠血症、稀释性低钠血症和消耗性低钠血症。常见于呕吐、腹泻、使用利尿剂、大量出汗、慢性消耗性疾病、大量饮水和抗利尿激素分泌增多等，后者常见于垂体腺瘤，导致严重的低钠血症。

（2）高钠血症：主要原因为失水多于失钠，可见于各种原因所致的高渗性脱水或肾脏排水减少。

2. 氯代谢异常与抽搐发作

抽搐发作可见于低氯血症。低氯血症主要是由于限盐、胃肠道和皮肤大量失水失钠、体内水钠潴留过多、低蛋白血症、长期饥饿、长期服用排钠和排钾利尿剂及肾上腺皮质激素。

3. 低镁血症与抽搐发作

引起低镁血症的原因有镁的摄入不足、吸收不良和排泄增加，常见于肝肾功能异常、肠道疾病、长期酗酒、服用利尿剂、原发性低镁血症和原发性低镁血症伴低钙血症等，后者只见于新生儿，表现为癫痫发作和心律失常等，有家族遗传史。低镁时临床症状主要表现有神经、肌肉的兴奋性增加及肌肉震颤、手足抽搐、反射亢进等，可以引起咀嚼肌痉挛和腕指痉挛、手足徐动，呈半昏迷状态，且对光、声、机械刺激很敏感。不典型者肌肉抽动、震颤、大汗和心动过速，偶有发热。精神症状表现为焦急、激动、幻觉、精神错乱，少数患者有惊厥和昏迷。有时可引起室性心律失常及猝死。

第九节　瘫痪

瘫痪是指随意运动功能减弱或丧失，是神经系统常见的症状之一。

一、临床表现

临床上最常使用的分类方法是按瘫痪的分布分类，故本节主要阐述上下运动神经元瘫痪的表现。

（一）偏瘫

一侧上下肢的瘫痪称为偏瘫，是一侧锥体束损害所致。偏瘫可表现为弛缓性或痉挛性。弛缓性偏瘫属于偏瘫的一种移行过程，由急性病变出现的锥体束休克所致。表现为一侧上下肢随意运动障碍，伴有明显的肌张力低下，腱反射减弱或消失，病理征阴性。痉挛性偏瘫多由弛缓性偏瘫移行而来，亦有一开始即呈痉挛性者，其特点是：①肌张力增高，尤以上肢的屈肌、下肢的伸肌受影响最明显。上肢常紧靠躯干，肘关节屈曲、旋前，手及手指屈曲，下肢的髋关节及膝关节伸直并内收，踝关节跖屈，足掌内转，若迈步，则呈画圈步态。②腱反射增强或亢进，重者出现髌阵挛、踝阵挛。③病理反射阳性。④病理性联合运动，即当健侧肢体运动或打呵欠时，可反射性引起偏瘫肢体的伴随运动。⑤偏瘫侧的肢体常伴有营养障碍，如水肿、皮肤干燥无光泽、毛发干而脆、易脱发、指甲凹陷变形等。晚期有失用性肌萎缩。根据病损部位不同，偏瘫可有以下不同的表现形式。

(1) 大脑皮质损害时，偏瘫多不完全，病损在中央前回下部时以对侧面下半部瘫为重；病损在中央前回上部时以下肢与躯干瘫痪为明显。常伴有失语、皮质型感觉障碍等。如伴皮质刺激，可见局灶性癫痫发作。

(2) 内囊病损时锥体束纤维在内囊部位极为集中，病损时常导致病变对侧完全性偏瘫，且常包括皮质延髓束受损后的对侧面下半部与舌肌的瘫痪，内囊后肢锥体束之后为丘脑放射和视放射，故可引起对侧偏身感觉障碍及对侧同向偏盲，称为三偏综合征。

(3) 一侧脑干病损时，由于损害为交叉的皮质脊髓束和已交叉的皮质延髓束或脑神经核，瘫痪多为交叉性，即病变对侧半身偏瘫和病变同侧脑神经麻痹。如：①大脑脚综合征。表现为病灶侧动眼神经麻痹与对侧偏瘫。②福维尔综合征：表现为病灶侧的外展神经麻痹与对侧偏瘫，并常伴有两眼向病灶侧水平协同运动障碍。③脑桥腹外侧综合征。表现为病灶侧外展和面神经麻痹与对侧偏瘫。④杰克逊综合征。表现为病灶侧舌下神经麻痹与对侧偏瘫。

(4) 脊髓病损时亦可引起偏瘫，病变在一侧颈髓，这种偏瘫常为脊髓半切综合征的一部分。

(二) 截瘫

两下肢瘫痪称为截瘫，病损可在大脑、脊髓、前根或周围神经。其中以脊髓病损引起的截瘫最为多见。

1. 脑性截瘫

脑性截瘫主要由两侧旁中央小叶病变引起，表现为两下肢痉挛性截瘫，以远端明显，同时伴有排便障碍。见于大脑镰的肿瘤、矢状窦血栓形成、脑外伤等。脑损害侵及双侧锥体束支配下肢的部位亦可出现截瘫。

2. 脊髓性截瘫

病灶以胸髓多见。多为痉挛性瘫痪，表现为肌张力增高，腱反射亢进，有伸屈性病理反射。痉挛性截瘫以伸肌张力增高时称伸性截瘫，屈肌张力增高时称屈性截瘫。脊髓的急性横贯性损害，由于出现脊髓休克，截瘫表现为弛缓性。脊髓引起的截瘫常伴有病损平面以下感觉减退或消失及大小便的潴留或失禁。

3. 周围神经性截瘫

周围神经性截瘫主要是由腰骶段脊髓前角、前根或腰骶段周围神经引起的，表现为下运动神经元性弛缓性截瘫。与脊髓休克期的弛缓性瘫痪的不同之处，在于周围神经病变引起的截瘫均有肌萎缩及电变性反应以及不同的感觉障碍类型。

（三）四肢瘫

四肢瘫即两侧上下肢的瘫痪。可由双侧大脑或脑干、颈髓、周围神经及肌肉等病变引起。

（1）双侧大脑或脑干损害时出现的四肢瘫多呈痉挛性，常伴有构音障碍、吞咽困难、强哭强笑等假性延髓性麻痹症状。常见于脑血管病。

（2）颈髓病变是四肢瘫的最常见原因。高颈髓（$C_4 \sim T_1$）损害时多呈痉挛性四肢瘫，但由急性损伤引起者，开始可呈弛缓性瘫痪，以后逐渐移行至痉挛性瘫痪。颈膨大（$C_5 \sim T_1$）损害时，表现为上肢呈弛缓性，下肢呈痉挛性四肢瘫。

（3）周围神经病变引起的四肢瘫，呈弛缓性，多先由双下肢瘫，以后很快出现上肢瘫。如吉兰－巴雷综合征、上升性麻痹。

（4）肌肉病变引起的四肢瘫与弛缓性瘫类似，但均有原发病的特点。如重症肌无力，瘫痪的肢体有明显的波动性，休息时轻，活动后明显加重，抗胆碱酯酶药物可缓解症状；低血钾性麻痹，血钾明显降低，补钾治疗可迅速好转。

（四）单瘫

单瘫为一个肢体的瘫痪。可由中枢神经及周围神经病变引起。

（1）大脑皮质的急性局限性损害所引起的单瘫，可为弛缓性，非急性损害呈痉挛性。多伴有其他脑皮质损害的运动或感觉症状。

（2）脊髓病变亦可出现单瘫。如脊髓占位病变早期出现的单瘫，多为痉挛性。急性前角灰质炎出现的单瘫，呈弛缓性瘫痪，发病迅速，伴有明显的肌肉萎缩，不伴有感觉障碍。脊髓空洞症引起的上肢单瘫，起病呈隐袭进行性，有肌肉萎缩，伴有分离性感觉障碍。

（3）周围神经病变所致的单瘫，为弛缓性瘫，伴有感觉障碍、疼痛、血管运动障碍及营养障碍等。

二、诊断与鉴别诊断

(一) 诊断

瘫痪的诊断并不难，但首先要和疼痛或骨关节病损引起的肢体活动受限或锥体外系病损导致的活动不灵相区别，与精神患者不食、不动的木僵状态相鉴别。其次还要鉴别瘫痪是属于癔症性还是器质性，癔症性瘫痪可表现为偏瘫、截瘫、单瘫、四肢瘫或三肢瘫。其特点是：①发病多有明显的精神因素，得病突然，瘫痪肢体的肌张力，腱反射正常，无病理反射，一般无肌肉萎缩(久病后可能轻度失用性萎缩)。②肢体的感觉障碍不符合解剖分布规律。③症状可随暗示而加重或减轻。④多见于青年女性。据上述特点可与器质性瘫痪相鉴别。必要时可通过肌电图或神经和肌肉电刺激检查进行确诊。

(二) 鉴别诊断

器质性瘫痪有上、下运动神经元性瘫痪和肌病性瘫痪之分。肌病性瘫痪多有其原发病的特点，可通过病史、体征、必要的辅助检查(如肌电图、血生化、肌酶测定、肌活检等)加以鉴别。

第十节　肌肉萎缩

横纹肌营养不良发生肌肉体积的缩小，肌纤维的减少或消失，或两者同时存在称为肌肉萎缩。肌肉萎缩是神经、肌肉疾病的一种常见症状。

一、临床表现

(一) 神经源性肌萎缩

神经源性肌萎缩是由支配肌肉的神经、神经元的病变引起的，根据其病损部位的不同，肌肉萎缩的分布和表现亦不相同。

1. 脑源性肌萎缩

脑源性肌萎缩常表现为一侧身体并常伴有自主神经症状。脑血管意外恢复期瘫痪肢体肌萎缩，肩胛附近及前臂、手部肌肉萎缩较下肢明显，可合并有腱反射亢进、病理征阳性；丘脑病变所致的偏身萎缩上肢常较下肢明显，并且伴运动障碍和毛发增多、出汗减少等自主神经症状；偏身均匀的肌萎缩，无明显肌力减退及腱反射改变者为先天性偏身肌萎缩，常与先天性顶叶发育不全有关。

2. 前角细胞及脑干运动神经核损害时的肌萎缩

这类肌萎缩的范围呈节段性分布，以肢体远端多见，对称或不对称，不伴感觉障碍，常出现肌束颤动，肌力及腱反射减弱程度与其损害情况有关。肌电图可见肌纤维震颤电位或高波幅运动单位电位。活检可见肌肉萎缩、变薄、颜色正常。镜下见束性肌萎缩，即运动单位支配范围内肌纤维数目减少、变细、部分变性，细胞核集中趋势，常出现正常和病理肌纤维镶嵌排列现象，间质结缔组织增生。急性前角损害引起的肌萎缩可见于急性脊髓灰质炎，此病常侵犯儿童，多在发热后急性起病，肌萎缩不对称，呈节段分布的肢带型（常为下肢），同时有肢体瘫痪，脑脊液细胞及蛋白含量增高。进行性脊髓性肌萎缩症是缓慢进行性的，肌萎缩主要在四肢的远端，呈对称性分布，偶有罕见病例呈近端型，不伴有锥体束征，无感觉障碍及括约肌障碍，但常可看到肌束颤动。肌萎缩侧索硬化症可同时累及脊髓及脑干运动神经核，出现面肌、舌肌及肢体远端开始的肌肉萎缩，有肌束颤动并伴锥体束征。进行性延髓麻痹则表现为舌肌萎缩和肌束颤动及吞咽、发音困难。婴儿或儿童慢性全身肌萎缩、无力，有家族史，无智力及代谢障碍者为婴儿型脊髓进行性肌萎缩或少年型家族性遗传性脊髓肌萎缩。出生时已存在的单或双侧咀嚼、颞、翼状、舌肌萎缩及软腭麻痹等可能为先天性脑神经核发育不全。癌性脊髓病可有颈前、后肌群及胸锁乳突肌萎缩。脊髓空洞症的肌萎缩按节段分布并伴节段性分布的分离性感觉障碍。脊髓腰骶段外伤、脊髓软化出血、脊膜脊髓膨出、脊髓发育不全、脊髓积水等可有下肢的肌肉萎缩及自主神经障碍和尿失禁。

3. 周围神经病变时的肌萎缩

周围神经病变的肌肉萎缩常伴按神经分布的感觉障碍和腱反射障碍，电刺激有变性反应，神经传导速度延长，肌电图呈失神经性改变，即运动单位减少或单运动单位电位以及肌纤维震颤电位的出现。

前根病变引起的肌肉萎缩和脊髓前角病变相似，肌肉萎缩呈节段性分布，无感觉障碍，但常有受累肌肉的抽动，神经干病变引起局限的或个别的肌萎缩，如尺神经病损引起小鱼际肌及骨间肌萎缩，正中神经损害的大鱼际肌萎缩等。多发性末梢神经病变可引起对称性、远端性肌萎缩。多发性神经根病变表现为肢体对称性近端性萎缩和脑脊液蛋白含量增加。缓慢发生的四肢远端对称性肌萎缩致腕、足下垂，步行呈“跨阈”步态，伴周围型感觉障碍者常见于遗传性多发性神经病。遗传性共济失调性多发性神经病则表现为下肢对称性肌萎缩，同时可有小脑性共济失调、构音障碍、眼球震颤及视力、听力障碍和心肌损害，常有脑脊液蛋白细胞分离现象。

腓骨肌萎缩症则以双大腿下 1 / 3 以下的肌肉萎缩为特征。糖尿病出现的肌肉萎缩，以四肢近端明显，在肩胛带与骨盆带部，肌肉萎缩一般是在长期的糖尿病治疗无效或恶化的情况下出现。代谢障碍性神经病中血卟啉病早期可有下肢或上肢近端广泛的肌肉萎缩，感觉障碍较轻，可发展至脑神经麻痹和上行性麻痹，尿呈棕红色，尿卟啉试验阳性。酒精中毒性神经炎引起的肌萎缩以小腿肌群明显，常有皮肤水肿、菲薄、干燥无光泽、发凉或发绀、色素沉着和指甲改变等自主神经改变，可伴有深感觉障碍和科尔萨科夫综合征。有机磷中毒性多发性神经病变在急性期过后才逐渐发生肌萎缩，以下肢明显。周围神经肿瘤，可在受侵神经支配区出现肌萎缩，并沿神经有自发痛及感觉障碍。腰、骶神经病变可有下肢下1/3的肌萎缩，并伴节段性感觉障碍。

(二) 肌源性肌萎缩

肌源性肌萎缩是指发生于肌肉疾病所致的肌萎缩。肌源性肌萎缩不按神经分布，无感觉障碍和肌束颤动，神经系统除肌肉萎缩和肌力减退外一般不伴其他阳性体征。肌萎缩的分布一般以近端为主，常呈对称性，发展缓慢，以下肢带和肩胛带肌萎缩常见，仅有少数呈不对称性和远端开始的肌萎缩。血清醛缩酶、乳酸脱氢酶、谷草转氨酶、磷酸葡萄糖变位酶均有不同程度升高，以肌酸磷酸激酶最为敏感，血清乳酸脱氢酶同工酶电泳测定可鉴别肌营养不良和肌炎。肌电图以出现短时限、多相电位为特征，单个运动单位纤维密度减少。肌活检可见肌病者肌纤维肿胀破坏，横纹消失，空泡形成，核集中央，间质中结缔组织增生。肌炎者肌纤维坏死、变性、细胞核变大，炎症细胞浸润。典型的进行性肌营养不良大部分肌萎缩分布在四肢近侧端，呈对称性萎缩。有肌肉假肥大者（腓肠肌最多见）为假肥大型；伴面肌萎缩者为面肩肱型；病变在肢带者为肢带型。伴起步困难等肌强直现象的肌萎缩应考虑为萎缩性肌强直症。多发性肌炎引起的肌萎缩以肢带近端或躯干肌萎缩为主，面肌较少见，伴有肌痛、肌无力为本病的特征，用激素治疗可好转。皮肌炎除肌肉萎缩外尚有皮肤症状。化脓性肌炎引起者有感染症状和感染来源。结节病性肌炎临床上与多发性肌炎类似，活检可见肌纤维周围类上皮细胞集结。多发性脂膜炎引起的肌萎缩伴肌痛。骨病性肌病表现为近端肌肉萎缩、无力、疼痛，伴肌张力降低，腱反射活跃。骨化性肌炎常始于颈部并逐渐进行，影响骨盆肌肉变硬、肿胀、萎缩，继之骨化。慢性甲状腺毒性肌病引起的肌萎缩常为肢体近端，可伴粗大的肌纤维震颤，腱反射及肌电图正常，在甲状腺功能恢复正常后好转。癌性肌病为肢体近端及颈肌萎缩、无力，在原发癌肿获得根治后症状可缓解。重症肌无力久病者才出现肌萎缩。周期性瘫痪罕有肌萎缩。

(三) 失用性肌萎缩

此类肌萎缩与肌肉的长期不运动有密切的关系。当其病因去除后，萎缩的肌肉经积极运动锻炼，可在短期内恢复原来的肌肉体积和肌力。

二、诊断与鉴别诊断

根据肌体积缩小的临床表现，肌萎缩的诊断不难做出，但首先应与消瘦相鉴别，前者多为局部现象，伴肌力减退，后者为全身普遍现象，肌力一般正常。肌萎缩确定后须进一步鉴别肌萎缩属于神经源性，还是肌源性，前者多为单侧或双侧，肌萎缩按神经损伤分布，常伴有其他的神经系统症状及体征；后者肌萎缩不按神经分布，以近端为主，常呈对称性，神经系统除肌萎缩及肌力减退外无其他异常体征。肌电图、血肌酶、肌肉活检对鉴别诊断有重要意义。

病因诊断须根据病史、家族史、病程经过、肌萎缩的部位、伴发的其他症状体征及有关的辅助检查做出。

第十一节　共济失调

一、临床表现

(一) 感觉性共济失调

临床以脊髓后索损害出现的感觉性共济失调最为明显。典型者表现为严重的深感觉障碍，患者站立及步态不稳，迈步不知远近，落脚不知深浅，举足过高，跨步宽大，踏地过重。因感觉性共济失调可为视觉所纠正，故患者常以目视地面，闭目或在黑暗处共济失调症状明显加重，此为感觉性共济失调的特征之一。

(二) 前庭性共济失调

其特点是在动作开始前即不能维持稳定的关系，当站立或步行时躯体易向病侧倾斜，摇晃不稳，沿直线行走时更为明显，头位改变时对其有一定影响，四肢共济运动大多正常。前庭性共济失调亦可由视觉纠正，因此闭眼时症状加重，睁眼时症状减轻。共济失调的轻重与病变部位亦有明显关系，病变越接近内耳迷路症状越重，而脑干前庭神经核和大脑颞叶损害时症状较轻。前庭性共济失调常伴有眩晕、眼球震颤等前庭迷路症状，此为前庭性共济失调的特征。

(三)小脑性共济失调

小脑蚓部病变所致的共济失调表现以躯干为主，故称躯干性共济失调。在静止、站立时平衡不稳，当体位或重心移动时，共济失调症状明显，步行中上下身动作不协调，方向不固定，可向前后或两侧倾倒，呈酒醉样步态。小脑半球病变表现为病变同侧的共济失调，在运动时明显，故又称运动性小脑性共济失调。小脑半球前部的病变以上肢明显，半球后部的病变以下肢明显，行走时步态不稳，易向病侧倾倒，视觉对小脑性共济失调影响不大，闭目难立征睁眼闭眼皆不稳，但闭眼时不稳更明显。小脑病变除上述症状外，还可出现下列症状：①由于对运动的距离、速度和力量不足而发生辨距不良、冲撞不稳、动幅过度；②因肌张力过低，关节固定不稳产生不规则的收缩，呈现意向性震颤，尤其是在运动最后接近目标时明显；③主动肌与对抗肌交互作用障碍，使肌收缩和松弛不及时，产生轮替动作失常。病侧肢体肌张力减低，因对抗肌作用不足出现反击现象；④由于手部细小肌群的精细运动共济失调产生书写障碍，表现为字迹笔画不匀，越写越大，通称大写症；⑤眼球运动肌之间的共济失调出现粗大的水平眼球震颤；⑥发音器官唇、舌、喉肌的共济失调产生构音障碍，说话含糊不清，声音断续、顿挫而呈爆发式；⑦由于各组肌肉和各个动作间的协调不能，在仰卧起坐时出现联合屈曲。

(四)大脑性共济失调

额叶性共济失调是病变影响额—桥—小脑束所致，临床表现类似小脑性共济失调，但无小脑症状，程度亦较轻，常伴精细动作障碍及额叶损害症状，如病变对侧腱反射亢进、肌张力增高、病理反射阳性以及精神症状和强握反射等。顶叶性共济失调主要是病变对侧肢体空间定向觉障碍所致，常伴有皮层性感觉障碍等顶叶综合征。两侧旁中央小叶后部受损可出现双下肢的感觉性共济失调。颞叶性共济失调较轻，表现为一过性平衡障碍，与损及颞叶前庭综合分析有关。枕叶病变所致的共济失调与患者判断空间距离而致定位错觉有关，症状较轻。上述各个临床类型的共济失调可以单独出现，亦可两个以上混合出现，如脑干的病变侵及内侧丘系，小脑脚和前庭核等可同时有感觉性、小脑性和前庭性共济失调。

二、诊断与鉴别诊断

(一)诊断

注意起病急缓及病程，一般急性起病的共济失调并且呈发作性，以前庭系统病变及眩晕性癫痫的可能性较大。起病较急，短时间内恶化者，经治疗后很快好转者以急性小脑病变、中枢神经系统炎症及脑外伤多见；起病较急，并且迅速恶化者，有时可危及生命的以脑血管病、脑外伤尤其以小脑出血多见。酒精中毒及维生素缺乏导致的共济失调在改善营养状况后可使共济失调改善。有缓解与复发的共济失调，以多发性硬化多见。

年龄与家族史在诊断共济失调时有很大的参考意义。儿童期以先天性小脑发育不全、遗传性疾病、儿童期急性小脑共济失调、脑炎等多腓骨肌萎缩型共济失调症、肥大型间质性神经病、脊髓空洞症等。青年与壮年发病者可见于齿状核红核萎缩症、橄榄桥脑小脑变性、亚急性联合变性、毛细血管扩张共济失调症等。中老年多见于小脑萎缩、椎一基底动脉供血不足、小脑出血、脑血管病等。共济失调部分有遗传因素，如先天性小脑发育不全、儿童期急性小脑共济失调、少年型脊髓型遗传性共济失调症、遗传性共济失调多发性神经炎、肥大型间质性神经病、齿状核红核萎缩症、橄榄桥脑小脑变性、毛细血管扩张共济失调症等。

(二) 鉴别诊断

1. 周围神经病变

临床上常见于各种原因引起的多发性神经炎，如中毒性、代谢性、遗传性多发神经炎等。其主要表现为四肢远端对称性的感觉、运动和营养障碍、肌张力减低、腱反射消失、肌肉有压痛等。其共济失调的主要特点是四肢的共济失调，下肢重于上肢，远端重于近端，闭目时加重。本型有深感觉障碍、无阿一罗瞳孔、无括约肌障碍，以上三点可与后束型或脊髓痨相鉴别。

2. 小脑蚓部病变

小脑蚓部病变主要引起平衡障碍，表现躯干共济失调，站立及步态不稳，而四肢共济运动近于正常或完全正常称小脑蚓部综合征。急性进行性小脑蚓部病变以肿瘤为常见，尤其是儿童，如髓母细胞瘤、星形细胞瘤、室管膜瘤等。成人则以转移性肿瘤为多见，临床特点为进行性颅内压增高及躯干共济失调。表现在患者站立与步行时最为明显，通常可见身体向后摇晃和倾斜，特别是在转身时可见明显步态不稳，上肢共济失调不明显，常伴有眩晕和肌张力减低。慢性进行性小脑蚓部病变，起于幼儿期的有进行性小脑共济失调，其特点是伴有眼球毛细血管扩张；成人则有进行性小脑变性、癌性小脑萎缩、酒精中毒性小脑变性等，临床主要表现为躯干共济失调和言语障碍。

3. 额叶性共济失调

额叶病变时可发生对侧肢体的共济失调，主要在站立或步行时出现。特点是伴有肌张力增高、腱反射亢进、病理征阳性，并可有精神症状和强握反射。而与小脑病变者肌张力减低、腱反射减退或钟摆样、无病理反射的临床表现不同。

4. 中枢性前庭损害

前庭神经核及其中枢联系的病变称为中枢性前庭损害。见于多种原因所致的脑干病变时，表现为站立时向后或侧后方倾倒，与眼震慢相方向不一致，与头位无关，与身体的自发性偏斜方向不同。因此中枢性前庭损害的特点是各种前庭反应不一致，症状亦较轻，诱发性前庭功能试验无障碍，可与周围性前庭损害相鉴别。

第十二节　不自主运动

不自主运动是指人意识清楚而不能自行控制的病态动作。可出现于身体的任何部位，而且表现形式多种多样，常见的有震颤、舞蹈动作、手足徐动、扭转痉挛、投掷动作、痉挛、肌阵挛、肌束颤动与肌纤维颤动、肌纤维颤搐、抽搐。

一、临床表现

(一) 震颤

震颤是指循一定方向的节律性来往摆动动作，由主动肌与拮抗肌的交替收缩所致。常见于手部，其次为眼睑、头部和舌部。震颤可分为生理性震颤、功能性震颤与病理性震颤3类，其中病理性震颤又分为静止性震颤、意向性震颤、体位性震颤3种。

1. 生理性震颤

此种震颤常见于手部，频率为6～10次/s，震颤幅度较小，肉眼不易看到，运动时较明显。

2. 功能性震颤

此种震颤往往与精神因素有关，多见于手指，震颤形式多变，无一定规律，幅度大小、频率快慢不一，注意时症状明显，反之可得缓解，可伴有其他癔症性症状。疲劳、焦虑、甲亢或接受肾上腺素注射后所引起的手部震颤也属此类，这是由于肾上腺素作用于肌梭，提高其敏感性及交感神经活动增强的结果。

3. 病理性震颤

(1) 静止性震颤：震颤见于静止时，活动后震颤减轻或消失，睡眠时消失。震颤比较有节律，3～6次/s。见于Parkinson综合征、老年性震颤。前者震颤先从手部开始，呈“搓丸样动作”，以后能扩展至下颌、口唇、舌部及头部，并伴有肌张力改变。后者见于老年人，四肢、头部、下颌、口唇、舌均可累及。但以上肢及头部明显，并以头部的节律性颠摇为其特征，不伴有肌无力与肌张力改变。

(2) 意向性震颤：亦称动作性震颤，震颤显于自主运动时，当肢体动作接近目的物时，频率、幅度增加，与静止性震颤相比呈无节律性，振幅大。临床做指鼻试验及跟膝胫试验时易于发觉，静止时则震颤消失。主要见于小脑病变，亦可见于多发性硬化、弥散性轴周性脑炎和麻疹或水痘后播散性脑脊髓炎等。

(3) 体位性震颤：身体某部 (多为肢体) 在维持一定体位时呈现的震颤称为体位性震颤。以上肢及头部明显，震颤规律性不强，其幅度大小不等，常在情绪紧张时加剧，睡眠或静止时消失，常见于小脑弥漫性病变，家族性遗传性震颤多属此类。扑翼性震颤亦属于体位性震颤，这是由中枢神经系统反复抑制和兴奋肌张力所致。

上述3种震颤亦可混合出现。震颤形式不一，大都为中毒 (如锰、汞、铅、磷、一氧化碳、乙醇、可卡因、苯妥英钠或苯丙胺等)、感染 (如伤寒、乙型脑炎等) 或代谢性疾病 (如肝昏迷早期、肝豆状核变性、尿毒症、肺性脑病等) 的从属症状。

(二) 舞蹈动作

舞蹈动作是一种无目的、无节律、不对称、不协调的快速的幅度大小不等的不自主动作。面部表现为皱额、瞬目、挤眉弄眼、咧嘴、伸舌等瞬间即消失的怪脸活动，四肢则表现为不定向的大幅度运动，是锥体外系疾病的一种常见症状。见于各种舞蹈病，如小舞蹈病、慢性进行性舞蹈病、老年性舞蹈病、偏侧舞蹈症、妊娠舞蹈病、先天性舞蹈病、功能性舞蹈病。其他颅内病变和全身性病变，如脑炎、脑肿瘤和退行性病变、感染、中毒、结缔组织病等亦可出现舞蹈动作。

(三) 手足徐动症

手足徐动症又称指划运动、变动性痉挛，其特点为肌张力改变和手足呈缓慢的不规则地扭转伸屈动作。表现为手指不断做出缓慢的、弯弯曲曲的奇形怪状的强烈运动，掌指关节过分伸展，诸指扭转，可呈“佛手”样特殊姿势。下肢受累时，拇趾常自发性背屈，面部受累时则弄眉挤眼扮成各种“鬼脸”，咽喉肌和舌肌受累时则言语不清和吞咽困难。亦可伴有扭转痉挛或痉挛性斜颈。当肌痉挛时肌张力增高，肌松弛时正常。精神紧张时不自主运动加重，入睡后消失。临床分为先天性手足徐动症与症状性手足徐动症两种。前者在出生后数周或数月内发生，常有智力降低。后者可见于脑炎、肝豆状核变性及核黄疸等。本病若与舞蹈病合并发生则称舞蹈手足徐动症。

(四)扭转痉挛或称变形性肌张力不全

扭转痉挛或称变形性肌张力不全是指肢体或躯干顺纵轴呈畸形扭转的不随意动作。其特征为肌张力障碍和四肢、躯干甚至全身的剧烈而不自主地扭转。肌张力在扭转、活动时增高，平时则正常，精神紧张时扭转痉挛加重，入睡时消失。原发性扭转痉挛原因不明，部分是遗传性。症状性扭转痉挛见于流脑、一氧化碳和吩噻类药物中毒、肝豆状核变性等。痉挛性斜颈可为扭转痉挛的一种症状。

(五)投掷动作

投掷动作为肢体的不自主动作，表现为抛掷样舞蹈动作，以近端肌肉明显，可分为单肢投掷运动、偏侧投掷运动及双侧投掷运动。主要损害在丘脑底核及与它直接有联系的结构，常由血管病损引起。

(六)痉挛

痉挛是指肌肉或肌群的断续的或持续的不随意收缩，是由脑或脊髓的运动神经元或神经肌肉的异常兴奋所致。痉挛不伴有肌痛、肌强直或不自主运动及头、颈、肢体、躯干扭转畸形等。临床可分为以下几种。

1. 生理性肌痉挛

生理性肌痉挛亦称痛痉。常见于疲劳后或妊娠期。表现为下肢在一次伸直性运动后产生小腿或足部肌肉的强烈收缩，伴有疼痛，不能自主放松，但按摩可解除痉挛，痛感亦随之消失。

2. 病理性肌痉挛

病理性肌痉挛可有如下表现。①阵挛性肌痉挛：表现为快速、反复发作，呈一定节律而不受意识控制的痉挛。常见于面肌痉挛、三叉神经痛性面肌痉挛及局限性癫痫发作。②强直性肌痉挛：此种痉挛表现为肌肉强硬并常伴有肌肉疼痛。见于破伤风、手足搐搦症、士的宁中毒、狂犬病等。强直性面肌痉挛偶见于桥脑肿瘤，整个唇部强直性痉挛常见于肝豆状核变性后期。痛性强直性发作是全身或某肢体放射性剧痛伴肌强直性痉挛，常见于多发性硬化和视神经脊髓炎，是脱髓鞘病症状特征之一。③肌张力障碍性痉挛：见于痉挛性斜颈、扭转痉挛。④动性痉挛：在肢体运动时出现的痉挛，可见于偏瘫后与手足徐动症的患者。

3. 功能性痉挛

功能性痉挛常见的包括如下几种：①职业性痉挛：进行精细动作时手部甚至包括前臂出现的痉挛，如书写痉挛、钢琴家手痉挛等。②习惯性痉挛：亦称习惯性抽搐，表现为做一个刻板的重复的动作，如鼻吸气、清喉、眨眼等，意志可控制，但不注意时又重复动作。③痉挛性失音：说话时出现言语肌痉挛而表现出的失音。

（七）肌阵挛

肌阵挛是指肌肉快速而短促的闪电样快而不规则的不随意收缩，与橄榄核、因状核、结合臂、纹状体及中央被盖等损害有关。节律性肌阵挛主要表现为软腭、眼、咽喉或膈肌节律性的收缩，由头部外伤及椎基动脉血管病变引起。非节律性肌阵挛表现为肢体及躯干肌肉的非节律性肌阵挛动作，可见于多发性肌阵挛，肌阵挛性癫痫及中枢神经系统缺氧性病变。

（八）肌束颤动与肌束纤维颤动

肌束颤动是一个运动单位兴奋性增高时所引起肌纤维束的不自主收缩，表现为细小、快速或蠕动样的颤动。它不能引起肢体关节运动，但患者在该处有跳动感，给予叩击或冷刺激后症状更明显，为脊髓前角细胞及脑神经核进行性病变的特征性体征。肌纤维颤动是指单个失神经损害的肌纤维的电活动，仅在肌电图检查时发现，临床意义与肌束颤动意义相同。正常人在疲劳或紧张后出现肌束颤动，持续时间较短，无肌萎缩，此种肌束颤动称良性肌束颤动。

（九）肌纤维颤搐

肌纤维颤搐是指一块肌肉中少数肌束的非节段性不自主收缩，它的运动及范围较肌束颤动粗大、慢、持久、广泛，安静时表现为皮下较缓慢、不规则的反复波纹样现象，不引起关节运动，可不伴肌肉萎缩。见于前角细胞、周围神经及肌肉病变。

（十）抽搐

抽搐是指一组肌肉或一块肌肉重复地刻板地收缩，频率不等，振幅较大，无节律性，可由一处向他处蔓延。受体内、外因素影响。表现为眨眼、耸肩、转颈等动作。大多数是精神性的，儿童较多，可为意识暂时控制。

二、诊断与鉴别诊断

根据患者的临床表现，不自主运动的诊断不难做出。病因诊断须依据起病的年龄，起病急缓，病程是否进展，有无遗传史、家族史，不自主运动的部位、运动形式及特点，伴发的神经系统症状、体征及有关的辅助检查等综合分析后出。

第五章　神经内科疾病的相关检查

第一节　影像学检查

现代医学影像学是指用影像方式显示人体内部结构的形态、功能信息以及实施介入性治疗的科学。影像学的发展经历了 X 线学、放射学和医学影像学几个阶段。目前医学影像学已经成为一门重要的临床医学学科。

一、检查技术

(一) 头颅平片

头颅平片检查简便安全，患者无痛苦和任何不适。头颅平片包括正位和侧位，还可有颅底、内听道、视神经孔、舌下神经孔及蝶鞍像等。头颅平片主要观察颅骨的厚度、密度及各部位结构颅缝的状态、颅底的裂和孔、蝶鞍及颅内钙化斑等；颅板的压迹，如脑回压迹、脑膜中动脉压迹、板障静脉压迹、蛛网膜颗粒压迹等。目前很多适用头颅平片的检查已被 CT 和 MRI 等检查手段取代。

(二) 脑血管造影

脑血管造影是应用含碘显影剂如泛影葡胺注入颈动脉或椎动脉，然后在动脉期、毛细血管期和静脉期分别摄片。数字减影血管造影技术利用数字化成像方式取代胶片减影的方法，应用电子计算机程序将组织图像转变成数字信号输入并储存，然后经动脉或静脉注入造影剂，将所获得的第二次图像也输入计算机，然后进行减影处理，使充盈造影剂的血管图像保留下来，而骨骼、脑组织等影像均被减影除去，保留下的血管图像经过再处理后传送到监视器上，得到清晰的血管影像。

脑血管造影的方法通常采用股动脉或肱动脉插管法，可做全脑血管造影，能观察血管的走行、有无移位和闭塞、有无异常血管等。主要适应证是头颈部血管病变，如动脉瘤和血管畸形等，而且是其他检查方法所不能取代的。该方法的优点为简便快捷，血管影像清晰，三维显示减影血管，并可做选择性拍片，减少 X 线曝光剂量等；其缺点是需要插管和注射对比剂，是有创性检查。

数字减影血管造影也是血管内介入治疗不可缺少的技术，所有介入治疗必须通过数字减影血管造影检查明确病变的部位、供养血管、侧支循环和引流血管等。

(三)脑 CT

CT 成像的基本原理：CT 是用 X 线束对人体检查部位一定厚度的层面进行扫描，由探测器接收该层面上各个不同方向的人体组织对 X 线的衰减值，经模／数转换输入计算机，通过计算机处理后得到扫描层面的组织衰减系数的数字矩阵，再将矩阵内的数值通过数／模转换，用黑白不同的灰度等级在荧光屏上显示出来，即构成 CT 图像。

根据检查部位的组织成分和密度差异，CT 图像重建要使用合适的数学演算方式，常用的有标准演算法、软组织演算法和骨演算法等。图像演算方式选择不当会降低图像的分辨力。

CT 检查具有无创性、敏感性和简便迅速的特点，可确切显示脑组织及病变影像，被广泛应用于各种神经疾病的诊断。静脉注射造影剂泛影葡胺，增强组织密度可提高病变诊断的阳性率。

1. 平扫 CT

横断面扫描为主，以眦耳线为基线，扫描 8～10 层，层厚 10mm。有时加扫冠状面。常规头颅 CT 平扫用于颅内血肿、脑外伤、脑出血、蛛网膜下腔出血、脑梗死、脑肿瘤、脑积水、脑萎缩、脑炎症性疾病及脑寄生虫病（如脑囊虫）、脑发育畸形等的诊断。

(1) 脑出血：显示高密度血肿及其位置、大小和形状等，结合病史及体征可确诊。如果考虑动脉瘤或血管畸形须行 MRA、三维重建脑血管图像和数字减影血管造影检查。

(2) 脑梗死：显示低密度梗死部位、范围，合并脑水肿、脑室受压与移位等。CT 鉴别脑梗死与脑出血简便、准确。

(3) 脑肿瘤：确定肿瘤部位、大小、数目以及瘤内囊变、坏死、钙化、出血和周围脑水肿等。①脑肿瘤须常规增强检查，有时可根据强化程度推测胶质瘤分化程度。②脑膜瘤诊断正确率增强前为 80%，增强后为 90%。③确诊多发性转移瘤，特别是水肿明显的，如肺癌脑转移。④确定鞍区肿瘤大小、钙斑、坏死及囊变等，但不能确定鞍内小肿瘤。⑤确定幕下肿瘤及大小、部位、有无囊肿及壁结节等，通常可确诊听神经瘤、脑膜瘤等，但定性小脑转移瘤、星形细胞瘤和血管网状细胞瘤较困难。

(4) 蛛网膜下腔出血：可诊断蛛网膜下腔出血及出血量、范围，合并脑实质出血、逆流脑室等，根据出血位置和范围推测动脉瘤的区位。手术治疗必须行数字减影血管造影检查，确定动脉瘤部位、大小、有无血管痉挛。

(5) 脑外伤：诊断颅内血肿及脑挫裂伤。急性或亚急性颅脑外伤通常根据 CT 即可进行手术，个别病例除外。

(6) 脑积水和脑萎缩：诊断脑积水及梗阻性与交通性脑积水相鉴别，脑室扩张的部位等。诊断脑萎缩及鉴别皮质与白质萎缩以及脑白质疏松。

(7) 脑脓肿、脑炎和脑寄生虫病：确诊脑脓肿及部位、大小、数目、脓肿壁是否形成、脑水肿程度等。有助于选择手术时机疗效随访，诊断脑炎、脑囊虫等。

2. 增强 CT

经静脉注入有机碘对比剂后再行扫描。如果存在血—脑屏障的破坏 (如肿瘤或脑炎)，则病变组织区域呈现高密度的增强效应，可以更清晰地显示病变，提高诊断的阳性率。

3. 三维重建脑血管图像

三维重建脑血管图像是指静脉注射含碘造影剂后，利用螺旋 CT 或电子束 CT 在造影剂充盈受检血管高峰期连续薄层扫描，经计算机图像处理后重建血管的立体影像，可清晰地显示主动脉弓、颈总动脉、颈内动脉、椎动脉、锁骨下动脉、Willis 动脉环以及大脑前、中、后动脉及其主要分支。可为临床诊断脑血管病变提供重要的依据，可以明确血管狭窄的程度，清晰地显示动脉粥样硬化斑块及是否存在钙化，如脑血管狭窄或闭塞、动脉瘤和血管畸形等。与数字减影血管造影相比，三维重建脑血管图像不需要动脉插管，操作简便快捷，但不能显示小血管分支的病变。

4. CT 灌注成像

CT 灌注成像反映脑实质的微循环和血流灌注情况。可以在注射对比剂后显示局部脑血容量、局部脑血流量和平均通过时间等，能够反映组织的血管化程度，并能动态反映脑组织的血流灌注情况，属于功能成像的范畴。在急性脑缺血发生 10min 即可显示脑缺血的范围，可用于显示缺血半暗带；通过两侧对比了解脑血流供应和代偿状态，有助于缺血性脑血管病治疗方案的制定。

(四) 脑 MRI

磁共振成像探测人体组织内蕴藏量最丰富的氢离子，在磁共振过程中发出电磁波信号，测出氢离子浓度（P）及其弛豫时间（T_1、T_2），作为成像的参数，经过计算机放大和图像处理，如同 CT 一样进行图像重建，从多方位多层面显示人体解剖学结构和病灶。

1. 平扫 MRI

常规采用横断面扫描，依病变部位再选择冠状面或矢状面扫描。常用 SE 序列

T_1 和 T_2。

2. 增强 MRI

对比剂用 Gd—DTPA。通过增强 MRI 有助于不同性质病变的鉴别，增加对肿瘤和炎症诊断的敏感性，可以使病灶与周围组织和结构之间的关系显示得更清晰，也可以为肿瘤手术和放射治疗范围的确定提供重要信息。

3. MRA

无须注射对比剂即可显示颅内大血管，是唯一成熟的无创性脑血管成像技术。流空效应：因心腔和大血管中血流极快，发出脉冲至接收信号时被激发的血液已从原部位流走，信号不复存在，故心腔和大血管在 T_1WI 和 T_2WI 均呈黑色。MRA 是基于 MR 成像平面血液产生的“流空效应”而开发的一种磁共振成像技术。在不使用对比剂的情况下，通过抑制背景结构信号将血管分离出来，单独显示血管结构，可显示成像范围内所有大血管，如颈内动脉、大脑中动脉基底动脉等，也可显示主要的侧支血管。

4. 功能性 MRI

利用 MRI 成像技术反映脑的生理过程和物质代谢等功能变化。主要包括 MRI 扩散成像、MRI 灌注成像、MRI 波谱分析、脑功能成像。

5. 正常脑 MRI 表现

(1) 脑实质：T_1 脑髓质信号稍高于皮质，T_2 则稍低于皮质。脑内灰质核团的信号与皮质相似。

(2) 含脑脊液结构：脑室和蛛网膜下腔 T_1 为低信号，T_2 为高低号，水抑制像呈低信号。

(3) 颅骨：颅骨内外板、钙化和脑膜 T_1 和 T_2 均呈低信号颅骨板障和脂肪组织，T_1 和 T_2 均为高信号。

(4) 血管：血管内流动的血液因“流空效应”，T_1 和 T_2 均呈低信号。当血流缓慢时则呈高信号。

(5) 增强扫描：组织的强化情况与 CT 相似。

二、常见脑血管病的影像学特点

(一) 脑梗死

1. 病理表现

(1) 多见于 50 岁以上脑动脉硬化患者。

(2) 病理过程：梗死后 4～6 小时→脑组织缺血→细胞毒性水肿。梗死后 1～2 天→

神经细胞坏死。梗死后1～2周→水肿减轻→坏死组织液化→胶质增生肉芽组织形成。梗死后8～10周→软化灶形成。

(3) 常为休息或睡眠时起病，有感觉和运动障碍。

(4) 发病后24～48小时可见再灌注而发生出血性脑梗死。

2. 影像学表现

(1) CT：①24小时内多无异常发现，24小时后出现与梗死血管供血范围相一致的低密度影。2～3周为等密度，晚期为囊性低密度。在脑梗死的超早期阶段（发病6小时内），CT可以发现一些轻微的改变：大脑中动脉高密度征；皮质边缘（尤其是岛叶）及豆状核灰白质分界不清楚；脑沟消失等。这些改变的出现提示梗死灶较大、预后较差，选择溶栓治疗应慎重。②占位效应，2～15天为高峰期，晚期呈负占位效应。发病后2周左右，脑梗死病灶处因水肿减轻和吞噬细胞浸润可与周围正常脑组织等密度，CT上难以分辨，称为“模糊效应”。③晚期梗死区呈局限性脑萎缩改变。④增强扫描，梗死区呈脑回样强化，3～4天即可出现，2～4周出现率最高。通常平扫为临床上提供的信息已经足够，但由于对超早期缺血性病变和皮质或皮质下的梗死灶不敏感，特别是后颅窝的脑干和小脑梗死更难检出。进行CT血管成像、灌注成像，或要排除肿瘤、炎症等则须注射造影剂增强显像。灌注CT可区别可逆性与不可逆性缺血，因此可识别缺血半暗带，但其在指导急性脑梗死治疗方面的作用尚未肯定。

(2) MRI：①病变早期（6小时内）病变区无血管流空信号，皮髓质界面消失，脑沟变浅消失。②病变区 T_1WI低信号，T_2WI高信号，SE系列可在6小时后出现，弥散成像在2～4小时出现。③增强扫描梗死区呈脑回状强化。④晚期出现局限性脑萎缩及软化形成呈显著长 T_1、T_2 信号改变。⑤MR灌注（PWI）和弥散（DWI）可早于（<6小时）普通MRI显示梗死灶。

（二）腔隙性脑梗死

1. 病理表现

(1) 脑穿支小动脉闭塞引起深部脑组织较小面积的缺血坏死。

(2) 主要病因为高血压和动脉硬化。

(3) 好发部位为基底节区和丘脑。

(4) 病灶直径多为5～15mm，最大为20～35mm。

(5) 临床症状可有轻度偏瘫或偏身感觉异常，也无明显临床症状。

2. 影像学表现

(1) CT：①平扫示基底节区或丘脑类圆形低密度灶，边界清楚，直径为

10～15mm，无明显占位效应，可多发。②4周左右形成脑脊液样低密度灶。③增强扫描，梗死3天至1个月可发生均一或不规则强化，第2～3周最为明显，形成软化灶后不再强化。

（2）MRI：①病灶呈长 T_1、T_2 信号。②没有占位效应。③弥散加权成像可敏感检出早期梗死灶。④水抑制成像可区分病灶是新鲜，抑或陈旧。

（三）脑出血

1. 病因

（1）高血压性脑出血：最常见，占40%。

（2）动脉瘤破裂出血。

（3）血管畸形出血。

（4）梗死后出血。

2. 病理表现

（1）急性期：血肿内为新鲜血液或血块，周围组织软化。

（2）吸收期：血细胞破坏，血块液化，病灶形成肉芽组织。

（3）囊变期：坏死组织被清除，小病灶形成瘢痕，大病灶则形成囊腔。

3. 临床表现

（1）常发生于50岁以上患者，多有高血压病史。在活动中或情绪激动时突然发病，少数在静态下发病。患者一般无前驱症状，少数可有头晕、头痛及肢体无力等。发病后症状在数分钟至数小时达到高峰。血压常明显升高，并出现头痛、呕吐、肢体瘫痪、意识障碍、脑膜刺激征和痫性发作等。临床表现的轻重主要取决于出血量和出血部位。

（2）发病时多有剧烈头痛、频繁呕吐等颅内高压症状。

4. 影像学表现

（1）CT：①急性期高密度血肿影，多位于基底节区，吸收期变为等密度，囊变期变为低密度。②急性期多有周围水肿和占位效应。③血液可破入脑室形成脑室铸型，或进入蛛网膜下腔使脑池、脑沟表面为等密度或高密度。④可压迫或阻塞脑脊液通道引起脑积水。

（2）MRI：①超急性期（<6小时）。T_1WI 混杂等、低信号，T_2WI 为高信号（中心低信号表明中心部已有脱氧血红蛋白形成）。②急性期（7小时～3天）。T_1WI 等或稍低信号，T_2WI 极低信号。③亚急性期（3天～4周）。早期：T_1WI 周边为高信号中心等或低信号，T_2WI 为低信号。中期：T_1WI、T_2WI 均为周边高，中心低信号。晚期：T_1WI、T_2WI 均为高信号。④慢性期（≥4周）。血肿期：T_1WI、T_2WI 均为高信号，

边缘出现环形低信号影。血肿吸收期：T_1WI、T_2WI 均为斑片状不均匀略低或低信号。囊肿形成期：T_1WI 为低信号，T_2WI 为高信号，周边低信号环绕。

(四) 蛛网膜下腔出血

1. 病因

(1) 颅内动脉瘤：最常见，占 50% ~ 85%。

(2) 脑血管畸形：主要是动静脉畸形，青少年多见，占 2% 左右。

(3) 脑底异常血管网病：约占 1%。

(4) 其他：夹层动脉瘤、血管炎、颅内静脉系统血栓形成结缔组织病、血液病、颅内肿瘤、凝血障碍性疾病、抗凝治疗并发症等。

(5) 部分患者出血原因不明，如原发性中脑周围出血。

2. 临床表现

突然发病，在数秒或数分钟内发生头痛是最常见的发病方式。患者能清楚地描述发病时间和情景。情绪激动，剧烈运动，如用力咳嗽、排便、性生活等是常见的发病诱因。突然发生剧烈头痛，呈胀痛或爆裂样疼痛，难以忍受。可为局限性或全头痛，有时上颈段也可出现疼痛，持续不能缓解或进行性加重；多伴有恶心、呕吐；可有意识障碍或烦躁、谵妄、幻觉等精神症状；少数出现部分性或全面性癫痫发作；也可以头昏、眩晕等症状发病。发病数小时后可见脑膜刺激征（颈强直、凯尔尼格征、布鲁金斯氏征）阳性，部分患者检眼镜检查可发现玻璃体膜下出血、视盘水肿或视网膜出血，少数患者可出现局灶性神经功能缺损体征，如动眼神经麻痹、轻偏瘫、失语或感觉障碍等。脑脊液呈均匀一致的血性。

3. 影像学表现

(1) CT：① CT 平扫是诊断蛛网膜下腔出血的首选方法，CT 平扫最常表现为基底池弥散性高密度影像。严重时血液可延伸到外侧裂，前、后纵裂池，脑室系统或大脑凸面。血液的分布情况可提示破裂动脉瘤的位置：动脉瘤位于颈内动脉段常表现为鞍上池不对称积血；位于大脑中动脉段多见外侧裂积血；位于前交通动脉段则是前纵裂基底部积血；而脚间池和环池的积血，一般无动脉瘤，可考虑为原发性中脑周围出血。急性期脑沟、脑池密度增高，出血量大时呈铸型。② CT 对蛛网膜下腔出血诊断的敏感性在 24 小时内为 90% ~ 95%，3 天为 80%，1 周为 50%。

(2) MRI：①急性期（24 小时内）T_1WI 和质子像比脑脊液稍高信号，T_2WI 比脑脊液稍低信号。②亚急性期局灶性 T_1WI 为高信号。③慢性期 T_2WI 呈低信号。

(五) 颅内动脉瘤

1. 病理表现

(1) 颅内动脉瘤多为先天性，占 80%。

(2)90% 起自颈内 A 系统，主要在前交通 A 和后交通 A 起始部。

(3) 易破裂出血致蛛网膜下腔或脑内出血，约一半以上的自然蛛网膜下腔出血是由动脉瘤破裂所致。

(4) 动脉瘤未破时多无症状，部分可有脑神经压迫症状。

2. 影像学表现

(1) X 线：动脉造影见动脉瘤起源于动脉壁的一侧。突出成囊状，形状多为圆形、卵圆形，亦可呈葫芦状或不规则状。瘤内血栓则显示为充盈缺损。完全血栓则难显示。

(2) CT：①无栓动脉瘤平扫为圆形稍高密度影，边缘清楚，增强有均匀强化。②部分血栓动脉瘤平扫有血流部分稍高密度，血栓为等密度，增强血流强化，血栓不强化。③完全血栓动脉瘤平扫为等密度，内可有点状钙化，瘤壁可有弧形钙化，增强可见囊壁强化。

(3) MRI：①无血栓动脉瘤 T_1WI、T_2WI 均为无信号流空影。②有血栓形成时多呈环形排列高低相间混杂信号。③亚急性血栓 T_1WI、T_2WI 均为高信号。④慢性血栓瘤周围及壁内黑环形影，具有特异性。⑤ MRA 飞行时间法可同时显示血栓和残腔，PC 法只能显示残腔，不能反映瘤化大小，增强 MRA 可显示 3mm 以上动脉瘤。

(六) 动静脉畸形

脑血管畸形分类：动静脉畸形、毛细血管扩张症、海绵状血管瘤、静脉畸形。此处主要介绍动静脉畸形。

1. 病理表现

(1) 表现为迂曲扩张的供血动脉与引流静脉之间无正常毛细血管床，而通过畸形的血管襻直接相通，形成异常血管团。

(2) 畸形血管易破裂出血，致蛛网膜下腔或颅内出血。

(3) 由动静脉短路，周围组织因缺血发生萎缩，称为“盗血现象”。

2. 临床表现

颅内出血、头痛、癫痫。

3. 影像学表现

(1) X 线：血管造影典型表现为动脉期，可见粗细不等，迂曲的血管团，有时表现为网状或血窦状，供血动脉多增粗，引流静脉早期显现。

(2) CT：①平扫常表现为边界不清的混杂密度病灶，少数阴性。②增强扫描可见蜂窝状或蚯蚓状血管强化影，亦无粗大供血动脉和引流静脉。③周围脑组织常有脑沟增宽等脑萎缩表现。④一般无出血时，周围无水肿，亦无占位效应。

(3) MRI：① T_1WI 和 T_2WI 均为低或无信号暗区—流空。②病变区内常可见新鲜或陈旧的局灶性出血信号。③周围脑组织萎缩。④增强扫描，畸形血管团呈高信号强化。⑤ MRA 可直扫显示供血动脉，异常血管团及引流静脉。

(七) 皮层下动脉硬化性脑病

1. 病理表现

深部白质脱髓鞘及轴突的缺失，病灶多位于半卵圆中心及脑室周围，多发小囊状白质硬化，伴皮质脑萎缩及基底节区腔隙性脑梗死。

2. 临床表现

(1) 老年多见，症状为慢性进行性痴呆、性格改变等。

(2) 可有瘫痪、肌张力高、共济失调等。

(3) 症状可缓解或反复加重。

3. 影像学表现

(1) CT：①脑室周围及半卵圆中心对称性斑片状低密度，以前角周围明显。②多伴有腔梗及脑萎缩征象。

(2) MRI：双侧半卵圆中心及脑室旁深部白质呈长 T_1、T_2 信号，无占位效应，异常信号大小不等，形状不规则，边缘不清楚，不累及胼胝体，常伴有脑梗死、脑萎缩表现。

第二节　脑脊液检查

脑脊液是存在于蛛网膜下腔及脑室内的水样无色透明液体，成人脑脊液的平均总量为130mL，生成速度为0.35mL/min，每天约生成500mL，人体每天可更新脑脊液3～4次。患脑膜炎、脑水肿和脉络丛乳头状瘤时脑脊液分泌显著增多，为5000～6000mL/d。临床上采集脑脊液通常用腰椎穿刺，特殊情况可行小脑延髓池或侧脑室穿刺。

一、脑脊液的功能及循环路径

(一) 脑脊液的功能

(1) 脑脊液对脑和脊髓形成保护作用，对外界的冲击起机械性缓冲作用。

(2) 脑脊液适宜的化学成分，稳定的渗透压、酸碱度和离子浓度，对维护脑组织细胞内环境稳定起重要的作用。

(3) 正常情况下血液中各种化学成分只能选择性通过血—脑屏障进入脑脊液，脑组织毛细血管内皮细胞的紧密连接构成血—脑屏障的解剖学基础。在病理情况下，血—脑屏障破坏及通透性增高可使脑脊液成分发生改变。

(二) 脑脊液的循环路径

(1) 脑脊液由侧脑室脉络丛分泌，经室间孔进入第三脑室、中脑导水管和第四脑室，经第四脑室中间孔和两个侧孔流到脑和脊髓表面的蛛网膜下腔和脑池。

(2) 大部分脑脊液经脑穹隆面蛛网膜颗粒吸收至上矢状窦，小部分经脊神经根间隙吸收。

二、腰椎穿刺

(一) 腰椎穿刺的临床意义

1. 诊断性穿刺

(1) 测定脑脊液压力，进行压颈试验，检查脑脊液成分变化，用于神经系统疾病诊断与鉴别诊断，如各种脑膜炎和脑炎，蛛网膜下腔出血、多发性硬化、吉兰—巴雷综合征、脊髓病变、脑膜癌病和颅内转移瘤等。

(2) 注入造影剂观察蛛网膜下腔梗阻，有助于脊髓压迫症的诊断。

2. 治疗性穿刺

(1) 可鞘内注射药物治疗，如隐球菌脑膜炎、脑膜癌病等。

(2) 结核性脑膜炎定期腰穿放出炎性脑脊液，可减少炎性刺激蛛网膜粘连和预防发生交通性脑积水；蛛网膜下腔出血放出血性脑脊液可预防交通性脑积水。

(二) 腰椎穿刺的适应证

1. 脑膜炎和脑炎

脑脊液压力细胞数，蛋白糖和氯化物含量是鉴别化脓性、结核性、病毒性和真菌性脑膜炎的证据，也是随访疗效的依据。脑脊液细菌学检查，墨汁染色检查隐球菌，聚合酶链反应检查疱疹病毒、巨细胞病毒等。

2. 多发性硬化

检测脑脊液寡克隆区带及 IgG 指数增高。

3. 吉兰—巴雷综合征

脑脊液蛋白—细胞分离。

4. 脑膜癌病

脑脊液细胞学检查癌细胞。

5. 脑血管疾病

不能做 CT 检查时，脑脊液呈血性支持出血性卒中；可确诊 CT 阴性的蛛网膜下腔出血。

6. 脑肿瘤

脑压增高，细胞数和蛋白含量增高，脑脊液检出癌细胞可考虑癌瘤脑转移。

7. 脊髓病变

根据脑脊液动力学改变，脑脊液常规、生化及细胞学检查，有助于判定脊髓病变性质为压迫性肿瘤、炎症或出血等。

8. 诊断不明的神经系统疾病

痴呆、器质性精神症状等，脑脊液检查有助于提供临床诊断的资料。

9. 腰穿碘水椎管造影

腰穿碘水椎管造影可明确脊髓梗阻部位及病变性质，或鞘内注射放射性核素进行脑室、脊髓腔扫描。

10. 治疗性腰穿鞘内注药

如抗生素控制颅内感染，地塞米松与 α– 糜蛋白酶减轻蛛网膜粘连，注入气体也可减轻粘连。

(三) 腰椎穿刺的禁忌证

(1) 严重颅内压增高、明显视盘水肿、后颅窝占位病变等均有引起脑疝的潜在风险，导致呼吸骤停或死亡，是腰穿的绝对禁忌证。

(2) 穿刺部位皮肤感染或腰椎结核。

(3) 患者病情危重，处于呼吸循环衰竭或垂危状态 (如败血症或休克)。

(4) 血小板计数减少及出血性体质者。

(5) 严重躁动不安、不能配合的患者。

(6) 脊髓压迫症疑有脊髓严重损害，处于脊髓功能丧失的临界状态，腰穿可导致脊髓压迫加重，高颈髓病变时腰穿可导致病情恶化和呼吸停止。

(四) 腰椎穿刺的常见并发症

1. 腰穿后低颅压头痛

腰穿后低颅压头痛是最常见的并发症，由脑脊液放出较多或反复穿刺导致穿刺孔持续漏至硬膜外腔所致，引起脑膜或血管组织移位，刺激三叉神经感觉支产生头痛。

临床特点：①年轻人多发，女性常见。头痛发生在穿刺后1～7天，最长可达2周。②额、枕部头胀痛，可伴颈痛恶心和呕吐，坐位和立位出现，平卧减轻，咳嗽、喷嚏时加重，可持续2～8天。③患者可卧床休息，大量饮水，必要时静脉输注生理盐水。

2. 虚性脑膜炎

穿刺后出现头痛和脑膜刺激症。

临床特点：无发热，脑脊液检查可见细胞数轻度增多及蛋白增高，对症处理后1～2周症状消失。

3. 脑疝

颅内压增高和后颅窝占位病变可在枕骨大孔处形成一个压力锥区。值得注意的是，腰穿后脊髓腔内压力降低、小脑蚓部组织嵌入枕骨大孔处形成小脑扁桃体疝，可导致呼吸突停致死。如果必须腰穿确定炎性病变可先用脱水剂，颅压增高患者不宜放脑脊液。

4. 蛛网膜下腔出血

腰穿副损伤出血多因刺破蛛网膜或硬膜静脉，出血量少不引起临床症状。如刺伤较大血管，例如，马尾根血管可发生大量出血，类似原发性蛛网膜下腔出血引起脑膜刺激症。复查腰穿时脑脊液呈黄色，细胞数增多。

5. 硬膜下血肿

如腰穿后患者主诉背部剧烈疼痛，迅速出血截瘫，可能提示发生硬膜下血肿。需要注意的是，出血性体质或血小板计数减少的患者不宜腰穿。

6. 腰背痛及根痛

由腰穿损伤神经根所致，少见情况是穿刺针刺入椎间盘纤维囊或髓核内使胶状物流入脑脊液中。穿刺时应注意针孔斜面与纵行韧带平行，针孔与韧带呈垂直方向可能切断韧带纤维，韧带失去正常张力可产生腰背酸痛，甚至可持续数月。

7. 感染

消毒不严格可引起各种感染，如脊柱骨髓炎、硬膜外脓肿和细菌性脑膜炎等。

三、脑脊液压力测定及脑脊液外观检查的临床意义

(一) 脑脊液压力测定的临床意义

腰穿侧卧位正常压力 80～180mmH_2O（6～13mmHg），坐位压力随个体的坐高而异，通常 250～300mmH_2O（18～22mmHg）。腰穿时患者体位、过度屈腹和屏气等均可使颅压增高。深呼吸时颅压波动幅度为 10～20mmH_2O（0.7～1.5mmHg）。

1. 颅内压增高

(1) 指侧卧位颅压 >200mmH_2O（15mmHg）。

(2) 病因：颅内占位病变、炎症、出血脑水肿、脑梗死、脑外伤初期、癫痫持续状态、良性颅内压增高、尿毒症和中毒性疾病等。

2. 颅内压减低

(1) 指侧卧位颅压 <70mmH_2O（5mmHg）。

(2) 病因：休克脱水状态椎管内梗阻、脑脊液漏、应用高渗药物后、短期内重复腰穿、外伤性低颅压、自发性低颅压等。

(二) 脑脊液外观检查的临床意义

正常为无色透明的水样液体。脑脊液异常改变如下。

1. 透明度改变

(1) 白细胞计数增多至 0.2×10^9 / L 时脑脊液呈云雾状或浑浊。

(2) 结核性脑膜炎呈磨玻璃样，静置 6～8 小时可形成薄膜；化脓性脑膜炎为黄绿色；流行性脑脊膜炎常为米汤样或脓样混浊。

2. 黏滞度增高

(1) 见于椎间盘破裂、髓核内容物流入脑脊液。

(2) 结肠黏液癌广泛浸润脑膜时分泌出黏液素。

3. 血性

脑脊液红细胞计数 $>6 \times 10^9$ / L 时呈黄色或粉红色，血性脑脊液应区分穿刺损伤或蛛网膜下腔出血所致，常用方法包括以下几点。

(1) 三管试验：用三个试管依次采集脑脊液，若颜色逐渐变淡为损伤性出血，三管颜色均匀为蛛网膜下腔出血。

(2) 离心试验：若离心后上清液无色透明，则为损伤性出血；若呈橘红色或黄色，则为蛛网膜下腔出血。若损伤出血过多（红细胞计数> 100×10^9/L），大量血液混入脑脊液，上清液也可呈微黄。

(3) 隐血联苯胺试验：穿刺损伤出血，由于红细胞尚未溶解，上清液中无氧化血红蛋白故为（－）；2 小时后红细胞即破坏，释出氧气血红蛋白则呈（+）。

(4) 迅速凝成血块为损伤出血，不凝为蛛网膜下腔出血；皱缩红细胞并非蛛网膜下腔出血特点，因脑脊液含盐基浓度为 163mg/L，略高于血浆 155mg/L，血液与脑脊液混合后红细胞会立即出现皱缩现象。

4. 黄变

(1) 陈旧性蛛网膜下腔出血，蛋白明显增高（> 1.5g/L）时。

(2) 严重黄疸（血清胆红素> 5mg/dL）。

(3) 大量红细胞混入脑脊液（红细胞计数> 10 万）。

四、脑脊液常规检查及生化检查的临床意义

（一）脑脊液常规检查的临床意义

1. 细胞数

正常脑脊液细胞数 0.5×10^6/L，多为单个核细胞，细胞数增多见于脑脊膜及脑实质炎症（脑膜炎、脑炎）。涂片检查发现致病菌、脱落瘤细胞等可提供病原学证据。

2. 蛋白质

蛋白质包括清蛋白和球蛋白。①定型试验：用苯酚试验主要检测球蛋白，正常为（－）。②定量试验：测定总蛋白（通常< 0.4g/L）。脑脊液正常值 0.15 ~ 0.45g/L，脑池液正常值 0.1 ~ 0.25g/L，脑室液正常值 0.05 ~ 0.15g/L。③脑脊液蛋白增高：见于中枢神经系统感染、脑肿瘤脑出血、脊髓压迫症、吉兰—巴雷综合征等，听神经瘤、椎管完全梗阻和吉兰—巴雷综合征增高最明显。结核性脑膜炎脑脊液蛋白增高，脑脊液放置后可见纤维蛋白膜形成现象。④弗洛因综合征：脑脊液呈黄色，离体后不久自动凝固，提示蛋白含量过高，见于椎管梗阻。

（二）脑脊液生化检查的临床意义

1. 糖

正常脑脊液糖含量 2.5 ~ 4.4mmoL/L，为血糖的 1/3 ~ 1/2。

(1) 糖含量降低：见于化脓性结核性和真菌性脑膜炎、颅内恶性肿瘤、脑寄生虫病、神经梅毒、蛛网膜下腔出血急性期、中枢神经系统类肉瘤病、鼻咽癌等。

(2) 糖含量增高：见于中枢神经系统病毒感染、静脉注射葡萄糖后，脑卒中、下丘脑损伤等。

2. 氯化物

脑脊液氯化物来自血液，正常脑脊液氯化物含量高于血液，为 120 ~ 130mmoL/L，为血清氯的 1.2 ~ 1.3 倍。

(1) 氯化物含量降低：见于细菌性或真菌性脑膜炎、低氯血症等。

(2) 氯化物含量增高：见于中枢神经系统病毒感染、呼吸性碱中毒、高氯血症等。

第六章　脑血管疾病

第一节　短暂性脑缺血发作

一、概述

短暂性脑缺血发作（Transient Ischemic Attack，TIA）是颈动脉或椎—基底动脉系统发生短暂性血液供应不足，引起局灶性脑缺血，从而导致突发的、短暂的、可逆性的神经功能障碍，是以相应供血区局限性和短暂性神经功能缺失为特点的一种脑血管病。发作持续数分钟，通常在30min内完全缓解，超过2小时常遗留轻微神经功能缺损表现，或CT及MRI检查显示脑组织缺血征象。TIA好发于34～65岁人群，65岁以上患者占25.3%，男性多于女性。短暂性脑缺血发病突然，多在体位改变、活动过度、颈部突然转动或屈伸等情况下发病；且发病无先兆，有一过性的神经系统定位体征，一般无意识障碍，历时5～20min，可反复发作，但一般在24小时内完全缓解，无后遗症。

本病属于中医学的“眩晕”“小中风”等范畴。

二、临床表现

TIA好发于50～70岁人群，男性多于女性。起病突然，迅速出现局限性神经功能或视网膜功能障碍，常于5min左右达到高峰，持续时间短，恢复快，不留后遗症状，症状和体征应在4小时内完全消失；可反复发作，其临床表现虽因缺血脑组织的部位和范围不同而多样化，但就个体而言，每次发作的症状相对较恒定；常有高血压、糖尿病、心脏病和高脂血症病史。根据受累血管不同，临床上可分为颈内动脉系统TIA和椎—基底动脉系统TIA。

(一) 颈内动脉系统 TIA

颈内动脉系统TIA最常见的症状为单瘫、偏瘫、偏身感觉障碍、失语和单眼视力障碍等，亦可出现同向性偏盲等。

此类症状主要表现为单眼突然出现一过性黑矇，或视力丧失，或白色闪烁，或视野缺损、复视等症状，持续数分钟可消失；对侧肢体轻度偏瘫或偏身感觉异常。

若大脑优势半球受损则出现一过性的失语、失用、失读、失写，或同时伴有面肌、舌肌无力；偶可发生同侧偏盲。其中单眼突然出现一过性黑矇是颈内动脉分支眼动脉缺血的特征性症状。短暂的精神症状和意识障碍偶亦可见。

(二) 椎一基底动脉系统 TIA

椎—基底动脉系统 TIA 少见，发作较频繁，持续时间较长。主要为脑干、小脑、枕叶、颞叶及脊髓近端缺血，出现相应的神经缺损症状。

由于椎—基底动脉所供应的脑干、丘脑、小脑和大脑枕部结构复杂，故缺血所致的症状复杂多样，最常见的症状为一过性眩晕、眼震、站立或步态不稳。多数不伴有耳鸣，为脑干前庭系缺血表现；少数可伴耳鸣，是内听动脉缺血致内耳受累。本病的特征性症状如下。

(1) 跌倒发作：患者转头或仰头时，下肢突然失去张力而跌倒，无意识丧失，常可很快自行站起，是下部脑干网状结构缺血、肌张力降低所致。

(2) 短暂性全面性遗忘症（Transient Global Amnesia，TGA）：发作时出现短时间记忆丧失，患者对此有自知力，持续数分钟至数十分钟，谈话、书写和计算能力保持，是大脑后动脉颞支缺血，常累及边缘系统的颞叶海马、海马旁回和穹隆所致。

(3) 双眼视力障碍发作：可有复视、偏盲或双目失明。

另外，临床可能出现的症状还有吞咽障碍、构音不清、共济失调、意识障碍，伴或不伴瞳孔缩小；一侧或双侧面、口周麻木或交叉性感觉障碍。交叉性瘫痪是一侧脑干缺血的典型表现，可因脑干缺血的部位不同而出现不同的综合征，表现为一侧动眼神经、外展神经或面神经麻痹，对侧肢体瘫痪。

三、实验室检查

TIA 无特定的实验室阳性指标，临床为明确其病因，常结合以下检查。

(一) EEG、CT、MRI、SPECT 及 PET 检查

头颅 CT 或 MRI 检查多正常，部分病例可见脑内有小的梗死灶或缺血灶，可见腔隙性梗死灶；弥散加权 MRI 检查可见片状缺血区；SPECT 可有局部血流量下降；PET 可见局限性氧与糖代谢障碍。

(二) DSA / MRA 或彩色经颅多普勒（TCD）检查

DSA / MRA 或彩色经颅多普勒检查可见血管狭窄、动脉粥样硬化斑。TCD 微栓子检测适合发作频繁的 TIA 患者。

（三）心脏B超、心电图及超声心动图检查

心脏B超、心电图及超声心动图检查可以发现动脉粥样硬化、心脏瓣膜病变及心肌病变。

（四）血常规、血脂及血液流变学检查

血常规、血脂及血液流变学检查可以确定TIA的发生与血液成分及血液流变学有无关系。

（五）颈椎X射线检查

颈椎X射线检查除外颈椎病变对椎动脉的影响。

（六）神经心理学检查

神经心理学检查可能发现轻微的脑功能损害。

四、诊断及鉴别诊断

（一）诊断

由于TIA呈发作性，且每次发作时临床症状持续时间较短，绝大多数TIA患者就诊时症状已消失，故其诊断多依靠病史。有典型临床表现而又能排除其他疾病时，诊断即可确立，但要进一步明确病因。

1. 诊断要点

（1）多数在50岁以上发病。

（2）有高血压、高脂血症、糖尿病、脑动脉粥样硬化、较严重的心脏病病史及吸烟等不良嗜好者。

（3）突然发作的局灶性神经功能缺失，持续数分钟，或达数小时，但在24小时内完全恢复。

（4）患者的局灶性神经功能缺失症状常按一定的血管支配区刻板地反复出现。

（5）发作间歇期无神经系统定位体征。

2. 症状

近年来，TIA的临床诊断有不同程度的扩大化倾向，已引起国内外的关注。美国国立神经疾病与卒中研究所《脑血管病分类（第3版）》中提出：TIA的临床表现最常见的是运动障碍，对只出现一部分或一侧面部感觉障碍、视觉丧失或失语发作病

例，诊断 TIA 须慎重；有些症状如麻木、头晕较常见，但不一定是 TIA，并明确提出不属 TIA 特征的症状。

(1) 不伴后循环（椎—基底动脉系统）障碍及其他体征的意识丧失。

(2) 强直性或阵挛性痉挛。

(3) 躯体多处持续、进展性症状。

(4) 闪光暗点。

(二) 鉴别诊断

1. 局灶性癫痫

局灶性癫痫特别是单纯部分发作，常表现为持续数秒至数分钟的肢体抽搐，从躯体的一处开始，并向周围扩展，尤其是无张力性癫痫发作与 TIA 猝倒发作相似。较可靠的鉴别方法是进行 24 小时脑电图监测，如有局限性癫痫放电则可确诊为癫痫。CT 或 MRI 检查可发现脑内局灶性病变。

2. 梅尼埃病

发作性眩晕、恶心和呕吐，与椎—基底动脉系统 TIA 相似，但每次发作持续时间多超过 4 小时，可达 3 ~ 4 天，伴有耳鸣、耳阻塞感和听力减退等症状，除眼球震颤外，无其他神经系统定位体征，发病年龄多见于 50 岁以下。

3. 阿 - 斯综合征（Adams-Stokes syndrome）

严重心律失常如室上性心动过速、室性心动过速、心房扑动、多源性室性早搏和病态窦房结综合征等，可因阵发性全脑供血不足，出现头昏、晕倒和意识丧失，但常无神经系统局灶性症状和体征，心电图、超声心动图和 X 射线检查常有异常发现。

4. 发作性睡病

发作性睡病可发生猝倒，但多见于年轻人，有明显的不可抗的睡眠发作，而罕见局限性神经功能缺失，易于鉴别。

5. 其他颅内病变

肿瘤、脓肿、慢性硬膜下血肿和脑内寄生虫等亦可出现类 TIA 发作症状，原发或继发性自主神经功能不全亦可因血压或心律的急剧变化出现短暂性全脑供血不足，继而出现发作性意识障碍，应注意排除。

五、治疗

(一) 一般治疗

积极查找病因，控制相关疾病，提倡健康生活，戒烟限酒，适度锻炼，病因治疗是预防 TIA 复发的关键。

(二) 药物治疗

抗血小板药物、抗凝治疗 (不是常规治疗)、钙拮抗剂、降纤药物等，治疗须考虑患者病情及禁忌证。

(三) 手术治疗

颈动脉内膜切除术和动脉血管成形术。

第二节　椎－基底动脉供血不足

一、概述

椎－基底动脉供血不足（VBI）是指由脑动脉硬化、血黏度增高、颈椎病椎动脉受压等多种因素引起椎－基底动脉管腔变窄、血液流动速度缓慢，脑干、前庭系统、小脑缺血所引起的一系列临床症状。多发于40岁以上中老年人，也是中老年人眩晕的主要原因。其缺血发作的形式可分为椎基底动脉供血不足、椎基底动脉血栓形成，临床上以前者多见。多为卒中样发病，以突发的剧烈眩晕、恶心、呕吐等为主要表现。

椎－基底动脉供血不足属于中医“眩晕”“痹证”范畴。中医学早在《黄帝内经》对其就有记载,《灵枢・卫气》曰:“上虚则眩”,《灵枢・口问》曰:“上气不足”。《景岳全书》曰:“无虚不能作眩，当以治虚为主，而酌兼其标”。

二、临床表现

椎－基底动脉供血不足多为突然发病，以眩晕、呕吐为主要表现，可伴有四肢麻木、头痛、耳鸣等症。

本病就其主症而论，证候特点有如下几点。①起病多见于中年以上 (女子七七，男子七八左右发病)，老年居多，故本病为机体先天之本渐乏，脾胃后天之本亦趋薄弱所致的阴阳气血失衡之症。②患者均以突发性眩晕为主症，伴有脑转耳鸣，胫酸眩冒，且可因劳累、精神紧张或头位改变而反复发作。故究其病因，当与气血津液不足、虚阳夹痰浊上扰清空脑络有关。③大多数患者有寒湿凝聚、经络瘀阻的颈椎退变疾病。故病前已有肾精不足、督脉虚衰之征象。④患者或多或少有冠心病、脑萎缩、腔隙性脑梗死等心脑血管疾病。出现动脉粥样硬化，血脂、血糖、血黏度增高等血瘀痰阻的病理改变。

三、实验室检查

(一) 颈部血管彩超 (CDFI)

颈部血管彩超检查对于颅外段血管的检查有较直观形象。具有以下优点：能显示血管内径，判断有无椎动脉狭窄；显示管壁动脉粥样硬化情况，管壁弹性，内壁厚度，有无斑块或钙化；显示血管内血流情况；检查费用较低，操作方便，故较常用。

颈部血管彩超的具体标准如下：椎动脉管径 < 2mm；椎动脉血流速度减慢或血流量减少；出现收缩期双峰融合或舒张期断流等频谱形态的改变。椎动脉的 Vs ≤ 35cm / s 定为异常低流速，Vs ≥ 70cm / s 定为异常高流速。

(二) 经颅多普勒超声

经颅多普勒超声检查可客观评价 VBI 患者血流动力学改变，主要表现为血流速度减低或增高、频谱充填和出现血管杂音，可分为高流速高流阻、低流速高流阻及正常流速高流阻型。血流速度增高是动脉狭窄或痉挛所致，而低流速则由动脉硬化引起。

TCD 特异性及灵敏度较差，无法测量血管管径、血流量，且存在人为误差，对于诊断 VBI 时只能作为一个较粗略的临床筛选方法。

(三) CT 扫描检查

CT 扫描颈椎横突孔最小径线 > 0.5cm，可以引起临床症状。

(四) 螺旋 CT 血管成像 (CTA)

CTA 是一种快速无创伤性血管显示技术，能直观表现血管立体走行，准确测量血管内径。由于 CTA 能在短时间内完成数据的采集，在急诊检查中，危重患者的躁动对成像造成的影响较小。

(五) 磁共振血管造影 (MRA)

MRA 检查可显示血管的粗细、走行，有无折角、扭曲，有无狭窄、闭塞等情况，适用于三级以上血管病变及畸形的检查，能直接观察血管的立体走行，准确测量血管内径，显示动脉瘤和动静脉畸形。但是，MRA 是通过计算机血管重建技术显示颅内血管，其反映血管解剖结构与实际情况仍有一定差异，其对狭窄程度的评估较实际情况有所夸大，如70%的重度狭窄易显示为完全闭塞。

（六）数字减影血管造影（DSA）检查

DSA为脑血管造影技术中的金标准，常用技术为经股动脉穿刺血管造影，由于存在其他非侵入性检查，故DSA不作为诊断VBI的首选方法。

（七）放射性核素应用

局部脑血容量（CBV）分析是诊断VBI最客观的依据，目前唯有正电子发射体层成像（PET）能够定量测定CBV，可以说PET是诊断VBI的金标准，但是由于PET费用极其昂贵，难以在临床普遍开展。而单光子发射断层扫描术（SPECT）是利用注入人体内放射性核素射出的单光子为射线源，由于不同组织浓聚放射性核素浓度的不同而构成反映人体功能的解剖图像，其可以定性分析CBV。

（八）脑干听觉诱发电位检测（BAEP）

BAEP检查能够敏感地反映脑干缺血程度和脑干神经核因血流灌注状态的变化，从电生理的角度发现的更多亚临床病变，仅利用此单项检查来诊断椎－基底动脉供血不足是不够全面的，适合同其他检查方法相结合来提高椎－基底动脉供血不足的阳性诊断率。

总之，对椎－基底动脉供血不足的诊断目前还没有一个金标准，但若结合临床症状，合理利用各项辅助检查能够在很大程度上提高临床确诊率。

四、诊断及鉴别诊断

（一）诊断要点

（1）年龄在40岁以上。

（2）慢性发病，逐渐加重，或急性发病，或反复发作。

（3）有脑动脉粥样硬化或颈椎病史。

（4）发作性、体位性眩晕，可伴恶心、呕吐、耳鸣、听力下降、视物不清、复视或突感上肢麻痛，持物落地。

（5）体征：眼震、共济失调、构音障碍、病侧面部及对侧肢体痛觉减退或消失，或旋颈试验阳性。

（6）颈椎X射线片或颈椎CT片示颈椎肥大性改变或椎间孔狭窄，经颅多普勒

(TCD) 示椎－基底动脉供血不足。

(7) 排除其他疾病所致眩晕。

(二) 鉴别诊断

眩晕当与头痛相鉴别。头痛以头部疼痛为主，可单位出现；眩晕以视物旋转为主，可伴有头痛。头痛以实证为主，眩晕虚证、实证皆有。

五、治疗

椎基底动脉供血不足临床上通常是指椎基底动脉供血不足，是指各种原因引起的椎基底－动脉狭窄或闭塞而出现临床上间歇性、反复发作性的一系列神经功能障碍的表现，一般可以选择内科治疗或外科治疗。

内科治疗方式为改变不良生活方式，如减肥、降脂等，早期进行抗凝抗聚治疗，如华法林、阿司匹林等。控制高血压，如低盐饮食、戒烟、适当运动等。治疗血液成分异常，如高血糖、高血脂等。

外科治疗方式为手术治疗，一般可考虑的手术方式有两种。第一种是椎动脉－颈总动脉端侧吻合术，适应证为锁骨下动脉盗血综合征；一侧椎动脉起始部闭塞，由于对侧也狭窄、闭塞或发育不良而代偿不完全，引起椎基底动脉供血不足。第二种是椎动脉内膜切除术，适应证为椎动脉起始处狭窄并有椎基底动脉系统缺血症状者；一侧椎动脉狭窄伴对侧椎动脉或颈动脉狭窄引起缺血症状者。

第三节　腔隙性脑梗死

腔隙性脑梗死是指大脑半球深部白质和脑干等中线部位，由直径为 100 ~ 400 μm 的穿支动脉血管闭塞导致的脑梗死。所引起的病灶为 0.5 ~ 15.0mm^3 的梗死灶。大多由大脑前动脉、大脑中动脉、前脉络膜动脉和基底动脉的穿支动脉闭塞所引起。脑深部穿动脉闭塞导致相应灌注区脑组织缺血、坏死、液化，由吞噬细胞将该处组织去除，形成由增生的星形胶质细胞所包围的囊腔。好发于基底节、丘脑、内囊和脑桥的大脑皮质贯通动脉供血区。反复发生多个腔隙性脑梗死，称多发性腔隙性脑梗死。临床引起相应的综合征，常见的有纯运动性轻偏瘫、纯感觉性卒中、构音障碍－手笨拙综合征、共济失调性轻偏瘫和感觉运动性卒中。高血压和糖尿病是主要原因，特别是高血压尤为重要。腔隙性脑梗死占脑梗死的 20% ~ 30%。

一、临床表现

本病常见于40岁以上的中老年人。腔隙性脑梗死患者中高血压的发病率约为75%，糖尿病的发病率为25%～35%，有TIA史者约有20%。

(一)症状和体征

临床症状一般较轻，体征单一，一般无头痛、颅内高压症状和意识障碍。由于病灶小，又常位于脑的静区，故许多腔隙性脑梗死在临床上无症状。

(二)临床综合征

Fisher根据病因、病理和临床表现，归纳为21种综合征，常见的有以下几种。

1. 纯运动性轻偏瘫（Pure Motor Hemiparesis，PMH）

PMH最常见，约占60%，有病灶对侧轻偏瘫，而不伴失语、感觉障碍和视野缺损，病灶多在内囊和脑干。

2. 纯感觉性卒中（Pure Sensory Stroke，PSS）

PSS约占10%，表现为病灶对侧偏身感觉障碍，也可伴有感觉异常，如麻木、烧灼和刺痛感。病灶在丘脑腹后外侧核或内囊后肢。

3. 构音障碍－手笨拙综合征（Dysarthric Clumsy Hand Syndrome，DCHS）

DCHS约占20%，表现为构音障碍、吞咽困难，病灶对侧轻度中枢性面、舌瘫，手的精细运动欠灵活，指鼻试验欠稳。病灶在脑桥基底部或内囊前肢及膝部。

4. 共济失调性轻偏瘫综合征（Ataxic Hemiparesis Syndrome，AHS）

AHS病灶同侧共济失调和病灶对侧轻偏瘫，下肢重于上肢，伴有锥体束征。病灶多在放射冠汇集至内囊处，或脑桥基底部皮质脑桥束受损所致。

5. 感觉运动性卒中（Sensorimotor Stroke，SMS）

SMS少见，以偏身感觉障碍起病，再出现轻偏瘫，病灶位于丘脑腹后核及邻近内囊后肢。

6. 腔隙状态

腔隙状态由Marie提出，由于多次腔隙性脑梗死后，有进行性加重的偏瘫、严重的精神障碍、痴呆、平衡障碍、二便失禁、假性延髓性麻痹、双侧锥体束征和类帕金森综合征等。近年来，由于有效控制血压及治疗的进步，现在已很少见。

二、辅助检查

（一）神经影像学检查

1. 颅脑 CT

非增强 CT 扫描显示为基底节区或丘脑呈卵圆形低密度灶，边界清楚，直径为 10～15mm。由于病灶小，占位效应轻微，一般仅为相邻脑室局部受压，多无中线移位，梗死密度随时间逐渐减低，4 周后接近脑脊液密度，并出现萎缩性改变。增强扫描于梗死后 3 天至 1 个月可能发生均一性或斑块性强化，以 2～3 周明显，待达到脑脊液密度时，则不再强化。

2. 颅脑 MRI

MRI 显示比 CT 优越，尤其是对脑桥的腔隙性脑梗死和新旧腔隙性脑梗死的鉴别有意义，增强后能提高阳性率。颅脑 MRI 检查在 T_2WI 像上显示高信号，是小动脉阻塞后新的或陈旧的病灶。T_1WI 和 T_2WI 分别表现为低信号和高信号斑点状或斑片状病灶，呈圆形、椭圆形或裂隙形，最大直径常为数毫米，一般不超过 1cm。急性期 T_1WI 的低信号和 T_2WI 的高信号，常不及慢性期明显，由于水肿的存在，使病灶看起来常大于实际梗死灶。注射造影剂后，T_1WI 急性期、亚急性期和慢性期病灶显示增强，呈椭圆形、圆形，也可呈环形。

3. CT 血管成像（CTA）、磁共振血管成像（MRA）

CTA、MRA 了解颈内动脉有无狭窄及闭塞程度。

（二）超声检查

通过颅多普勒超声（TCD）可以了解颈内动脉狭窄及闭塞程度。通过三维 B 超检查可以了解颈内动脉粥样硬化斑块的大小和厚度。

（三）血液学检查

通过血液学检查可以了解有无糖尿病和高脂血症等。

三、诊断与鉴别诊断

（一）诊断

(1) 中老年人发病，多数患者有高血压病史，部分患者有糖尿病史或 TIA 史。

(2) 急性或亚急性起病，症状比较轻，体征比较单一。

(3) 临床表现符合 Fisher 描述的常见综合征之一。

(4) 颅脑 CT 或 MRI 发现与临床神经功能缺损一致的病灶。

(5) 预后较好，恢复较快，大多数患者不遗留后遗症状和体征。

(二) 鉴别诊断

1. 小量脑出血

小量脑出血均为中老年发病，有高血压和急起的偏瘫和偏身感觉障碍。但小量脑出血头颅 CT 显示高密度灶即可鉴别。

2. 脑囊虫病

CT 均表现为低信号病灶。但是，脑囊虫病 CT 呈多灶性、小灶性和混合灶性病灶，临床表现常有头痛和癫痫发作，血和脑脊液囊虫抗体阳性，可供鉴别。

四、治疗

(一) 抗血小板聚集药物

抗血小板聚集药物是预防和治疗腔隙性脑梗死的有效药物。

1. 肠溶阿司匹林 (或拜阿司匹灵)

肠溶阿司匹林每次 100mg，每天 1 次，口服，可连用 6 ~ 12 个月。

2. 氯吡格雷

氯吡格雷每次 50 ~ 75mg，每天 1 次，口服，可连用半年。

3. 西洛他唑

西洛他唑每次 50 ~ 100mg，每天 2 次，口服。

4. 曲克芦丁

曲克芦丁每次 200mg，每天 3 次，口服；或每次 400 ~ 600mg 加入 5% 葡萄糖注射液或 0.9% 氯化钠注射液 500mL 中静脉滴注，每天 1 次，可连用 20 天。

(二) 钙通道阻滞剂

1. 氟桂利嗪

氟桂利嗪每次 5 ~ 10mg，睡前口服。

2. 尼莫地平

尼莫地平每次 20 ~ 30mg，每天 3 次，口服。

3. 尼卡地平

尼卡地平每次 20mg，每天 3 次，口服。

(三) 血管扩张药

1. 丁苯酞

丁苯酞每次200mg，每天3次，口服。偶见恶心、腹部不适，有严重出血倾向者忌用。

2. 丁咯地尔

丁咯地尔每次200mg加入5%葡萄糖注射液或0.9%氯化钠注射液250mL中静脉滴注，每天1次，连用10～14天；或每次200mg，每天3次，口服。可有头痛、头晕和恶心等不良反应。

3. 倍他司汀

倍他司汀每次6～12mg，每天3次，口服。可有恶心、呕吐等不良反应。

(四) 内科病的处理

有效控制高血压、糖尿病、高脂血症等，坚持药物治疗，定期检查血压、血糖、血脂、心电图和有关血液流变学指标。

五、预后与预防

(一) 预后

Marie和Fisher认为腔隙性脑梗死一般预后良好，下述几种情况影响本病的预后。

(1) 梗死灶的部位和大小，如腔隙性脑梗死发生在脑的重要部位——脑桥和丘脑以及大的和多发性腔隙性脑梗死者预后不良。

(2) 有反复TIA发作，有高血压、糖尿病和严重心脏病（缺血性心脏病、心房颤动和心脏瓣膜病等），症状没有得到很好控制者预后不良。据报道，1年内腔隙性脑梗死的复发率为10%～18%；特别是多发性腔隙性脑梗死半年后约有23%的患者发展为血管性痴呆。

(二) 预防

控制高血压、防治糖尿病和TIA是预防腔隙性脑梗死发生和复发的关键。

(1) 积极处理危险因素。①调控血压：长期高血压是腔隙性脑梗死主要的危险因素之一。在降血压药物方面无统一规定应用的药物。选用降血压药物的原则是既要有效和持久地降低血压，又不至于影响重要器官的血流量。可选用钙通道阻滞剂，如硝苯地平缓释片，每次20mg，每天2次，口服；或尼莫地平，每次30mg，每天1次，口服。也可选用血管紧张素转化酶抑制剂（ACEI），如卡托普利，每次12.5～25mg，每天3次，口服；或贝拉普利，每次5～10mg，每天1次，口服。②调控血糖：糖尿病也是腔隙性脑梗死主要的危险因素之一。要积极控制血糖，注意饮食与休息。③调控高血脂：可选用辛伐他汀（Simvastatin），每次10～20mg，每天1次，口服；或洛伐他汀（Lovastatin），每次20～40mg，每天1～2次，口服。④积极防治心脏病：要减轻心脏负荷，避免或慎用增加心脏负荷的药物，注意补液速度及补液量；对有心肌缺血、心肌梗死者应在心血管内科医师的协助下进行药物治疗。

（2）可以较长时期应用抗血小板聚集药物，如阿司匹林、氯吡格雷和中药活血化瘀药物。

（3）生活规律，心情舒畅，饮食清淡，进行适宜的体育锻炼。

第四节　脑栓塞

一、临床表现

50%～60%的患者发病时有轻度意识障碍，但持续时间短；颈内动脉或大脑中动脉主干的大面积脑栓塞可发生严重脑水肿、颅内压增高、昏迷及抽搐发作；椎－基底动脉系统栓塞也可迅速发生昏迷。

任何年龄均可发病，但以青壮年多见。多在活动中突然发病，常无前驱表现，症状多在数秒至数分钟发展至高峰，是发病最急的脑卒中，且多表现为完全性卒中。也可于安静时发病，约1/3脑栓塞发生于睡眠中。其临床表现取决于栓子的性质和数量、部位、侧支循环的状况、栓子的变化过程、心脏功能与其他并发症等因素。个别病例因栓塞部位继发血栓向近端伸延、栓塞反复发生或继发出血，症状可于发病后数天内呈进行性，或阶梯式加重。

局限性神经缺失症状与栓塞动脉供血区的功能相对应。约4/5脑栓塞累及脑中动脉主干及其分支，出现失语、偏瘫、单瘫、偏身感觉障碍和局限性癫痫发作，偏瘫多以面部和上肢为主，下肢为辅；约1/5发生在椎－基底动脉系统，表现为眩晕、复视、共济失调、交叉瘫、四肢瘫、发音及吞咽困难等；较大栓子偶可栓塞在基底动脉主干，造成突然昏迷、四肢瘫痪或基底动脉尖综合征。

大多数患者有易于产生血栓的原发疾病，如风湿性心脏病、冠心病和严重心律失常、心内膜炎等。部分病例有心脏手术史、长骨骨折、血管内治疗史等；部分病例有脑外多处栓塞证据，如球结膜、皮肤、肺、脾、肾、肠系膜等栓塞和相应的临床症状和体征。

二、实验室检查

(一) CT 及 MRI 检查

CT 及 MRI 检查可显示梗死灶呈多发性，见于两侧；或病灶大，呈以皮质为底的楔形，绝大多数位于大脑中动脉支配区，且同一大脑中动脉支配区常见多个、同一时期梗死灶，可有缺血性梗死和出血性梗死的改变，出现出血性梗死更支持脑栓塞的诊断。一般于 24 小时后出现低密度梗死区。多数患者继发出血性梗死而临床症状并无明显加重，故应定期复查头颅 CT，特别是在发病后 48 ~ 72 小时。MRI 检查可发现颈动脉及主动脉狭窄程度，显示栓塞血管的部位。

(二) 脑脊液检查

患者脑脊液压力一般正常，大面积栓塞性脑梗死者脑脊液压力可增高。出血性梗死者，脑脊液可呈血性或镜下可见红细胞；亚急性细菌性心内膜炎等感染性脑栓塞患者脑脊液白细胞计数增高，早期以中性粒细胞为主，晚期以淋巴细胞为主；脂肪栓塞者脑脊液可见脂肪球。

(三) 其他检查

由于脑栓塞作为心肌梗死的第一个症状者并不少见，且约 20% 心肌梗死为无症状性，故心电图检查应作为常规，可发现心肌梗死、风湿性心脏病、心律失常、冠状动脉供血不足和心肌炎的证据。超声心动图检查可证实心源性栓子的存在。颈动脉超声检查可发现颈动脉管腔狭窄、血流变化及颈动脉斑块，对颈动脉源性脑栓塞具有提示意义。血管造影时能见到栓塞性动脉闭塞有自发性消失趋势。

三、诊断及鉴别诊断

(一) 诊断要点

(1) 无前驱症状，突然发病，病情进展迅速且多在数分钟内达高峰。

(2) 局灶性脑缺血症状明显，伴有周围皮肤、黏膜和 / 或内脏及肢体栓塞症状。

(3) 明显的原发疾病和栓子来源。

(4) 头颅 CT 和 MRI 检查能明确脑栓塞的部位、范围、数目及性质。

（二）鉴别诊断

病情发展稍慢时，须与脑血栓形成相鉴别；脑脊液含血时，应与脑出血相鉴别；昏迷者须排除可引起昏迷的其他全身性或颅内疾病；局限性抽搐亦须与其他原因所致的症状性癫痫相鉴别。

四、治疗

(1) 一般治疗

一般治疗主要是维护患者生命体征、支持营养、解决并发症等，如卧床休息、营养支持、氧疗等；监测血压、血糖等。

(2) 药物治疗

根据原发病治疗，如抗生素、溶脂等，须个体化用药。

(3) 手术治疗

当内科治疗无效或有外科手术指征时，可考虑外科手术治疗。

第五节　高血压脑病

高血压脑病是指血压骤然急剧升高引起的暂时性急性全面脑功能障碍综合征。相当于中医所论“风头眩”“眩晕”，病发之始则见后头部头痛，活动后可消失。久则头痛、头晕和头胀，项部轻强，继而呈现耳鸣、目眩、心烦少寐、胸闷、心悸、口苦、指麻、尿赤和颜面红赤，舌红多有瘀斑，脉多沉弦有力之象。

一、诊断

（一）诊断要点

血压骤然升高，血压急剧升至26.66/16.00kPa（200/120mmHg）以上，尤以舒张压为主。伴有严重头痛、惊厥和意识障碍。在应用降血压药物治疗后常在1小时内症状迅速好转，可不留任何后遗症。若神经损害体征于数天内仍存在，表明脑内已发生梗死或出血。

（二）辅助检查

眼底可见高血压视网膜病变，头颅CT或MRI显示特征性顶、枕叶水肿。

(三) 鉴别诊断

1. 高血压性脑出血

本病远较高血压性脑病多见，也严重得多。本病的意识障碍及神经系统局灶体征一般较严重、固定，脑脊液多呈血性，脑超声波及动脉造影常提示有血肿存在，CT 检查可明确诊断。

2. 蛛网膜下腔出血

急性起病，有剧烈头痛、呕吐及不同程度的意识障碍，脑膜刺激征明显，血性脑脊液，一般血压不是很高。

3. 颅内肿瘤

脑瘤多有一个进行性加重的过程。通过脑电图、脑血管造影、CT 检查等可以确诊。

二、治疗

(一) 一般治疗

卧床休息，控制情绪，注意水电解质平衡，避免过咸食物，治疗原发疾病。

(二) 药物治疗

降压药物应快速作用，无中枢抑制，毒性小，不宜过度降压；降低颅内压推荐甘露醇等药物。

(三) 急性期治疗

降低血压，降低颅内压，控制抽搐，对于子痫患者应迅速分娩。

第六节　皮质下动脉硬化性脑病

皮质下动脉硬化性脑病（Subcortical Arteriosclerotic Encephalopathy，SAE）又称宾斯旺格病（Binswanger Disease，BD）。1894 年，由 Otto Binswanger 首先报道 8 例，临床表现为进行性的智力减退，伴有偏瘫等神经局灶性缺失症状，尸检中发现颅内动脉高度粥样硬化、侧脑室明显增大及大脑白质明显萎缩，而大脑皮质萎缩相对较轻。为有别于当时广泛流行的梅毒引起的麻痹性痴呆，故命名为慢性进行性皮质下脑炎。此后，根据 Alzheimer 和 Nissl 等研究发现其病理的共同特征为较长的脑深部血管的动脉粥样硬化所致的大脑白质弥漫性脱髓鞘病变。1898 年，Alzheimer 又称这种病为 Binswanger 病（SD）。Olseswi 又称作皮质下动脉硬化性脑病（SAE）。临床特点为伴有高血压的中老年人进行性智力减退和痴呆；病理特点为大脑白质脱髓鞘而弓状纤维不受累，以及明显的脑白质萎缩和动脉粥样硬化。Rosenbger（1979）、Babikian（1987）和 Fisher（1989）等先后报道生前颅脑 CT 扫描发现双侧白质低密度灶，尸检符合本病的病理特征，由此确定了影像学结合临床对本病生前诊断的可能，并随着影像技术的临床广泛应用，对本病的临床检出率明显提高。

一、临床表现

SAE 患者临床表现复杂多样。大多数患者有高血压、糖尿病、心律失常、心功能不全等病史，多有一次或数次脑卒中发作史；病程呈慢性进行性或卒中样阶段性发展，通常 5 ~ 10 年；少数可急性发病，可有稳定期或暂时好转。发病年龄多在 55 ~ 75 岁，男女发病无差别。

(一) 智力障碍

智力障碍是 SAE 最常见的症状，并且是最常见的首发症状。

1. 记忆障碍

记忆障碍表现为记忆力减退明显或缺失；熟练的技巧退化、失认及失用等。

2. 认知功能障碍

反应迟钝，理解、判断力差等。

3. 计算力障碍

计算数字或倒数数字明显减慢或不能。

4. 定向力障碍

视空间功能差，外出迷路，不认家门。

5. 情绪性格改变

情绪性格改变表现为固执、自私、多疑和言语减少。

6. 行为异常

行为异常表现为无欲，对周围环境失去兴趣，运动减少，穿错衣服，尿失禁，乃至生活完全不能自理。

(二) 临床体征

大多数患者具有逐步发展累加的局灶性神经缺失体征。

1. 假性延髓麻痹

假性延髓麻痹表现为说话不清、吞咽困难、饮水呛咳，伴有强哭强笑。

2. 锥体束损害

常有不同程度的偏瘫或四肢瘫，病理征阳性，掌颌反射阳性等。

3. 锥体外系损害

四肢肌张力增高，动作缓慢，类似帕金森综合征样的临床表现，平衡障碍，步行不稳，共济失调。

有的患者亦可以腔隙性脑梗死的一个类型为主要表现。

二、辅助检查

(一) 血液检查

检查血常规、纤维蛋白原、血脂、球蛋白和血糖等，以明确是否存在糖尿病、红细胞增多症、高脂血症和高球蛋白血症等危险因素。

(二) 脑电图

约有 60% 的 SAE 患者有不同程度的 EEG 异常，主要表现为 α 波节律消失，α 波慢化，局灶或弥漫性 θ 波、δ 波增加。

(三) 影像学检查

1. 颅脑 CT 表现

(1) 双侧对称性侧脑室周围弥漫性斑片状、无占位效应的较低密度影，其中一些不规则病灶可向邻近的白质扩展。

(2) 放射冠和半卵圆中心内的低密度病灶与侧脑室周围的较低密度灶不连接。

(3) 基底节、丘脑、脑桥及小脑可见多发性腔隙灶。

(4) 脑室扩大、脑沟轻度增宽。

以往，Goto 将皮质下动脉硬化性脑病的 CT 表现分为 3 型：Ⅰ型病变局限于额角与额叶，尤其是额后部；Ⅱ型病变围绕侧脑室体、枕角及半卵圆中心后部信号，累及大部或全部白质，边缘参差不齐；Ⅲ型病变环绕侧脑室，弥漫于整个半球。Ⅲ型和部分Ⅱ型对本病的诊断有参考价值。

2. 颅脑 MRI 表现

(1) 侧脑室周围及半卵圆中心白质散在分布的异常信号（T_1 加权像病灶呈低信号，T_2 加权像病灶呈高信号），形状不规则、边界不清楚，但无占位效应。

(2) 基底节区、脑桥可见腔隙性脑梗死灶，矢状位检查胼胝体内无异常信号。

(3) 脑室系统及各个脑池明显扩大，脑沟增宽、加深，有脑萎缩的改变。

颅脑 MRI 脑室周围高信号（PVH）分为 5 型：0 型未见 PVH；Ⅰ型为小灶性病变，仅见于脑室的前区和后区，或脑室的中部；Ⅱ型侧脑室周围局灶非融合或融合的双侧病变；Ⅲ型脑室周围 T_2 加权像高信号改变，呈月晕状，包绕侧脑室，且脑室面是光滑的；Ⅳ型弥漫白质高信号，累及大部或全部白质，边缘参差不齐。

三、诊断与鉴别诊断

（一）诊断

(1) 有高血压、动脉硬化及脑卒中发作史等。

(2) 多数潜隐起病，缓慢进展加重，或呈阶梯式发展。

(3) 痴呆是必须具备的条件，而且是心理学测验所证实存在以结构障碍为主的认知障碍。

(4) 有积累出现的局灶性神经缺损体征。

(5) 影像学检查符合 SAE 改变。

(6) 排除阿尔茨海默病、无神经系统症状和体征的脑白质疏松症以及其他多种类型的特异性白质脑病等。

（二）鉴别诊断

1. 进行性多灶性白质脑病（PML）

PML 是乳头状瘤空泡病毒感染所致，与免疫功能障碍有关。病理可见脑白质多发性不对称的脱髓鞘病灶，镜下可见组织坏死、炎症细胞浸润、胶质增生和包涵体。表现痴呆和局灶性皮质功能障碍，急性或亚急性病程，3～6 个月死亡。多见于艾滋病、淋巴瘤、白血病或器官移植后服用免疫抑制剂的患者。

2. 阿尔茨海默病（AD）

AD 又称老年前期痴呆。老年起病隐匿、缓慢，进行性非阶梯性逐渐加重，出现记忆障碍、认知功能障碍、自知力丧失和人格障碍，神经系统阳性体征不明显。CT 扫描可见脑皮质明显萎缩及脑室扩张，无脑白质多发性脱髓鞘病灶。

3. 血管性痴呆（VD）

VD 是由于多发的较大动脉梗死或多灶梗死后影响了中枢之间的联系而致病，常可累及大脑皮质和皮质下组织，其发生痴呆与梗死灶的体积、部位和数目等有关，绝大多数患者为双侧 MCA 供血区的多发性梗死。MRI 扫描显示为多个大小不等、新旧不一的散在病灶，与本病MRI检查的表现（双侧脑室旁、白质内广泛片状病灶）不难鉴别。

4. 单纯脑白质疏松症（LA）

单纯脑白质疏松症（LA）与皮质下动脉硬化性脑病（SAE）患者都有记忆障碍，病因、发病机制均不十分清楚。SAE所具有的三主征（高血压、脑卒中发作和慢性进行性痴呆），LA不完全具备，轻型LA可能一个也不具备，两者是可以鉴别的。对于有疑问的患者应进一步观察，若随病情的发展，如出现SAE所具有的三主征则诊断明确。

5. 正常颅压性脑积水（NPH）

NPH可表现进行性步态异常、尿失禁和痴呆三联征，起病隐匿，病前有脑外伤、蛛网膜下腔出血或脑膜炎等病史，无脑卒中史，发病年龄较轻，腰椎穿刺颅内压正常，CT可见双侧脑室对称性扩大，第三脑室、第四脑室及中脑导水管明显扩张，影像学上无脑梗死的证据。有时，在CT和MRI上可见扩大的前角周围有轻微的白质低密度影，很难与SAE区别；但SAE早期无尿失禁与步行障碍，且NPH双侧侧脑室扩大较明显、白质低密度较轻，一般不影响半卵圆心等，不难鉴别。

6. 多发性硬化（MS）

多发性硬化为常见的中枢神经系统自身免疫性脱髓鞘疾病。发病年龄多为20～40岁；临床症状和体征复杂多变，可确定中枢神经系统中有两个或两个以上的病灶；病程中有两次或两次以上缓解—复发的病史；多数患者可见寡克隆带阳性；诱发电位异常。根据患者发病年龄、起病及临床经过，两者不难鉴别。

7. 放射性脑病REP

放射性脑病主要发生在颅内肿瘤放疗后的患者，临床以脑胶质瘤接受大剂量照射（35Gy以上）的患者为多见，还可见于各种类型的颅内肿瘤接受γ刀或X刀治疗后的患者。分为照射后短时间内迅速发病的急性放射性脑病和远期放射性脑病两种类型。临床表现为头疼、恶心、呕吐、癫痫发作和不同程度的意识障碍。颅脑CT平扫见照射脑区大片低密度病灶，占位效应明显。主要鉴别点是患者因病进行颅脑放射治疗（以下简称放疗）后发生脑白质脱髓鞘。

8. 脑弓形体病

脑弓形体病见于先天性弓形体病患儿，出生后表现为精神和智力发育迟滞，癫痫发作，可合并有视神经萎缩、眼外肌麻痹、眼球震颤和脑积水。腰椎穿刺检查脑脊液压力正常，细胞数和蛋白含量轻度增高，严重感染者可分离出病原体。颅脑CT见沿双侧侧脑室分布的散在钙化病灶，MRI扫描见脑白质内多发的片状长T_1、长T_2信号，可合并脑膜增厚和脑积水。血清学检查补体结合试验效价明显增高，间接荧光抗体试验阳性可明确诊断。

四、治疗

多数学者认为 SAE 与血压有关；还有观察者认为，合理的降压治疗较未合理降压治疗的患者发生 SAE 的时间有显著性差异。本病的治疗原则是控制高血压、预防脑动脉硬化及脑卒中发作，治疗痴呆。

临床观察 SAE 患者多合并有高血压，经合理的降压治疗能延缓病情的进展。降压药物很多，根据患者的具体情况，正确选择药物，规范系统地治疗，使血压降至正常范围 [18.7/12.0kPa（140/90mmHg）以下]，或达理想水平 [16.0/10.7 kPa（120/80mmHg）]；抗血小板聚集药物是改善脑血液循环，预防和治疗腔隙性脑梗死的有效方法。

（一）二氢麦角碱类

二氢麦角碱类可消除血管痉挛和增加血流量，改善神经元功能。常用双氢麦角碱，每次 0.5 ~ 1mg，每天 3 次，口服。

（二）钙离子通道阻滞剂

钙离子通道阻滞剂增加脑血流、防止钙超载及自由基损伤。二氢吡啶类，如尼莫地平，每次 25 ~ 50mg，每天 3 次，饭后口服；二苯烷胺类，如氟桂利嗪，每次 5 ~ 10mg，每天 1 次，口服。

（三）抗血小板聚集药

抗血小板聚集药常用阿司匹林，每次 75 ~ 150mg，每天 1 次，口服。抑制血小板聚集，稳定血小板膜，改善脑循环，防止血栓形成；氯吡格雷推荐剂量每天 75mg，口服，通过选择性地抑制二磷酸腺苷（ADP）诱导血小板的聚集；噻氯匹定，每次 250mg，每天 1 次，口服。

（四）神经细胞活化剂

神经细胞活化剂促进脑细胞对氨基酸磷脂及葡萄糖的利用，增强患者的反应性和兴奋性，增强记忆力。

1. 吡咯烷酮类

吡咯烷酮类常用吡拉西坦，每次 0.8 ~ 1.2g，每天 3 次，口服；或茴拉西坦，每次 0.2g，每天 3 次，口服。可增加脑内三磷酸腺苷（ATP）的形成和转运，增加葡萄糖利用和蛋白质合成，促进大脑半球信息传递。

2. 甲氯芬酯

甲氯芬酯可增加葡萄糖利用，兴奋中枢神经系统和改善学习记忆功能。每次0.1～0.2g，每天3～4次，口服。

3. 阿米三嗪萝巴新

阿米三嗪萝巴新由萝巴新（为血管扩张剂）和阿米三嗪（呼吸兴奋剂，可升高动脉血氧分压）两种活性物质组成，能升高血氧饱和度，增加供氧改善脑代谢。每次1片，每天2次，口服。

4. 其他

如脑蛋白水解物、胞磷胆碱、三磷腺苷（ATP）和辅酶A等。

（五）加强护理

对已有智力障碍、精神障碍和肢体活动不便者，要加强护理，以防止意外事故发生。

五、预后与预防

（一）预后

目前，有资料统计本病的自然病程为1～10年，平均生存期为5年，少数可达20年。大部分患者在病程中有相对平稳期。预后与病变部位、范围有关，认知功能衰退的过程呈不可逆进程，进展速度不一。早期治疗预后较好，晚期治疗预后较差。如果发病后大部分时间卧床，缺乏与家人和社会交流，言语功能和认知功能均迅速减退者，预后较差。死亡原因主要为全身衰竭、肺部感染、心脏疾病或发生新的脑卒中。

（二）预防

目前，对SAE尚缺乏特效疗法，主要通过积极控制危险因素预防SAE的发生。

（1）多数学者认为，本病与高血压、糖尿病、心脏疾病、高脂血症及高纤维蛋白原血症等有关，因此，首先对危险人群进行控制，预防脑卒中发作，选用抗血小板凝集药及改善脑循环、增加脑血流量的药物。有学者发现，SAE伴高血压患者，收缩压控制在18.0～20.0kPa（135～150mmHg）可改善认知功能恶化。

（2）高度颈动脉狭窄者可手术治疗，有助于降低皮质下动脉硬化性脑病的发生。

（3）戒烟、控制饮酒及合理饮食；适当进行体育锻炼，增强体质。

（4）早期治疗：对早期患者给予脑保护和脑代谢药物治疗，临床和体征均有一定改善；特别是在治疗的同时进行增强注意力和改善记忆力方面的康复训练，可使部分患者的认知功能维持相对较好的水平。

第七节　颈动脉粥样硬化

颈动脉粥样硬化是指双侧颈总动脉、颈总动脉分叉处及颈内动脉颅外段的管壁僵硬，颈动脉内膜中层厚度（IMT），内膜下脂质沉积，斑块形成及管腔狭窄，最终可导致脑缺血性损害。

颈动脉粥样硬化与种族有关，白种男性老年人颈动脉粥样硬化的发病率最高，在美国约35%的缺血性脑血管病由颈动脉粥样硬化引起，因此对颈动脉粥样硬化的防治一直是西方国家研究的热点，如北美症状性颈动脉内膜切除试验（NASCET）和欧洲颈动脉外科手术试验（ECST）。我国对颈动脉粥样硬化的研究起步较晚，目前尚缺乏像NASCET和ECST等大宗试验数据，但随着诊断技术的发展，如高分辨率颈部双功超声、磁共振血管造影和TCD等的应用，人们对颈动脉粥样硬化在脑血管疾病中重要性的认识已明显提高，我国现已开展颈动脉内膜剥脱术及经皮血管内支架形成等治疗。

颈动脉粥样硬化的危险因素与一般动脉粥样硬化相似，如高血压、糖尿病、高血脂、吸烟、肥胖等。颈动脉粥样硬化引起脑缺血的机制有两点：①动脉栓塞，栓子可以是粥样斑块基础上形成的附壁血栓脱落，或斑块本身破裂脱落；②血流动力学障碍。人们一直以为血流动力学障碍是颈动脉粥样硬化引起脑缺血的主要发病机制，因此把高度颈动脉狭窄（> 70%）作为防治的重点，如采用颅外分流术和颅内分流术以改善远端供血，但结果并未能降低同侧卒中的发病率，原因是颅外分流术和颅内分流术并未能消除栓子源，仅仅是绕道而不是消除颈动脉斑，因此不能预防栓塞性卒中。现人们已认为，脑缺血的产生与斑块本身的结构和功能状态密切相关，斑块的稳定性较之斑块的体积有更大的临床意义。动脉栓塞可能是缺血性脑血管病最主要的病因，颈动脉粥样硬化斑块是脑循环动脉源性栓子的重要来源。因此，有必要提高对颈动脉粥样硬化的认识，并在临床工作中加强对颈动脉粥样硬化的防治。

一、临床表现

颈动脉粥样硬化引起的临床症状，主要为短暂过性脑缺血发作（TIA）及脑梗死。

（一）TIA

脑缺血症状多在2min（< 5min）内达高峰，多数持续2 ~ 15min，仅数秒的发作

一般不是 TIA。TIA 持续时间越长（< 24 小时），遗留梗死灶的可能性越大，称为伴一过性体征的脑梗死，不过在治疗上与传统 TIA 并无区别。

1. 运动和感觉症状

运动症状包括单侧肢体无力、动作笨拙或瘫痪。感觉症状为对侧肢体麻木和感觉减退。运动和感觉症状往往同时出现，但也可以是纯运动或纯感觉障碍。肢体瘫痪的程度从肌力轻度减退至完全性瘫痪，肢体麻木可无客观的浅感觉减退。如果出现一过性失语，提示优势半球 TIA。

2. 视觉症状

一过性单眼黑矇是同侧颈内动脉狭窄较特异的症状，患者常描述为“垂直下沉的阴影”，或像“窗帘拉拢”。典型发作持续仅数秒或数分钟，并可反复、刻板发作。若患者有一过性单眼黑矇伴对侧肢体 TIA，则高度提示黑矇侧颈动脉粥样硬化狭窄。

严重颈动脉狭窄可引起一种少见的视觉障碍，当患者暴露在阳光下时，病变同侧单眼失明，在回到较暗环境后数分钟或数小时视力才能逐渐恢复。其发生的机制尚未明确。

3. 震颤

颈动脉粥样硬化可引起肢体震颤，往往在姿势改变、行走或颈部过伸时出现。这种震颤常发生在肢体远端，单侧，较粗大，且无节律性（3 ~ 12Hz），持续数秒至数分钟，发作时不伴意识改变。脑缺血产生肢体震颤的原因也未明确。

4. 颈部杂音

颈动脉粥样硬化使动脉部分狭窄，血液出现涡流，用听诊器可听到杂音。下颌角处舒张期杂音高度提示颈动脉狭窄。颈内动脉虹吸段狭窄可出现同侧眼部杂音。但杂音对颈动脉粥样硬化无定性及定位意义，仅 50% ~ 60% 的颈部杂音与颈动脉粥样硬化有关，在 45 岁以上人群中，3% ~ 4% 有无症状颈部杂音。过轻或过重的狭窄由于不能形成涡流，因此常无杂音。当一侧颈动脉高度狭窄或闭塞时，病变对侧也可出现杂音。

（二）脑梗死

颈动脉粥样硬化可引起脑梗死，出现持久性的神经功能缺失，在头颅 CT、MRI 扫描可显示大脑中动脉和大脑前动脉供血区基底节及皮质下梗死灶，梗死灶部位与临床表现相符。与其他病因所致的脑梗死不同，颈动脉粥样硬化引起的脑梗死常先有 TIA，可呈阶梯状发病。

二、诊断

(一) 超声检查

超声检查可评价早期颈动脉粥样硬化及病变的进展程度，是一种方便、常用的方法。国外近70%的颈动脉粥样硬化患者经超声检查即可确诊。在超声检查中应用较多的是双功能超声（DUS）。DUS是多普勒血流超声与显像超声相结合，能反映颈动脉血管壁、斑块形态及血流动力学变化。其测定参数包括颈动脉内膜、内膜中层厚度（IMT）、斑块大小及斑块形态、测量管壁内径并计算狭窄程度及颈动脉血流速度。IMT是反映早期颈动脉硬化的指标，若IMT ≥ 1mm即提示有早期动脉硬化。斑块常发生在颈总动脉分叉处及颈内动脉起始段，根据形态分为扁平型、软斑、硬斑和溃疡型四型。斑块的形态较斑块的体积有更重要的临床意义，不稳定的斑块如软斑，特别是溃疡斑，更易合并脑血管疾病。目前有4种方法来计算颈动脉狭窄程度：NASCET法、ECST法、CC法和CSI法。采用较多的是NASCET法：狭窄率＝[1－最小残存管径（MRI）/狭窄远端管径（DL）]×100%。依据血流速度增高的程度，可粗略判断管腔的狭窄程度。

随着超声检查分辨率的提高，特别是其对斑块形态和溃疡的准确评价，使DUS在颈动脉粥样硬化的诊断和治疗方法的选择上具有越来越重要的临床实用价值。但DUS也有一定的局限性，超声检查与操作者的经验密切相关，其结果的准确性易受人为因素影响。另外，DUS不易区别高度狭窄与完全性闭塞，而两者的治疗方法截然不同。因此，当DUS提示动脉闭塞时，应做血管造影证实。

(二) 磁共振血管造影

磁共振血管造影（MRA）是20世纪80年代出现的一项无创性新技术，检查时不须注射对比剂，对人体无损害。MRA对颈动脉粥样硬化评价的准确性在85%以上，若与DUS相结合，则可大大提高无创性检查的精确度。只有当DUS与MRA检查结果不一致时，才须做血管造影。MRA的局限性在于费用昂贵，对狭窄程度的评价有偏大倾向。

(三) 血管造影

血管造影特别是数字减影血管造影（DSA），仍然是判断颈动脉狭窄的"金标准"。在选择是否采用手术治疗和手术治疗方案时，相当多患者仍须做DSA。血管造影的特点在于对血管狭窄的判断有很高的准确性。缺点是不易判断斑块的形态。

(四) 鉴别诊断

1. 椎基底动脉系统(TIA)

当患者表现为双侧运动或感觉障碍，眩晕、复视、构音障碍和同向视野缺失时，应考虑是后循环病变而非颈动脉粥样硬化。一些交替性的神经症状，如先左侧然后右侧的偏瘫，往往提示后循环病变、心源性栓塞或弥散性血管病变。

2. 偏头痛

25%～35%的缺血性脑血管病伴有头痛，且典型偏头痛发作也可伴发神经系统定位体征，易与TIA混淆。两者的区别在于偏头痛引起的定位体征为兴奋性的，如感觉过敏、视幻觉、不自主运动等。偏头痛患者常有类似的反复发作史和家族史。

三、治疗

治疗动脉粥样硬化的方法亦适用于颈动脉粥样硬化，如戒烟、加强体育活动、减轻肥胖、控制高血压及降低血脂等。

(一) 内科治疗

内科治疗的目的在于阻止动脉粥样硬化的进展、预防脑缺血的发生以及预防手术后病变的复发。目前，尚未完全证实内科治疗可逆转和消退颈动脉粥样硬化。

1. 抗血小板聚集药治疗

抗血小板聚集药治疗的目的是阻止动脉粥样硬化斑块表面生成血栓，预防脑缺血的发作。阿司匹林是目前使用最广泛的抗血小板聚集药，长期服用可较显著地降低心脑血管疾病发生的危险性。阿司匹林的剂量30～1300mg/d均有效。目前还没有证据说明大剂量阿司匹林较小剂量更有效，因此对绝大多数患者而言，50～325mg/d是推荐剂量。

对阿司匹林治疗无效的患者，一般不主张用加大剂量来增强疗效。此时，可选择替换其他抗血小板聚集药，或改用口服抗凝剂。

2. 抗凝治疗

当颈动脉粥样硬化患者抗血小板聚集药治疗无效，或不能耐受抗血小板聚集药治疗时，可采用抗凝治疗。最常用的口服抗凝剂是华法林。

(二) 颈动脉内膜剥脱术

对高度狭窄(70%～99%)的症状性颈动脉粥样硬化患者，首选的治疗方法是颈动脉内膜剥脱术(CEA)。CEA不仅减少了脑血管疾病的发病率，也降低了因脑缺血反复发作而产生的医疗费用。

第八节 脑动脉硬化症

脑动脉硬化症是指在全身动脉硬化的基础上，脑部血管的弥漫性硬化、管腔狭窄及小动脉闭塞，供应脑实质的血流减少，神经细胞变性而引起的一系列神经与精神症状。本病发病年龄大多在50岁以上。脑动脉硬化的好发部位多位于颈动脉分叉水平，而颈总动脉的起始部很少发生。

一、临床表现

(一) 早期

脑动脉粥样硬化发展缓慢，呈进行性加重，早期表现类似神经衰弱，患者有头痛、头胀、头部压紧感，还可有耳鸣、眼花、心悸、失眠、记忆力减退、烦躁及易疲倦等症状，头晕、头昏、嗜睡及精神状态的改变。逐渐出现对各种刺激的感觉过敏，情绪易波动，有时激动、焦虑、紧张、恐惧、多疑，有时又出现对周围事物无兴趣、淡漠及颓丧、伤感，对任何事情感到无能为力、不果断，并常伴有自主神经功能障碍，如手足发冷、局部出汗，皮肤划痕症阳性。脑动脉粥样硬化时可引起脑出血，临床上可发生眩晕、昏厥等症状，并可有短暂性脑缺血发作。

(二) 进展期

随着病情的进展，患者可出现许多严重的神经精神症状及体征，其临床表现有以下几类。

1. 动脉硬化引起的帕金森症状

患者面部缺乏表情，发音低而急促，直立时身体向前弯，四肢强直而肘关节略屈曲，手指震颤而呈搓丸样，步伐小而身体向前冲，称为“慌张步态”。其他症状尚有出汗多，皮脂溢出多，言语障碍、流口水多、吞咽费力等。少数患者晚期可出现痴呆。

2. 脑动脉硬化痴呆

患者起病缓慢，呈阶梯性智力减退，早期患者可出现神经衰弱综合征，逐渐出现近记忆力明显减退，而人格、远记忆力、判断、计算力尚能在一段时间内保持完整。患者情绪不稳，易激惹、喜怒无常、夜间可出现谵妄或失眠，有时出现强哭、强笑或情绪淡漠，最后发展为痴呆。

3. 假性延髓性麻痹

其临床特征为构音障碍、吞咽困难、饮水呛咳、面无表情，轻度情绪刺激表现为反应过敏及不能控制的强哭、强笑或哭笑相似而不易分清，这种情感障碍系病变侵犯皮质丘脑阻塞所致。

4. 脑神经损害

脑动脉硬化后僵硬的动脉可压迫脑底部的脑神经而使其功能发生障碍，如双鼻侧偏盲、三叉神经痛性抽搐、双侧展或面神经瘫痪，或引起一侧面肌痉挛等症状。

5. 脑动脉硬化症

神经系统所出现的体征临床上可出现一些原始反射，如强握反射、口舌动作等。同时可伴有皮质高级功能的障碍，如语言障碍、吐词困难，对词的短暂记忆丧失，命名不能、失用，亦出现体像障碍、皮质感觉障碍，锥体束损害及脑干、脊髓损害的症状。另外，还可出现括约肌功能障碍，如尿潴留或失禁、大便失禁等。脑动脉硬化症还可引起癫痫发作，其发作形式可为杰克逊（Jackson）发作、钩回发作或全身性大发作。

二、诊断

(1) 年龄在45岁以上。

(2) 初发高级神经活动不稳定的症状或脑弥漫性损害症状。

(3) 有全身动脉硬化，如眼底动脉硬化Ⅱ级以上或主动脉弓增宽、颞动脉或桡动脉较硬及冠心病等。

(4) 神经系统阳性体征如腱反射不对称，掌颌反射阳性及吸吮反射阳性等。

(5) 血清胆固醇增高。

(6) 排除其他脑病。

上述6项为诊断脑动脉硬化的最低标准。可根据身体任何部位的动脉硬化症状，如头部动脉的硬化，精神、神经症状呈缓慢进展，伴以短暂性脑卒中样发作，或有轻重不等的较广泛的神经系统异常。有脑神经、锥体束和锥体外系损害，并除外颅内占位性病变，结合实验室检查可以做出临床诊断。

三、治疗

(一) 一般防治措施

(1) 合理饮食：食用低胆固醇、低动物性脂肪食物，如瘦肉、鱼类、低脂奶类。提倡饮食清淡，多食富含维生素C（新鲜蔬菜、瓜果）和植物蛋白（豆类及其制品）的食物。

(2) 适当的体力劳动和体育锻炼：对预防肥胖，改善循环系统的功能和调整血脂的代谢有一定的帮助，是预防本病的一项积极措施。

(3) 生活要有规律：合理安排工作和生活，保持乐观，避免情绪激动和过度劳累，要有充分的休息和睡眠，在生活中不吸烟、不饮酒。

(4) 积极治疗有关疾病如高血压、糖尿病、高脂血症、肝肾及内分泌疾病等。

(二) 降血脂药物

高脂血症经用体育疗法、饮食疗法仍不降低者，可选用降脂药物治疗。

(1) 氯贝丁酯 (安妥明)：0.25～0.5g，3次/d，口服。病情稳定后应酌情减量维持。其能降低甘油三酯，升高高密度脂蛋白。少数患者可出现荨麻疹或肝、肾功能变化，须定期检查肝肾功能。

(2) 二甲苯氧庚酸 (吉非贝齐，诺衡)：300mg，3次/d，口服。其效果优于氯贝丁酯，有降低甘油三酯、胆固醇，升高高密度脂蛋白的作用。不良反应同氯贝丁酯。

(3) 普鲁脂芬 (非诺贝特)：0.1g，3次/d，口服。它是氯贝丁酯的衍生物，血尿半衰期较长，作用较氯贝丁酯强，能显著降低甘油三酯和血浆胆固醇，显著升高血浆高密度脂蛋白。不良反应较轻，少数病例出现血清谷丙转氨酶及血尿素氮暂时性轻度增高，停药后即恢复正常。原有肝肾功能减退者慎用，孕妇禁用。

(4) 普罗布考 (丙丁酚)：500mg，3次/d，口服。能阻止肝脏中胆固醇的乙酰乙酸生物合成，降低血胆固醇。

(5) 亚油酸：300mg，3次/天，口服，或亚油酸乙酯1.5～2g，3次/d，口服。其为不饱和脂肪酸，能抑制脂质在小肠的吸收与合成，影响血浆胆固醇的分布，使其较多地向血管壁外的组织中沉积，降低血管中胆固醇的含量。

(6) 考来烯胺 (消胆胺)：4～5g，3次/d，口服。因其是阴离子交换树脂，服后与胆汁酸结合，断绝胆酸与肠、肝循环，促使肝中胆固醇分解成胆酸，与肠内胆酸一同排出体外，使血胆固醇下降。

(7) 胰肽酶 (弹性酶)：每片150～200U，1～2片，3次/d，口服。服1周后见效，8周达高峰。它能水解弹性蛋白及糖蛋白等，能阻止胆固醇沉积在动脉壁上，并能提高脂蛋白脂酶活性，能分解乳糜微粒，降低血浆胆固醇。无不良反应。

(8) 脑心舒 (冠心舒)：20mg，3次/d，口服。其是从猪十二指肠提取的糖胺多糖类药物，能显著地降低血浆胆固醇和甘油三酯，促进纤维蛋白溶解，抗血栓形成。对一过性脑缺血发作、脑血栓、椎基底动脉供血不足等有明显疗效。

(9) 血脉宁 (安吉宁，吡醇氨酯)：250～500mg，3次/d，口服。6个月为1个疗程。能减少血管壁上胆固醇的沉积，减少血管内皮损伤，防止血小板聚集。不良反应较大，有胃肠道反应，少数病例有肝功能损害。

（10）月见草油：1.2～2g，3次/d，口服。本品是含亚油酸的新药，为前列腺素前体，具有降血脂、降胆固醇、抗血栓作用。不良反应小，偶见胃肠道反应。

（11）多烯康胶丸：每丸0.3g或0.45g，每次1.2～1.5g，3次/d，口服。为我国首创的富含二十碳五烯酸（EPA）和二十二碳六烯酸（DAH）的浓缩鱼油。其含EPA和DAH超70%，降低血甘油三酯总有效率为86.5%，降低血胆固醇总有效率为68.6%，并能显著抑制血小板聚集和阻止血栓形成，长期服用无毒副作用，而且疗效显著。

（12）甘露醇烟酸酯片：400mg，3次/d，口服。本品是我国生产的降血脂、降血压的新药。降血甘油三酯的有效率达75%，降舒张压的有效率达93%，使头痛、头晕、烦躁等症状得到改善。

（13）其他维生素C、B族维生素、维生素E、烟酸等药物。

（三）扩血管药物

扩血管药物可解除血管运动障碍，改善血液循环，主要作用于血管平滑肌。

（1）盐酸罂粟碱：可改善脑血流，60～90mg，加入5%葡萄糖液或右旋糖酐-40500mL中静脉滴注，1次/d，7～10天为1个疗程。或30～60mg，1～2次/d，肌内注射。

（2）己酮可可碱：0.1g，3次/d，口服。本品除扩张毛细血管外，还可增进纤溶活性，降低红细胞上的脂类及黏度，改善红细胞的变形性。

（3）盐酸倍他啶、烟酸、山莨菪碱、血管舒缓素等均属常用扩张血管药物。

（四）钙通道阻滞剂

其作用机制：①扩张血管，增加脑血流量，阻滞Ca^{2+}跨膜内流；②抗动脉粥样硬化，降低胆固醇；③抗血小板聚集，降低血黏度，改善微循环；④保护细胞，避免脑缺血后神经元细胞膜发生去极化；⑤维持红细胞变形能力，是影响微循环中血黏度的重要因素。

（1）尼莫地平：30mg，2～3次/d，口服。

（2）尼卡地平：20mg，3次/d，口服，3天后渐增到每天60～120mg，不良反应为少数人思睡、头晕、倦怠、恶心、腹胀等，减量后即可消失，一般不影响用药。而肝肾功能差和低血压者慎用，颅内出血急性期、妊娠、哺乳期患者禁用。

（3）氟桂嗪：5～10mg或6～12mg，1次/d，顿服。不良反应为乏力、头晕、嗜睡、脑脊液压力增高，故颅内压增高者禁用。

(4) 桂利嗪(脑益嗪)：25mg，3次/d，口服。

(五) 抗血小板聚集药物

因为血小板在动脉粥样硬化者体内活性增高，并释放平滑肌增生因子使血管内膜增生，升高血中半胱氨酸，导致血管内皮损伤，脂质易侵入内膜，吞噬大量的低密度脂蛋白的单核巨噬细胞，在血管壁内转化为泡沫细胞，而形成动脉粥样硬化病变，因此抗血小板治疗是防治脑血管病的重要措施。

(1) 肠溶阿司匹林(乙酰水杨酸)：50～300mg，1次/d，口服，是花生四烯酸代谢中环氧化酶抑制剂，能减少环内过氧化物，降低血栓素 Az 合成。

(2) 二十碳五烯酸：1.4～1.8 g，3次/d，口服。它在海鱼中含量较高，是一种多烯脂肪酸。在代谢中可与花生四烯酸竞争环氧化酶，减少血栓烷 A 的合成。

(3) 银杏叶胶囊(或银杏口服液)：能扩张脑膜动脉和冠状动脉，使脑血流量和冠脉流量增加，并能抗血小板聚集、降血脂及降低血浆黏稠度，达到改善心脑血液循环的功能。银杏叶胶囊2丸，3次/d，口服。银杏口服液10mL，3次/d，口服。

(4) 双嘧达莫(潘生丁)：50mg，3次/d，口服。能使血小板环磷腺苷增高，延长血小板的寿命、抑制血小板聚集、扩张心脑血管等。

(5) 藻酸双酯钠：0.1g，3次/d，口服，也可0.1～0.2g静脉滴注。具有显著的抗凝血、降血脂、降低血黏度及改善微循环的作用。

(六) 脑细胞活化剂

脑动脉硬化时，可引起脑代谢障碍，导致脑功能低下，为了恢复脑功能和改善临床症状，常用以下药物：

(1) 胞二磷胆碱：0.2～0.5g，静脉注射或加用5%～10%葡萄糖后静脉滴注，5～10天为1个疗程，或0.1～0.3g / d，分1～2次肌内注射。它能增强与意识有关的脑干网状结构功能，兴奋锥体束，促进受伤的运动功能的恢复，还能增强脑血管的张力及增加脑血流量，增强细胞膜的功能，改善脑代谢。

(2) 甲磺双氢麦角胺(舒脑宁)：1支(0.3mg)，1次/d，肌内注射，或1片(2.5mg)，2次 / d，口服。其为最新脑细胞代谢机能改善剂，它能作用于血管运动中枢，抑制血管紧张，促进循环功能，能使脑神经细胞的机能再恢复，促使星状细胞摄取充足的营养素，使氧、葡萄糖等能量输送到脑神经细胞，从而改善脑神经细胞新陈代谢。

第九节　脑血管畸形

脑血管畸形是由胚胎期脑血管芽胚演化而成的一种血管畸形，有多种类型（最常见的是脑动静脉畸形）。

一、脑动静脉畸形

脑动静脉畸形是引起自发性蛛网膜下腔出血的另一常见原因，仅次于颅内动脉瘤。

（一）临床表现

(1) 出血：可表现为蛛网膜下腔出血，脑内出血或硬脑膜下出血，一般多发生于年龄较小的病例。

(2) 抽搐：多见于较大的，有大量“脑盗血”的动静脉畸形患者。

(3) 进行性神经功能障碍：主要表现为运动或感觉性瘫痪。

(4) 头痛：常局限于一侧，类似偏头痛。

(5) 智力减退：见于巨大型动静脉畸形，由“脑盗血”严重或癫痫频繁发作所致。

(6) 颅内血管杂音。

(7) 眼球突出。

（二）辅助检查

1. 头颅 X 平片检查

一般无异常。

2. 头颅 CT 检查

可见局部不规则低密度区，用造影剂增强后在病变部位出现不规则高密度区。

3. 头颅 MRI 检查

在 T_1 加权和 T_2 加权像上均表现为低或无信号暗区（流空现象），此为动静脉畸形的特征性表现。

4. 头颅核磁血管显像检查

MRA 显示血管畸形优于 MRI，两者可互相补充。

5. 数字减影血管造影检查

在动脉期摄片中可见到一堆不规则的扭曲血管团，有一根或数根粗大而显影较深的供血动脉。引流静脉早期出现于动脉期摄片上，扭曲扩张，导入颅内静脉窦，病变远侧的脑动脉充盈不良或不充盈。

（三）诊断

青年人有自发蛛网膜下腔出血或脑内出血史时，应怀疑是否患有脑动静脉畸形，如病史中还有局限性或全身性癫痫发作则更应该怀疑患有本病，然后可结合头颅 CT、脑血管造影、MRI、TCD、头颅平片等确诊病情，其中脑血管造影是诊断动静脉畸形最可靠、最重要的方法。

（四）鉴别诊断

（1）颅内动脉瘤：该病发病高峰多在 40 ~ 60 岁，症状较重。头颅 CT 增强扫描前后阴性较多，与动静脉畸形头颅 CT 见颅内有不规则低密度区不同，可以鉴别。

（2）胶质瘤：患者常表现为神经功能障碍进行性加重，疾病进展快，病程较短，头颅 CT、MRI 检查可见明显的占位。

（3）成血管细胞脑膜瘤和丛状血管（又称成血管细胞瘤）：前者占位效应明显，CT 可见增强的肿瘤；后者很少发生在幕上，周边平滑，多位于缺乏血管的中线位置或中线偏心位置。这些区域通常表现为一个囊状结构拥有正常的血液循环，与占位效应不相称。

（4）颅内转移瘤：该类患者常可发现原发灶，病情进展快，头颅 CT 及 MRI 检查可见明显的占位征象。

（5）烟雾病（moyamoya disease）：脑血管造影可显示颈内动脉和大脑中动脉有闭塞，大脑前、后动脉可有逆流现象，脑底部有异常血管网，没有早期出现的扩张扭曲的静脉。

（五）治疗

（1）避免剧烈的情绪波动、禁烟酒、防止便秘，如已出血，则按蛛网膜下腔出血或脑出血处理。

（2）控制癫痫。

（3）对症治疗。

（4）防止再出血。

二、其他类型脑血管畸形

(一) 海绵状血管瘤

本病好发于20～40岁成人。临床症状隐袭，最常见的起病症状为抽搐发作，另外有头痛、颅内出血、局部神经功能障碍。CT和MRI是诊断颅内海绵状血管瘤的较好手段，以手术治疗为主。

(二) 静脉畸形

本病多见于30～40岁的成人，常见症状有癫痫发作、局灶性神经功能障碍和头痛，出血很少见，可依靠CT、MRI、血管造影。由于静脉畸形的预后较好，故主张内科治疗，发生严重出血者可考虑手术治疗。

(三) 毛细血管扩张症

本病CT及MRI检查通常不能显示病灶，血管造影时也不能显示扩张的毛细血管，并发出血时上述检查可显示相应的血肿。一般给予对症治疗，若发生严重出血，则可考虑手术治疗。

(四) 大脑大静脉畸形

本病随着年龄不同，症状也有所不同。新生儿患者的常见症状为心力衰竭，有心动过速、呼吸困难、发绀、肺水肿、肝大及周围性水肿。幼儿患者的常见症状为脑积水、头围增大、颅缝分裂、头部可闻及颅内杂音，并伴有抽搐发作，患儿心脏扩大，有时还伴有心力衰竭。对较大儿童及青年，除引起癫痫发作外，也可能引起蛛网膜下腔出血、头痛、智力发育迟钝，还可能引起发作性昏迷、眩晕、视力障碍、肢体无力等。新生儿及婴幼儿出现心力衰竭、心脏扩大、头颅增大、颅内可闻及杂音，应想到本病的可能，进一步确诊可结合头颅CT、MRI和／或脑血管造影检查。

第十节　血管性头痛

一、概述

血管性头痛是指头部血管舒缩功能障碍及大脑皮质功能失调，或某些体液物质暂时性改变所引起的临床综合征，以发作性的头部剧痛、胀痛或搏动性痛为特点。

典型病例发作前可有眼前闪光、一过性暗点或偏盲，每次发作多为一侧开始，可始终限于一侧，也可扩散到对侧而累及整个头部，常伴有恶心、呕吐或其他自主神经功能紊乱的各种症状，包括偏头痛、丛集性头痛、高血压性头痛、脑血管性疾病（如蛛网膜下腔出血、脑出血、动静脉畸形、颞动脉炎等）、非偏头痛型血管性头痛。在此主要论述临床比较常见的偏头痛。偏头痛是一种常见病、多发病，多起于青春期。全球有10%～15%的人患有偏头痛。我国成年人偏头痛的患病率为7.7%～18.7%，其中女性患者比男性患者多3～4倍。

中医学对偏头痛未设专篇论述，只有散见头痛的相关内容。本病相当于中医学的"头风""脑风""偏头痛""偏头风""厥头痛"。《素问·风论》："风气循风府而上，则为脑风""新沐中风，则为首风"，首先提出脑风、首风之名。《素问·五脏生成》还有"头痛巅疾，下虚上实，过在足少阴巨阳，甚则入肾。"张仲景在《伤寒论》六经条文里列有太阳病、阳明病、少阳病、厥阴病头痛，并在厥阴病中指出："干呕吐涎沫，头痛者，吴茱萸汤主之。"《济生方·头痛论治》认为头痛是因为血气俱虚，风寒暑湿之邪伤于阳经，伏留不去，乃为厥头痛。《东垣十书》则将头痛分为内伤头痛和外感头痛，根据症状和病因的不同还有伤寒头痛、湿热头痛、偏头痛、真头痛、气虚头痛、血虚头痛、气血俱虚头痛、厥逆头痛等；还在《内经》《伤寒论》的基础上加以发挥，补充了太阴头痛和少阴头痛，这样便成为头痛分经用药的开始。朱丹溪认为头痛多因痰与火，《丹溪心法·头痛》："头痛多主于痰，痛甚者火多，有可吐者，可下者。""头痛须用川芎，如不愈各加引经药。太阳川芎，阳明白芷，少阳柴胡，太阴苍术，少阴细辛，厥阴吴茱萸。如肥人头痛，是湿痰，宜半夏、苍术。如瘦人，是热，宜酒制黄芩、防风。"《曾济方·头痛附论》曰："若人气血俱虚，风邪伤于阳经，入于脑中，则令人头痛也。又有手三阴之脉，受风寒伏留而不去者，名厥头痛。"张景岳则曰："辨证头痛应先审久暂，次辨表里。"可见中医对于偏头痛早有认识，不仅在病因病机、临床表现方面有系统的论述，在治疗方面也积累了丰富的经验。

二、临床表现

（一）症状与体征

1. 症状

（1）先兆症状。多数先兆是由颈内动脉系统缺血或椎基底动脉系统缺血引起，常发生于头痛发作前半小时左右。最常见的是视觉症状，如眼前出现闪光点或光谱环，光点或色彩可呈线条状移动或不断扩大，继而不规则地缩小。此外，尚可见视野缺损、畏光、双侧瞳孔不等大、瞳孔散大、光反应消失及自主神经功能紊乱症，亦可发生程度不等的感觉和运动异常及高级皮质功能障碍，如感觉麻木、刺痛、感受减退或缺失、偏瘫、运动感觉障碍及出现烦躁、恐惧、易激惹等情绪改变或多种意识障碍。

(2) 头痛。反复发作性搏动性头痛是偏头痛的特征表现。头痛为一侧者占多数，约为2/3，另外1/3可为双侧性。疼痛亦可在一侧反复发作后转为另一侧。额颞部、眼庭部比枕部多见，亦可发展为全头痛。这种与脉搏搏动一致的跳痛，可因声光刺激、咳嗽、腹肌用力而加重，也可因压迫患侧颈动脉、颞动脉使之减轻。头痛可持续数小时至2～3天，其发生频度差别更大，有人一生中仅发生1～2次，亦有少数患者可天天发作，呈偏头痛持续状态。约60%患者每周发作不超过1次。有些患者发作很规律，常在月经来潮前后或每年的特定季节发病。

2. 体征

一般无明显神经系统阳性体征。

(二) 临床类型

偏头痛可分为以下几种临床类型。

1. 不伴先兆的偏头痛（普通型偏头痛）

普通型偏头痛最为常见。发作性一侧中度到重度搏动性头痛，伴有恶心、呕吐或畏光和畏声。体力活动后往往使头痛加剧。通常在发作开始时仅为轻到中度的钝痛或不适感，几分钟至几小时后达到严重的搏动性痛或跳痛。若90%的发作与月经周期密切相关称月经期偏头痛。若出现上述发作至少5次，排除外颅内外各种器质性疾病后方可作出诊断。

2. 伴有先兆的偏头痛（典型偏头痛）

偏头痛发病年龄为6～40岁，但以青春期至20岁居多，50岁后能自行缓解。发作呈复发性，每月1～4次，有的患者1年才发作1次，有的则每月发作15～16次。它可分为先兆期和头痛期2期。

(1) 先兆期。可见一些视觉症状和感觉症状，如畏光，眼前闪光或火花、感觉异常、偏身麻木等。先兆大多持续5～20min。

(2) 头痛期。常在先兆开始消退时出现。疼痛多始于一侧眶上、眶后部或额颞区，逐渐加重而扩展至半侧头部，甚至整个头部及颈部。头痛为搏动性，呈跳痛或钻凿样痛，程度逐渐发展成持续性剧痛。不少患者伴有自主神经功能紊乱症状。每次发作大多持续1～3天，大部分病例每次发作均在同一侧，也有左右侧交替发作者。

3. 眼肌麻痹型偏头痛和偏瘫型偏头痛

偏瘫型偏头痛极少见。有固定于一侧的头痛发作史在1次较剧烈头痛发作后或头痛已开始减轻时，出现头痛同侧的眼肌麻痹，以同侧神经麻痹的上睑下垂最多见。神经影像学检查排除颅内（包括鞍旁）器质性病损后方可做出诊断。

4. 儿童期良性发作型眩晕（偏头痛等位发作）

眩晕发作过程及周期性都极像偏头痛，有偏头痛家族史但儿童本人无头痛，表现为多次、短暂的晕厥发作，也可出现发作性平衡失调、焦虑，伴有眼球震颤或呕吐。间隙期一切正常。部分儿童后可转为偏头痛。

5. 视网膜型偏头痛

本型特点为反复发作的单眼暗点或视觉缺失并伴有头痛，这种视觉障碍持续时间＜1小时，可完全恢复，发作后眼科检查正常。

6. 基底动脉型偏头痛

女孩或年轻妇女多见，发作与月经期有关，为突然发作的短暂视觉障碍、眩晕、步态共济失调、发音困难、肢体感觉异常和伴有呕吐的枕部搏动性头痛。有偏头痛家族史。

7. 腹型偏头痛

腹型偏头痛是一种少见情况，临床表现为周期性上腹部疼痛，伴有呕吐，但很少或甚至没有头痛，发作持续数小时或长达48小时。可被误诊为阑尾炎、胰腺炎或肠胃炎。

三、诊断

偏头痛的诊断主要依靠详细询问病史及尽可能地排除其他疾病。

（1）以发作性搏动性头痛为主，也可呈胀痛。

（2）以一侧头痛为主，也可为全头痛。

（3）为间歇性反复发作，起止较突然。间歇期如常人，病程较长。

（4）常于青春期起病，女性居多。

（5）有或无视觉性、感觉性、运动性、精神性等先兆或伴随症状，但多数伴有恶心、呕吐等明显的自主神经症状。

（6）有或无偏头痛家族史。

（7）某些饮食、月经、情绪波动、过劳等因素可诱发；压迫颈总动脉、颞浅动脉、眶上动脉或短时休息、睡眠可减轻发作。

四、治疗

(一) 一般治疗

改变生活方式，如戒烟戒酒、避免刺激辛辣食物、劳逸结合等；服用止痛药物缓解疼痛，如去痛片、对乙酰氨基酚等。对于高血压引发的血管性头痛，应控制血压，服用降压药物。

(二) 药物治疗

急性期治疗选用止痛药、特异性药物、曲坦类药物。预防性治疗可选用少量的镇静剂，如地西泮、艾司唑仑等。钙离子拮抗剂 (氟桂利嗪) 可用于典型偏头痛的预防治疗。

(三) 急性期治疗

服用止痛药物来快速缓解疼痛，当头痛剧烈时，建议急诊就医。

第十一节　颅内静脉窦血栓形成

一、概述

颅内静脉窦血栓形成常伴有剧烈的头痛，其发生往往与感染有关，可分为乙状窦血栓、海绵窦血栓和上矢状窦血栓形成引起的头痛。它是颅内静脉窦的血栓引起窦腔狭窄、闭塞，脑静脉血回流和脑脊液吸收障碍的一种疾病，分为炎性和非炎性两类，以矢状窦、海绵窦、横窦血栓为多见。急性起病者，症状在48小时内突然出现或加重；亚急性起病者，病情进展超过48小时，少于30天；慢性起病者，病情进展超过30天，在个别情况下，病情进展也可超过6个月。其中，亚急性起病最常见，约为42%，其次为慢性起病，占39%，急性起病较少，占28%左右。急性起病在产褥期最常见，其次见于感染性疾病。

二、临床表现

(1) 该病多为急性或亚急性发病，少数起病缓慢。炎性者病前有颜面、眼部、口腔、咽喉、鼻旁窦、中耳、乳突或颅内感染史；非炎性者病前有全身衰竭、脱水、产褥期、心肌梗死、血液病、高热或颅脑外伤、脑瘤等病史。

(2) 神经症状因受累静脉窦的部位、范围、血栓形成的程度、速度以及侧支循环建立情况的不同而异。老年人症状多较轻，可造成诊断困难。一般多有以下几种表现。①颅内压增高是颅内静脉血栓最常见的临床表现，可出现头痛、呕吐、视盘水肿等症状和体征。其发生机制包括颅内血管极度扩张、脑脊液吸收受阻、脑和脑膜水肿、脑及蛛网膜下腔出血、脉络膜丛充血和分泌增加。②邻近栓塞静脉窦的头皮、颜面肿胀，静脉迂曲怒张；海绵窦血栓则更有眼睑、结膜肿胀充血和眼球突出(非搏动性且无血管杂音，可与海绵窦内动脉瘤和动静脉瘘鉴别的表现)，且可通过环窦而使对侧海绵窦出现相同症状。③除横窦、窦汇和上矢状窦中段不全闭塞外，脑部因水肿、继发的出血性梗死或出血、血肿而呈现各种局限症状。上矢状窦血栓：以下肢或近端为重的肢体瘫痪 (双下肢瘫、偏瘫、三肢或四肢瘫)、局限性癫痫、双眼同向偏斜、皮质觉障碍、精神症状和一过性尿潴留等。海绵窦血栓：因动眼神经和三叉神经 1、2 支受累，眼球活动受限或固定，颜面疼痛和角膜反射消失。乙状窦血栓：岩窦受累时三叉神经和展神经麻痹；血栓扩展至颈静脉时，舌咽神经、迷走神经和副神经受累。直窦血栓：出现去大脑性强直和不自主运动。

(3) 炎性者可伴发败血症，久病或症状严重者又可继发脑膜脑炎而出现精神错乱、谵妄或昏迷。

三、实验室检查

脑脊液压力增高，炎性者尚有炎性改变。横窦或乙状窦血栓时，Tobey-Ayer 征阳性。可有陈旧或新鲜出血。

放射线检查：①外伤所致者头颅平片可见静脉窦附近有骨折或横越其上的骨折线。②双侧脑血管造影可发现病变静脉窦不显影或部分显影，但时间延长，并可有附近静脉和静脉窦的迂曲、扩张和异常吻合。③头颅 CT 检查可见梗死静脉窦分布区内脑回显影增强，病变静脉窦两侧有出血性软化灶。

核素扫描可见脑软化灶处核素浓聚，可持续数月。

四、治疗

颅内静脉窦血栓可以通过一般治疗、药物治疗、手术治疗等方法来处理。

(一) 一般治疗

患者平时需要多注意休息，避免进行剧烈的体育活动或者重体力劳动，以免血栓发生移动，影响身体健康。

(二) 药物治疗

患者需要在医生指导下使用呋塞米、华法林、阿莫西林等药物进行治疗，减轻颅内高压的情况，防止血液凝聚。

(三) 手术治疗

患者需要在医生的建议下进行脑室分流手术、溶栓治疗、介入治疗等手术治疗，恢复脑部的血液流动。

第十二节　颅内动脉瘤

颅内动脉瘤是引起自发性蛛网膜下腔出血最常见的原因。

一、临床表现

(一) 发病年龄

发病年龄多在 40 ~ 60 岁，女多于男，男女比例约为 3 : 2。

(二) 症状

(1) 动脉瘤破裂出血：主要表现为蛛网膜下腔出血，但少数出血可发生于脑内或积存于硬脑膜下，分别形成脑内血肿或硬膜下血肿，引起颅内压增高和局灶性脑损害的症状。颅内动脉瘤一旦出血以后将会反复出血，每出一次血，病情也加重一些，病死率也相应增加。

(2) 疼痛：常伴有不同程度的眶周疼痛，成为颅内动脉瘤最常见的首发症状；部分患者表现为三叉神经痛，偏头痛并不多见。

(3) 抽搐：比较少见。

(4) 下丘脑症状：主要表现为尿崩症、体温调节障碍及脂肪代谢紊乱。

(三) 体征

(1) 动眼神经麻痹：颅内动脉瘤所引起的最常见的症状，以眼睑下垂的表现最为突出。

(2) 三叉神经的部分麻痹：较常见于海绵窦后部及颈内动脉管内的动脉瘤。

(3) 眼球突出：常见于海绵窦部位的颈内动脉瘤。

(4) 视野缺损：由动脉瘤压迫视觉通路导致。

(5) 颅内血管杂音：不多见，一般都限于动脉瘤的同侧，声音很微弱，为收缩期吹风样杂音。

二、诊断

既往无明确高血压病史，突然出现自发性蛛网膜下腔出血症状时，均应首先怀疑有颅内动脉瘤的可能，如患者还有下列情况时，则更应考虑颅内动脉瘤可能。

(1) 有一侧动眼神经麻痹症状。

(2) 有一侧海绵窦或眶上裂综合征（有一侧第Ⅲ、Ⅳ和Ⅵ对脑神经麻痹症状），并有反复大量鼻出血。

(3) 有明显视野缺损，但又不属于垂体腺瘤中所见的典型的双颞侧偏盲，且蝶鞍的改变不明显者，应考虑颅内动脉瘤的可能，应积极行血管造影检查，以明确诊断。

三、治疗

(一) 手术治疗

首选手术治疗，由于外科手术技术的不断进步，特别是显微神经外科的发展及各种动脉瘤夹的不断完善，使其手术效果大为提高，手术的病残率与病死率都降至比其自然病残率及病死率还低的程度。因此，只要手术能达到治疗效果，都可较安全地采用不同的手术治疗。

(二) 非手术治疗

颅内动脉瘤的非手术治疗适用于急性蛛网膜下腔出血早期，病情的趋向尚未能明确时；病情严重不允许做开颅手术，或手术需要延迟进行者；动脉瘤位于手术不能达到的部位；拒绝手术治疗或等待手术治疗的病例。

1. 一般治疗

卧床应持续 4 周。

2. 脱水药物

脱水药物主要选择甘露醇、呋塞米。

3. 降压治疗

药物降压须谨慎使用。

4. 抗纤溶治疗

抗纤溶治疗可选择6–氨基己酸（EACA），但对于卧床患者应注意深静脉栓塞的发生。

第七章　神经内科疾病的诊断

第一节　脑神经疾病

一、面肌痉挛

面肌痉挛又称面肌抽搐，以一侧面肌阵发性不自主抽动为表现。发病率约为64/10万。

(一) 诊断步骤

1. 病史采集

(1) 起病情况

慢性起病，多见于女性中老年人。

(2) 主要临床表现

从眼轮匝肌的轻微间歇性抽动开始，逐渐扩散至口角、一侧面肌，严重时可累及同侧颈阔肌。疲劳、精神紧张可诱发症状加剧，入睡后抽搐停止。

(3) 既往病史

少数患者曾有面神经炎病史。

2. 体格检查

(1) 一般情况：体格良好。

(2) 神经系统检查：可见一侧面肌阵发性不自主抽搐，无其他阳性体征。

3. 门诊资料分析

根据典型的临床表现和无其他阳性体征，可以作出诊断。

4. 进一步检查项目

在必要时可行下列检查。

(1) 肌电图：可见肌纤维震颤和肌束震颤波。

(2) 脑电图检查：结果正常。

(3) 极少数患者的颅脑 MRI 可以发现小血管对面神经的压迫。

(二) 治疗

1. 药物治疗

药物治疗可用抗癫痫药或镇静药，如卡马西平开始每次 0.1g，每天 2 ~ 3 次，口服，逐渐增加剂量，最大量不能超过 1.2g/d；巴氯芬开始每次 5mg，每天 2 ~ 3 次，口服，以后逐渐增加剂量至 30 ~ 40mg/d，最大量不超过 80mg/d；氯硝西泮，0.5 ~ 6 mg/d，维生素 B_{12}，500 μ g/ 次，每天 3 次，口服，可酌情选用。

2. A 型肉毒毒素（BTXA）注射治疗

本法是目前最安全有效的治疗方法。BTXA 作用于局部胆碱能神经末梢的突触前膜，抑制乙酰胆碱囊泡的释放，减弱肌肉收缩力，缓解肌肉痉挛。根据受累的肌肉可注射于眼轮匝肌、颊肌、颧肌、口轮匝肌、颏肌等，不良反应有注射侧面瘫、视蒙、暴露性角膜炎等。疗效可维持 3 ~ 6 个月，复发可重复注射。

3. 面神经梳理术

通过手术对茎乳孔内的面神经主干进行梳理，可缓解症状，但有不同程度的面瘫，数月后可能复发。

4. 面神经阻滞

可用酒精、维生素 B_{12} 等对面神经主干或分支注射以缓解症状，复发后可重复治疗。

5. 微血管减压术

通过手术将面神经和相接触的微血管隔开以解除症状，并发症有面瘫、听力下降等。

二、三叉神经痛

三叉神经痛是指原因未明的三叉神经分布范围内的突发性、短暂性、反复性及刻板性的剧烈的疼痛。

三叉神经痛常见于中年女性。该病的发病率为（5.7 ~ 8.1）/10 万，患病率为 45.1/10 万。

(一) 临床表现

1. 发病情况

三叉神经痛常见于 50 岁左右的女性患者，男女患者的比例为 1 : 3。

2. 疼痛部位

三叉神经一侧的下颌支疼痛最为常见，其次是上颌支、眼支，有部分患者可以累及两支（多为下颌支和上颌支）甚至三支。有的学者提出，如果疼痛区域在三叉神经第一支，尤其是单独影响三叉神经第一支的，诊断三叉神经痛要特别慎重！

3. 疼痛特点

疼痛具有突发性、短暂性、反复性及刻板性的特点。发作前没有先兆，突然发作，发作常常持续数秒，很少超过2min，每次发作的疼痛性质及部位固定，疼痛的程度剧烈，患者难以忍受，疼痛的性质常常为电击样、刀割样。

4. 疼痛伴随症状

疼痛发作时可伴有面部潮红、流泪、结膜充血。

5. 疼痛扳机点

患者疼痛的发作常常可以由触摸、刺激（如说话、咀嚼、洗脸、刷牙）以下部位诱发：口角、面颊、鼻翼。

6. 疼痛诱发因素

因吞咽动作能诱发疼痛，所以可摄取流食。与舌咽神经痛不同，因睡眠中吞咽动作不能诱发疼痛，故睡眠中不出现疼痛发作。温暖时不易疼痛发作，故入浴可预防疼痛发作，也有的患者愿在洗浴中进食。

7. 体征

神经系统检查没有异常的神经系统体征（除刺激“扳机点”诱发疼痛）。

（二）诊断

三叉神经痛的诊断根据患者的临床表现，尤其是其发作特点，诊断并不困难，但是要与继发性的三叉神经痛相鉴别。继发性三叉神经痛有以下特点：①疼痛的程度常常不如原发性三叉神经痛剧烈，尤其是在起病的初期。②疼痛往往为持续性隐痛、阵痛，阵发性加剧。③有神经系统的阳性体征（尤其是角膜反射的改变、同侧面部的感觉障碍及三叉神经运动支的功能障碍）。常见的继发性三叉神经痛的病因有鼻咽癌颅内转移、听神经瘤、胆脂瘤及多发性硬化等。

（三）治疗

1. 药物治疗

目前，三叉神经痛还没有有效的治疗方法。药物治疗控制疼痛的程度及发作的频率仍为首选的治疗方法。药物治疗的原则为个体化原则，从小剂量开始用药，尽量单一用药并适时注意药物的不良反应。

常用的药物有以下几种：

(1) 卡马西平

由于卡马西平的半衰期为12～35小时，故理论上可以每天只服2次。常常从小剂量开始：0.1g，2次/d，3天后根据患者症状控制的程度来决定加量。每次加0.1g（早、晚各0.05g），直到疼痛得到控制。卡马西平每天的用量不要超过1.2g。

卡马西平常见的不良反应有头昏、共济运动障碍，尤其是女性发生率更高。长期用药要注意检测血常规及肝功能的变化。此外，卡马西平可以引起过敏，所以，用药的初期一定要观察有无皮疹。孕妇忌用。

卡马西平是目前报道的治疗三叉神经痛有效率最高的药物，其有效率据国内外的报道为70%～80%。

(2) 苯妥英钠

苯妥英钠也可以作为治疗三叉神经痛的药物，但是有效率远较卡马西平低。据国内外文献报道，其有效率为20%～64%。剂量为0.1g，口服，3次/天。效果不佳时可增加剂量，通常每天增加0.05g。最大剂量不超过0.6 g。

苯妥英钠的常见不良反应有头昏、共济运动障碍、肝功能损害及牙龈增生等。

(3) 托吡酯（妥泰）

托吡酯为一种多重机制的新型抗癫痫药物。近年来，国内外有文献报道，在用以上两种经典的治疗三叉神经痛的药物治疗无效时，可以选用该药。通常可以从50mg，2次/d开始，3～5天症状控制不明显可以加量，每天加25mg，观察3～5天，直到症状得到控制。每天的最大剂量不要超过250～300mg。

托吡酯的不良反应极少。常见的不良反应有头昏、食欲下降及体重减轻。国内外还有报道，有的患者用药以后出现出汗障碍。

(4) 氯硝西泮（氯硝安定）

氯硝西泮通常作为备选用的药物。4～6 mg/d。常见的不良反应为头昏、嗜睡、共济运动障碍，尤其在用药的前几天。

(5) 中（成）药

如野木瓜片（七叶莲），3片，4次/d。据临床观察，该药单独使用治疗三叉神经痛的有效率不高，但是可以作为以上药物治疗的辅助治疗药物。此外，还有痛宁片，4片，3次/d。

(6) 常用的方剂

①麻黄附子细辛汤加味：麻黄、川芎、附子各20～30g，细辛、荆芥、蔓荆子、菊花、桃仁、石膏、白芷各12g，全虫10g。

②面痛化解汤：珍珠母30g，丹参15g，川芎、当归、赤芍、秦艽、钩藤各12g，僵蚕、白芷各10g，红花、羌活各9 g，防风6 g，甘草5g，细辛3g。

2. 非药物治疗

三叉神经痛的“标准（经典）”治疗为药物治疗，但有以下情况时可以考虑非药物治疗：①经应用各种药物正规的治疗（足量、足疗程）无效；②患者不能耐受药物的不良反应；③患者坚决要求不用药物治疗。非药物治疗的方法有很多，主要原理是破坏三叉神经的传导。常用的方法有以下几种。

（1）神经阻滞（封闭）治疗

该方法是用一些药物（如无水乙醇、甘油、酚等），选择性地注入三叉神经的某一支或三叉神经半月神经节内。现在由于影像技术的发展，在放射诱导下，可以较准确地将药物注射到三叉神经半月节，达到治疗的作用。由于甘油注射维持时间较长，故目前多采用甘油半月神经节治疗。神经阻滞（封闭）治疗的方法，患者面部的感觉通常能保留，没有明显的并发症，但是复发率较高，尤其是1年以后。

（2）其他方法的三叉神经半月神经节毁坏术

如用射频热凝、伽马刀治疗等。这些方法的远期疗效目前尚未肯定。

（3）手术治疗

①周围支切除术：通常只适用于三叉神经第一支疼痛的患者。

②显微的三叉神经血管减压术：这是目前正在被大家接受的一种手术治疗方法。该方法具有创伤小、安全、并发症少（尤其是对触觉及运动功能的保留）及有效率高的特点。

③三叉神经感觉神经根切断术：该方法止痛疗效确切。

④三叉神经脊束切断术：目前射线（X刀、伽马刀等）治疗在三叉神经痛的治疗中以其微创、安全、疗效好越来越受到大家的重视。

（4）经皮穿刺微球囊压迫

自Mullan等于1983年首次报道使用经皮穿刺微球囊压迫治疗三叉神经痛的技术以来，至今已有大量学者报道他们采用该手段所取得的临床结果。一般认为，经皮穿刺微球囊压迫方法与当代使用的微血管减压手术及射频热凝神经根切断术在成功率、并发症及复发率方面都有明显的可比性。其优点是操作简单、安全性高，尤其对于高龄或伴有严重疾病不能耐受较大手术者更是首选方法。其简要的操作如下：丙芬诱导气管内插管全身麻醉。在整个治疗过程中监测血压和心率。患者取仰卧位，使用14号穿刺针进行穿刺，皮肤进入点为口角外侧2cm及上方0.5cm。在荧光屏指引下调正方向直至进入卵圆孔。应避免穿透卵圆孔。撤除针芯，放入带细不锈钢针芯的4号Fogarty Catheter直至其尖端超过穿刺针尖12～14cm。去除针芯，在侧位X线下用Omnipaque造影剂充盈球囊直至凸向颅后窝。参考周围的骨性标志（斜坡、蝶鞍、岩骨）检查和判断球囊的形状及位置；必要时排空球囊并重新调整导管位置，直至获得乳头凸向颅后窝的理想的梨形出现。球囊充盈容量为0.4～1.0mL，压迫神经节3min后，排空球囊，撤除导管，手压穿刺点5min。该法具有疗效确切、方法简单及不良反应少等优点。

第二节　自主神经疾病

一、自发性多汗症

正常人在生理情况下排汗过多，可见于运动、高温环境、情绪激动及进食辛辣食物时。另一类可为自发性，也可为炎热季节加重，这种出汗多常为对称性，且以头颈部、手掌、足底等处较明显。

(一) 临床表现

多数病例表现为阵发性、局限性多汗，亦有泛发性、全身性，或偏侧性及两侧对称性。汗液分泌量不定，常在皮肤表面结成汗珠。气候炎热、剧烈运动或情感激动时加剧。依多汗的形式可有以下几种。

1. 全身性多汗

表现为周身易出汗，外界或内在因素刺激时加剧，患者皮肤因汗液多，容易发生擦破、汗疹及毛囊炎等并发症。见于甲状腺功能亢进、脑炎后遗症、下丘脑损害后等。

2. 局限性多汗

好发于头、颈、腋及肢体的远端，尤以掌、跖部最易发生，通常对称地发生于两侧，有的仅发生于一侧或身体某一小片部位。有些患者的手部及足底经常淌流冷汗，尤其在情绪紧张时，汗珠不停渗流。有些患者手足部皮肤除湿冷以外，又呈苍白色或青紫色，偶尔发生水疱及湿疹样皮炎。有些患者仅有过多的足汗，汗液分解放出臭味，有时起泡或脱屑、角化层增厚。腋部、阴部也容易多汗，可同时发生臭汗症。多汗患者的帽子及枕头，经常被汗水中的油脂所污染。截瘫患者在病变水平以上常有出汗过多，颈交感神经刺激产生局部头面部多汗。

3. 偏身多汗

表现为身体一侧多汗，除临床常遇到卒中后遗偏瘫患者有偏瘫侧肢体多汗外，常无明显神经体征。自主神经系统检查，可见多汗侧皮温偏低，皮肤划痕试验可呈阳性。

4. 耳颞综合征

一侧脸的颞部发红，伴局限性多汗症。多汗常发生于进食酸、辛辣食物刺激味觉后，引起反射性出汗，某些病例尚伴流泪。这些刺激味觉后所致的出汗，同样见于颈交感神经丛、耳大神经和舌神经支配范围。颈交感性味觉性出汗常见于胸出口部位病变手术后。上肢交感神经切除无论是神经节或节前切除后数周或数年，约1/3患者发生味觉性出汗。

（二）诊断

根据临床病史、症状及客观检查，诊断并不困难。

（三）治疗

以去除病因为主。有时根据患者情况，可以应用下列方法。

1. 药物治疗

局限性出汗特别是以四肢远端或颈部为主者，可用3%～5%甲醛溶液局部擦拭，或用0.5%醋酸铝溶液浸泡，1次/d，每次15～20min。全身性多汗者可口服抗胆碱能药物，如阿托品或颠茄合剂、溴丙胺太林等以抑制全身多汗症。对情绪紧张的患者，可采用氯丙嗪、地西泮等。有学者采用20%～25%氯化铝液酊（3次/周）或5%～10%硫酸锌等收敛剂局部外搽，亦有暂时效果。足部多汗患者，应该每天洗脚及换袜，必要时擦干皮肤后用25%氯化铝溶液涂敷，疗效较好。

2. 物理疗法

可应用自来水离子透入法，2～3次/周，以后每月1～2次维持，可获得疗效。有学者曾提出对严重的掌、跖多汗症，可试用深部X线照射局部皮肤，1Gy/次，1～2次/周，总量8～10Gy。

3. 手术疗法

对经过综合内科治疗而无效的局部性顽固性多汗症，且产生工作及生活上妨碍者，可考虑交感神经切除术。术前均应先做普鲁卡因交感神经节封闭，以测试疗效。封闭后未见效果者，一般不宜手术。

二、面部偏侧萎缩症

面部偏侧萎缩症为一种单侧面部组织的营养障碍性疾病，其临床特征是一侧面部各种组织慢性进行性萎缩。

（一）临床表现

起病隐袭。萎缩过程可以在面部任何部位开始，以眶上部、颧部较为多见。起始点常呈条状，略与中线平行，皮肤皱缩，毛发脱落，称为“刀痕”。病变缓慢地发展到半个面部，偶然波及头盖部、颈部、肩部、对侧面部，甚至身体其他部分，病区皮肤萎缩、皱褶，常伴脱发，色素沉着，毛细血管扩张，汗分泌增加或减少，唾液分泌减少，颧骨、额骨等下陷，与健区皮肤界限分明。部分病例并呈现瞳孔变化、虹膜色素减少、眼球内陷或突出，眼球炎症、继发性青光眼、面部疼痛或轻度病侧感觉减退、面肌抽搐以及内分泌障碍等。面部偏侧萎缩症者，常伴有身体某部位的皮肤硬化，仅少数伴有临床癫痫发作或偏头痛，但约半数的脑电图记录有阵发性活动。

（二）诊断

本症形态特殊，当患者出现典型的单侧面部萎缩，而肌力量不受影响时，不难诊断，仅在最初期可能和局限性硬皮病混淆。头面部并非后者的好发部位，本症的“刀痕”式分布也可帮助鉴别。

（三）治疗

目前的治疗尚限于对症处理。有学者用氢溴酸樟柳碱 5mg 与生理盐水 10mL 混合，做面部穴位注射，对轻症可获一定疗效，还可采取针灸、理疗、推拿等。有癫痫、偏头痛、三叉神经痛、眼部炎症者应给予相应治疗。

第三节　周围神经疾病

一、多发性周围神经病

多发性周围神经病旧称末梢性神经炎，是肢体远端的多发性神经损害，主要表现为四肢末端对称性的感觉、运动和自主神经障碍。

（一）诊断步骤

1. 病史采集

(1) 起病情况

根据病因的不同，病程可有急性、亚急性、慢性、复发性等，可发生于任何年龄。多数患者呈数周至数月的进展病程，进展时由肢体远端向近端发展，缓解时由近端向远端发展。

(2) 主要临床表现

大致相同，出现肢体远端对称性的感觉、运动和自主神经功能障碍。

(3) 既往病史

注意询问是否有可能致病的病因，如感染、营养缺乏、代谢性疾病、化学物质接触史、肿瘤病史、家族史等。

2. 体格检查

一般情况尚可，可能有原发病的体征，如发热、多汗、消瘦等。高级神经活动无异常。

(1) 感觉障碍

四肢远端对称性深浅感觉障碍。肢体远端有感觉异常，如刺痛、蚁走感、灼热感、触痛等。检查可发现四肢末梢有手套—袜套型的深浅感觉障碍，病变区皮肤可有触痛。

(2) 运动障碍

四肢远端对称性下运动神经元性瘫痪。肢体远端对称性无力，其程度可从轻瘫至全瘫，可有垂腕、垂足的表现。受累肢体肌张力减低，病程久可出现肌萎缩。上肢以骨间肌、蚓状肌、大小鱼际肌为明显，下肢以胫前肌、腓骨肌为明显。

(3) 反射异常

上下肢的腱反射常见减低或消失。

(4) 自主神经功能障碍

自主神经功能障碍呈对称性异常，肢体末梢的皮肤菲薄、干燥、变冷、苍白或发绀，少汗或多汗，指 (趾) 甲粗糙、松脆等。

3. 门诊资料分析

从症状和体征即末梢型感觉障碍、下运动神经元性瘫痪和自主神经功能障碍等临床特点，可诊断为多发性周围神经病。

根据详细的病史询问，了解相关的病因、病程、特殊症状等，以利于综合判断。

(1) 药物性

呋喃类 (如呋喃妥因) 和异烟肼最常见，均为感觉—运动型。呋喃类可引起感觉、运动和自主神经联合受损，疼痛明显。大剂量或长期服用异烟肼干扰了维生素 B_6 代谢而致病，常见双下肢远端感觉异常或减退，浅感觉可达胸部，深感觉以震动觉改变最常见，合用维生素 B_6 (剂量为异烟肼的 1 / 10) 可以预防。

(2) 中毒性

如群体发病应考虑重金属或化学品中毒，须检测血、尿、头发、指甲等的重金属含量。

(3) 糖尿病性

表现为感觉、运动、自主神经或混合型，以混合型最常见，通常感觉障碍较重，早期出现主观感觉异常，损害主要累及小感觉神经纤维，以疼痛为主，夜间尤甚；累及大感觉纤维可引起感觉性共济失调，可发生无痛性溃疡和神经源性骨关节病。某些患者以自主神经损害为主，部分患者出现近端肌肉非对称性肌萎缩。

(4) 尿毒症性

该类型约占透析患者的半数，典型症状与远端性轴索病相同，大多数为感觉 – 运动型，初期多表现感觉障碍，下肢较上肢出现早且严重，夜间发生感觉异常及疼痛加重，透析后可好转。

(5) 营养缺乏性

如贫血、烟酸、维生素 B_1 缺乏等，见于慢性酒精中毒、慢性胃肠道疾病、妊娠和手术后等。

(6) 癌肿

可以是感觉型或感觉 – 运动型，前者由四肢末端开始、上升性、自觉强烈不适及疼痛，伴深浅感觉减退或消失，运动障碍较轻；后者呈亚急性经过，恶化和缓解反复出现，可在癌原发症状前期或后期发病，约半数脑脊液蛋白增高。

(7) 感染后

如吉兰 - 巴雷综合征（Guillain-Barré syndrome）、疫苗接种后多发性神经病可能为变态反应。白喉性多发性神经病是白喉外毒素作用于血神经屏障较差的后根神经节和脊神经根，见于病后 8 ~ 12 周，为感觉—运动性，数天或数周可恢复。麻风性多发性神经病潜伏期长，起病缓慢，周围神经增粗并可触及，可发生大疱、溃烂和指骨坏死等营养障碍。

(8) POEMS 综合征

POEMS 综合征是一种累及周围神经的多系统病变，多数患者为中年以后起病，男性较多见，起病隐袭、进展慢。依照症状、体征可有如下表现，也是病名组成。

①多发性神经病：呈慢性进行性感觉 – 运动性多神经病，脑脊液蛋白质含量增高。

②脏器肿大：肝脾大，周围淋巴结肿大。

③内分泌病：男性出现勃起功能障碍、女性化乳房，女性出现闭经、痛性乳房增大和溢乳，可合并糖尿病。

④ M 蛋白：血清蛋白电泳出现 M 蛋白，尿检可有本周蛋白。

⑤皮肤损害：因色素沉着变黑，并有皮肤增厚与多毛。

⑥水肿：视盘水肿、胸腔积液、腹水、下肢指凹性水肿。

⑦骨骼改变：可在脊柱、骨盆、肋骨和肢体近端发现骨硬化性改变，为本病的影像学特征，也可有溶骨性病变，骨髓检查可见浆细胞增多或骨髓瘤。

(9) 遗传性疾病

如遗传性运动感觉神经病（HMSN）、遗传性共济失调性多发性神经病（Refsum病）、遗传性淀粉样变性神经病等，起病隐袭，进展缓慢，周围神经对称性、进行性变性导致四肢无力，下肢重于上肢，远端重于近端，常出现运动和感觉障碍。

(10) 其他

某些疾病如动脉硬化、肢端动脉痉挛症、系统性红斑狼疮、结节性多动脉炎、硬皮病、风湿病等，可致神经营养血管闭塞，为感觉—运动性表现，有时早期可有主观感觉异常。代谢性疾病如血卟啉病、巨球蛋白血症也影响周围神经，多为感觉—运动性，血卟啉病以运动损害为主，双侧对称性近端为重的四肢瘫痪。1/3 ~ 1/2 伴有末梢型感觉障碍。

4. 进一步检查项目

(1) 神经传导速度和肌电图检查

如果仅有轻度轴突变性，传导速度尚可正常；当有严重轴突变性及继发性髓鞘脱失时传导速度变慢，肌电图呈去神经性改变；节段性髓鞘脱失而轴突变性不显著时，传导速度变慢，肌电图可正常。

(2) 血生化检查

根据病情，可检测血糖水平、维生素 B_{12} 水平、尿素氮、肌酐、甲状腺功能、肝功能等。

(3) 免疫学检查

对疑有免疫疾病者，可做免疫球蛋白、类风湿因子、抗核抗体、抗磷脂抗体等检测。

(4) 可疑中毒者

对可疑中毒者，可根据病史做相关毒物或重金属、药物的血液浓度检测。

(5) 脑脊液检查

大多数无异常发现，少数患者可见脑脊液蛋白增高。

(6) 神经活检

对不能明确诊断或疑为遗传性的患者，可行腓神经活检。

(二) 治疗

1. 治疗原则

去除病因，积极治疗原发病，改善周围神经的营养代谢，对症处理。

2. 治疗计划

(1) 去除病因

根据不同的病因采取针对性强的措施，以消除或阻止其病理性损害。重金属和化学品中毒应立即脱离中毒环境，避免继续接触有关毒物；急性中毒可大量补液，促使利尿、排汗和通便等，加速排出毒物。重金属如铅、汞、锑、砷中毒，可用二巯丙醇（BAL）、依地酸钙钠等结合剂；如砷中毒可用二巯丙醇3mg/kg肌内注射，4～6小时1次，2天后改为每天2次，连用10天；铅中毒用二巯基丁二酸钠1g/d，加入5%葡萄糖液500mL静脉滴注，5～7天为1个疗程，可重复2～3个疗程，或用依地酸钙钠1g，稀释后静脉滴注，3～4天为1个疗程，停用2天后重复应用，一般用3～4个疗程。

对各种疾病所致的多发性周围神经病，要积极治疗原发病。如糖尿病控制好血糖；尿毒症行血液透析或肾移植；黏液水肿用甲状腺素；结缔组织病、硬皮病、类风湿关节病、血清注射或疫苗接种后、感染后神经病，可应用皮质类固醇治疗；麻风病用砜类药；肿瘤行手术切除，也可使多发性神经病缓解。

(2) 改善神经的营养代谢

营养缺乏和代谢障碍可能是病因，或在其发病机制中起重要作用，在治疗中必须予以重视并纠正。应用大剂量B族维生素有利于神经损伤的修复和再生，地巴唑、加兰他敏也有促进神经功能恢复的作用，还可使用神经生长因子、神经节苷脂等。

(3) 对症处理

急性期应卧床休息，疼痛可用止痛剂、卡马西平、苯妥英钠等；恢复期可用针灸、理疗和康复治疗，以促进肢体功能恢复；重症患者护理时要定期翻身，保持肢体功能位，防止挛缩和畸形。

二、多灶性运动神经病

多灶性运动神经病为仅累及运动神经的脱髓鞘性神经病，是一种免疫介导的、以肢体远端为主的、非对称性的、慢性进展的、以运动障碍为主要表现的慢性多发性单神经病，电生理特点为持续性、节段性、非对称性运动神经传导阻滞，免疫球蛋白及环磷酰胺对此治疗有效。

(一) 临床表现

本病多见于20～50岁的男性，儿童及老年人也可见到，男女比例为4：1。大多数慢性起病，病情缓慢进展，中间可有不同时段的“缓解”，在缓解期病情相对稳定，病程可达几年或几十年，少数人也可急性或亚急性起病，病情进展较快，但很快又进入慢性病程。临床表现以运动障碍为主，主要临床特点如下。

1. 运动障碍

呈进行性缓慢加重的肌肉无力，并且无力的肌肉，大多数伴有肌束颤动和肌肉痉挛，晚期出现肌萎缩。肌无力多从上肢远端开始，逐渐累及下肢，肌无力分布与周围神经干或其分支的支配范围一致，正中神经、桡神经、尺神经支配的肌肉最易受累；脑神经支配的肌肉及呼吸肌一般不受累。

2. 腱反射

受累的肌肉腱反射减弱，一部分正常，个别甚至亢进，无锥体束征。

3. 感觉障碍不明显

受损的神经干分布区可出现一过性疼痛或感觉异常，客观检查无感觉减退。

（二）诊断

主要根据临床特点（典型的肌无力特征、感觉大致正常）及典型的神经电生理特征（节段性、非对称性和持续性的传导阻滞等）作出诊断，抗 GM_1 抗体滴度升高，神经活检的特征性改变有助于确定诊断。

（三）治疗

1. 静脉注射免疫球蛋白

用量 0.4g/（kg · d）（具体用法见 GBS 的治疗），连用 5 天为 1 个疗程，用药数小时至 7 天即开始见效，90% 的患者肌力在用药 2 周内明显提高，运动神经传导速度明显好转，疗效可维持 3 ~ 6 周，症状即复发，因此，需要根据病情复发的规律，定期维持治疗。免疫球蛋白不能使抗 GM_1 抗体滴度降低。

2. 环磷酰胺

可先给大剂量治疗，而后以 1 ~ 3mg/（kg · d）的剂量维持治疗，85% 的患者症状改善，血清抗 GM_1 抗体滴度下降。

以上两种方法同时使用，可减少静脉免疫球蛋白的用量，减少复发次数，但明显萎缩的肌肉对治疗反应差。因部分患者经上述治疗后，原有症状好转的同时仍有新病灶的产生，所以目前认为，上述治疗只是改善症状，不能阻止新病灶的产生，病情仍处于缓慢进展状态。

3. 糖皮质激素及血浆置换

基本无效，糖皮质激素甚至可加重病情。

第八章 神经肌肉疾病

第一节 重症肌无力

重症肌无力（MG）是一种由神经–肌肉接头处传递功能障碍所引起的自身免疫性疾病，临床主要表现为部分或全身骨骼肌无力和易疲劳，活动后症状加重，经休息后症状减轻。患病率为77～150/100万，年发病率为4～11/100万。女性患病率大于男性，约3∶2，各年龄段均有发病，儿童1～5岁居多。

一、病因

重症肌无力的发病原因分两大类，第一类是先天遗传性，极少见，与自身免疫无关；第二类是自身免疫性疾病，最常见。发病原因尚不明确，普遍认为与感染、药物、环境因素有关。同时重症肌无力患者中有65%～80%有胸腺增生，10%～20%伴发胸腺瘤。

二、临床表现

重症肌无力病人发病初期往往感到眼或肢体酸胀不适或视物模糊，容易疲劳，天气炎热或月经来潮时疲乏加重。随着病情发展，骨骼肌明显疲乏无力，显著特点是肌无力于下午或傍晚劳累后加重，晨起或休息后减轻，此种现象称之为“晨轻暮重”。

(一) 重症肌无力病症状

重症肌无力病人全身骨骼肌均可受累，可有如下症状：

(1) 眼皮下垂、视力模糊、复视、斜视、眼球转动不灵活。

(2) 表情淡漠、苦笑面容、讲话大舌头、构音困难，常伴鼻音。

(3) 咀嚼无力、饮水呛咳、吞咽困难。

(4) 颈软、抬头困难，转颈、耸肩无力。

(5) 抬臂、梳头、上楼梯、下蹲、上车困难。

(二) 临床分型

(1) 改良的Osseman分型法。①Ⅰ型眼肌型。②ⅡA型轻度全身型，四肢肌群常伴眼肌受累，无假性球麻痹的表现，即无咀嚼和吞咽困难构音不清。③ⅡB型四肢肌群常伴眼肌受累，有假性球麻痹的表现，多在半年内出现呼吸困难。④Ⅲ型(重度激进型)发病迅速，多由数周或数月发展到呼吸困难。⑤Ⅳ型(迟发重症型)多在2年左右由Ⅰ型、ⅡA型、ⅡB型演变。⑥Ⅴ型肌萎缩型，少见。

(2) 肌无力危象。

肌无力危象是指重症肌无力患者在病程中由于某种原因突然导致的病情急剧恶化，呼吸困难，危及生命的危重现象。根据不同的原因，MG危象通常分为3种类型：①肌无力危象大多是由疾病本身的发展所致，也可因感染、过度疲劳、精神刺激、月经、分娩、手术、外伤而诱发。临床表现为患者的肌无力症状突然加重，出现吞咽和咳痰无力，呼吸困难，常伴烦躁不安、大汗淋漓等症状。②胆碱能危象见于长期服用较大剂量的“溴吡斯的明”的患者，或一时服用过多，发生危象之前常先表现出恶心、呕吐、腹痛、腹泻、多汗、流泪、皮肤湿冷、口腔分泌物增多、肌束震颤以及情绪激动、焦虑等精神症状。③反拗危象“溴吡斯的明”的剂量未变，但突然对该药失效而出现了严重的呼吸困难，也可由感染、电解质紊乱或其他不明原因所致。

以上3种危象中肌无力危象最常见，其次为反拗性危象，真正的胆碱能危象罕见。

三、检查

(一) 新斯的明试验

成年人一般用新斯的明1～1.5mg肌注，若注射10～15min后症状改善，30～60mim后达到高峰，持续2～3小时，即为新斯的明试验阳性。

(二) 胸腺CT和MRI

胸腺CT和MRI可以发现胸腺增生或胸腺瘤，必要时应行强化扫描进一步明确。

(三) 重复电刺激

重复神经电刺激为常用的具有确诊价值的检查方法。利用电极刺激运动神经，记录肌肉的反应电位振幅，若患者肌肉电位逐渐衰退，提示神经肌肉接头处病变的可能。

（四）单纤维肌电图

单纤维肌电图是较重复神经电刺激更为敏感的神经肌肉接头传导异常的检测手段。可以在重复神经电刺激和临床症状均正常时根据“颤抖”的增加而发现神经肌肉传导的异常，在所有肌无力检查中灵敏度最高。

（五）乙酰胆碱受体抗体滴度的检测

乙酰胆碱受体抗体滴度的检测对重症肌无力的诊断具有特征性意义。80%～90%的全身型和60%的眼肌型重症肌无力可以检测到血清乙酰胆碱受体抗体。抗体滴度的高低与临床症状的严重程度并不完全一致。

四、治疗

（一）药物治疗

(1) 胆碱酯酶抑制剂。是对症治疗的药物，治标不治本，不能单药长期应用，用药方法应从小剂量渐增。常用的有甲基硫酸新斯的明、溴吡斯的明。

(2) 免疫抑制剂。常用的免疫抑制剂为：①肾上腺皮质类固醇激素（如强的松、甲基强的松龙等）；②硫唑嘌呤；③环孢素 A；④环磷酰胺；⑤他克莫司。

(3) 血浆置换。通过将患者血液中乙酰胆碱受体抗体去除的方式，暂时缓解重症肌无力患者的症状，如不辅助其他治疗方式，疗效不超过 2 个月。

(4) 静脉注射免疫球蛋白。人类免疫球蛋白中含有多种抗体，可以中和自身抗体、调节免疫功能。其效果与血浆置换相当。

(5) 中医药治疗。重症肌无力的中医治疗越来越受到重视。重症肌无力属“痿症”范畴。根据中医理论，在治疗上加用中医中药，可以减少免疫抑制剂带来的不良反应，在重症肌无力的治疗上起着保驾护航的作用，而且能重建自身免疫功能之功效。

（二）胸腺切除手术

患者 90% 以上有胸腺异常，胸腺切除是重症肌无力有效的治疗手段之一。适用于在 16～60 岁发病的全身型、无手术禁忌证的重症肌无力患者，大多数患者在胸腺切除后可获显著改善。合并胸腺瘤的患者占 10%～15%，是胸腺切除术的绝对适应证。

五、预后

重症肌无力患者预后较好，小部分患者经治疗后可完全缓解，大部分患者可药物维持改善症状，绝大多数疗效良好的患者能进行正常的学习、工作和生活。

六、预防

(一) 可能使重症肌无力加重或复发的因素

常见诱因有感染、手术、精神创伤、全身性疾病、过度疲劳、女性生理期前后、妊娠、分娩、吸烟、饮酒、胸腺瘤复发等。

(二) 重症肌无力患者慎用药物

(1) 抗生素类庆大霉素、链霉素、卡那霉素、四环素、土霉素、杆菌肽、多黏菌素、妥布霉素、喹诺酮类、大环内酯类慎用。

(2) 降脂药慎用。

(3) 非那根、安定、安热静、吗啡、乙醚、麻醉肌松剂、普鲁卡因、氨基甙类药物。

(4) 奎宁、奎尼丁、普鲁卡因酰胺、冬眠宁、奋乃静。

(5) 箭毒、琥珀胆碱。

(6) 胸腺素、卡增舒、秉宁克通、免疫增强剂。

(7) 蟾酥及中成药，如六神丸、喉疾灵、珍珠层粉等。

(8) 不要随便给儿童重症肌无力患者服用市面出售的各种自称含有增强免疫作用的口服液。

第二节　周期性瘫痪

周期性瘫痪也称为周期性麻痹，是指反复发作性的骨骼肌弛缓性瘫痪为主要表现的一组肌病。发作时大多伴有血清钾的异常改变，根据血清钾含量的变化分为低钾型、正钾型和高钾型三种。临床上以低钾型周期性瘫痪占绝大多数，正钾型和高钾型周期性瘫痪少见。

一、病因

按病因可分为原发性和继发性两类。原发性系指发病机制尚不明了和具有遗传性者；继发性则是继发于其他疾病引起的血钾改变而致病者，见于甲状腺功能亢进、原发性醛固酮增多症、17α-羟化酶缺乏和钡剂中毒等。

二、临床表现

(一)低血钾型周期性瘫痪

低血钾型周期性瘫痪任何年龄均可发病，以青壮年(20~40岁)发病居多，男多于女，随年龄增长而发病次数减少。饱餐(尤其是碳水化合物进食过多)、酗酒、剧烈运动、过劳、寒冷或情绪紧张等均可诱发。

低血钾型周期性瘫痪多在夜间或清晨醒来时发病，表现为四肢弛缓性瘫痪，程度可轻可重，肌无力常由双下肢开始，后延及双上肢，两侧对称，近端较重；肌张力减低，腱反射减弱或消失。患者神志清楚，构音正常，头面部肌肉很少受累，尿便功能正常，但严重病例，可累及膈肌、呼吸肌、心肌等，甚至可造成死亡。

发作一般持续6~24小时，或1~2天，个别病例可持续7天。最晚瘫痪的肌肉往往先恢复，发作期间一切正常，发作频率不等，可数周或数月1次，个别病例发作频繁，甚至每天均有发作，也有数年1次或终生仅发作1次者。40岁以后发病逐渐减少，直至停发。若并发于肾上腺肿瘤和甲状腺功能亢进者，则发作常较频繁。发作后可有持续数天的受累肌肉疼痛及强直。频繁发作者可有下肢近端持久性肌无力和局限性肌萎缩。

(二)高血钾型周期性瘫痪

高血钾型周期性瘫痪较少见，有遗传史，童年起病，常因寒冷或服钾盐诱发，白天发病。发作期钾离子自肌肉进入血浆，因而血钾升高，可达5~7mmoL/L。也以下肢近端较重，持续时间较短，不足一小时，一日多次或一年一次。部分患者发作时可有强直体征，累及颜面和手部，因而面部“强直”，眼半合，手肌僵硬，手指屈曲和外展。进食、一般活动、静注钙剂、胰岛素或肾上腺素均可终止发作。事先给予能增加钾排泄的醋氮酰胺及双氢克尿噻等利尿剂可预防发作。

(三)正常血钾型周期性瘫痪

很少见，发作前常有极度嗜盐、烦渴等表现。其症状表现类似低血钾周期性瘫痪，但持续时间大都在10天以上；又类似高血钾型周期性瘫痪，给予钾盐可诱发。但与二者不同之处为发作期间血钾浓度正常，以及给予氯化钠可使肌无力减轻，若减少食盐量可诱致临床发作。

三、检查

(1) 发病时血清钾降低，低血钾型周期性瘫痪；发病时血清钾升高，在5～7mmoL/L，高血钾型周期性瘫痪；或血钾正常，正常血钾型周期性瘫痪。

(2) 低血钾型周期性瘫痪发作时，心电图上常有低血钾改变如QT间期延长、S-T段下降、T波降低、U波明显且常与T波融合，其低钾的表现常比血清钾降低为早。高血钾型周期性瘫痪发作时，心电图改变，初是T波增高，QT间期延长，以后逐渐出现R波降低、S波增深、ST段下降、P-R间期及QRS时间延长。

四、诊断

根据患者间歇性肌无力发作的特点，结合发作时腱反射、血清钾浓度及心电图改变，一般不难作出诊断。

五、治疗

(一) 低钾型周期性瘫痪

低钾型周期性瘫痪发作时成人一次口服或鼻饲氯化钾。对有呼吸肌麻痹者，应及时给予人工呼吸，吸痰、给氧。心律失常者可应用10%氯化钾、胰岛素加5%葡萄糖液静脉滴入。但禁用洋地黄类药物。发作间歇期的治疗：发作较频繁者，可长期口服氯化或氯化钾，于每晚睡前服用。如并有甲状腺机能亢进或肾上腺皮质肿物者，应进行相应的药物或外科手术治疗。尚须警惕个别患者仍有心律不齐，治疗困难，且可因室性心动过速猝死。平时应避免过劳、过饱和受寒等诱因。

(二) 高钾型周期性瘫痪

高钾型周期性瘫痪发作时可选用：①10%葡萄糖酸钙静注，因钙离子可直接对抗高血钾对心脏的毒性作用。②胰岛素加入葡萄糖溶液内静滴。③4%碳酸氢钠溶液静滴。④醋氮酰胺或双氢克尿噻。

间歇期应控制钾盐的摄入，主要是易被忽视的钾来源，如钾盐青霉素及一周以上的库存血等。平时经常摄食高盐、高碳水化合物饮食。

(三) 正常血钾型周期性瘫痪

发作期可用生理盐水或5%葡萄糖盐水静脉滴入，并尽量服用食盐，服用排钾潴钠类药物，如醋氮酰胺或激素。但排钾过多又可从本型转化为低钾型周期性瘫痪，应引起重视。平时应服用高盐高糖饮食，发作频繁者可适当服用排钾潴钠类药物，以预防或减少其发作。

六、预防

(1) 平时少食多餐，限制钠盐摄入，避免过饱、受寒、酗酒过劳等。

(2) 甲亢性周期性瘫痪积极治疗甲亢可预防复发。

(3) 首选碳酸酐酶抑制剂乙酰唑胺口服；钾潴留剂安体舒通口服。宜采取高钾低钠饮食和口服补钾等预防发作。

(4) 应注意预防瘫痪导致的坠床、窒息、肺部或尿路感染以及心动过速，心律失常。如为继发因素所致的瘫痪，应积极治疗原发病。

第九章　脱髓鞘疾病

第一节　多发性硬化

多发性硬化（Multiple Sclerosis，MS）是以中枢神经系统白质炎性脱髓鞘病变为主要特点的自身免疫病。本病最常累及的部位为脑室周围白质、视神经、脊髓、脑干和小脑，主要临床特点为中枢神经系统白质散在分布的多病灶与病程中呈现的缓解复发，症状和体征的空间多发性和病程的时间多发性。

2018 年 5 月 11 日，国家卫生健康委员会等 5 部门联合制定了《第一批罕见病目录》，多发性硬化被收录其中。

一、疾病病因和发病机制

病因和发病机制至今尚未完全明确，近几年的研究提出了自身免疫、病毒感染、遗传倾向、环境因素及个体易感因素综合作用的多因素病因学说。

（一）病毒感染及分子模拟学说

研究发现，本病最初发病或以后的复发常有一次急性感染。多发性硬化患者不仅麻疹病毒抗体效价增高，其他多种病毒抗体效价也增高。感染的病毒可能与中枢神经系统（CNS）髓鞘蛋白或少突胶质细胞存在共同抗原，即病毒氨基酸序列与 MBP 等神经髓鞘组分的某段多肽氨基酸序列相同或极为相近，推测病毒感染后体内 T 细胞激活并生成病毒抗体，可与神经髓鞘多肽片段发生交叉反应，导致脱髓鞘病变。

（二）自身免疫学说

实验性变态反应性脑脊髓炎（Experimental Allergic Encephalomyelitis，EAE），其免疫发病机制和病损与 MS 相似，如针对自身髓鞘碱性蛋白（Myelin Basic Protine，MBP）产生的免疫攻击，导致中枢神经系统白质髓鞘的脱失，出现各种神经功能的障碍。同时临床上应用免疫抑制药或免疫调节药物对 MS 治疗有明显的缓解作用，从而提示 MS 也可能是一种与自身免疫有关的疾病。

(三) 遗传学说

研究发现，多发性硬化病人约10%有家族史，患者第1代亲属中多发性硬化发病概率较普通人群增高5～15倍；单卵双胞胎中，患病概率可达50%。

(四) 地理环境

流行病资料表明，接近地球两极地带，特别是北半球北部高纬度地带的国家，本病发病率较高。MS高危地区包括美国北部、加拿大、冰岛、英国、北欧、澳大利亚的塔斯马尼亚岛和新西兰南部，患病率为40/10万或更高。赤道国家发病率小于1/10万，亚洲和非洲国家发病率较低，约为5/10万。我国属于低发病区，与日本相似。

(五) 其他

诱发因素有感染、过度劳累、外伤、情绪激动以及激素治疗中停药等，均可促发疾病或促使本病复发或加重。

二、病理

特征性病理改变是中枢神经系统白质内多发性脱髓鞘斑块，多位于侧脑室周围，伴有反应性胶质增生，也可有轴突损伤。病变可累及大脑白质、脊髓、脑干、小脑和视神经。脑和脊髓冠状切面肉眼可见较多粉灰色分散的形态各异的脱髓鞘病灶，大小不一，直径为1～20mm，以半卵圆中心和脑室周围，尤其是侧脑室前角最多见。镜下可见急性期髓鞘崩解和脱失，轴突相对完好，少突胶质细胞轻度变性和增生，可见小静脉周围炎性细胞（单核、淋巴和浆细胞）浸润。病变晚期轴突崩解，神经细胞减少，代之以神经胶质形成的硬化斑。

三、临床表现

(一) 年龄和性别

起病年龄多在20～40岁，10岁以下和50岁以上患者少见，男女患病之比约为1∶2。

(二) 起病形式

以亚急性起病多见，急性和隐匿起病仅见于少数病例。

（三）临床特征

绝大多数患者在临床上表现为空间和时间多发性。空间多发性是指病变部位的多发，时间多发性是指缓解—复发的病程。少数病例在整个病程中呈现单病灶征象。单相病程多见于以脊髓征象起病的缓慢进展型多发性硬化和临床少见的病势凶险的急性多发性硬化。

（四）临床症状和体征

由于多发性硬化患者大脑、脑干、小脑、脊髓可同时或相继受累，故其临床症状和体征多种多样。多发性硬化的体征常多于症状，例如主诉一侧下肢无力、麻木刺痛的患者，查体时往往可见双侧皮质脊髓束或后索受累的体征。多发性硬化的临床经过及其症状体征的主要特点归纳如下：

1. 肢体无力

肢体无力最多见，大约50%的患者首发症状包括一个或多个肢体无力。运动障碍一般下肢比上肢明显，可为偏瘫、截瘫或四肢瘫，其中以不对称瘫痪最常见。腱反射早期正常，以后可发展为亢进，腹壁反射消失，病理反射阳性。

2. 感觉异常

浅感觉障碍表现为肢体、躯干或面部针刺麻木感，异常的肢体发冷、蚁走感、瘙痒感以及尖锐、烧灼样疼痛及定位不明确的感觉异常。疼痛感可能与脊髓神经根部的脱髓鞘病灶有关，具有显著特征性。亦可有深感觉障碍。

3. 眼部症状

常表现为急性视神经炎或球后视神经炎，多为急性起病的单眼视力下降，有时双眼同时受累。眼底检查早期可见视乳头水肿或正常，以后出现视神经萎缩。约30%的病例有眼肌麻痹及复视。眼球震颤多为水平性或水平加旋转性。病变侵犯内侧纵束引起核间性眼肌麻痹，侵犯脑桥旁正中网状结构（Paramedian Pontine Reticure Formation，PPRF）导致一个半综合征。

4. 共济失调

30%～40%的患者有不同程度的共济运动障碍，但Charcot三主征（眼震、意向震颤和吟诗样语言）仅见于部分晚期多发性硬化患者。

5. 发作性症状

发作性症状是指持续时间短暂、可被特殊因素诱发的感觉或运动异常。发作性的神经功能障碍每次持续数秒至数分钟不等，频繁、过度换气、焦虑或维持肢体某种姿势可诱发，是多发性硬化特征性的症状之一。强直痉挛、感觉异常、构音障碍、共济失调、癫痫和疼痛不适是较常见的多发性硬化发作性症状。其中，局限于肢体或面部的强直性痉挛，常伴放射性异常疼痛，亦称痛性痉挛，发作时一般无意识丧失和脑电图异常。被动屈颈时会诱导出刺痛感或闪电样感觉，自颈部沿脊柱放散至大腿或足部，称为莱尔米特征（Lhermitte sign），是因屈颈时脊髓局部的牵拉力和压力升高、脱髓鞘的脊髓颈段后索受激惹引起。

6. 精神症状

在多发性硬化患者中较常见，多表现为抑郁、易怒和脾气暴躁，部分患者出现欣快、兴奋，也可表现为淡漠、嗜睡、强哭强笑、反应迟钝、智能低下、重复言语、猜疑和被害妄想等。可出现记忆力减退、认知障碍。

7. 其他症状

膀胱功能障碍是多发性硬化患者的主要痛苦之一，包括尿频、尿急、尿潴留、尿失禁，常与脊髓功能障碍合并出现。此外，男性多发性硬化患者还可出现原发性或继发性性功能障碍。

多发性硬化尚可伴有周围神经损害和多种其他自身免疫性疾病，如风湿病、类风湿综合征、干燥综合征、重症肌无力等。多发性硬化合并其他自身免疫性疾病是由于机体的免疫调节障碍引起多个靶点受累。

四、辅助检查

脑脊液检查、诱发电位和磁共振成像三项检查对多发性硬化的诊断具有重要意义。

（一）脑脊液（CSF）检查

脑脊液（CSF）检查可为 MS 临床诊断提供重要证据。

（1）CSF 单核细胞（Mononuclear Cell，MNC）数：轻度增高或正常，一般在 15×10 ∧ 6/L 以内，约 1/3 急性起病或恶化的病例可轻至中度增高，通常不超过 50×10 ∧ 6/L，超过此值应考虑其他疾病而非 MS。约 40%MS 病例 CSF 蛋白轻度增高。

（2）IgG 鞘内合成检测：MS 的 CSF-IgG 增高主要为 CNS 内合成，是 CSF 重要的免疫学检查。① CSF-IgG 指数：IgG 鞘内合成的定量指标，见于约 70% 以上 MS 患者，测定这组指标也可计算 CNS24 小时 IgG 合成率，意义与 IgG 指数相似；② CSF-IgG 寡克隆带（Oligoclonal Bands，OB）：IgG 鞘内合成的定性指标，OB 阳性率可超过 95%。但应同时检测 CSF 和血清，只有 CSF 中存在 OB 而血清缺如才支持 MS 诊断。

(二) 诱发电位

诱发电位包括视觉诱发电位（VEP）、脑干听觉诱发电位（BAEP）和体感诱发电位（SEP）等，50% ~ 90% 的 MS 患者可有一项或多项异常。

(三) MRI 检查

MRI 检查分辨率高，可识别无临床症状的病灶，使 MS 诊断不再只依赖临床标准。可见大小不一类圆形的 T1 低信号、T2 高信号，常见于侧脑室前角与后角周围、半卵圆中心及胼胝体，或为融合斑，多位于侧脑室体部；脑干、小脑和脊髓可见斑点状不规则 T1 低信号及 T2 高信号斑块；病程长的患者多数可伴脑室系统扩张、脑沟增宽等脑白质萎缩征象。

五、诊断

诊断的本质是时间和空间的多发性。

随着影像技术的发展，人们对该病的全面深入研究以及早期诊治的必要性，MS 的诊断标准不断得到更新。2001 年 McDonald 诊断标准有了较大突破，将 Poser 诊断标准中对 MS 的诊断由四类（临床确诊、实验室支持确诊、临床可能、实验室可能）简化为两类（确诊、可能），并引入 MRI 检查结果，并提出原发进展型多发性硬化（Primary Progressive Multiple Sclerosis，PPMS）的诊断标准。2005 年修订版 McDonald 诊断标准更加强调 MRI 病灶在时间多发性上的重要性，进一步阐释了脊髓病变在诊断中的意义，简化了 PPMS 的诊断。这一诊断标准在近年来已在世界范围内广泛应用。从 MS 诊断标准的发展过程来看，发展趋势是早期诊断，在不降低特异性的同时提高诊断的敏感性、明确诊断概念、简化诊断过程。

六、疾病治疗

(一) 治疗原则

多发性硬化治疗的主要目的是抑制炎性脱髓鞘病变进展，防止急性期病变恶化及缓解期复发，晚期采取对症和支持疗法，减轻神经功能障碍带来的痛苦。其主要治疗原则如下：

(1) 疾病复发，损伤严重者应使用大剂量糖皮质激素静脉滴注。

(2) 所有 RR 型 MS 患者都应长期给予免疫调节治疗。

(3) SP 型 MS 患者须早期给予积极治疗。

(4) PP 型 MS 患者对于改善病情的治疗反应不佳。

(5) MS 是一种终身疾病，近期没有关于终止治疗的病例。如果病人不能耐受一种治疗或治疗失败，须采用另一种治疗。

(6) 须在临床上和 / 或通过 MRI 检测病人的疾病活动性。应在功能出现不可逆损伤之前开始改变或增加治疗。

(二) 具体治疗方法

1. 复发缓解 (R-R) 型多发性硬化

(1) 急性期治疗

①皮质类固醇：多发性硬化急性发作和复发的主要治疗药物，有抗炎和免疫调节作用，可促进急性复发的恢复和缩短复发期病程，但不能改善恢复程度。长期应用不能防止复发，且可出现严重不良反应。甲泼尼龙（Methylprednisolone，MPL）可减轻炎症和水肿，目前主张在多发性硬化的急性活动期使用，大剂量短程疗法最常用，成人中至重症复发病例用 1g/d 加于 5% 葡萄糖 500mL 静脉滴注，连用 3 ~ 5 日，然后改口服泼尼松 60mg/d，4 ~ 6 周逐渐减量至停药。通常用于发作较轻的患者。使用皮质类固醇药物治疗过程中，注意定期检查电解质、血糖、血压，常规补钾、补钙和使用抗酸剂保护胃黏膜。

②静脉注射免疫球蛋白（Intravenous Immunoglobulin，IVIG）：0.4g/（kg · d），连续 3 ~ 5 天。对降低 R-R 型患者复发率有肯定疗效，但最好在复发早期应用。可根据病情需要每月加强治疗 1 次，用量仍为 0.4g/（kg · d），连续 3 ~ 6 个月。

③血浆置换（Plasma Exchange，PE）主要用于对大剂量皮质类固醇治疗不敏感的 MS 患者。目前对 PE 治疗的确切机制、疗效的持续时间及对复发的影响尚不明确，可能的作用机制与清除自身抗体有关。

(2) 缓解期治疗

美国 FDA 批准的 4 大类药物用于 RRMS 稳定期，干扰素、醋酸格拉替雷、那他株单抗、芬戈莫德。

① β - 干扰素（Interferon-β，IFN-β）疗法：IFN-β 具有免疫调节作用，可抑制淋巴细胞的增殖及抗原呈递、调节细胞因子的产生、通过下调黏附分子的表达及抑制 T 细胞的金属基质蛋白酶来抑制 T 细胞通过血脑屏障。IFN-β 1a 和 IFN-β 1b 两类重组制剂已作为治疗 R-R 型 MS 的推荐用药在美国和欧洲被批准上市。IFN-β 1a 与人类生理性 IFN-β 结构基本无差异，IFN-β 1b 缺少一个糖基，17 位上由丝氨酸取代了半胱氨酸。IFN-β 1a 和 IFN-β 1b 对急性恶化效果明显，IFN-β 1a 对维持病情稳定有效。IFN-β 1a 治疗首次发作 MS 可用 22μg 或 44μg，皮下注射，1 ~ 2

次 / 周；确诊的 R-RMS，22μg，2 ~ 3 次 / 周。耐受性较好，发生残疾较轻。IFN-β1b 为 250μg，隔日皮下注射。IFN-β1a 和 IFN-β1b 均须持续用药 2 年以上，通常用药 3 年后疗效下降。常见不良反应为流感样症状，持续 24 ~ 48 小时，2 ~ 3 个月后通常不再发生。IFN-β1a 可引起注射部位红肿及疼痛、肝功能损害及严重过敏反应等。IFN-β1b 可引起注射部位红肿、触痛，偶引起局部坏死、血清转氨酶轻度增高、白细胞减少或贫血。

②醋酸格拉替雷（Glatiramer Acetate，GA）人工合成的髓鞘碱性蛋白的类似物，其可能的作用机制在于使 T 细胞由 Th1 表型向 Th2 表型转化，从而促进抗炎性细胞因子的产生。诱导髓鞘反应性 T 细胞的免疫耐受。皮下注射，20mg/ 天。

③那他珠单抗（Natalizumab）：为重组 α4- 整合素（淋巴细胞表面的蛋白）单克隆抗体，能阻止激活的 T 淋巴细胞通过血脑屏障。1 年内 2 次以上复发，且 MRI1 个以上强化病灶。单药治疗尽量避免 PML。

④芬戈莫德（Fingolimod，FTY270）：从蝉幼虫的子囊菌培养液中提取的抗生素成分经化学修饰后合成的新型免疫抑制剂，化学名为 2–（4- 正辛基苯乙基）–2– 氨基丙二醇盐酸盐，为鞘氨醇 –1– 磷酸（s1P）受体调节剂，在体内经磷酸化后与淋巴细胞表面的 S1P 受体结合，改变淋巴细胞的迁移，促使细胞进入淋巴组织，减少 CNS 内 LC 浸润。

2. 继发进展型（SP）和进展复发型（PR）MS 治疗

（1）2000 年，美国 FDA 批准米托蒽醌应用于 SP 型 MS，推荐剂量为 12mg/m^2，静脉滴注，米托蒽醌用于治疗 MS 的总剂量不得超过 140mg（过量药物会引起中毒），可降低 60% 的 MS 复发率，缓解 MS 的进程。常见不良反应包括恶心、脱发、白细胞减少和贫血症等。心肌毒性是米托蒽醌的另一常见不良反应，故使用米托蒽醌治疗 MS 必须对病人左室射血分数进行严密监护并定期测定血常规及肝功等。还可使用其他免疫抑制剂如甲氨蝶呤、环磷酰胺、硫唑嘌呤、环孢霉素 A 等，能减轻多发性硬化的症状，但对 MRI 显示的脱髓鞘病灶无减少趋势，仅用于肾上腺糖皮质激素治疗无效的患者。

①甲氨蝶呤（Methotrexate，MTX）：可抑制细胞和体液免疫，并有抗炎作用。慢性进展型并有中至重度残疾的 MS 患者每周用 MTX7.5mg，口服治疗 2 年，可显著减轻病情恶化，对继发进展型疗效尤佳。

②环磷酰胺（Cyclophosphamide）：宜用于 MTX 治疗无效的快速进展型 MS。主张长期小剂量口服，50mg/ 次，每天两次，维持一年。白细胞减少、出血性膀胱炎等是该药常见不良反应。

③硫唑嘌呤：可缓解病程的进展，降低多发性硬化的复发率。2mg/（kg · d），

口服，治疗两年。

④环孢霉素 A（cyclosprine A）：强力免疫抑制药，用药 2 年可延迟致残时间。剂量应在 2.5mg/（kg · d）之内，＞5mg/（kg · d）易发生肾中毒，须监测血清肌酐水平（＜1.3mg/dL），为减少毒性可分 2 ~ 3 次口服。84% 的患者出现肾脏毒性，高血压常见。

（2）最近临床及 MRI 研究显示，IFN-β 1a 及 IFN-β 1b 可降低继发进展型多发性硬化病情进展速度。确诊的 SPMS 可用 IFN-β 1a44 μ g，2 ~ 3 次 / 周，皮下注射。

（3）造血干细胞移植：造血干细胞移植治疗的原理是进行免疫重建，使中枢神经系统对免疫耐受，以达到治疗目的，但只有在其他治疗手段无效的情况下才考虑应用。

3. 原发进展型

多发性硬化采用特异性免疫调节治疗无效，主要是对症治疗。血浆置换对暴发病例可能有用，但随机对照试验显示对慢性病例疗效不佳。

4. 对症治疗

（1）疲劳症状：应保证足够的卧床休息，避免过劳，尤其在急性复发期。疲劳是许多患者常见的主诉，有时用金刚烷胺（100mg 早晨和中午口服）或选择性 5- 羟色胺再摄取抑制剂如氟西汀、西酞普兰等可能有效。

（2）膀胱、直肠功能障碍：氯化氨基甲酰甲基胆碱（Bethanechol Chloride）对尿潴留可能有用，无效时可间断导尿。监测残余尿量是预防感染的重要措施。尿失禁可选用溴丙胺太林。

（3）严重痉挛性截瘫和大腿痛性屈肌痉挛：口服巴氯芬（Baclofen）或安置微型泵及内置导管鞘内注射可能有效。姿势性震颤用异烟肼 300mg/d 口服，每周增加 300mg，直至 1200mg/d，合用吡哆醇 100mg/d 可有改善；少数病例用卡马西平或氯硝西泮有效。

七、疾病预后

急性发作后患者至少可部分恢复，但复发的频率和严重程度难以预测。提示预后良好的因素包括女性、40 岁以前发病、临床表现视觉或体感障碍等，出现锥体系或小脑功能障碍提示预后较差。尽管最终可能导致某种程度功能障碍，但大多数 MS 患者预后较乐观，约半数患者发病后 10 年只遗留轻度或中度功能障碍，病后存活期在 20 ~ 30 年，但少数可于数年内死亡。

八、疾病护理

(一) 焦虑抑郁的干预

1. 建立良好的家庭支持系统

MS 病程长，病情反复，治疗时间长，给家庭和患者带来巨大的精神压力和经济压力，长期的压力导致患者情绪异常。焦虑抑郁影响患者的治疗和康复。良好的社会支持系统能减少患者不良情绪的发生，保证患者的及时治疗，延缓病情。

2. 自我减压，保持良好的心态

患者要自我调节心态，选择适合自己的减压方式。可以向朋友、同学倾诉，找到渠道发泄自己的不满和愤怒，也可以选择自己喜欢的运动方式并坚持，刚发病还未有肢体功能障碍的患者可以选择慢跑、游泳、打太极拳，还可以自我放松，听一些轻快的音乐。

3. 饮食指导

(1) 保证营养充足均衡的饮食

少吃脂肪、油、糖、盐，多吃瘦肉、鱼类、豆制品、水果、蔬菜和含钙丰富的食物。精神状态好时，可增加食量，小口吃饭，细嚼慢咽，少量多餐。

(2) 吞咽或咀嚼困难者的指导

在 MS 晚期症状中，表现为球麻痹，饮水呛咳，进食困难。

第一，吞咽障碍者应首选糊状食物或使用加稠剂。

第二，选择匙面小、柄长、柄粗的汤匙。

第三，应选择杯口不接触鼻部的杯子。

第四，应该选择广口平底瓷碗，同时可使用防滑垫。

吞咽困难者还要注意进食的体位。能坐起来的患者，要在坐位进食，不能坐起的患者喂食时床头抬高最少 30° 头部前屈，喂食者站于患者患侧，以健侧吞咽，禁忌平躺体位喂食。插胃管者宜选择稀流质或浓流质饮食，牛奶蛋羹肉汤婴儿米糊均可，每个月去医院换一次胃管，每次喂流质饮食前要回抽胃液，确定在胃里才能喂。

积极配合治疗，做好药物自我观察。

① 激素是治疗 MS 最常见而重要的药物，服用时必须按照医嘱逐渐减量至停药，不能随意增加或减少，甚至停药。激素常见不良反应有肥胖、高血压、骨质疏松、胃十二指肠溃疡等，患者要注意观察血压、大便颜色、胃部有无不适情况，有异常及时就医。

② β - 干扰素的全身性不良反应类似流感样症状，头痛、发热、寒战、关节或

肌肉疼痛，一般在开始用药时最明显，治疗的第一月或第二个月就逐渐减轻，典型的在用药3～4小时出现。局部不良反应有注射部位出现局灶性红晕，可持续数周，严重者可发生坏死，但不多见。这些症状通常都不严重，不用担心，会慢慢减轻消失。注射干扰素由家属或患者进行皮下或肌内注射，每次注射须变换部位。

（二）预防尿路感染和便秘

MS患者的大小便障碍明显，应保证充足的水分摄入，每天至少喝水1500～2000mL，睡前2小时不宜喝水。尿失禁者可用尿垫及时更换，每天清洗会阴2次，尿潴留者可采用间歇导尿（间隔4～6小时）如尿液浑浊应多喝水并就医。认识早期尿路感染的症状和体征：尿频、尿急、尿痛。

预防便秘：食用高纤维食物，如芭蕉，并在腹部呈顺时针方向按摩以促进肠道运动。

（三）肢体功能锻炼

肢体功能锻炼目的为延缓病情进展和减少复发，维持和增强各种功能，最大限度地提高患者的生活质量。

1. 原则

（1）早期开始：康复治疗应在疾病的早期，病情有所缓解时就开始。

（2）循序渐进：治疗内容要有计划，持续有规律的康复可以帮助患者恢复肌肉的张力、增加肌肉耐力和骨骼的强度、帮助患者调节情绪波动、安稳睡眠、预防和治疗抑郁症。

（3）因人而异：治疗方式和强度要根据疾病累及的部位和严重程度而定。

（4）针对性治疗：一侧肢体功能障碍，可利用健侧肢体帮助患肢活动；上肢功能障碍，可以借助下肢活动带动上肢锻炼；下肢功能障碍，可以借助上肢活动，比如轮椅和床上活动，帮助下肢锻炼。开始时强度宜小，逐步加大运动量。

2. 康复评定

（1）神经功能障碍。（2）运动功能评定（关节活动范围评定、肌力、肌张力）。（3）日常生活自理能力评定。（4）神经功能评定。

3. 改善运动功能

（1）关节功能训练：重点是维持正常的关节活动范围和纠正畸形姿势。一般采取主动和被动运动方法，对关节囊紧张者应重点应用关节松动手法，出现挛缩可考虑使用持续牵拉，也可以利用夹板帮助患者维持最理想的姿势。

（2）肌力训练：可以采用抗阻运动和有氧耐力训练，但应根据患者具体的身体状况确定训练的强度、类型、频率等。由于患者易疲劳和不耐热，运动常受限制。克服的办法是在运动期间加入 1 ~ 5min 的休息，并把体力活动尽量安排在很少使体温升高的冷环境中进行。

(3) 缓解肌痉挛：伸肌痉挛为主，可以进行躯干的屈曲转动活动，螺旋形或对角线的四肢运动模式是训练的重点。其他如拍打、振动或轻触痉挛肌的拮抗肌，可以降低肌痉挛。每天坚持关节的被动活动、持续牵拉或压迫痉挛肌的长腱也能减轻痉挛。

(4) 共济失调的步态训练：主要通过改善患者肢体近端的稳定性来进行纠正共济失调。

(5) 感觉障碍的处理：浅感觉丧失可以通过感觉刺激，如有力地刷、擦等，增加肢体的感觉反应；本体感觉丧失可以通过感觉反馈治疗，如口头指示、视听反馈等，改善或补偿这种感觉的丧失。

(四) 安全防护

(1) 防误吸：有吞咽困难者小心喂食，把床头摇高。

(2) 防跌倒：家里防滑并把家里的障碍物移开。

(3) 防烫伤：肢体麻木感觉障碍者慎用热水袋，使用时水温不宜超过 50℃。

(4) 防压疮：长期卧床者注意床垫要柔软，经常翻身，保持皮肤干洁，防止皮肤受压发生压疮。

第二节　视神经脊髓炎疾病

视神经脊髓炎（Neuromyelitis Optica，NMO）是视神经与脊髓同时或相继受累的急性或亚急性脱髓鞘病变。该病由 Devic（1894）首次描述，其临床特征为急性或亚急性起病的单眼或双眼失明，在其前或其后数日或数周伴发横贯性或上升性脊髓炎，后来本病被称为 Devic 病或 Devic 综合征。资料显示 NMO 占所有脱髓鞘病的 1% ~ 22%，在西方国家比例偏低，在非高加索人比例偏高。

一、疾病分类

(一) 视神经脊髓炎

(1) 单时相病程 NMO：占 10% ~ 20%，欧洲相对多见，病变仅限于视神经和脊髓，视神经炎多为双侧同时受累与脊髓炎同时或相近 (1 月内) 发生，神经功能障碍常较复发型 NMO 重。但是生存期较长。

（2）复发型 NMO：占 80%～90%，亚洲相对多见，初期多表现为单纯的孤立视神经炎或孤立脊髓炎，仅约 10% 的患者首次发病视神经脊髓同时受累。

（3）进展型 NMO：少见。

（二）视神经脊髓炎谱系疾病

有一些发病机制与 NMO 类似的非特异性炎性脱髓鞘病，其 NMO-IgG 阳性率亦较高。Wingerchuk 将其归纳并提出了视神经脊髓炎谱系疾病（Neuromyelitis Optica Spectrum Disorders，NMOSDs）概念。2010 年欧洲神经病学联盟（EFNS）将 NMOSDs 明确定义，特指一组潜在发病机制与 NMO 相近，但临床受累局限，不完全符合 NMO 诊断的相关疾病。

二、病理生理

NMO 病变主要累及视神经、视交叉和脊髓（胸段与颈段）。其病理改变与 NMO 患者的生存期有关。

（一）脊髓病理

（1）大体病理：一般多个脊髓节段受累，通常可从胸髓波及至颈髓或腰髓。早期致死性病例可见脊髓发生肿胀和软化；生存期较长的患者，脊髓可发生皱缩。

（2）显微镜下病理：脊髓肿胀软化部位镜下可见病变累及脊髓灰质和白质，坏死组织呈灶状或融合成片状，可见小的囊腔形成，轴索和神经细胞丢失，中性粒细胞浸润，毛细血管增生，可见血管周围淋巴细胞袖套样浸润；其他部位的脊髓可见散在或融合成片的脱髓鞘改变。脊髓皱缩部位可见空腔形成，间质明显增生，上行及下行神经纤维束 Wallerian 变性。

（二）视神经病理

视神经炎症包括淋巴细胞、巨噬细胞、单核细胞浸润及血管炎症。长时间后可见坏死及空洞形成，血管内皮细胞增殖，神经胶质细胞增生或损失，视神经及视交叉脱髓鞘。逆行性轴索损伤导致视网膜神经纤维层丢失。

（三）其他

部分 NMO 患者中枢神经系统的其他部位，如脑干、脑室周围、半卵圆中心白质等可出现类似经典 MS 样的脱髓鞘病灶。

三、临床表现

有限流行病学资料显示，NMO 的患病率是 0.3/100000 ~ 4.4/100000，年发病率是 0.05/100000 ~ 0.4/100000。男女均可发病，单时相 NMO 男女患病比率相等，复发型 NMO 女性发病显著高于男性，女性 / 男性患病比率为 9∶1 ~ 12∶1。平均发病年龄 30 ~ 40 岁，约 10% 的 NMO 患者发病年龄小于 18 岁。

NMO 主要有视神经和脊髓两大组症候，部分患者合并有脑干损害症状。大约一半的病人以孤立视神经炎起病，其中 20% 的病人双侧视神经炎；一半的病人以孤立的脊髓炎起病；10% 的病人视神经及脊髓同时受累。

(一) 视神经症候

视神经症候表现为眼痛、视力下降或失明、视野缺损。可单眼、双眼间隔或同时发病。

(二) 脊髓症候

脊髓症候以横惯性脊髓损害较为多见，包括有脊髓相应病变平面以下传导束型深浅感觉、运动障碍及膀胱直肠功能障碍，神经根性疼痛、痛性痉挛，Lhermitte 征，高颈段受累者可出现呼吸肌麻痹症候。

(三) 脑干症候包括

①顽固性呃逆、恶心、呕吐等延髓颈髓交界区受累症状，此表现在 NMO 中相对特异，有些病例为唯一首发表现。②间脑病变可出现嗜睡、困倦、低钠血症等。

四、辅助检查

(一) 磁共振成像 (MRI)

1. 头颅 MRI

许多 NMO 患者有脑部病灶，大约 10% 的 NMO 患者脑部病灶与 MS 一致。其分布多与 AQP4 高表达区域相一致，而不符合 MS 的影像诊断标准。特征性病灶位于下丘脑、丘脑、三脑室、导水管、桥脑被盖及四脑室周围。延髓病变，常与颈髓病灶相延续。病变往往不强化。此外假瘤样脱髓鞘和可逆性后部白质脑病亦可见于患者。

2. 眼部 MRI

急性期可见视神经增粗、肿胀，呈长 T1、长 T2 信号，可见“轨道样”强化。通常双侧视神经均有异常，视交叉及视觉传导通路上可见异常。

3. 脊髓 MRI

病变常累及3个或3个以上椎体节段，为NMO最具有特异性的影像表现。NMO以颈段或颈胸段同时受累最为多见，病变可向上延伸至延髓下部。病变多位于脊髓中部，累及大部分灰质和部分白质。急性期多伴有脊髓肿胀并可见强化。疾病后期部分病例脊髓变细、萎缩、中心空洞形成。

（二）脑脊液检查

急性期脑脊液中性粒细胞和嗜酸性粒细胞增多较常见，约13%～35%患者细胞数大于50/mm^3。46%～75%患者脑脊液蛋白升高。小于30%的NMO患者脑脊液寡克隆区带可阳性。

（三）血清 NMO–IgG

NMO–IgG是NMO的免疫标志物，是鉴别NMO与MS的重要参考依据之一，须反复检测。此外，NMO患者NMO–IgG强阳性其复发可能性较大，其滴定度有可能作为复发与治疗疗效的评价指标。实验方法不同阳性率不同，NMO患者血清NMO–IgG阳性率大约50%～75%。最敏感的方法是细胞转染免疫荧光法。

（四）血清自身抗体

40%～60%的NMO患者可伴有其他自身免疫疾病抗体阳性，如抗核抗体、抗SSA/SSB抗体、抗心磷脂抗体、甲状腺相关抗体、乙酰胆碱受体抗体等。

（五）神经眼科检查

1. 视敏度

80%以上NMO患者仅为20/200或更差，超过30%的患者无光感；第一次发病后30%患者的视力低于20/200；病程5年以上的NMO患者，有一半患者单眼视敏度低于20/200，其中20%的患者为双眼视敏度降低。

2. 视野检查

NMO患者可有中心及外周视野缺损。

3. 视网膜厚度（OCT）

NMO患者视网膜神经纤维层（RNFL）明显缺失，平均减少厚度为30～40UM，而MS平均减少厚度为20～30UM。RNFL与视力、视野、功能缺损、疾病进程相关。平均RNFL低于70UM时将会发生失明。

4. 视觉诱发电位（VEP）

多数患者有VEP异常，主要表现为P100潜时延长、波幅降低或P100引不出。部分患者可发现亚临床病灶。

五、诊断及鉴别诊断

我国专家推荐使用2006年Wingerchuk修订的NMO诊断标准，其敏感性和特异性分别为87.5%和83.3%。如下：

（1）必备条件（下列每项至少有1次发作）。①视神经炎；②横贯性脊髓炎。

（2）支持条件（至少两项）。①MRI：正常或病变不符合多发性硬化影像学诊断标准。②脊髓MRI：病灶超过3个脊椎节段。③血清NMO-IgG阳性。

具备必要全部条件和支持条件中的2条，即可诊断为NMO。

六、治疗

（一）急性发作/复发期治疗

1. 糖皮质激素

最常用的一线治疗方法，抑制炎性反应，促进白细胞凋亡及抑制多形核白细胞迁移，可减轻疾病的炎性活动及进展，保护神经功能。应用原则是：大剂量，短疗程，减药为先快后慢，后期减至小剂量长时间维持。

具体方法：甲泼尼龙1g，静滴1/日×3～5天，500mg静滴1/日×3天，240mg静滴1/日×3天，120mg静滴1/日×3天，60mg口服后缓慢阶梯减量至小剂量长时间维持。对激素依赖性患者，激素减量过程要慢，可每周减5mg，至维持量（每日2～4片），小剂量激素须长时间维持。

激素有一定不良反应，电解质的紊乱，血糖、血压、血脂异常，上消化道出血，骨质疏松，股骨头坏死，脂肪重新分布等。激素治疗中应注意补钾、补钙，应用抑酸药。

2. 血浆置换（Plasma Exchange，PE）

用此治疗方法与血浆中的自身抗体、补体及细胞因子等被清除有关。对于症状较重及糖皮质激素治疗无效的患者有一定效果。用激素冲击治疗无效的NMO患者，用血浆置换治疗约50%仍有效。经典治疗方案通常为在5～14天内接受4～7次置换，每次置换约1～1.5倍血浆容量。一般建议置换3～5次，每次血浆置换量在

2～3L，多数置换 1～2 次后见效。

3. 静脉注射大剂量免疫球蛋白（Intravenous Immunoglobulin, IVIg）

此治疗方法可用于急性发作，对激素反应差的患者。用量为 0.4g/kg/d，静滴，一般连续用 5 天为一个疗程。

4. 激素联合其他免疫抑制剂

激素冲击治疗收效不佳时，尤其合并其他自身免疫疾病的患者，可选择激素联合其他免疫抑制剂治疗方案，如联合环磷酰胺治疗，终止病情进展。

（二）缓解期预防性治疗

经过急性期的治疗，NMO 多数都可转入缓解期，突然停药或治疗依从性差都极易导致 NMO 复发。对于急性发作后的复发型 NMO 及 NMOSDs 同时合并血清 NMO–IgG 阳性者应早期预防治疗。目前的方案有硫唑嘌呤、吗替麦考酚酯、美罗华、米托蒽醌、环磷酰胺、甲氨蝶呤、静脉注射免疫球蛋白及强的松。硫唑嘌呤、吗替麦考酚酯与利妥昔单抗是最常用的长期预防性药物。

干扰素、那他珠单抗及芬戈莫德可能会使 NMO 病情加重。

1. 硫唑嘌呤

硫唑嘌呤完全起效需 4～6 个月，在完全起效前可合用小剂量激素。对于 AQP4 抗体阳性患者应长期应用免疫抑制剂，以防止复发。

用法：按体重 2～3mg/（kg.·d）单用或联合口服泼尼松 [按体重 1mg/（kg·.d）]，通常在硫唑嘌呤起效后将泼尼松渐减量。对于 AQP4 抗体阳性患者应长期应用免疫抑制剂，以防止复发。

不良反应：发热、恶心、呕吐、白细胞降低、血小板减少、胃肠道、肝功能损害、肌痛、感染、轻度增加罹患肿瘤风险等。在用药治疗初期应每周监测血常规，其后可改为每 2 周一次，稳定后 1～2 月复查一次，并应保证每 2～3 个月复查肝功能。

2. 吗替麦考酚酯

通常用于硫唑嘌呤不耐受患者的治疗。1～3g/d，口服。常见的不良反应有胃肠道症状和增加感染机会。

3. 利妥昔单抗

利妥昔单抗是特异性针对 CD20 的单克隆抗体，能够有效减灭 B 淋巴细胞，从而达到治疗目的。优点是起效快（2 周内完全起效），每 6 个月输液 2 次。

(三) 对症及康复治疗

通过支持治疗，可以使患者的功能障碍得到改善并提高其生活质量。目前，尚无专门针对NMO的对症支持治疗相关研究发表，大多数治疗经验均来自对MS的治疗。

1. 痛性痉挛

可应用卡马西平、加巴喷汀、巴氯芬等药物。对比较剧烈的三叉神经痛、神经痛，还可应用普瑞巴林。

2. 慢性疼痛、感觉异常等

可用阿米替林、选择性去甲肾上腺素再摄取抑制剂（SNRI）、去甲肾上腺素能和特异性5-羟色胺能抗抑郁剂（NaSSA）、普瑞巴林等药物。

3. 抑郁焦虑

可应用选择性5-羟色胺再摄取抑制剂（SSRI）、SNRI、NaSSA类药物以及心理辅导治疗。

4. 乏力、疲劳

可用莫达非尼、金刚烷胺。

5. 震颤

可应用盐酸苯海索、盐酸阿罗洛尔等药物。

6. 膀胱直肠功能障碍

尿失禁可选用丙咪嗪、奥昔布宁、哌唑嗪等；尿潴留应间歇导尿，便秘可用缓泻药，重者可灌肠。

7. 性功能障碍

可应用改善性功能药物等。

8. 认知障碍

可应用胆碱酯酶抑制剂等。

9. 行走困难

可用中枢性钾通道拮抗剂。

10. 下肢痉挛性肌张力增高

可用巴氯芬口服，重者可椎管内给药，也可用肉毒毒素A。

11. 肢体功能训练

在应用大剂量糖皮质醇激素时，不应过多活动，以免加重骨质疏松及股骨头负重。当减量到小剂量口服时，可鼓励活动，进行相应的康复训练。

七、疾病护理

视神经脊髓炎病程长、易复发，患者及家属应当明白坚持服药的重要性，提高用药的依从性，尽量避免诱发因素，如感冒、发热、感染、生育、外伤、寒冷、拔牙、过劳和精神紧张，不能随意进行疫苗接种，加强肢体功能锻炼以保持活动能力。以心理康复为指导、功能康复为核心，增强患者战胜疾病的信心，从而最大限度地提高患者的生存质量。

(一) 心理护理

倾听患者诉说，体会患者的处境和感受，了解其心理状态，使患者树立战胜疾病的信心和勇气，使患者在积极气氛中产生乐观的态度，以积极的情绪接受治疗。

(二) 安全护理

NMO 患者可能存在功能缺损，如视力障碍、肢体无力等。易发生碰伤、跌伤和坠床等意外。因此，病房内布局要安全合理，光线充足，地面平坦、清洁无积水，无阻碍物，浴室内设有扶手，患者床两侧安放防护架，降低床的高度，不穿拖鞋，穿平底鞋或防滑鞋。

(三) 药物护理

遵医嘱按时规律服药，不能随意减量或停用。

(四) 饮食护理

避免粗纤维、热烫坚硬食物及刺激性食物，进食低脂、高蛋白、富含维生素及含钾高、钙高的饮食，同时以含丰富亚油酸的食物为宜。多饮水，多食肉类、蔬菜与水果，以增加蛋白质和维生素的摄入。

(五) 预防感染护理

(1) 预防肺部感染。瘫痪患者长期卧床，活动量减少，抵抗力低下，极易并发肺部感染，要经常鼓励和协助患者翻身及拍背，2 小时 / 次，拍背时由下向上，2 ~ 3min/次，右侧卧位时拍左侧，左侧卧位时拍右侧，能避免分泌物淤积在下呼吸道，有利于分泌物的排出，防止坠积性肺炎的发生。保持口腔清洁，每日至少刷牙或口腔护理 2 次。保持室内清洁和空气流通，定期空气消毒，房间地面及物品表面用 0.5% 过氧醋酸擦拭。

（2）预防压疮护理。定时翻身，同时按摩肩胛部、骶尾部、足跟、脚踝等骨突处，易受压部位用气圈、棉圈、海绵垫予以保护，经常用温水擦洗背部和臀部，涂爽身粉，保持皮肤清洁。用热水袋时水温不超过50℃，定时按摩，促进血液循环，及时清洗或更换污湿的床褥及衣服，保持床铺平整、清洁，使患者舒适，预防压疮。

（3）预防尿路感染。对轻度尿潴留者，以温毛巾热敷下腹部并轻度按摩，改变体位，采用习惯的蹲位或直立位小便，听流水声诱导排尿，对诱导排尿失败的患者行导尿。

（4）预防便秘。由于脊髓损伤、瘫痪卧床、食欲下降、肠蠕动减弱，加之自主神经紊乱易致便秘，应多食水果蔬菜及粗纤维食物，养成定时排便的习惯，可在进食后1～2小时按摩腹部以促进肠蠕动，必要时给予开塞露、温开水或肥皂水灌肠以助排便。

（六）康复护理

应早期帮助患者采取肢体功能锻炼，主要包括体位摆放、定时翻身练习等。利用躯干肌的活动，通过联合反应、共同运动、姿势反射等手段，促使肩胛带的功能恢复，达到独立完成仰卧位到床边坐位的转换，先从大关节开始后到小关节，手法由轻到重，循序渐进恢复肌力，肌力尚可时，鼓励患者积极训练站立和行走，开始扶物训练和久站，逐渐训练独立行走，并可辅以按摩、理疗、针灸，加速神经功能恢复，改善患者的功能状态。

第三节　急性播散性脑脊髓炎

急性播散性脑脊髓炎（Acute Disseminated Encephalomyelitis, ADEM）是特发性中枢神经系统脱髓鞘病的一种，儿童多见，但亦可发生于任何年龄。依据国际儿童多发性硬化研究组（International Pediatric MS Study Group, IPMSSG）的定义，ADEM是急性或亚急性起病的伴有脑病（行为异常或意识障碍）表现的、影响中枢神经系统多个区域的首次发生的脱髓鞘疾病。典型的ADEM是单相病程，预后良好，复发型和多相型要注意与多发性硬化相鉴别。

一、疾病病因

ADEM是少见病，年发病率为0.2～0.8/10万，80%的患者发生在10岁以下的儿童，成人可发生，但罕见。70%～93%的患者发病数周前有感染或疫苗接种史。

Torisu 等报道 15 岁以下的儿童发病率为 0.64/10 万，平均发病年龄 5.7 岁，男：女为 2.3：1。Tselis 等报道疫苗接种后的发病率为：post-measles ADEM 1：1000 到 1：2 万，麻疹疫苗接种后发病率最高。ADEM 的发生是与年龄相关的，儿童更多见，原因不明，可能与儿童 CNS 髓鞘发育不成熟或免疫应答与成人不同有关。医源性因素也可导致 ADEM 的发生，如肾移植、应用脑组织提取物、试验治疗 AD 的 Aβ42 疫苗，在 Aβ42 疫苗试验过程中，6% 的患者出现 ADEM，而安慰剂组未出现。

二、病理改变

ADEM 的主要病理改变为大脑、脑干、小脑、脊髓有播散性的脱髓鞘改变，脑室周围的白质、颞叶、视神经较著，脱髓鞘改变往往以小静脉为中心，小静脉有炎性细胞浸润，其外层有以单个核细胞为主的围管性浸润，即血管袖套、静脉周围白质髓鞘脱失，并有散在胶质细胞增生。ADEM 与 MS 病理上的区别：首先，ADEM 的炎性病灶从小血管周围放射状延伸，而 MS 的病灶多为不连续性；其次，ADEM 的吞噬细胞围绕在小血管周围，而 MS 的吞噬细胞围绕在斑块周围；再次，MS 病灶的边界多清晰，而 ADEM 者病灶边界模糊，到疾病后期 MS 者出现星形细胞反应伴有纤维胶质增生，而 ADEM 无此表现。

三、免疫病理机制

目前的证据表明，ADEM 是自身 T 细胞激活导致针对髓鞘或其他自身抗原的一过性自身免疫反应。具体有可能与以下机制相关：一是分子模拟假说，病前常有病毒感染和疫苗接种支持这一理论，分子模拟假说认为病原和宿主结构的部分相似诱导 T 细胞激活，但不足以使其耐受；动物试验发现给健康动物注射髓鞘蛋白成分可诱发急性、慢性或复发缓解型的脑脊髓炎（EAE）。二是中枢感染作为触发因素的假说，中枢神经系统感染后继发自身免疫反应，感染造成血脑屏障破坏，导致中枢相关的自身抗原释放入血，经淋巴器官加工处理，打破 T 细胞的耐受，导致针对中枢的变态反应。三是细胞因子的影响，在 ADEM 患者的脑脊液中发现 IL-4、IL-10、TNF-α 升高，外周血中髓鞘反应性 T 细胞数比正常人增高十倍以上，产生 IFN-γ 的 CD^{3+} 的 T 细胞数量增加，而产生 IL-17 的 $CD4^{+}$ 的 T 细胞数并不升高，后者在 MS 患者中可显著升高。四是抗体的作用，在 ADEM 患者血清中可检测到髓鞘碱性蛋白（MBP）抗体和髓鞘少突胶质细胞糖蛋白（MOG）抗体，后者在儿童中更多见，经治疗后 MOG 抗体多消失，若持续存在，患者最终多转变为 MS。

四、临床表现

ADEM多发生在病毒感染后的2天到4周，少数发生在疫苗接种后，部分患者病前无诱因。临床上患者表现为多灶性神经功能异常，提示中枢神经系统广泛受累，可出现单侧或双侧锥体束征（60%~95%），急性偏瘫（76%），共济失调（18%~65%），脑神经麻痹（22%~45%），视神经炎（7%~23%），癫痫（13%~35%），脊髓受累（24%），偏身感觉障碍（2%~3%），言语障碍（5%~21%），并且多伴有意识障碍；发热和脑膜刺激征亦常见，继发于脑干损害或意识障碍的呼吸衰竭发生率为11%~16%。另外，ADEM较其他中枢神经系统脱髓鞘病更容易出现周围神经病，在成人患者较突出，一项研究发现约有43.6%的ADEM伴有周围神经病。在IPMMSG的定义中要求患者必须有脑病的表现，即精神异常、认知障碍或意识障碍，以往的研究总结脑病的发生率为42%~83%，新定义可能会导致一部分漏诊，但却容易排除那些容易转变为多发性硬化的患者。急性出血性白质脑炎（Acute Haemorrhagic Leukoencephalitis），也称为Weston-Hurst病，是ADEM的超急性变异型，表现为急性、快速进展的、暴发性炎性出血性白质脱髓鞘，多在1周内死于脑水肿或遗留严重后遗症。

五、辅助检查

脑脊液正常或表现为细胞、蛋白增多，病毒PCR检测阴性，OB多为阴性，或一过性阳性，24小时鞘内IgG合成率增高。影像学特点：MRI是最重要的诊断工具，T2和FLAIR相表现为片状的边界不清的高信号，多发、双侧不对称。病灶累及广泛，包括皮层下、半卵圆中心、双侧半球的灰白交界、小脑、脑干和脊髓。丘脑和基底节常受累，病灶多不对称。胼胝体和脑室旁白质较少受累，这些部位病变更易出现在MS。11%~30%的患者可出现强化病灶。ADEM的头颅MRI病灶有四种形式：多发小病灶（＜5mm），弥漫性大病灶可类似肿瘤样伴有周边水肿和占位效应，双侧丘脑病变，出血性病变，四种形式可单独出现，也可合并出现。有脊髓症状的患者80%脊髓MRI可发现病灶，可为局灶或节段性，但多数为较长脊髓节段（＞3）甚至为全脊髓。随访MRI发现37%~75%的患者病灶消失，25%~53%的患者病灶改善，IPMSSG建议ADEM患者发病5年内应至少进行2次随访以排除MS和其他疾病。

六、诊断

由于缺乏特异性的生物标记，所以ADEM的诊断建立在临床和影像学特点上。

在临床上，双侧视神经受累、皮层症状和体征、周围神经受累、意识状态改变、认知功能障碍，脑脊液细胞数增多、OB阴性或阳性后很快转阴，均支持ADEM的诊断。国际儿童多发性硬化研究组在2007年制定了新的诊断标准如下：临床符合首次发生的急性或亚急性起病的多灶受累的脱髓鞘性疾病，表现为多症状并伴有脑病(行为异常或意识改变)，激素治疗后症状或MRI多数有好转，也可有残存症状，之前没有脱髓鞘特征的临床事件，排除其他原因，3个月内出现的新症状或原有症状波动应列为本次发病的一部分；神经影像显示，局灶或多灶累及脑白质为主的表现且没有提示陈旧白质损害，脑MRI表现为大的（1~2厘米)、多灶位于幕上或幕下白质、灰质尤其基底节和丘脑，少数患者表现为单发孤立大病灶，脊髓可表现为弥漫性髓内异常信号伴有不同程度强化。另外，IPMSSG对复发型和多相型ADEM进行了概念规范：复发型ADEM，在第1次ADEM事件3个月之后或完整的激素治疗1个月之后，出现新的ADEM事件，但是新事件只是时间上的复发，没有空间的多发，症状和体征与第1次相同，影像学发现仅有旧病灶的扩大，没有新的病灶出现。多相型DEM（MDEM），在第1次ADEM事件到3个月之后或完整的激素治疗1个月之后，出现了新的ADEM事件，而且新的事件不管在时间上，还是在空间上都与第1次不同，因此症状、体征以及影像学检查都有新的病灶出现。

七、疾病治疗

目前没有关于ADEM药物治疗的大规模、多中心、随机、安慰剂对照试验。糖皮质激素被广泛认为是一线治疗（class Ⅳ)。激素应用的药物选择、剂量和减量方法尚未统一,一项回顾性研究发现静点甲强龙优于地塞米松。甲强龙的使用方法：20~30mg/kg(最大剂量不超过1g/d)，静点3~5天，继之以强的松1~2mg/kg/d口服1~2个星期，随后逐渐减量，4~6周停用，若激素减量时间小于3周，将增加复发的风险。Dale等研究发现，复发的患者激素使用的平均时间为3.2周，而未复发者的激素使用时间为6.3周。若激素不耐受或有使用禁忌，或效果不佳，IVIG是二线治疗药物，IVIG的使用方法：2g/kg（总量），分2~5天静点。血浆置换：主要是对体液免疫产生调节作用，可清除病理性抗体、补体和细胞因子，用于对激素无反应的急性暴发性CNS脱髓鞘疾病，隔日进行5~7次交换，不良反应有贫血，低血压、免疫抑制和感染等。其他免疫抑制剂，如环磷酰胺，仅有用于成人激素无反应的ADEM患者。具体用量：500~1000mg/m²，一次静点，或在第1、第2、第4、第6和第8天分次给予。严重不良反应有继发恶性肿瘤、不育、出血性膀胱炎、充血性心力衰竭、免疫抑制、感染、stevens-Johnson综合征、肺间质纤维化等。

八、疾病预后

在儿童患者预后良好，成人研究少。几项有关儿童ADEM的研究表明57%～94%的患者完全康复，死亡情况罕见，死亡者多为病灶伴有出血或高颅压。康复的时间为0.25到6月，遗留神经功能缺损者可表现为运动障碍、感觉异常、视力损害、认知下降、癫痫等。

第四节　吉兰－巴雷综合征

格林-巴利是一种急性或亚急性发作慢性损害神经根及中枢神经的脱髓鞘疾病，其病发严重时可侵犯高位脊髓前侧角细胞和脑干神经核以及大脑运动皮质锥体细胞危及生命，属免疫性疾病，大多由病毒感染所致。

一、症状

吉兰-巴雷综合征（旧称格林－巴利综合征）表现为肌无力，多数患者表现为从双下肢向上肢发展，逐渐加重；部分患者常见面部或支持呼吸、循环、消化的肌肉（延髓支配的肌肉）无力，严重者可出现颈肌和呼吸肌无力，导致呼吸困难。

（一）典型症状

1. 急性炎性脱髓鞘性多发神经根神经病

（1）运动神经症状：患者常常先出现手脚无力症状，之后逐渐在数小时至数周向靠近躯干部发展。累及头部出现抬头困难，累及面神经出现表情减少等症状。累及延髓支配肌时，出现进食或饮水难以下咽症状，严重者会累及呼吸肌，导致呼吸困难无力。

（2）感觉神经症状：轻度感觉异常，表现为手脚对疼痛刺激的感受和触觉等减低，并且出现像戴了手套和穿了袜子一样的感觉。

（3）自主神经症状：出现自主神经功能紊乱症状，也就是本来就不受大脑控制的那部分神经功能紊乱，表现为面色潮红、血压改变等症状。

2. 急性运动轴索性神经病

（1）运动神经症状：同急性炎性脱髓鞘性多发神经根神经病的运动神经症状。

（2）感觉神经症状：无感觉异常表现。

（3）自主神经症状：无或轻微自主神经功能紊乱。

3. 急性运动感觉轴索性神经病

(1) 运动神经症状：同急性炎性脱髓鞘性多发神经根神经病的运动神经症状。

(2) 感觉神经症状：有感觉异常。完全没有或仅有轻度感觉性共济失调，表现为无法正确执行运动、维持正确姿势等。

(3) 自主神经症状：同急性炎性脱髓鞘性多发神经根神经病。

4. 急性感觉神经病

(1) 运动神经症状：正常或有轻度无力。

(2) 感觉神经症状：四肢和躯干有明显的感觉障碍和轻度的感觉性共济失调。

(3) 自主神经症状：较轻。

5. Miller Fisher 综合征

(1) 运动神经症状：出现对称或不对称性眼外肌麻痹，眼球运动异常，部分患者有眼睑下垂，可伴有肢体和延髓部肌肉无力。

(2) 感觉神经症状：出现感觉性共济失调。

(3) 自主神经症状：多无自主神经功能紊乱症状。

6. 急性泛自主神经病

(1) 运动神经症状：无。

(2) 感觉神经症状：部分患者肢体末端感觉减退。

(3) 自主神经症状：广泛自主神经功能紊乱，症状表现同急性炎性脱髓鞘性多发神经根神经病。

(二) 伴随症状

(1) 精神状态改变：由于自主神经功能紊乱，机体代谢出现异常，出现焦虑、紧张、抑郁等精神状态的改变。

(2) 感染：严重的自主神经功能紊乱者会出现尿便障碍，尿液大量在膀胱内累积，导致患者泌尿系统感染的风险明显增加。

二、诊断依据

患者出现上述症状时，及时去医院相关科室就诊，根据医生问诊，提供以下病史材料：

(1) 出现症状的具体表现、时间。

(2) 出现此病的前段时间是否有肠道感染或者呼吸道感染的症状。

(3) 是否近期接种过疫苗。

(4) 是否同时还存在其他疾病。

(5) 平时的饮食习惯以及既往病史。

(6) 医生对患者进行体格检查。其内容包括：测量血压，做神经系统感觉、运动功能及神经反射功能检查。

(7) 医生安排需要化验的项目：脑脊液检查、血清学检查、肌电图等。

(8) 根据检查结果判定所患疾病及确定疾病分型，目前病情的发展情况，选择合适的治疗方案。

(9) 根据患者出现的临床症状作出初步判断；进一步根据辅助检查结果，尤其是脑脊液的检查，判断出现症状的原因和病情进展情况，判断是否为吉兰－巴雷综合征及其类型。

三、诊断标准

除各种疾病对应的临床症状可作为初步判断的依据之外，医生还须根据是否出现以下情况进行确诊：

1. 虽然脑脊液检查出现蛋白含量增高，但白细胞数正常或轻度增加。

2. 病情发展特点多呈单次发作，一段时间后恢复。

四、治疗

吉兰－巴雷综合征患者常常起病后出现多种神经支配“失灵”，从而导致很多组织器官功能不能正常“运行”，因此各种治疗方法用于维持机体功能，这些支持治疗非常关键。在支持治疗基础上，再进行病因治疗、免疫治疗等。

(一) 急性期治疗

(1) 急性期患者：吉兰－巴雷综合征多呈急性起病，在初发的几天属于急性期，治疗可通过静脉注射免疫球蛋白。成人按 0.4g/（kg · d）计算，连用 5 天。注意有免疫球蛋白过敏或先天性 IgA 缺乏的患者等禁忌使用免疫球蛋白。

(2) 同时应该给予足量的 B 族维生素、维生素 C、辅酶 Q10 和高能量、易消化饮食，对吞咽困难者应及早鼻饲饮食。

(3) 重症患者：可累及呼吸肌，导致呼吸衰竭，这种情况下患者应进入监护室，密切观察呼吸情况，定时行血气分析。当患者肺活量下降至正常的 25%～30%，血氧饱和度、血氧分压明显降低时，应尽早行气管插管或气管切开，机械辅助通气。

(二) 一般治疗

1. 呼吸道管理

应加强气道护理，定时翻身拍背，及时抽吸呼吸道分泌物，保持呼吸道通畅，预防感染。

2. 营养支持

延髓支配肌肉麻痹患者有吞咽困难和饮水呛咳现象，进食困难，须给予鼻饲营养，以保证每日能够摄入足够的热量和维生素，防止电解质紊乱，营养不良。合并有消化道出血或胃肠麻痹的患者，消化功能减弱，需要给予静脉营养支持。

3. 尿道管理

患者出现尿潴留现象时可加压按摩下腹部，如果无效时则需要导尿，对于便秘患者可给予导泻剂。

(三) 药物治疗

1. 抗感染治疗

吉兰－巴雷综合征患者在起病前几周会出现感染症状，如果考虑有胃肠道空肠弯曲菌感染者，可用大环内酯类抗生素治疗。在治疗过程中，由于有些患者会有呼吸道分泌物排泄不清或尿液排泄不完全导致感染，也应使用抗生素，预防和控制坠积性肺炎、尿路感染等。

2. 糖皮质激素

目前中国许多医院应用糖皮质激素治疗吉兰－巴雷综合征，尤其在早期或重症患者中使用。对于糖皮质激素治疗吉兰－巴雷综合征的疗效以及对不同类型吉兰－巴雷综合征的疗效还有待于进一步探讨。

(四) 中医治疗

应用中西医治疗吉兰－巴雷综合征是通过辨证论治及辨病论治相结合，中药治疗以健脾养胃补益肝肾，达到整体调治、疏通气血、充养肢体、恢复机体正常生理功能。对于急性重症患者，在恢复期配合针灸、按摩、理疗及医疗体操等，可以进一步促进神经功能的恢复。

(五) 其他治疗

1. 血浆置换

血浆置换可减少对免疫系统的激活，避免免疫反应对机体造成继续损伤。一般发病后7天内使用血浆置换疗效最佳，但在发病后30天内血浆置换治疗仍然有效。有严重感染、心律失常、心功能不全和凝血功能障碍等禁忌证的患者，不适用此治疗方法。

2. 免疫球蛋白静脉注射

免疫球蛋白静脉注射可抑制免疫反应，起到治疗作用。该方法在发病后两周内使用最佳。推荐单一使用。免疫球蛋白过敏或先天性 IgA 缺乏患者禁用此治疗方法。

3. 前沿治疗

补体抑制剂：如依库珠单抗在 Miller-Fisher 综合征的动物模型已经被证实是有效的，也有研究表明在人类用药是安全的。但是，目前还没有一项大型临床对照研究去证实，因此距离能够用来治病还有很长一段时间。

第十章　口腔检查及病历书写

第一节　临床检查前准备

一、环境和医师准备

检查前对诊室及椅旁区域进行整理消毒，预防交叉感染。医师洗手、消毒，戴帽子、口罩、手套，调节椅位。检查时，医师位于患者头部右侧8点钟至12点钟位置，在检查时依需要调整体位。对于存在心脑血管风险的患者，应准备相应救治措施或在专科医师陪同下接诊。

二、器械准备

(一) 口镜

口镜由手柄及玻璃镜片组成。检查时左手执口镜，用于牵拉唇颊黏膜或推压舌体，或反射光线，使检查视野清晰。金属口镜手柄的平头末端可用于叩诊检查。

(二) 探针

(1) 尖探针。尖探针的工作端呈尖锐状，可用于检查龋齿、牙石或寻找根管口。

(2) 牙周探针。牙周探针的末端较为圆钝，可避免在探诊时损伤牙周组织。其工作端的刻度标记可提示医师探诊深度。

(三) 镊子

口腔镊子为反角式，尖端密合。用于夹持器械、取出异物，也可用于检测患牙、牙碎片、充填体或修复体的松动度。

第二节　临床检查

一、一般检查

一般检查由问诊、视诊、探诊、叩诊、触诊、咬诊、松动度检查、嗅诊等部分组成。检查时应首先检查主诉区域，随后按一定顺序检查其他区域，以免遗漏。

(一) 问诊

医师通过问诊了解疾病的发生发展过程和治疗经历，了解患者局部症状、全身状况及其他与疾病相关的信息。问诊内容涵盖主诉、现病史、既往史、全身病史及家族史。

1. 主诉

主诉指患者前来就诊的主要诉求，反映疾病的症状、部位及持续时间。

2. 现病史

现病史包括口腔疾病发生发展的全过程。现病史的采集应该围绕患者主诉进行，医师应就主诉的症状、发生部位、发作时间、性质、刺激因素、用药情况及治疗史等方面进行询问。

3. 既往史

既往史包括与主诉相关的疾病史及治疗史。

4. 全身病史

影响治疗方案并提示治疗风险。口腔医师应着重了解以下方面：

(1) 传染病史。了解是否有艾滋病、肝炎、结核病等传染病史。

(2) 系统病史。了解血压血糖水平、心脑血管状态，是否存在肿瘤、肝硬化等慢性消耗性疾病，是否存在免疫系统异常等，以便有针对性地拟定预防措施。

(3) 过敏史及用药史。了解患者过敏史及用药史，治疗时注意避免引发过敏或药物交叉反应。

5. 家族史

部分口腔疾病有遗传倾向，问诊时须采集家族史。

(二) 视诊

口腔视诊涵盖颌面部、牙和牙列、牙周支持组织以及口腔黏膜状况等内容。

1. 颌面部

颌面部视诊应观察颌面部的基本解剖情况，记录患者是否存在发育异常或解剖结构缺失，是否存在炎症、外伤或肿瘤等病理状态。

2. 牙和牙列

牙和牙列视诊应观察牙齿的数目、形态、颜色、结构及萌出情况，记录是否存在龋齿或牙排列异常，记录是否存在充填体及修复体等。

3. 牙周支持组织

牙周支持组织视诊应观察牙龈的颜色、形态以及质地的变化情况，有无出血或溢脓，记录相应指标。

4. 口腔黏膜

口腔黏膜视诊应观察其色泽、质地、完整性，是否存在变色、溃疡、糜烂等异常状态，记录病损的位置、形态、范围等信息。

（三）探诊

口腔探诊检查牙体硬组织、牙周支持组织的形态及完整性，牙周袋及窦道的部位、范围及感觉。探诊时记录病变状态及探诊反应，如敏感、出血、溢脓等。

1. 龋齿

龋齿探诊检查龋损的位置、范围、质地、深度，是否存在敏感处或穿髓点。对已充填牙面须检查边缘是否密合，有无继发龋及悬突。检查时应注意操作方法及力度，避免造成牙髓损伤。

2. 牙周组织

牙周探诊检查牙周袋深度、附着水平，龈下牙石的量及分布、牙龈出血等。每牙取唇舌侧六个位点，采用提插式方法进行探诊，探诊力 20 ~ 25g。全口牙周探诊时，应按象限顺序完成探诊，避免遗漏。

3. 窦道

窦道探诊用于病灶定位。探诊时，应沿窦道方向缓慢进入，直至探及病原牙，切勿用力穿破窦道壁，以免造成创伤或误诊。

（四）叩诊

使用金属器械的平端（如口镜、充填器的柄）垂直或水平叩击牙冠可检查牙周及根尖周的健康情况。叩诊时先检查健康的邻牙或同名牙作为对照牙，再检查患牙。叩诊力量宜先轻后重，以叩诊正常牙不引起疼痛为适宜。观察并记录患牙的疼痛性质及程度，从而判断患牙牙周及根尖周组织的健康情况。

叩诊结果记录如下。

叩痛（–）：适宜力量叩诊，患牙反应同对照牙。

叩痛（±）：适宜力量叩诊，患牙感觉不适。

叩痛（+）：重于适宜力量叩诊，引起患牙轻度疼痛。

叩痛（+++）：轻于适宜力量叩诊，引起患牙剧烈疼痛。

叩痛（++）：患牙叩诊反应介于叩痛（+）和叩痛（+++）之间。

（五）触诊

触诊也称扪诊。医师通过手指触压病变部位了解病变性质、范围、症状等特征。触诊也用于检查颌面部肿物和淋巴结、颞下颌关节区、牙周及根尖周组织可疑病变区域。

1. 肿物和淋巴结

采用口内、口外联合扪诊，检查肿物的部位、大小、范围、质地及与周围组织的关系。淋巴结触诊应依次检查颌下、颏下、颈部，记录淋巴结的大小、硬度、数量、有无粘连等。

2. 颞下颌关节

触诊前应注意观察患者面部对称性、下颌骨发育情况等。检查关节动度，分析关节健康状况。

3. 牙周组织

用于𬌗创伤的检查：检查时，将示指横放于上颌牙唇颊面龈缘上方牙颈部，嘱患者进行咬合，对比可疑牙与邻牙或同名牙的动度差异，判断该牙是否存在𬌗创伤。

4. 根尖周组织

医师用示指触压健康牙或可疑患牙的根尖区，对比是否存在压痛、波动等异常表现，分析受试牙有无根尖周炎症或脓肿。

（六）咬诊

咬诊可用于检查受试牙是否存在牙周或根尖周炎症、创伤或咬合异常。常用的咬诊方法如下。

1. 空咬法

嘱患者紧咬牙做咀嚼运动，观察咬合时牙齿动度及牙龈颜色的变化。

2. 咬实物法

取棉纱布卷或橡皮片置于牙𬌗面，嘱患者咬合，对比正常牙确定受试牙是否存在敏感或疼痛。

3. 咬合纸法

取咬合纸置于受试区，嘱患者进行咬合运动，观察患者在正中咬合面或功能咬合面时牙面是否留有咬合印迹。医师可根据印迹确定咬合面干扰的部位。

4. 咬蜡片法

医师将多层蜡片折叠后烤软，嘱患者咬合，依据咬合区的蜡片厚度确定早接触点。

(七) 牙齿松动度检查

使用镊子夹住或抵住受试牙，做唇（颊）舌（腭）向、近远中向或垂直向摇动，观察动度。

1.1 度松动

仅有唇（颊）舌（腭）向松动；或松动幅度小于 1mm。

2.2 度松动

存在唇（颊）舌（腭）向松动，并伴有近远中向松动；或松动幅度在 1 ~ 2mm。

3.3 度松动

唇（颊）舌（腭）向、近远中向及垂直向均有松动；或松动幅度大于 2mm。

(八) 嗅诊

在细菌感染或某些其他疾病时，患者口腔内可呈现不同的特异性气味。医师可据此推断病变的性质和程度。然而，嗅诊异常仅表示患者存在健康问题，应注意结合其他检查确定疾病类型及原发病灶。

二、特殊检查

当一般检查所获得的信息不能满足疾病诊断需要时，可借助仪器设备对患者进行特殊检查。

(一) 牙髓活力测试

牙髓活力状况有助于判断龋病的进展程度及牙髓病的类型。医师可采用温度或电流刺激牙髓，根据受试牙的反应判断牙髓活力。

1. 温度测试

(1) 冷测法

采用小冰棒或喷了制冷剂的小棉球刺激受试牙的颊舌侧中 1 / 3 处，观察患者是否存在不适或疼痛。

(2) 热测法

将牙胶条加热后置于受试牙的颊舌侧中 1 / 3 处，观察患者是否存在不适或疼痛。

(3) 注意事项

检查前确保患者可正常感知并描述症状。医师应避免在龋损处或修复体、充填体表面做温度检测，以免凶热传递异常导致误诊。检查时，应先检测对照牙、健康同名牙，后检查可疑牙。冷测检查应从牙列后方开始逐渐向前。热测时，牙面应保持湿润，还应避免烫伤。

(4) 结果

以对照牙为参考，受试牙温度测试结果可描述为正常、敏感、迟钝及无反应。

①正常。受试牙与对照牙感觉相近。

②敏感。受试牙痛感高于对照牙。患可复性牙髓炎时，受试牙疼痛较轻且去除刺激后随之消失。患急性牙髓炎时，受试牙疼痛快速而剧烈，且去除刺激后仍持续一段时间。患慢性牙髓炎时，受试牙在受刺激时或刺激去除后片刻出现疼痛，且持续一段时间。

③迟钝。受试牙痛感低于对照牙，须提高刺激强度才有明显痛感。见于牙髓变性或晚期慢性牙髓炎。

④无反应。受试牙对冷热刺激均无反应，见于牙髓坏死。

记录方式：牙髓温度测试结果为受试牙与健康牙的对照结果，在记录时应用文字表明受试牙不同的牙髓状态，不应以简单的 (+) 或 (—) 表示。

2. 电活力测试

电活力测试用于判定牙髓有无活力。检测时，应对受试牙进行隔湿干燥，并于牙面上放置适量的电导剂，随后将电活力测试仪的工作端贴紧受试牙唇颊侧中 1/3 处开始检测。当患者示意有“刺麻感”时停止测试并记录读数。

电活力测试的结果用于反映测试牙的牙髓有无活力。当受试牙与对照牙对电流刺激反应相近时，可认为受试牙的牙髓存在活力。在相同的电流输出挡位下，测试牙与对照牙的电测值之差大于 10 时，表示测试牙的牙髓活力与正常有差异。若读数达到高限，受试牙仍无感觉，记为无活力，多见于牙髓坏死。因此，临床上对电测反应描述仅为正常和无反应，没有敏感和迟钝。应注意，安装心脏起搏器的患者不能进行牙髓电活力测试，以免因电流干扰引发起搏器工作异常。

(二) 影像学检查

口腔影像学检查包括 X 线片 (根尖片、咬合翼片、全口曲面体层 X 线片) 检查及锥形束 CT (CBCT) 检查。

1. 根尖片

涵盖 2 ~ 4 个牙位，为最常见的 Vl 腔影像学检查手段，可检查单个牙或一组牙

的牙体硬组织完整性、根尖周组织及牙周组织健康情况等。主要应用如下:

(1) 牙体牙髓病检查龋损的位置、范围及与牙髓腔的关系，发现继发龋、隐匿性龋；检查是否存在牙发育异常、牙髓钙化、牙内／外吸收、牙根折裂等；检查牙髓腔形态、辅助根管治疗、评价根充质量；检查根尖周病的程度、类型及预后。

(2) 牙周病检查牙槽骨吸收水平及类型，根分叉区的病变进展情况等。

(3) 其他应用检查牙胚或牙根的发育情况等。

2. 咬合翼片

所用胶片是由根尖片改制而成的，主要显示上、下颌多个牙的牙冠部影像，常用于检查邻面龋、髓石、牙髓腔的大小、邻面龋与牙髓腔是否穿通和穿通程度以及充填体边缘密合情况等。此片还可较清晰地显示牙槽嵴顶，用于观察牙槽嵴顶有无骨质破坏。其缺点是不能显示整个牙根及根尖周骨质情况。

3. 全口曲面体层 X 线片

涵盖了全牙列及上下颌骨，适用于检查阻生牙、埋伏牙或颌骨病变情况，也可用于评价牙周炎时患者全口牙槽骨吸收情况。曲面体层 X 线片的优点是投照方便快捷，患者所接受的照射剂量小于全口根尖片的照射量。缺点是对细微结构的显示较根尖片差，因投照时与颈椎重叠造成前牙区影像不清、放大或缩小，有时显示的牙槽骨吸收情况与临床不符，因此曲面体层 X 线片不能代替根尖片。

4. 锥形束 CT（CBCT）

锥形束 CT 可体现三维结构，能明确目标区域的空间构象，可用于牙种植、埋伏阻生牙定位、牙体牙髓和牙周疾病显示、颌骨和颞下颌关节疾病的诊断、口腔颌面发育异常的测量与治疗前后的对比评估，对于复杂性根折、复合型牙周袋及牙颌面畸形的检查诊断具有较大优势。与传统 CT 相比，锥形束 CT 可在较高的空间分辨率和较低的放射剂量下获得更清晰的牙弓和周围组织三维影像，而不需要暴露在 CT 扫描产生的高辐射环境中。但是，锥形束 CT 也存在一定的局限，如软组织成像能力差，易形成金属伪影等。

（三）其他检查

除上述方法外，医师还可根据临床需要选择其他检查方法。

1. 局部麻醉检查

牙髓炎时，若医师无法确定病原牙位置，可采用局部麻醉法对可疑患牙进行排查。若注射麻药后疼痛停止，则可定位患牙。

2. 碘酊染色法

用于牙隐裂的检查。检查时将碘酊涂布于可疑牙的表面，片刻后使用棉纱布拭去，若存在深染色的裂隙则表明有隐裂存在。

3. 穿刺检查

在进行囊肿、脓肿或血肿的检查时，可采用穿刺法检查确定肿胀区内容物的性质，从而避免误诊。

4. 真菌

直接涂片镜检可用于白色念珠菌等真菌感染性疾病的诊断。

第三节　病历记录

一、病历的基本内容

病历是记录疾病发生、发展、转归过程以及检查、诊断、治疗等医疗行为的文件。病历具有法律效力，不仅体现患者的疾病状态，也可评价医疗质量。病历记录应遵循科学性、客观性和准确性原则。在记录时，应采用描述性语言，并使用相应的医学术语。

(一) 一般资料

一般资料包括患者的姓名、性别、年龄、民族、职业、婚姻状态、受教育程度以及工作单位等，同时还应记录患者的住址及电话号码，以便约诊或随访。

(二) 主诉

主诉为患者就诊的最主要原因。记录时应简单明了，一般不超过20字。主诉记录的三要素为主要不适的部位、症状及发生时间。

(三) 病史

病史反映疾病基本特征及发生发展过程，包括现病史、既往史、全身病史和家族史，记录应翔实、客观。

1. 现病史

按逻辑及时间顺序记录本次疾病的发生发展过程，包括患者目前状况及本次病程中的治疗情况与疗效。有意义的阴性结果也应记录。

2. 既往史

记录与本次疾病相关的疾病史及治疗史。对于氟牙症等与地域环境有关的疾病，还应记录其生活史。

3. 全身病史

记录患者与本次疾病相关的全身性疾病的发病及治疗情况，如传染病史、心脑血管疾病史、糖尿病史等。此外，患者过敏史、用药史也需要一并记录。

4. 家族史

对有遗传倾向或家族特点的疾病，应记录患者的家族史。常见于牙周病、牙颌面畸形、牙发育异常等。

（四）口腔检查

使用专业术语记录口腔检查时的客观所见，检查内容包括颌面部、口腔软组织、颞下颌关节及牙体、牙周组织等情况。应根据主诉，有选择地按照先口外后口内的顺序逐项检查记录，避免遗漏，尽量做到全面细致。有关鉴别诊断的重要阴性项目亦应记录。

1. 主诉牙

主诉牙即引起症状的患牙。记录时首先记录牙位，随后按视、触、叩、咬、嗅的顺序记录检查过程及所见，再记录牙髓活力检查及影像学检查结果。阴性结果也应同时记录。

2. 非主诉牙

记录非主诉牙的龋病、非龋性疾病、牙髓病及根尖周病的发病及治疗情况。

3. 其他

记录牙周、黏膜、牙列、颌面形态等相关阳性体征。

（五）诊断

主诉疾病的诊断包括疾病部位和疾病名称。疾病名称的记录使用全国科学技术名词审定委员会或中华口腔医学会公布的正式医学名词，不可使用患者的叙述性词语。若患者同时存在多项疾病，应首先记录主诉疾病，随后根据严重程度按牙体、牙周、黏膜的顺序依次记录其他诊断。

（六）治疗

1. 知情同意

所有治疗均建立在患者知情同意的基础上。在治疗前，应充分了解患者的诉求，就患者关心的问题对其进行详细的交代，征得其同意后，请患者签知情同意书。

2. 治疗计划

应体现科学性、完整性，应以解决主诉问题为主，兼顾其他疾病，按症状、功能、结构的顺序拟定。在治疗过程中可依病情变化或患者需求对治疗计划进行调整、修改与补充，此时应与患者沟通并记录。

3. 治疗记录

记录治疗的部位、操作流程、关键步骤及临床所见。多次治疗时，应每次分别记录并签名，同时记录复诊的时间及拟行的治疗方式。

(1) 龋病治疗时应记录龋损内部情况，腐质的性质、腐质去除情况及去净腐质后牙髓的活力状态、疼痛反应等。同时应记录充填治疗的操作步骤，所使用的填充材料类型及注意事项等。

(2) 牙髓病及根尖周病治疗时应记录治疗过程、操作步骤、根管数目及通畅程度、根管长度、是否存在钙化或其他类型内容物等，同时应记录根管预备的锥度、型号、消毒封药及根充材料等信息。

(3) 牙周病的治疗过程中，除记录常规的治疗步骤外，还应记录特殊的牙周处理。对于需牙周手术的患者，应记录手术所见、手术方式、缝合方法及术后医嘱等。

(4) 口腔黏膜病的治疗应记录治疗方法及注意事项。

(5) 复诊时，应记录患者的疗效、对治疗的反应及病情变化。对需要补充诊断或更改治疗计划的，应予以记录。

所有病历记录应客观准确，并附医师的签名。实习或进修医师还应请指导医师签名。

二、牙位记录法

(一) 部位记录法

部位记录法 (zsigmondy/palmer 记录法) 也称之为符号记录法，是临床上应用较为广泛的牙位记录方法。本法以符号“+”将全牙列分为四个象限，分别对应右上、左上、左下及右下牙列。

恒牙记录时，以阿拉伯数字 1 到 8 分别表示各类型牙。1 表示中切牙；2 表示侧切牙；3 表示尖牙；4 表示第一前磨牙；5 表示第二前磨牙；6 表示第一磨牙；7 表示第二磨牙；8 表示第三磨牙。记录时首先标出“+”符号，随后将相应的数字符号书写于对应的象限内即可。

乳牙的牙位记录采用罗马数字或大写英文字母表示各类型牙。Ⅰ（A）表示乳中切牙；Ⅱ（B）表示乳侧切牙；Ⅲ（C）表示乳尖牙；Ⅳ（D）表示第一乳磨牙；Ⅴ（E）表示第二乳磨牙。记录时，首先标出符号“+”，随后将相应的数字符号书写于对应的象限内。

(二) 国际牙科联合会记录法

除部位记录法外，国际牙科联合会（FDI）还推出了数字牙位记录法（ISO-3950）。该法适用于电子病历书写，得到了世界卫生组织的批准并已在国际上推广。

该法为双位数记录，其中首位数字为目标牙所在牙列象限。数字 1 代表右上恒牙列；数字 2 代表左上恒牙列；数字 3 代表左下恒牙列；数字 4 代表右下恒牙列；数字 5 代表右上乳牙列；数字 6 代表左上乳牙列；数字 7 代表左下乳牙列；数字 8 代表右下乳牙列。

牙位记录的末位数字为目标牙的类型。在恒牙列中，1 表示中切牙；2 表示侧切牙；3 表示尖牙；4 表示第一前磨牙；5 表示第二前磨牙；6 表示第一磨牙；7 表示第二磨牙；8 表示第三磨牙。在乳牙列中，1 表示乳中切牙；2 表示乳侧切牙；3 表示乳尖牙；4 表示第一乳磨牙；5 表示第二乳磨牙。

第十一章　龋病

第一节　龋病的病因及发病机制

一、龋病的定义

龋病（dental caries）是一种以细菌为主要病原菌，在多种因素作用下，导致牙硬组织慢性、进行性破坏的疾病。

龋病的临床特征主要表现为牙硬组织在色、形、质各方面均发生变化。初期龋坏部位的牙硬组织发生脱矿，牙透明度下降，釉质呈白垩色；继之，病变部位出现色素沉着，局部呈黄褐色或棕褐色；随着无机物脱矿、有机物破坏分解，最终导致牙体缺损，形成龋洞。

二、龋病的病因

龋病的病因，至今仍未完全明了。龋病是一种多因素性疾病，凯斯（Keyes）（1960）提出龋病发生的三联因素理论，即龋病是由细菌、食物和宿主三方面的因素共同作用发生的。纽伯恩（Newbrun）于20世纪70年代，在三联因素理论的基础上提出了增加时间因素，即龋病病因的四联因素理论。四联因素理论是指龋病的发生必须有宿主、微生物以及食物，同时还需一定的时间。

（一）微生物因素

大量证据已表明，微生物中的细菌是龋病发生的先决条件。1955年，奥米（Orland）等的研究表明，只有细菌存在时才会发生龋病。1960年，凯斯（Keyes）首次证明该病具有可传染性。其证据表现在以下几个方面：①无菌的动物不发生龋病；②未萌出的牙不产生龋病，萌出后可以产生龋；③给实验的动物应用抗生素可以降低动物的患龋率和严重程度；④在实验室内，口腔细菌能使牙体硬组织脱矿，形成龋样损害；⑤从龋坏的牙釉质或牙本质中找到细菌。

口腔中已知含有数百种天然菌群。与大多数感染性疾病不同，龋病不是由某一种细菌所致，也不是所有细菌都能致龋，最常见的致龋菌是变形链球菌、乳酸杆菌和放线菌。致龋细菌的促进、菌斑生成、产酸能力、耐酸能力及其在牙表面的附着能力是其致龋特性。

1. 菌斑的组成

牙菌斑由细菌和基质组成，其中水约占80%、固体物约占20%，菌斑内细菌有20余种，最常见的有链球菌、放线菌、韦荣球菌、棒状杆菌等。牙菌斑的基质包括有机化合物和无机化合物。有机化合物中主要成分是多糖、蛋白质和脂肪。无机化合物中以钙和磷为主，此外含有少量氟和镁。牙菌斑的基质源于唾液、食物和细菌的代谢产物。由于牙菌斑附着部位、口腔卫生情况和食物种类不同，菌斑的结构和菌斑细菌也有所不同。光滑面菌斑主要为球菌和丝状菌；点隙窝沟内的牙菌斑主要是革兰氏阳性球菌和短杆菌。

2. 菌斑的形成

菌斑的形成过程分为三个阶段：获得性膜的形成、细菌附着、菌斑成熟。

（1）获得性膜的形成。获得性膜是指涎蛋白或糖蛋白吸附至牙面所形成的生物膜。厚度为30～60μm，清洁并抛光牙面20min后即可再形成，是菌斑微生物的底物和营养。

（2）细菌附着。获得性膜形成后，很快便有细菌附着，最初附着的细菌主要是血链球菌。

（3）菌斑成熟。细菌不断自身繁殖，最终成为成熟菌斑，具有致龋能力。

3. 菌斑的结构

在光学显微镜下，可将牙菌斑分为三层：表层、中间层和菌斑—牙界面。表层是最外层，由许多球菌、短杆菌和食物残渣构成，厚度不均匀；中间层为一层栅栏式结构，其内有很多与牙面垂直的丝状菌，菌体长而互相平行，其间有很多的球菌；菌斑—牙界面紧贴牙面，结构均匀，无细菌。在电子显微镜下可观察到牙菌斑内的细菌进行着一系列的变化，如分裂、成熟和衰老等。因此，在体内的牙菌斑是一种生机旺盛的生态环境。

细菌只有在形成牙菌斑之后才具有致龋能力，牙菌斑内的产酸代谢活动是产生龋病损害的直接原因，牙菌斑在摄取糖之前，其内则以乙酸含量最高，摄取蔗糖后则以乳酸为最高。牙菌斑紧贴附于牙的表面，而且细菌与基质会逐步增多，其中产酸菌的代谢产物——酸，可使牙菌斑内pH下降。由于菌斑内的基质结构致密，影响牙菌斑的渗透性，使酸不易散出，又可阻止唾液对牙菌斑内酸的稀释中和。因此，在这种环境下，乳酸和其他的有机酸可造成牙体硬组织中有机化合物分解、无机化合物脱钙。

4. 菌斑微生物

（1）链球菌。在牙菌斑中链球菌的数目最多，变异链球菌的致龋能力最强。变异链球菌有与致龋关系密切的生物学特征：能将蔗糖合成不溶性的葡聚糖；产酸快而强且耐酸，可以使 pH 下降到 5.5 以下；能在坚硬的牙面上生存；能在菌斑内无氧的环境中生存。

(2) 放线菌。在菌斑中也是常见的，也能产生细胞外多糖，黏附于牙的表面，特别是牙根面。

(3) 乳酸杆菌。在龋洞内也大量存在，且具有相当强的发酵能力，在龋病的发生过程中起一定的作用。其致龋性次于变异链球菌，更多涉及牙本质龋，同时与牙面的亲和力甚低。

菌斑结构和微生物组成受到局部微环境因素影响，平滑面和窝沟内菌斑的微生物组成不尽相同。前者以球菌和杆菌为主，其中大多数为革兰氏阳性菌，后者以短杆菌为主，且缺少栅栏状排列的中间层。

(二) 宿主因素

影响龋病发生的宿主因素主要包括牙和唾液。

1. 牙

发育良好的牙，即使其他致龋因素很强也不会发病，缺陷很少的牙，一般也不会发生龋齿。牙的形态、结构、排列等因素在龋病发病过程中有重要影响。

(1) 牙的形态、排列牙的形态与龋病的发生密切相关，由于口腔中的食物残渣和细菌易滞留在窝、沟、裂、隙中，易形成菌斑，因此具有较多窝、沟、裂、隙的牙易患龋病，反之，光滑牙面则患龋率低。牙排列拥挤、不整齐、重叠、易出现不易清洁的间隙，利于龋病的发生，反之则不利于龋病的发生。

(2) 牙的结构、组成在牙的发育时期，如果营养不良，缺乏蛋白质、维生素 A、维生素 D、维生素 C 或钙、磷、矿物盐等可使牙的结构和钙化受到影响，使牙的抗龋能力降低，导致龋病的发生。

2. 唾液

龋病的发生与唾液的分泌量、流速、流量、成分等密切相关。

(1) 唾液是一种混合性液体，主要成分是水，水占 99.0% ~ 99.5%，固体成分不足 0.7%，包括有机化合物和无机化合物，有机物包括各种蛋白质、少量脂肪等，其中蛋白质与龋病发病有密切关系。

(2) 唾液是牙生存的外环境，对牙的代谢有重要影响。唾液对牙面有清洗作用，而且唾液中的某些成分，对龋病的发生有抑制作用。

(3) 唾液分泌量越多，其中重碳酸盐的含量越高，这有利于牙面的清洗，而且也增强了缓冲作用，能中和菌斑内的酸性产物，增强抗龋能力。

(4) 唾液中溶菌酶、免疫球蛋白等抗菌因子对龋病的发生产生一定的影响。

除牙、唾液等因素外，还有其他的宿主因素，如机体的全身状况与龋病有一定的关系，而全身状况又受到营养、内分泌、机体免疫能力、遗传及环境等因素的影响。

(三) 食物因素

食物与龋病的发生关系十分密切。随着人类的不断进化，食物逐渐精细，精制食物和糖类摄入量的增加，使龋病的发病率不断提高。

由于粗制的食物本身不易附着在牙表面，在咀嚼时需要较大的咀嚼力和较长的时间，所以对牙有清洁作用，同时易磨平咬合面上的裂沟，不利于食物残渣、菌斑的附着。综上所述，粗制食物不利于龋的形成，同时具有一定的抗龋能力。

在食物与龋病的关系中，最重要的是食物中的糖类，特别是蔗糖。精制食物除加工精细外，其蔗糖含量也比粗制食物高。许多资料证实，龋病的发生与进食的蔗糖量直接相关。糖的致龋作用与食糖的时间、方式及糖的物理性状等有关。每日多次食糖，特别是睡前食糖，糖黏附于牙面上，会发酵产酸，造成牙的龋坏。蔗糖的致龋性远远超过葡萄糖，木糖醇致龋力最低。

(四) 时间因素

龋病的发生，时间因素更具有特殊的意义。龋病发生的每一个过程都需要一定的时间才能够完成。龋病发生在牙硬组织，从获得性膜形成、细菌附着、牙菌斑生物膜到引起牙颜色、形态和质地损害，一般至少需要1年的时间。

三、龋病的发病机制

龋的发病过程要经过牙菌斑形成、牙菌斑中糖代谢、牙硬组织脱矿几个重要环节。

(一) 牙菌斑形成

牙菌斑指附着在牙表面的膜样物质，即牙表面生物膜，含有微生物(菌斑容量的60%~70%)、基质和水。细菌是牙菌斑微生物中的主体，基质主要由细菌分泌的多糖组成，其他成分包括细菌代谢生成的有机酸，来自唾液或龈沟液的成分等。

牙菌斑的形成开始于获得性膜的形成。获得性膜是牙面上沉积的唾液薄膜，其沉积机制类似静电吸附的作用。获得性膜的主要蛋白质成分有糖蛋白、唾液蛋白、黏蛋白等。纯粹的唾液薄膜在光学显微镜下观察，是一种无细胞的均质结构。获得性膜可以在清洁后的牙面迅速形成并在数小时内达到稳定的状态，且不易被一般的清洁措施所清除。获得性膜的形成在很大程度上决定了牙面对细菌的吸引力。

几乎在获得性膜形成的同时，细菌就可以借其在牙面上黏附，并在其中生长、发育，形成稳定的细菌菌落。细菌在获得性膜的黏附靠的是膜表面电荷间的吸引。最早借助获得性膜定居在牙面上的是球菌，而后才有其他菌类的黏附和生长。

黏附到牙面的细菌要经过生长、繁殖，同时吸聚其他细菌，才可能成为成熟的菌斑。细菌利用蔗糖合成葡聚糖成为菌斑的基质。葡聚糖在细菌与牙面、细菌与细菌之间起桥梁作用，促进细菌对牙面获得性膜的黏附和细菌间的聚集，是菌斑成熟的关键成分。

早期形成的菌斑质地疏松，随着时间的延长，菌斑内部的细菌数量增多、密度增加、渗透性降低、有毒产物增加。一般认为 3 天后的菌斑中细菌种类、细菌成分和密度基本恒定，是为成熟菌斑。成熟菌斑深处接近牙面的部分常呈厌氧状态或兼性厌氧状态。

成熟的菌斑结构致密，渗透性减弱，成为相对独立的微生态环境，有利于细菌产酸，不利于酸的扩散和清除。菌斑中液态环境称牙菌斑液，是牙硬组织溶解的液态环境。现代研究证明，龋只有在菌斑聚集的部位才可以发生，所以说，没有菌斑，牙就不会患龋病。

（二）牙菌斑中糖代谢

人进食时摄入的糖尤其是小分子的蔗糖、葡萄糖、果糖，可直接进入菌斑，被致龋细菌代谢利用。细菌在菌斑内的糖代谢包括分解代谢和合成代谢，还包括代谢生成的物质在菌斑内外的储运。

1. 分解代谢

对于龋病有意义的是菌斑的无氧酵解过程。由于菌斑深层缺氧，细菌代谢主要通过无氧酵解过程，生成有机酸和乳酸，改变 pH，提高菌斑液的脱矿能力。

2. 合成代谢

合成代谢包括细菌利用糖合成细胞内和细胞外两类多糖。细胞内多糖可以作为细菌生存和获取能量的来源。合成的细胞外多糖是菌斑基质的主要成分，与致龋能力密切相关。

（三）牙硬组织脱矿

由于口腔菌斑环境的不断变化，所以牙早期龋损的过程不是一个连续的脱矿过程。当代谢糖生成有机酸时，可以出现脱矿，而当糖或酸的作用消失，在唾液和氟化物的作用下，脱矿的牙体组织可以再矿化。虽然，早期龋是动态的脱矿与再矿化交替出现的过程，但是一旦龋洞形成，细菌在窝洞内的产酸能力更强，而唾液的清除能力和氟化物都难以到达病变部位，脱矿就是占压倒性优势的病理活动，无法逆转了。

第二节 龋病的病理特点

龋病是一种细菌感染性疾病，与一般软组织感染性疾病明显不同。龋损产生的各种破坏到达一定程度时，无法自愈，必须采用人工方法修复。

一、釉质龋

龋病早期，釉质表面层的损坏极少，其下方表现为脱矿。釉质表层脱矿后失去水分，折光率改变，干燥后表面呈白垩色，光泽度降低或消失。但在肉眼和普通光学显微镜下，釉质表面仍相对完整。有色素沉着时则表现为褐色或黑褐色。龋病的进展是一个连续的过程。表层下方是病损体部，为釉质龋病理改变主要部分，也是病损严重的部位。该部位矿物质大量溶解丢失，硬度较低，正常结构破坏，釉柱纹理消失，病理磨片上可见球菌和短杆菌。紧贴病损体部为暗层，内含微小孔隙，孔隙内充满气体，在偏光显微镜下显示颜色较深。暗层可能与龋病发生和再矿化有关。釉质龋最深层为透明层，在光学显微镜下发亮，致密度高，可能是病损体部溶解下来的钙、磷沉积于此所致。形成机制可能是牙釉质对龋损的一种防御性反应。

二、牙本质龋

龋损潜行性破坏牙釉质，沿釉牙本质界向侧方扩展，沿牙本质小管方向侵入牙本质，形成基底在釉牙本质界处，尖端指向牙髓的锥形损害。

光学显微镜下，牙本质龋由浅入深分四层。最外层为坏死崩解层，组织松软，破坏最严重，牙本质破坏崩解，出现龋损。细菌侵入层的牙本质松软，牙本质小管变形，小管扩张呈串珠状，扩大的管腔内有大量细菌进入，在治疗中必须去净此层，以免发生继发龋。脱矿层位于细菌感染层下，仅有部分矿物质丢失，牙本质小管形态基本完整或管腔稍有扩大，牙本质硬度可有轻微降低，有色素沉着而呈淡黄色，染色检查细菌未侵入其内部，治疗中可保留此层。当牙本质深龋进展较慢时，在脱矿层下方形成一硬化层。硬化层在牙本质龋的最深层，在病变的最前沿。此层结构致密，牙本质小管密集，管径变小，通透性降低。

在硬化层的下方可形成一层修复性牙本质，既增加了牙本质的厚度，又使成牙本质细胞退到牙髓腔内。去净深的龋损后，用氢氧化钙处理形态完整的脱矿层，能保护牙髓，诱导修复性牙本质形成。

在临床上，常见到由于老年人牙龈退缩或食物嵌塞等导致牙根暴露而形成牙骨质龋。牙骨质龋呈浅碟形，常发生在牙颈部或牙根面的牙骨质层。因牙骨质呈层板状，通常仅为20~50μm厚度，矿化程度较低，若发生龋损很快便会波及牙本质。牙骨质龋进展缓慢时，在相应的牙髓腔侧也可出现类似于牙本质龋发生时的修复反应，即形成修复性牙本质。

第三节　龋病的分类和临床表现

一、按病变进展速度和发病特点分类

(一) 急性龋

急性龋又称湿性龋，多见于儿童和青少年。病变进展较快，龋坏组织着色浅，呈浅棕色或淡黄色，质软，湿润，易用刮匙大片挖出。因进展速度快，牙髓组织来不及形成修复性牙本质，易受感染，所以产生牙髓病变。

猖獗龋是急性龋的一种类型，也称为猛性龋，表现为在短时间（6~12个月）内全口多个牙、多个牙面同时患龋。猖獗龋多见于全身系统性疾病累及了口腔局部环境，如头颈部肿瘤放射治疗后，破坏了唾液腺，引起唾液的质和量的改变。此外，舍格伦综合征患者易患猖獗龋。

(二) 慢性龋

慢性龋又称干性龋，多见于成人和老年人。慢性龋最常见，一般龋病都属于此种类型。病程进展缓慢，龋坏组织着色较深，呈棕色或深褐色，病变组织较干硬，用刮匙不易去除。因牙髓组织受到长期慢性刺激，所以修复性牙本质形成量多。慢性龋在一定条件下可以变成急性龋。

(三) 静止龋

龋损发展过程中，由于局部环境条件改变，使原来隐蔽的龋坏暴露于口腔，细菌和食物残渣易被进食、漱口或刷牙所去除，菌斑不能形成，失去代谢产酸的条件，龋损不再继续发展而保持原状，称为静止龋。静止龋呈黑褐色、坚硬，一般无临床

症状，多见于浅而平坦的邻面龋损，典型的例子是拔除第三磨牙后，第二磨牙远中邻面浅龋或中龋往往停止发展而成为静止龋。

（四）继发龋

龋病治疗后，因修复材料与牙体组织不密合、充填物或周围牙体组织破裂、病变组织未去净等情况导致原龋洞周围形成菌斑滞留区，产生继发龋。继发龋较隐蔽，单纯的临床检查不易被查出，往往需要辅助X线片检查。

二、按损害的解剖部位分类

（一）窝沟龋

窝沟龋指发生于后牙咬合面窝沟、磨牙颊面沟和上颌前牙舌面沟处的龋病。在临床上，常见的窝沟不规则的表面，由于先天性特征，缺少自洁作用，尤其是细而深的窝沟较平坦和浅的窝沟更易积存食物残渣且不易清洁，更易发生龋病。龋损沿釉柱方向发展，从窝沟底或侧方开始，达到牙本质后沿釉牙本质界扩散。窝沟龋常为口小底大的潜行性破坏，最初临床表现为窝沟四周的釉质颜色发生改变，呈黑色或墨浸状。探针探之有粗糙感，有时探针尖可卡在窝沟内，不易被取出。

（二）平滑面龋

平滑面龋可分为邻面龋和颈部龋。发生于近远中接触点处的损害称邻面龋。发生在牙唇颊面或舌腭面，靠近釉牙骨质界处的损害称为颈部龋。龋损呈三角形，底朝釉质表面，尖向牙本质。当损害达釉牙本质界时，损害沿釉牙本质界部位向侧方扩散，在正常釉质下方逐渐发生潜行性破坏。最初是牙釉质表面粗糙，形成白垩色或深浅不一的黄褐色，无光泽、不透明的龋损。平滑面浅龋的初期，观察龋损表面无组织缺如。若龋损继续发展，则可形成浅的龋洞，用探针检查时有粗糙感或能钩住探针尖端。牙釉质平滑面龋在临床上患者常无主观症状、无任何不适，因此不易被发现。

（三）根面龋

根面龋是指发生在牙根部牙骨质的龋损，多见于牙龈退缩、根面外露的老年人牙列。

(四) 隐匿性龋

隐匿性龋好发于磨牙沟裂下方和邻面，病变区色泽较暗，易漏诊，应仔细检查，有时用探针可以探入洞中，X 线片可确诊。根据病变深度可分为浅龋、中龋和深龋，这种分类方法临床最常用。

三、按病变深度分类

(一) 浅龋

浅龋包括釉质龋和牙骨质龋，一般无明显牙体缺损或仅有牙面局部色泽改变。

(二) 中龋

中龋指龋损发展到牙本质浅层，一般可见龋洞形成。

(三) 深龋

深龋指已发展到牙本质中层或深层的龋坏。临床上多有明显龋洞形成，龋洞内含有大量软化牙本质或食物残渣。

第四节　龋病的诊断与鉴别诊断

临床上龋病的诊断，应根据其好发部位和色形质的改变来确诊，可采取以下方法：

一、龋病的诊断方法

(一) 问诊

通过问诊获取主诉及病史。询问患者如何发现口腔内有牙疾患，是否发生过疼痛以及疼痛的部位、性质，有无冷、热、酸、甜刺激痛，有无激发痛 (一过性疼痛或持续性疼痛)，有无食物嵌塞痛等，有无龋病治疗史、过敏史、外伤史等。

(二) 视诊

首先应该对待检查的患牙进行必要的清洁，牙表面应无软垢。然后用气枪吹干表面，观察牙面的颜色有无改变，如有无变黑或棕褐色等；观察有无失去光泽的白垩色斑点；有无龋洞形成；当怀疑有邻面龋时，从咬合面观察邻近的边缘嵴有无变暗的黑晕出现。可初步判断龋坏的性质和程度。

（三）探诊

利用尖探针探测龋损部位，有无粗糙、勾拉或插入的感觉。探测洞底或牙颈部的龋洞时注意是否变软、敏感、酸痛，是否出现剧烈的疼痛。此外还可以探测龋洞的部位、深度、大小和有无穿髓等情况。

早期邻面龋，探针检查难以发现，可采取以下方法进行：用牙线从咬合面滑向牙间隙，然后从牙颈部将牙线拉出，如果牙线有拉毛或撕断情况，说明可能有龋损。

（四）温度测试

由于龋损到达牙本质后，对冷、热刺激反应敏感，甚至出现酸痛或难以忍受的疼痛，因此，医生可以用冷或热刺激进行检查，也可以用电活力测试。

（五）X 线检查

对患龋病的牙进行 X 线片检查，可了解龋洞的部位、大小、深度以及其与牙髓腔的关系，特别是邻面龋、继发龋或隐匿龋，用视诊、探诊等方法不易被发现，此时可行 X 线片检查帮助诊断。

（六）透照

用光导纤维装置进行龋损牙的检查，能直接看出龋损的部位、范围大小及龋洞的深度，常用于前牙邻面龋的检查。

临床工作中通常按病变的程度分类进行诊断。

二、龋病的鉴别诊断

龋病各阶段须与下列状况或疾病相鉴别。

（一）浅龋与釉质发育不全和氟牙症

浅龋探诊表面粗糙，质软，色素沉着呈灰黄色或黄褐色斑块。釉质发育不全是牙在发育过程中成釉细胞代谢障碍所致，表现为同一时期发育的牙受累，一般左右对称；釉质发育不全，表面因色素沉着呈黄褐色或棕黄色；探诊表面粗糙不平，甚至有缺损，但质地坚硬，无卡探针现象。氟牙症为地方性水氟含量过高，造成成釉细胞功能障碍所致；氟牙症是一种地方性疾病，多发生在饮水中氟含量较高的地区，这一流行特点是与浅龋相鉴别的重要因素，氟斑牙以前牙发病最多，常出现在同一时期发育的对称牙上，釉质是呈白垩色或黄褐色的斑点或条纹。严重者可出现整口牙呈黄褐色且有釉质的缺损，探诊光滑、坚硬。

(二) 深龋与可复性牙髓炎

深龋对温度的敏感往往在冷、热刺激进入深龋洞内时出现，刺激去除后症状不持续，而可复性牙髓炎患牙在冷测牙面时即可出现一过性敏感。如一时难以区别，可先进行安抚，观察后再确诊。

(三) 深龋与慢性牙髓炎

龋病发展到牙本质深层时，临床上可见明显的龋洞，患者有明显的冷、热、酸、甜的敏感症状；食物嵌塞引起短暂疼痛症状，但无自发痛；探诊时敏感，去净龋损后不露髓；常规温度检查无明显不适；牙髓活力正常或阈值偏低；化学或物理刺激时引起疼痛，解除刺激后疼痛立即消失。慢性牙髓炎常有自发痛或有急性牙髓炎发作史，疼痛性质多为放射性，患者难以准确指出患牙；有穿髓孔的患牙牙髓腔内可见有牙髓息肉，咀嚼中食物压迫引起疼痛或出血；有轻度叩痛；电活力测试牙髓活力下降或迟钝。当患者曾有自发痛病史，深龋检查时对温度敏感或疼痛，可诊断为慢性牙髓炎。对于诊断不清或不确定的病例，建议试充填后随访观察，待确诊后再行永久充填。

(四) 深龋与牙髓坏死的鉴别

急性龋到达牙本质深层时，细菌毒素可以在龋损还没有到达牙髓的情况下感染牙髓，致牙髓坏死，而患者可以没有临床症状，可通过温度测试、探诊和电活力测试予以鉴别。

第五节　龋病的治疗

龋病是进行性发展的疾病，治疗龋病的目的是终止病变发展，保护牙髓，恢复牙齿形态和功能，维持牙齿与邻近软硬组织的正常生理解剖关系。龋病的治疗计划应包括对病因的控制和消除、龋损的修复以及功能的恢复。一般来说，早期牙釉质龋采用非修复性治疗；有组织缺损时，应采用修复性方法治疗；深龋近髓时，应先采取保护牙髓的措施，再进行修复治疗。

一、非手术治疗

非手术治疗是采用药物或再矿化等技术终止或消除龋病的治疗方法。

(一) 药物治疗

药物治疗是采用化学药物治疗龋损、终止或消除病变的方法。

1. 适应证

(1) 恒牙牙釉质早期龋，尚未形成龋洞者，特别是位于易清洁的平滑面，如唇(颊)、舌 (腭) 面龋损。

(2) 静止龋，如咬合面点隙龋损，由于咬合磨耗将点隙磨掉，呈一浅碟状，使龋损环境消失。

2. 常用药物

(1) 氟化物。常用的氟化物有 75% 氟化钠甘油糊剂、8% 氟化亚锡溶液、酸性磷酸氟化钠（APF）溶液、含氟凝胶 (如 1.5%APF 凝胶) 及含氟涂料等。氟化物对软组织无腐蚀性，不使牙变色，安全有效，前后牙均可使用。

(2) 硝酸银。常用制剂有 10% 硝酸银溶液和氨硝酸银。硝酸银与人体组织和细菌的蛋白结合形成蛋白银沉淀，低浓度时有收敛、抑菌作用，高浓度时能杀灭细菌，有强的腐蚀性。也可造成牙齿变色，只用于乳牙和后牙，不用于牙颈部龋，避免对牙龈造成损伤。

3. 治疗方法

(1) 磨除牙表面浅龋，暴露病变部位。

(2) 清洁牙面，去除菌斑和牙石。

(3) 隔湿，吹干牙面。

(4) 涂布药物。

(二) 再矿化治疗

再矿化治疗是采用人工方法使脱矿的牙釉质或牙骨质再次矿化，恢复其硬度，终止或消除早期龋损。

牙釉质早期龋再矿化多采用人工再矿化液来治疗，可以获得一定疗效。

1. 再矿化液的组成

再矿化液的主要成分为不同比例的钙、磷和氟，再矿化液中钙与磷的含量和比例对龋损再矿化的程度和范围有明显影响。

2. 适应证

(1) 光滑面早期龋，白垩斑或褐斑。

(2) 龋易感者可作预防用。

3. 应用方法

(1) 配制成漱口液，每日含漱。

(2) 局部应用：清洁、干燥牙面，将浸有药液的棉球置于患处，每次放置几分钟，反复3～4次。

二、牙体充填修复治疗

牙体充填修复治疗是首先通过牙体手术过程清除已有病变或失去支持的牙体组织及细菌，然后将牙体制备成一定形状的窝洞，使充填体能够长期保持而不松动脱落。为使牙体组织和充填体能够承受一定的咀嚼压力，选用适当的材料进行充填治疗，或选择嵌体、冠修复恢复牙齿的形态与功能。

(一) 窝洞制备

窝洞制备是指采用牙体外科手术的方法去除龋损组织，并按要求备成一定的洞形。所制备的洞形称为窝洞。窝洞具有一定的形状，能容纳和支持充填材料，达到恢复牙齿形态和功能的目的。

1. 窝洞的结构

(1) 洞壁

洞壁即洞的内侧壁，分为侧壁和髓壁。侧壁是与牙面垂直的洞壁，包括冠部的牙釉质壁和牙本质壁、根部的牙骨质壁和牙本质壁。侧壁以所在的牙面命名。位于颊面称为颊壁，近龈缘称为龈壁，还有舌壁、近中壁、远中壁、切壁、胎壁等。

位于洞底覆盖牙髓的洞壁称底壁，包括髓壁和轴壁，与洞侧壁垂直的壁称髓壁，与牙长轴平行的壁称轴壁。

(2) 洞角

洞壁相交形成的角，分为线角和点角。两壁相交构成线角，三壁相交构成点角。洞角以构成它的各壁联合命名，如轴壁与髓壁相交构成的线角称为轴髓线角，由舌壁、轴壁、龈壁三壁相交构成的点角称为舌轴龈点角。

(3) 洞缘

窝洞的侧壁与牙面相交构成的边缘称为洞缘，是由洞侧壁与牙面相交形成的线角，即洞缘角或洞面角。

2. 窝洞制备的基本原则

(1) 去净龋损组织

龋损组织是指被龋病破坏的牙体组织，含有大量的细菌及其代谢产物。龋损组织可引起牙体组织继续破坏或造成对牙髓的不良刺激。为了消除感染及刺激物，终止龋病发展，窝洞制备时原则上应去除龋损组织，确保充填体与洞壁紧贴，防止继发龋。

临床上一般根据牙本质的硬度和着色两个标准来判断：①硬度标准：通过术者的触觉来判断，即术者用刮匙、探针及钻针钻磨时的感觉。应去除用器械探查时质地明显变软的细菌侵入层，而保留硬度与正常牙本质差异不大的脱矿层。②着色标准：临床上不必去除所有着色的牙本质，应保留较硬的再矿化牙本质。

(2) 保护牙髓组织

窝洞制备时尽量减少对牙髓的刺激，避免造成不可逆的牙髓损伤。因此，备洞时应做到以下方面：①应清楚了解牙体组织结构、牙髓腔解剖形态及增龄变化，以防止意外穿髓。②勿向牙髓腔方向加压，特别是制备深窝洞时。③间断性操作，制备过程中用水冷却。

(3) 尽量保留健康牙体组织

保留健康牙体组织不仅对充填材料的固位很重要，而且使剩余的牙体组织有足够强度，以承担咀嚼功能。现代牙体修复技术对窝洞预备的要求更趋保守，尽量多保留牙体组织，不作预防性扩展。

(4) 无痛操作

备洞过程可能会造成疼痛反应，备洞前应做必要的解释工作，缓解患者的紧张情绪，中深度窝洞的制备最好在局部麻醉下进行。

(5) 制备抗力形

抗力形是使充填体和余留的牙体组织获得足够的抗力，在承受咬合力时不会折裂的形状。抗力形制备应该使咬合应力均匀地分布在充填体和牙体组织上。

(6) 制备固位形

固位形是防止充填体在侧向或垂直方向力量作用下移位、脱落的形状。

3. 窝洞制备的器械

窝洞制备所用的器械包括机动器械和手用器械。

(1) 机动器械

目前临床上使用的为气涡轮机，依靠空气压缩机产生的高速气流推动钻针转动。高速涡轮手机转速为 20 万 ~ 50 万 r / min，切割效率高，振动轻，扭转力小，并有喷水冷却装置。

①慢速机头：又称慢速手机，有直、弯两种，备洞多用弯机头，须配套气动马达使用。

②钻针：用于切割牙体组织。其样式和品种多样，临床根据备洞需要选择。工作时把钻针安装在手机上。用于制备窝洞的钻针分裂钻、倒锥钻和球钻三种。裂钻的钻头有柱状和锥状，裂钻的刃口互相平行，平行的刃口有的与钻针方向一致，有的则倾斜，有的刃口呈锯齿状，工作头长 4～5mm，常用于扩大洞形，修整洞壁。倒锥钻的钻头顶端直径大于柄端，侧面有刃达顶端，钻头较短，长 0.5～1.5mm，常用于制作倒凹、磨平洞底、扩大洞形等。球钻有倾斜单刃和锯齿刃两种，常用于去除龋坏、开扩洞口、制作圆弧形倒凹等。各种钻针均有不同大小和型号。

(2) 手用器械

常用的是刮匙，其工作头呈匙形，边缘为刃口，一般是双头，调整工作头的方向则可以左右两个方向进行剔刮。深龋近髓时使用刮匙比较安全，不易引起意外穿髓。

4. 制备窝洞的基本步骤

(1) 扩大开口进入龋洞

根据龋洞的位置、形态等不同情况采取不同的方式。如位于胎面或唇 (颊)、舌 (腭) 侧面的龋洞，洞口开放时，器械较易进入。但对窝沟龋、隐匿性龋，则须将洞口扩大，使龋洞充分暴露。当龋洞位于邻面，未破坏边缘时，则须磨除少部分健康牙体组织以暴露病变区。在前牙，如龋洞靠唇侧，则应从唇面进入，可保留健康的舌侧边缘嵴，当龋洞位于近舌 (腭) 侧，应从舌 (腭) 侧进入而保留完整的唇面以利美观。在后牙，应从咬合面进入，磨除边缘嵴，进入龋洞。

(2) 去净龋坏组织

用球钻或刮匙去净龋洞内的软化牙本质。

(3) 制备洞外形

窝洞的洞缘构成了洞外形。外形的建立，应最大限度地保存牙体组织和减少继发龋的发生。其原则为尽量避开牙尖和嵴，沿点、隙、裂沟作适当预防性扩展，外形曲线圆缓，以减少应力集中，邻面洞的外形线应达自洁区。

(4) 制备固位形和抗力形

在洞外形基本形成侧壁和洞底后，经修整制备具备抗力形和固位形的盒状洞形，并用球钻或裂钻制备清晰圆钝的线角和洞底的倒凹。

(二) 窝洞隔湿和干燥

1. 窝洞隔湿

窝洞制备完成后，必须将充填的牙齿与口腔环境隔离开来，防止唾液进入窝洞污染洞壁及影响充填材料的性能。在条件允许的情况下，整个治疗过程都应进行术区隔离，保证视野清晰，避免窝洞再感染。常用的窝洞隔湿方法有以下几种：

(1) 棉卷隔湿法

棉卷隔湿法将消毒棉卷置于患牙颊（唇）侧前庭处和舌侧口底，吸去术区附近的唾液，达到隔湿目的。此法简便易行，不需特殊设备，但隔湿维持时间短，术中要注意随时更换棉卷。

(2) 吸唾器

吸唾器利用水流和抽气产生的负压，吸出口内的唾液。使用时将吸唾管置于患者口底，注意勿紧贴黏膜，以免损伤黏膜和封闭管口。吸唾器常与棉卷隔离配合使用。

(3) 橡皮障隔湿

橡皮障隔湿是将橡皮布打孔后套在牙齿上，利用橡皮布的弹性箍紧牙颈部，使治疗牙齿与口腔完全隔离开来。此法具有较多优点：将术区与口腔完全分隔开来，使术区不被唾液污染，并且不受口腔湿气影响；可防止手术过程中对牙龈、口腔黏膜和舌的损伤；避免手术器械、切削的牙体组织碎屑及修复材料等吞入或吸入食管、气管，确保手术安全；避免医师的手接触患者的唾液，减少医源性交叉感染，特别是防止乙肝和艾滋病的传播。

(4) 排龈法

排龈法将排龈线压至龈沟内，使龈缘与洞缘分隔开，适用于接近龈缘和深达龈下的牙颈部窝洞充填前的隔湿。

2. 窝洞干燥

窝洞充填前须充分干燥窝洞，以使充填材料或其他垫底材料能充填接触牙体，不会因水分而出现空隙，也避免因洞内壁的水分影响材料性能。干燥窝洞可用干棉球将洞内的水分吸干，然后用气枪吹干。

(三) 窝洞封闭、衬洞及垫底

由于深洞洞底常不平整，且部分修复材料对牙髓有刺激性，因此，在充填前应根据窝洞的深度和修复材料的性质对窝洞做适当处理。其目的是隔绝外界和充填材料的刺激，保护牙髓，并垫平洞底，形成充填窝洞。

1. 窝洞封闭

在窝洞洞壁涂一层封闭剂，以封闭牙本质小管，阻止细菌侵入，隔绝充填材料的刺激。窝洞封闭剂主要包括洞漆、树脂黏结剂。

2. 衬洞

在洞底上衬一层能隔绝化学和一定温度刺激且有治疗作用的洞衬剂，其厚度一般小于0.5mm。常用的洞衬剂有氢氧化钙及其制剂、玻璃离子水门汀、氧化锌丁香酚水门汀。

3. 垫底

在洞底（髓壁和轴壁）垫一层足够厚度（> 0.5mm）的材料，隔绝外界和充填材料的温度、化学、电流及机械刺激，同时又垫平洞底，形成窝洞，承受充填压力和咀嚼力的作用。常用的垫底材料有磷酸锌水门汀、聚羧酸锌水门汀、玻璃离子水门汀、氧化锌丁香酚水门汀。

洞衬剂和垫底材料不能完全分开，只是做衬洞时较薄，垫底时则有一定厚度。临床上，根据余留牙牙本质厚度及充填材料的种类选用不同的封闭剂、洞衬剂及垫底材料。

洞底距牙髓腔的牙本质厚度大于1.5mm的浅窝洞，无须垫底。

洞底距牙髓腔的牙本质厚度大于1mm且小于1.5mm的中等深度的窝洞，一般只垫一层磷酸锌水门汀、聚羧酸锌水门汀或玻璃离子水门汀。磷酸锌水门汀垫底须先涂封闭剂。

洞底距离牙髓腔很近的深的窝洞，为了保护牙髓，应做双层垫底处理：第一层垫氧化锌丁香酚水门汀或氢氧化钙；第二层垫磷酸锌水门汀。复合树脂充填时不能采用氧化锌丁香酚水门汀垫底，可选用聚羧酸锌水门汀或玻璃离子水门汀垫底。

垫底部位只限于咬合面髓壁和邻面轴壁，要求底平壁净，留出足够深度（1.5 ~ 2.0mm），使充填体有足够的抗力和固位。

（四）窝洞充填

临床常用银汞合金充填术，下面详细介绍。

银汞合金作为牙体修复材料已有较长的历史，随着对银汞合金材料性能的不断改进，银汞合金在牙体修复中的应用已得到包括世界卫生组织（WHO）在内的多家国际卫生组织的认可。银汞合金具有抗压强度好、硬度高、耐磨性强，对牙髓无刺激，可塑性大，操作方便等优点。银汞合金的缺点是颜色与牙不一致，无黏结性，固位形要求高，汞的使用可对环境造成污染，以上缺点限制了银汞合金的使用，逐步被牙色材料取代。

1. 适应证

（1）后牙Ⅰ类洞、Ⅱ类洞。

（2）后牙Ⅴ类洞，特别是可摘义齿的基牙修复。

(3) 对美观要求不高的患者的尖牙远中邻面洞，龋损未累及唇面者；大面积龋损时配合附加固位钉的修复。

(4) 冠修复前的牙体充填。

应注意，牙冠有劈裂可能的牙体缺损 (如隐裂)，不宜做银汞合金充填。汞过敏的患者禁用。

2. 窝洞预备的要求

银汞合金的材料特性要求窝洞必须符合窝洞预备的总要求外，还应具有以下特点：

(1) 窝洞必须有一定的深度和宽度，方可使充填体获得足够的固位强度。

(2) 银汞合金没有黏结性，窝洞要制备成典型的盒状洞形，必要时增加辅助固位形，以使充填体具有良好的固位。

(3) 洞面角应成直角，不能在釉质的侧壁做短斜面。

3. 调制

目前多使用银汞合金胶囊，用银汞合金调拌机调制。这种调制方法使用简便，调拌的银汞合金质量好，且能节约时间，减少汞污染。调拌时间不得长于40s。

4. 充填

(1) 保护牙髓。由于银汞合金的热导系数大于牙体组织，所以为保护牙髓，中等深度以上的窝洞在银汞合金充填前需要封闭、衬洞或垫底。

(2) 放置成形片和楔子。双面洞在充填前应安放成形片，作为人工假壁，便于充填材料的加压，形成邻面的生理外形，建立与邻牙的邻接关系。根据牙的大小选择适宜的成形片。其边缘应置于龈壁的洞缘稍下方，注意勿损伤牙龈。邻面龈间隙尚须放小楔子，使成形片紧贴龈壁洞缘的牙颈部，稳固成形片，并防止充填时材料压入龈沟形成悬突，损伤牙周组织。

(3) 填充银汞合金材料。用银汞合金输送器将银汞合金少量分次送入窝洞内。先用小的充填器将点、线角及倒凹、固位沟处压紧，再换大的充填器向洞底和侧壁层层加压，使银汞合金与洞壁密合。每次送入窝洞的银汞合金量，在铺平后最好不超过1mm厚。双面洞一般先充填邻面洞部分，再充填咬合面洞。银汞合金从调制到充填完毕，应在6～7min完成。

(4) 雕刻成形。雕刻要恢复牙的功能外形、边缘嵴、邻面接触关系，楔状间隙及牙颈部的正常突度。

(5) 调整咬合。银汞合金充填体外形初步雕刻完成后，咬合面受力部位应做咬合调整，使其有正常的咬合关系。如对颌牙有高陡的牙尖或边缘嵴，应先调磨，让患者作正中及侧方运动的咬合，检查有无咬合高点直至调磨合宜。值得注意的是，此时银汞合金强度较低，嘱患者轻轻咬合，防止重咬使充填体破裂。

(6) 打磨抛光。银汞合金充填体尚未完全硬固时，不能承受咀嚼压力，不能打磨抛光，24h 后待完全硬固后方可打磨抛光。嘱患者术后 24h 之内勿用患侧咀嚼。

5. 汞污染的预防。银汞合金的调制应在有通风设备的密闭箱中进行。医务人员禁止用手直接触摸、揉搓银汞合金。挤出的余汞和废弃的合金残渣不可随意丢弃，应收集并装入专用容器回收。定期测定工作环境中的汞含量。

三、深龋的治疗

深龋接近牙髓，细菌和代谢产物可通过牙本质小管进入，加之外界温度、理化刺激，牙髓常有一定的炎性反应。如能去除刺激，牙髓可恢复正常。因此，要注意深龋治疗的特殊性。

(一) 深龋的治疗原则

1. 停止龋病发展，促进牙髓的防御性反应

去除龋坏组织，消除感染是停止龋病发展的关键步骤。原则上应去净腐质，而尽量不穿髓。去腐时应特别小心，必须根据不同年龄的牙髓腔解剖特点，结合洞底的颜色、硬度和患者的反应等具体情况做处理。操作时应采取两次甚至多次去腐法，利用药物 (如氢氧化钙) 促进脱矿的牙本质再矿化。

2. 保护牙髓

术中必须保护牙髓，减少对牙髓的刺激。在治疗深龋时应防止机械钻磨对牙髓温度的刺激。手术操作时器械的使用要间断，器械要锋利，勿向牙髓腔方向加压；随时用温水冲洗窝洞，棉球拭干，保持视野清晰；注意消毒药物的选择，垫底时材料要适当，采取双层垫底法。

3. 正确判断牙髓状况

正确判断牙髓状况是深龋治疗成功的基础。深龋时，牙髓受外界刺激而发生病变的可能性很大，因此首先要对牙髓状况作出正确判断，才能制定出正确的治疗方案。临床应仔细询问患者有无自发痛和激发痛，结合临床检查作出正确诊断，切勿将牙髓炎误诊为深龋。

(二) 洞形制备特点

(1) 深龋洞破坏较大，入口容易，深度已达牙本质深层，接近牙髓。注意去除洞缘的龋坏组织和无基釉，以便充分暴露洞内壁，前牙唇面允许保留无基釉。

(2) 抗力形预备除洞底呈圆弧形以顺应髓室顶的弧形和龋损的圆弧外，其余侧

壁均应制成平直，形成盒状，固位形设计按制备洞形的原则进行。切忌将洞底磨平，以免意外穿髓，不平的洞底用材料垫平。

(3) 深龋的破坏较大，应对承受咬合力的牙尖、牙嵴进行修整，适当降低咬合高度，减少咬合力。

(三) 治疗方法

对深龋治疗方法的选择，主要考虑患者有无明显的主观症状和洞底软龋是否能够去净。

(1) 患牙具有温度刺激痛的症状，但程度不严重，刺激去除后，疼痛立即消失，洞底软龋能够彻底去净。这类病例可以直接用复合树脂黏结修复，如用银汞合金充填，则需双层垫底。

(2) 患者主观临床症状比较明显，温度刺激程度较重，洞底软龋能去净，但极近髓，可先用氧化锌丁香油糊剂安抚治疗或行间接盖髓术。待 1 ~ 2 周复诊症状消除，再行复合树脂黏结修复或垫底充填。若症状未能缓解，须进一步检查，考虑是否进行牙髓治疗。

(3) 患者主观临床症状不明显，属深龋范围内应有的临床表现，但洞底软龋不能去净。急性龋患者可行间接盖髓术，3 个月后，经查牙髓活力正常，并行 X 线片检查可行永久充填。若系慢性龋，去净后若牙髓暴露，则须进一步行牙髓治疗，如未穿髓，也可行间接盖髓术，3 个月后经检查后做永久充填。

龋病治疗过程中对牙髓状况判断失误或操作不当，可能造成治疗失败，甚至引起并发症。故在治疗过程中应严格规范操作，减少并发症的发生。

第十二章　牙周疾病

第一节　牙周疾病的概念和分类

一、牙周疾病的概念

牙周疾病（Periodontal Disease）简称牙周病，是指发生在牙周组织（牙龈、牙周膜、牙槽骨和牙骨质）的各类疾病，包括牙龈病和牙周炎两大类。牙龈病是指仅发生在牙龈组织的疾病，而牙周炎则是同时累及四种牙周支持组织的炎症性、破坏性疾病。

牙周病在世界范围内均有较高的患病率，牙周炎已成为全球第六位最多发的慢性非传染性疾病。我国是牙周病的高发国家，第四次全国口腔健康流行病学调查资料显示，我国各年龄组人群的牙周病患病率均高于患龋率。牙周炎的早期症状不明显，易被忽视，严重的牙周炎可导致患牙的松动、移位甚至功能丧失。在全球范围内，牙周炎已成为成人牙齿丧失的首要原因。

二、牙周疾病的分类

(一)1999 年分类法

1999 年国际牙周病分类研讨会上专家们提出了 1999 年分类法。牙周疾病被分为牙龈病和牙周炎两大类疾病。第一大类是牙龈疾病，又分为菌斑性牙龈病和非菌斑性牙龈病两类。其中菌斑性牙龈病中最多见的是仅与牙菌斑有关的慢性炎症，即菌斑性龈炎（又称慢性龈炎）；还有一些是受全身因素以及局部刺激影响的牙龈疾病，如青春期龈炎、妊娠期龈炎、药物性牙龈肥大等。第二大类是牙周炎，包括慢性牙周炎、侵袭性牙周炎等。这是一组有着相似的临床表现和组织病理学改变，但致病因素和机体反应性不完全相同、病程进展不同、对治疗反应也不尽相同的多因素疾病。

(二)2018 年新分类法

2017 年牙周病和植体周病国际分类研讨会对牙周病的分类进行了讨论和修

订，并于2018年正式发表。在分类法中首次定义了“牙周健康和牙龈健康”的概念，制定了植体周病和状况的分类，并把“慢性牙周炎”和“侵袭性牙周炎”归纳为单一的范畴“牙周炎”(Periodontitis)。此分类将牙周炎分为三种不同类型的牙周炎，即：①坏死性牙周病(Necrotizing Periodontal Diseases)；②反映全身疾病的牙周炎(Periodontitis as a Manifestation of Systemic Diseases)；③牙周炎(Periodontitis)。根据牙周炎的严重程度和疾病管理的复杂程度，进一步确定分期(staging)和分级(grading)。

牙周炎分期主要根据就诊时疾病的严重程度以及预期治疗的复杂程度和病情的分布范围分为Ⅰ、Ⅱ、Ⅲ、Ⅳ四期。牙周炎分级则是分析炎症进展速度、评估危险因素、进行预后判断。新分类牙周炎分为A、B、C三个级别(A级：低风险；B级：中等风险；C级：进展高风险)。

第二节　牙周病的流行病学

一、流行情况

牙周病是最常见的口腔疾病之一。2015—2017年，最新的第四次全国口腔健康流行病学调查显示：我国12岁及15岁年龄组的牙周健康率分别为41.6%和34.8%。而35～44岁年龄组、55～64岁年龄组、65～74岁年龄组的牙周健康率仅分别为9.1%、5.0%、9.3%，口腔内牙石检出率分别高达96.7%、96.4%、90.3%，牙龈出血检出率分别为87.4%、88.4%、82.6%。因此我国牙周病的防治工作刻不容缓。

二、牙周病的危险因素

牙周病比较明确的危险因素如下。

(1)口腔卫生情况。牙菌斑、牙石的量与牙周病呈显著的正相关。

(2)年龄。老年人的牙周附着丧失重于年轻人，单纯的牙龈炎多见于年轻人和儿童。

(3)性别。一般男性高于女性。

(4)种族。青少年牙周炎有较明显的种族倾向，黑色人种患病率较高。

(5)社会经济状况。高收入和受教育程度高者，患病率较低。

(6)吸烟。吸烟是一个牙周病发生和牙丧失的独立危险因素。

(7)咀嚼槟榔。咀嚼槟榔习惯可以加重牙周炎症。

(8)某些全身疾病。如糖尿病、代谢综合征。

(9) 某些微生物。如牙龈卟啉单胞菌、伴放线聚集杆菌的感染等。

(10) 牙周病史。过去有牙周炎历史，且不能定期接受治疗者。

(11) 某些基因背景。如白细胞介素——-1 基因多态性等。

三、牙周病损的部位特异性

根据菌斑、牙石量、炎症程度及牙槽骨吸收程度等综合分析的结果表明，各个牙罹患牙周病频率的顺序如下：首先最易受累的为下颌切牙和上颌磨牙；其次是下颌磨牙、尖牙和上颌切牙、前磨牙；最少受累的为上颌尖牙和下颌前磨牙。一般而言，患牙周炎时牙槽骨吸收程度，以邻间区重于颊侧和舌侧，前牙区的牙槽骨破坏则是下前牙重于上前牙。

第三节　牙周病的病因

一、牙周病的局部促进因素

(一) 牙石

牙石是沉积在牙面或修复体表面的钙化或正在钙化的菌斑及沉积物，由唾液或龈沟液中的矿物盐逐渐沉积而成。

1. 牙石的分类

根据牙石沉积的部位，以龈缘为界，可分龈上牙石和龈下牙石两类。

(1) 龈上牙石。沉积于临床牙冠表面，可直接观察到的牙石称龈上牙石，常呈黄白色，可因吸烟或食物着色而呈深色。龈上牙石体积较大，尤其是在与唾液腺导管开口相应的牙面上沉积更多，如上颌磨牙颊面、下颌前牙的舌面。

(2) 龈下牙石。沉积于龈下牙根表面，不能直接观察到，须用探针才能查到的牙石称为龈下牙石，有时在 X 线片上也可见。龈下牙石呈褐色或黑色。龈下牙石沉积慢、体积小、质较硬、附着牢固、不易去除。

2. 牙石的形成和矿化

牙石的形成包括三个步骤，即获得性膜形成、菌斑成熟和矿化。早期的菌斑内有少量的无机成分，在菌斑形成后 1 ~ 14 天即开始矿化，逐渐形成牙石。

(1) 矿化的核心。矿化物质的沉积必须存在矿化的核心，菌斑的形成和菌斑的聚集可为矿化沉积提供核心物质，成为牙石矿化的核心。

(2) 矿物质沉积。唾液中的钙、磷等矿物盐呈过饱和状态，是龈上牙石中无机盐的主要来源，而龈下牙石则来自龈沟渗出液中的矿物盐。

3. 牙石的成分

牙石中含70%～80%无机盐，其中钙约占40%以上，磷约占20%，还有镁、钠、碳酸盐和铜、锌等微量元素，其余为有机物和水。

4. 牙石的致病作用

虽然牙石本身坚硬粗糙，对牙龈可能有一定的机械刺激，但牙石的致病机制主要是粗糙的表面为菌斑继续积聚和矿化提供良好部位，这能加快菌斑的形成速度，引起组织的炎性反应。此外，牙石的多孔结构也容易吸收大量的细菌毒素。牙石也妨碍口腔卫生措施的实施，因此牙石也是牙龈出血、牙周袋加深、牙槽骨吸收、牙周病发展的一个重要致病因素。

（二）其他促进因素

1. 充填体悬突

充填体悬突能造成菌斑量的增加、菌斑成分改变，导致牙间乳头发生炎症，甚至牙槽骨吸收。

2. 修复体设计

修复体的龈缘过低、外形过凸、表面粗糙、与牙面的密合程度不佳、局部义齿设计不良均易成为细菌生长堆积的有利条件，引发牙龈炎症。

3. 修复材料

修复材料的光洁度和性能对牙龈有不同的影响，光洁度越高越不利于菌斑滞留。

4. 正畸治疗

矫治器不利于菌斑的清除，易引起牙龈炎甚至牙龈增生，或使原有的牙龈炎症明显加重。过大、过快的矫正力量会造成牙周膜及邻近牙槽骨的坏死和吸收。此时再加上牙龈及牙周膜的炎症，将会造成不可逆的牙周组织破坏。

研究结果表明，全身疾病不会直接引发牙周病，但可提高宿主对细菌及其产物等致病因子的敏感性，降低牙周组织的抵抗力，促进牙周病的发生和发展。牙周病的发生与以下全身因素有关。

二、牙周病的全身促进因素

（一）遗传因素

单纯性遗传因素不会引起牙周病，但遗传因素可增加宿主对牙周病的易感性。侵袭性牙周炎患者有明显的家族史，父母、子女、孪生同胞等均可同时患病。其他一些遗传病也常伴有牙周破坏，如唐氏综合征、掌跖角化—牙周破坏综合征等，患者机体抵抗力降低，并有较严重的牙周病，造成菌斑堆积，牙周膜和牙槽骨严重破坏。

(二) 激素水平

激素水平紊乱能改变牙周组织对菌斑等刺激物的反应。牙龈是性激素的靶器官，在青春期、月经期或妊娠期，患者的牙周组织对病原刺激因素的反应性可发生变化，使牙龈的炎症加重，并发生青春期龈炎、妊娠性龈炎或妊娠性龈瘤。妊娠妇女的菌斑指数与妊娠前相比无明显改变，但龈炎的发生率和严重性却有所提高，均表明性激素水平与牙周组织关系密切。

(三) 吸烟

吸烟是促进牙周炎发生发展的一个重要危险因素，吸烟不仅提高了牙周炎的发病率，还会加重牙周炎病变的严重程度。吸烟导致牙周病发病的机制尚未明了，但普遍认为吸烟影响局部的血液循环（小血管收缩），影响体液免疫、细胞免疫和炎症过程，尤其是削弱口腔中性多形核白细胞的趋化和吞噬功能。

(四) 有关的系统性疾病

1. 糖尿病

糖尿病患者发生牙周炎的风险比非糖尿病患者增高 2～3 倍。糖尿病并发牙周病的病理机制可能是白细胞趋化和吞噬功能缺陷、组织内血管基底膜的改变、胶原合成减少、骨基质形成减少以及免疫调节能力下降，使患者的抗感染能力下降、伤口愈合障碍。牙周病与血糖、葡萄糖耐量曲线、糖尿病的严重程度和病程长短有关。

2. 血液疾病

白血病、再生障碍性贫血及其他贫血疾病等都可使机体抗感染能力降低，较易患牙周病，表现为牙龈出血、肿胀，坏死性溃疡等，短期内严重的牙周组织破坏。

3. 其他疾病

如艾滋病、骨质疏松症、慢性肾病、结缔组织病、精神紧张、过度疲劳等均可使牙周组织抵抗力降低、牙槽骨吸收，成为牙周病的潜在因素。

(五) 精神压力

精神压力是机体对感受到的精神压力或不幸事件的心理和生理反应。精神压力增加了激素及免疫介质的释放，从而影响宿主防御系统的功能。精神压力不仅降低了机体的抵抗力，还可改变个体的生活方式，如可能忽略口腔卫生，致使菌斑堆积过多而加重牙周炎。另外，有精神压力者，可能吸烟量增加，饮酒过度，同样也可以加重牙周病。

牙周组织的防御机制包括上皮障碍、吞噬细胞、龈沟液、唾液。

第四节　牙周病的主要临床表现和病理

一、牙龈的炎症和出血

(一) 概述

堆积在牙颈部及龈沟内的牙菌斑微生物首先导致牙龈的炎性反应。牙龈炎的病变局限于牙龈上皮组织和结缔组织内。当炎症扩延到深部牙周组织，引起牙龈、牙周膜胶原纤维溶解破坏及牙槽骨吸收，导致牙周袋的形成，此时即为牙周炎。

(二) 临床表现

1. 牙龈出血

牙龈炎症的临床最初表现是龈沟液量的增多和龈沟探诊出血。探诊出血是诊断牙龈有无炎症的重要指标之一，对判断牙周炎的活动性也有很重要的意义。健康牙龈即使稍微用力刷牙或轻探龈沟也均不引起出血，而在初期或早期龈炎阶段，轻探龈沟即可出血。

2. 牙龈颜色

色泽变化是牙龈炎和牙周炎的重要临床体征之一。正常牙龈呈粉红色，患龈炎时游离龈和龈乳头呈鲜红或暗红色，重症龈炎和牙周炎患者的炎症充血范围可波及附着龈，与牙周袋的范围一致。

3. 牙龈外形

正常的龈缘菲薄而且紧贴牙面，附着龈有点彩。牙龈有炎症时组织肿胀，使龈缘变厚，牙间乳头圆钝，与牙面不再紧贴。点彩可因组织水肿而消失，表面光亮，有些轻度炎症的牙龈仍可见部分点彩存在，故不能单纯以点彩的有无来判断牙龈有无炎症。

4. 牙龈质地

结缔组织内炎症浸润及胶原纤维消失，使原来质地致密坚韧的牙龈变得松软脆弱，缺乏弹性。

5. 探诊深度及附着水平

一般认为健康牙龈的龈沟探诊深度不超过3mm。当患龈炎时，由于牙龈肿胀或增生，龈沟探诊深度可超过3mm，但上皮附着水平仍位于正常的釉牙骨质界处，故称为龈袋或假性牙周袋，这是区别龈炎和牙周炎的一个重要标志。当患牙周炎时，探诊深度超过3mm，而且袋底位于釉牙骨质界的根方，表明已发生附着丧失。未经治疗的牙周炎患牙，附着丧失常与牙周袋并存，且探诊深度常大于附着丧失的程度。治疗后，炎症消退，探诊深度缩小，可使釉牙骨质界暴露于口腔中。

6. 龈沟液

当患龈沟液渗出增多是牙龈炎症的重要指征之一。

龈炎时，牙龈肿胀或增生使龈缘位置向牙冠方向移动从而造成龈沟加深，但结合上皮的位置并未向根方迁移，此时为假性牙周袋，或称龈袋。当患牙周炎时，结合上皮向根方迁移，其冠方部分与牙面分离形成牙周袋，称真性牙周袋。

二、牙周袋的形成

(一) 牙周袋的病理

1. 软组织壁

牙周袋的内壁上皮显著增生，上皮钉突呈网状突起伸入结缔组织内并向根方延伸。上皮细胞水肿、变性，持续退变使部分糜烂或溃疡形成，深层为血管丰富的炎性肉芽组织。袋底的结合上皮不规则地向根方及结缔组织内增生，细胞间隙增宽，并有炎细胞浸润。

2. 根面壁

根面壁是指暴露于牙周袋内的牙根面。未经治疗的牙周袋内的根面均有牙石沉积，其上覆有龈下菌斑。在牙石下方的根面牙骨质可发生结构上、化学性质和细胞毒性方面的改变。

(1) 结构改变

①牙骨质表面脱矿：菌斑内细菌产酸，导致牙骨质脱矿、软化，易发生根面龋。

②牙骨质高度矿化：当牙龈退缩、牙根暴露于口腔时，脱矿的牙根面可发生唾液源的再矿化。

(2) 化学改变

袋内根面的牙骨质脱矿，钙、磷含量降低，而暴露于口腔中的牙根面则钙、磷、镁、氟均可增多。

(3) 细胞毒性改变

牙骨质中也可渗入有害物质，如细菌及内毒素均可进入牙骨质深达牙骨质牙本质界。

3. 袋内容物

牙周袋内含有菌斑、软垢、龈沟液、食物碎渣、唾液黏蛋白、脱落上皮和白细胞等，白细胞坏死分解后形成脓液。袋壁软组织经常受根面龈下牙石的机械刺激，引起袋内出血。

(二) 牙周袋的类型

1. 根据牙周袋袋底与牙槽嵴顶的关系

牙周袋可分为骨上袋和骨下袋两种类型。而龈炎中的龈袋，因上皮附着水平正常，又称为假性牙周袋。

(1) 骨上袋。骨上袋是牙周支持组织发生破坏后所形成的真性牙周袋，袋底位于釉牙本质界的根方、牙槽骨嵴的冠方，牙槽骨一般呈水平型吸收。

(2) 骨下袋。此种真性牙周袋的袋底位于牙槽嵴顶的根方，袋壁软组织位于牙根面和牙槽骨之间，也就是说，牙槽骨构成了牙周袋壁的一部分。

2. 根据累及牙面的情况分类

牙周袋也分为以下三种类型。

(1) 单面袋。只累及一个牙面。

(2) 复合袋。累及两个以上牙面。

(3) 复杂袋。复杂袋是一种螺旋形袋，起源于一个牙面，但扭曲回旋于一个以上的牙面或根分叉区。

牙槽骨吸收是牙周炎的另一个主要的病理变化。牙槽骨是人体骨骼系统中代谢和改建最活跃的部分。在生理情况下，牙槽骨的吸收和新生是平衡的，故牙槽骨的高度不变。当骨吸收增加或骨新生减少，或两者并存时，即发生骨丧失。

三、牙槽骨吸收

(一) 牙槽骨吸收的病理

引起牙槽骨吸收的局部因素是慢性炎症和咬合创伤。慢性炎症为最常见原因，当牙龈的炎症向深部牙周组织扩展到牙槽骨附近时，骨表面和骨髓腔内分化出破骨细胞和单核细胞，发生陷窝性吸收。距炎症中心较远处，有骨的修复性再生。牙周炎患者常伴咬合创伤，在受压侧牙槽骨吸收，牵张侧牙槽骨新生。

(二) 牙槽骨吸收的类型

1. 水平型吸收

水平型吸收是最常见的吸收方式。牙槽间隔、唇颊侧或舌侧的嵴顶边缘呈水平吸收，而使牙槽嵴高度降低，通常形成骨上袋。

2. 垂直型吸收

垂直型吸收也称角型吸收，指牙槽骨发生垂直方向或斜形的吸收，与牙根面之间形成一定角度的骨缺损，牙槽嵴的高度降低不多，而牙根周围的骨吸收较多。垂直骨吸收大多形成骨下袋，即牙周袋底位于骨嵴的根方。

骨下袋根据骨质破坏后剩余的骨壁数目，可分为一壁骨袋、二壁骨袋、三壁骨袋、四壁骨袋和混合骨袋。骨下袋最常见于邻面，但也可位于颊舌面。骨下袋和骨上袋的炎症、增生和退行性变化都相同，它们的主要区别是软组织壁与牙槽骨的关系、骨破坏的类型、牙周膜越隔纤维的方向。

3. 凹坑状吸收

凹坑状吸收指牙槽间隔的骨嵴顶吸收，其中央与龈谷相应的部分破坏迅速，而颊舌侧骨质仍保留，形成弹坑状或火山口状缺损。它的形成可能因邻面的龈谷区是菌斑易于堆积的防御薄弱部位，容易发生牙槽骨吸收。此外，不良修复体或者食物嵌塞等也是凹坑状吸收的常见原因。

4. 其他形式的骨变化

由于各部位牙槽骨吸收不均匀，使原来整齐而呈薄刃状的骨缘参差不齐，正常情况下牙间骨隔较高，而颊舌面骨嵴较低，呈波浪形。当牙间骨隔破坏而下凹，而颊舌面骨嵴未吸收时，骨嵴呈现反波浪形的缺损。

四、牙松动和移位

(一) 牙松动

在生理状态下牙有一定的动度，主要是水平方向的，也有极微小的轴向动度，均不超过 0.02mm，临床上不易察觉。在病理情况下牙松动超过生理范围。牙松动主要与下列因素有关。

1. 牙槽嵴吸收

使牙周支持组织减少，是牙松动最主要的原因。早期牙周炎不会出现牙松动，一般在牙槽骨吸收达根长的 1/2 以上时，特别是牙齿各个面的牙槽骨均有吸收时，临床冠根比例失调，使牙松动度逐渐增大。

2. 咬合创伤

有咬合创伤时可使牙槽骨发生垂直吸收，牙周膜间隙呈楔形增宽，牙齿松动，但单纯的创伤不会引起牙周袋的形成。当过大的力消除后，牙槽骨可以自行修复，牙齿动度恢复正常。

3. 牙周膜的急性炎症

如急性根尖周炎或牙周脓肿等可使牙明显松动，这是牙周膜充血水肿及渗出所致。急性炎症消退后牙齿可恢复稳固。

4. 牙周翻瓣手术

由于手术的创伤及部分骨质的去除，组织水肿，牙齿有暂时性动度增加。一般在术后数周牙齿即能逐渐恢复稳固。

5. 女性激素水平变化

妊娠期、月经期及长期口服激素类避孕药的妇女可有牙动度增加。

其他如生理性（乳牙替换）或病理性牙根吸收（如囊肿或肿瘤压迫等）也可使牙松动。

（二）牙的病理性移位

引起牙齿病理性移位的主要因素有以下两种。

1. 牙周支持组织的破坏

当牙周炎使牙槽骨吸收，支持组织减少后，与该牙所受到的力之间失去平衡，即发生了继发性创伤，可使牙齿向受力的方向发生移位。

2. 咬合力的改变

正常的接触区、良好的牙齿形态及牙尖斜度、牙列的完整性、咬合力与唇颊舌肌力的平衡等都是保持牙齿正常位置的重要因素。若有上述因素的异常，可对牙周组织产生侧向的异常力，使牙齿发生移位。

病理性移位好发生于前牙，常伴有牙齿扭转。侵袭性牙周炎患者常在患病早期即可发生上、下前牙的唇向移位，出现较大的牙间隙，称为扇形移位。

第五节　牙周病的检查及危险因素评估

牙周治疗计划的制订、治疗内容和拟采取的措施顺序等需要首先立足于正确的诊断。而正确的诊断则有赖于医生对检查结果以及患者自身危险因素的准确而全面的综合分析。

一、病史收集

(一) 牙周病史及口腔卫生习惯

应关注患者目前的主要症状、发生时间及变化；可能的诱因及疾病发展过程、治疗经过及疗效。以往是否确诊患有牙周病，何种类型、病程长短、是否经过诊治。此外还要了解患者口腔健康意识、口腔卫生习惯及维护措施。

(二) 口腔病史

询问患者是否患有其他口腔疾病。部分黏膜疾病可同时累及口腔黏膜及牙周组织。慢性根尖周炎未及时治疗，附着龈上可出现窦道。颌面部外伤、一些可产生压迫或骨质破坏的颌面部肿瘤可导致牙齿松动、移位。此外，还应询问有无正畸、修复治疗史、关节病史及口腔不良习惯等。

(三) 系统病史

一些全身疾病与牙周病密切相关。询问病史时要着重关注系统病史，特别是与牙周病有关的系统性疾病，如血液性疾病、心血管疾病、糖尿病或其他内分泌疾病、神经系统疾病、免疫功能缺陷、遗传性疾病、传染病以及治疗所使用的药物等。

(四) 家族史

询问其父母、兄弟姐妹或其他直系亲属的牙周健康状况，尤其是可能与遗传相关的牙周病，如侵袭性牙周炎、牙龈纤维瘤病等。

二、牙周组织检查

牙周组织的常用检查器械与口镜、镊子、探针、牙线、咬合纸和蜡片等，检查方法包括视诊、探诊、扪诊、叩诊和影像学检查等。

(一) 牙龈状况

1. 牙龈炎症状况

可通过观察牙龈色、形、质的变化和探诊后是否出血来初步判定牙龈是否有炎症。正常牙龈呈粉红色，边缘菲薄，紧贴在牙颈部，质地坚韧而富有弹性，用探针探测龈沟时不会出血。若牙龈发炎，龈色变暗红或鲜红色，质地松软而失去弹性，牙龈肿胀，边缘厚钝，甚至肥大增生。当探诊检查时，牙龈易出血。

探诊出血（Bleeding On Probing，BOP）被认为是判断牙龈有无炎症较客观的指标。根据探诊后有无出血，记为 BOP 阳性或阴性。操作时有两种方法，一种是用钝头牙周探针的尖端置于龈缘下 1mm 或更少，轻轻沿龈缘滑动后观察片刻看有无出血，这种方法可能会导致病情被低估；另一种方法是轻轻探到袋底或龈沟底，取出探针后观察 10 ~ 15s 看有无出血，这种方法要注意探诊压力，较大的压力可使 BOP 阳性位点增加。

2. 龈缘的位置

正常生理情况下，随着年龄的增长，龈缘的位置会随着结合上皮位置逐渐地向根方迁移。老年时甚至龈缘可位于牙骨质面，现今观点认为这是外界刺激或疾病积累导致的病理性退缩而非生理性退缩。在病理情况下，牙龈的炎症、肿胀、增生可使龈缘向冠方延伸。牙周炎经过治疗，牙龈炎症消退，龈缘位置可向根方复位。

3. 牙龈色泽的变化

除了局部炎症或全身因素可引起牙龈的充血发红或苍白色外，还有一些其他原因可使牙龈有色泽的改变，如吸烟、重金属着色、牙龈黑色素沉着等。

（二）牙周探诊

牙周探诊（Priodontal Probing）是牙周病（特别是牙周炎）的诊断中最重要的检查方法。

1. 牙周探诊的工具

临床上应用普通牙周刻度探针或电子探针来进行探测。牙周刻度探针的种类很多，不同探针的弯曲角度和刻度间距根据不同检查目的而设计有所不同。

2. 牙周探诊的方法

牙周探针应沿着牙齿长轴分别在唇（颊）、舌（腭）面的远中、中央、近中面探查并测量该 6 个位点的探诊深度，在探诊过程中，应沿着牙周袋底提插式行走，支点要放稳，探针始终与牙长轴平行，邻面可允许探针向邻面中央略倾斜，适宜的探诊压力为 20 ~ 25g。全口牙周探诊时，应按一定顺序进行，以防止遗漏，另外，最好由助手进行记录。

3. 牙周探诊的记录指标

（1）探诊深度（Probing Depth，PD）

探诊深度指龈缘至袋底的距离，是决定牙周治疗的重要依据，不能反映牙周破坏的严重程度。

（2）牙周附着水平（Clinical Attachment Level，CAL）

牙周附着水平指龈沟底或牙周袋底至釉牙骨质界的距离，能客观准确地反映出牙周组织的破坏程度。其方法是先测量牙周袋深度（龈缘到袋底的距离），再记录龈缘（Gingival Margin，GM）到釉牙骨质界（Cemento-Enamel Junction，CEJ）的距离（若龈缘位于釉牙骨质界的根方，则其距离记为负值）。计算公式：附着丧失＝牙周袋深度－龈缘至釉牙骨质界距离。

（三）牙松动度

正常情况下，牙齿有轻微的生理性动度。牙周病时，牙周支持组织的破坏可导致牙齿出现病理性松动。在进行牙松动度检查过程中，前牙用口腔镊夹住切缘，作唇舌方向摇动；后牙用闭合镊子尖端抵住咬合面窝，向颊舌或近远中方向摇动。常分三度记录。

Ⅰ度松动：松动超过生理性动度，但幅度在1mm以内，或仅有颊（唇）舌方向松动。

Ⅱ度松动：松动幅度在1～2mm或颊（唇）舌和近远中方向均松动。

Ⅲ度松动：松动幅度在2mm以上或颊（唇）舌、近中远中和垂直方向均松动。

牙根的数目、长度、粗壮程度、炎症程度，急性炎症及咬合创伤均可影响牙齿的松动。

下颌行使各种运动时，上下颌牙的接触关系称为咬合关系。

三、影像学检查

（一）正常牙周组织的X线影像

正常情况下，牙槽嵴顶到釉牙骨质界的距离不超过2mm，这是确定有无骨吸收的重要参照标志。牙根周围连续阻射的白线状致密影，称为硬骨板。松质骨的骨髓腔呈透射，骨小梁呈阻射且互相交织成网状。牙周膜在X线片上占据一定的空隙，称为牙周膜间隙，为宽0.18～0.25mm的连续均匀的线状黑色透射带。

（二）牙周炎时X线影像的变化特点

在标准根尖片上，当牙槽嵴顶到釉牙骨质界的距离超过2mm，则可认为有牙槽骨吸收。牙槽骨吸收类型可表现为水平型吸收和垂直型吸收。根据骨吸收程度分为：Ⅰ度吸收≤根长的1/3；Ⅱ度吸收＞根长1/3，但在根长2/3以内，或吸收达根长的1/2；Ⅲ度吸收＞根长2/3。

病历书写要求正规而又扼要，内容准确，项目齐全，书写清楚，不得随意涂改。对于牙周专科病历，还有一些特殊的指标和变化情况应予以记录；主要内容应围绕牙周疾病的演变和治疗过程以及与口腔其他疾病的关系，与牙周病相关的全身病也应予以记述。

四、牙周治疗危险因素评估

牙周治疗危险因素评估通常有血压、血糖、血脂、体重、肝肾功能等。

（一）血压

如果患者在进行牙周治疗时，血压出现升高的情况，可能会导致牙周治疗的效果受到影响。建议患者在医生指导下使用硝苯地平、螺内酯等药物进行降压治疗。

（二）血糖

如果患者在进行牙周治疗时，血糖出现升高的情况，也可能会影响牙周治疗的效果。建议患者在医生指导下使用二甲双胍、格列齐特等药物进行降糖治疗。

（三）血脂

如果患者在进行牙周治疗时，血脂出现升高的情况，也可能会影响牙周治疗的效果。建议患者在医生指导下使用阿托伐他汀钙、瑞舒伐他汀钙等药物进行治疗。

（四）体重

如果患者的体重过重，可能会导致在治疗时所用的药量较大，从而影响治疗的效果。建议患者在进行牙周治疗时，注意饮食清淡，避免食用炸鸡、肥肉等油腻的食物，以免引起体重增加的情况。

（五）肝肾功能

如果患者存在肝肾功能不全的情况，可能会导致机体代谢药物的能力下降，从而影响牙周治疗的效果。建议患者在进行牙周治疗时，注意避免使用肝素、华法林等药物，以免引起肝肾功能损伤的情况。

建议患者在进行牙周治疗后，注意保持口腔卫生，以免引起口腔感染的情况。同时，患者还需要注意避免食用辛辣刺激的食物，如辣椒、花椒等，以免对牙周造成刺激。

第六节　牙龈疾病

牙龈疾病（Gingival Disease）是指仅发生于牙龈组织的疾病，一般不侵犯深层牙周组织，包括菌斑引起的牙龈病（如菌斑性龈炎、青春期龈炎、妊娠期龈炎、药物性牙龈肥大等）和非菌斑性牙龈病（如遗传性牙龈纤维瘤病）。

一、菌斑性龈炎

菌斑性龈炎（Plaque-Induced Gingivitis）又称慢性龈炎、边缘性龈炎或单纯性龈炎，牙龈的炎症主要位于游离龈和龈乳头，在牙龈病中最常见。

（一）临床表现

牙龈的炎症一般局限于游离龈和龈乳头，严重时也可波及附着龈，通常以前牙区尤其下前牙区最为显著。

1. 自觉症状

刷牙或咬硬物时牙龈出血是患者就诊的主要原因。但一般无自发性出血，有些患者可伴有牙龈发痒、发胀和口臭等症状。

2. 牙龈色泽

正常牙龈呈粉红色。患龈炎时，游离龈和龈乳头变为鲜红或暗红色，病变较重时，充血范围可波及附着龈。

3. 牙龈外形

正常龈缘菲薄呈扇贝状紧贴牙面，附着龈有点彩。患龈炎时，牙龈肿胀，点彩消失，龈缘变钝，不再紧贴牙面。

4. 牙龈质地正常

牙龈质地致密而坚韧。患龈炎时，由于结缔组织水肿和胶原纤维破坏，牙龈变得松软脆弱，缺乏弹性。

5. 龈沟深度

健康的龈沟探诊深度一般不超过3mm。患龈炎时，由于组织肿胀或增生，龈沟探诊深度超过3mm，但无附着丧失，形成假性牙周袋。

6. 龈沟探诊出血

健康的牙龈在刷牙或轻探龈沟时均不引起出血。患龈炎时，轻触即出血，即探诊出血。龈炎早期或炎症范围局限时，牙龈表面炎症不明显，但探诊后仍有出血。

7. 龈沟液量增多

健康牙龈有极少量的龈沟液。患龈炎时，龈沟液增多，有些患者还可出现龈沟溢脓。龈沟液量增加是评估牙龈炎症的一个客观指标。

(二) 诊断

根据上述临床表现，龈缘附近牙面有明显菌斑、牙石堆积以及存在其他菌斑滞留因素，即可诊断。

(三) 治疗原则与治疗方法

1. 去除病因

通过龈上洁治术彻底清除牙石、菌斑；针对食物嵌塞的原因，用调磨法和修复法治疗。通过上述治疗，牙龈炎症可在数日内消退。对于牙龈炎症较重者，可配合药物治疗，常用的局部药物有1%～3%过氧化氢液、0.12%～0.20%氯己定及碘制剂等。对于不伴有全身疾病的菌斑性龈炎患者，不应全身使用抗菌药物。

2. 手术治疗

大多数患者在去除病因后炎症消退，牙龈形态恢复正常；对少数牙龈纤维增生明显、炎症消退后牙龈形态不能恢复正常的患者，可施行牙龈成形术，以恢复牙龈的生理外形。

3. 防止复发

积极开展椅旁口腔卫生宣教，指导并教会患者控制菌斑的方法，保持良好的口腔卫生状况，定期（6～12个月）进行检查和维护，才能保持疗效，防止复发。

二、青春期龈炎

青春期龈炎（Puberty Gingivitis）是受内分泌影响的龈炎之一，男女均可患病，女性较多。

(一) 临床表现

患者主诉症状常为刷牙或咬硬物时出血、口臭等。本病为青春期发病，好发于前牙唇侧的龈乳头和龈缘；唇侧牙龈肿胀较明显，龈乳头常呈球状突起，牙龈颜色暗红或鲜红，质地松软，探诊易出血。龈沟可加深形成龈袋，但附着水平无变化，也无牙槽骨吸收。

（二）诊断

患者处于青春期，且牙龈的炎性反应超过了局部刺激物所能引起的程度，即牙龈组织的炎性反应较重，据此不难诊断。

（三）治疗原则及预防

去除局部刺激因素仍是青春期龈炎治疗的关键。通过洁治术去除菌斑、牙石，必要时可配合局部的药物治疗，如龈袋冲洗、局部上药及含漱等。多数患者经基础治疗后可痊愈。对于个别病程长，且牙龈过度肥大增生的患者，可考虑采用牙龈切除术。完成治疗后应定期复查，教会患者正确刷牙和控制菌斑的方法，养成良好的口腔卫生习惯，以防复发。对于准备接受正畸治疗的青少年，应先治愈原有的龈炎，矫治器的设计和制作应有利于菌斑控制。在整个矫治过程中应定期做牙周检查和预防性洁治。

三、急性坏死溃疡性龈炎

急性坏死溃疡性龈炎（Acute Necrotizing Ulcerative Gingivitis，ANUG）指发生在龈缘和龈乳头的急性炎症和坏死。文森（Vincent）于1898年首次报道此病，故又称Vincent龈炎。第一次世界大战时，在前线士兵中流行本病，故又称“战壕口”。

（一）临床表现

1. 好发人群

本病常发生于青壮年，以男性吸烟者多见。多发生在经济贫困区。目前在经济发达的地区中，此病已很少见。

2. 病程

本病发病急，病程短，常为数天至1～2周。

3. 坏死、溃疡和假膜

以龈乳头和龈缘的坏死为其特征性损害，尤以下前牙多见。初起时龈乳头充血水肿，个别龈乳头顶端发生坏死性溃疡，表面覆有灰白色污秽的坏死物，去除表面坏死物后可见龈乳头中央坏死缺如，如火山口状。病变迅速沿牙龈边缘扩展，龈缘破坏如虫蚀状，坏死区表面有灰褐色假膜，易擦去，下方为出血创面。病损一般不波及附着龈。

4. 患处牙龈极易出血

患者常诉晨起时枕头上有血迹，口中有血腥味，甚至有自发性出血。

5. 疼痛明显

有明显疼痛感，牙齿撑开感或胀痛感。

6. 有典型的腐败性口臭

由于组织坏死，患者口腔常有特殊的腐败性恶臭。

7. 全身症状

轻症者一般无明显的全身症状，重症者可有低热、疲乏等全身症状，部分伴有淋巴结肿大、压痛。

(二) 诊断和鉴别诊断

1. 诊断

根据以上临床表现，包括起病急、牙龈组织坏死、缺失，疼痛剧烈，自发性出血，腐败性口臭等特征，诊断并不难。

2. 鉴别诊断

(1) 菌斑性龈炎。病程长，为慢性过程，无自发痛。一般无自发性出血，仅在刷牙、进食或探诊时出血，无牙龈坏死，无特殊腐败性口臭。

(2) 急性白血病。牙龈广泛肿胀、疼痛和坏死，并累及附着龈，也可有自发性出血和口臭。血常规检查白细胞计数明显升高并出现幼稚白细胞，有助于诊断。

(3) 与艾滋病相鉴别。艾滋病患者由于细胞免疫和体液免疫功能低下，常由各种细菌引起机会性感染，可合并 NUG。

(三) 治疗原则与治疗方法

1. 去除局部坏死组织

急性期应首先轻轻去除牙龈乳头及龈缘的坏死组织，病情允许时可去除大块的龈上牙石。

2. 局部使用氧化剂

使用 3% 过氧化氢溶液局部擦拭、冲洗和反复含漱。必要时，在清洁后的局部可涂布或贴敷抗厌氧菌的制剂。

3. 全身药物治疗

全身给予维生素 C、蛋白质等支持疗法。重者可口服甲硝唑或替硝唑等抗厌氧菌药物。

4. 口腔卫生指导

立即更换牙刷，保持口腔清洁，养成良好的口腔卫生习惯；劝其戒烟。

5. 致病因素的处理

对全身因素进行矫正和治疗。

6. 急性期过后的治疗

急性期过后，动员患者及时治疗原有牙周疾病；对外形异常的牙龈组织，可通过牙龈成形术等进行矫正。

第七节　牙周炎

牙周炎（Periodontitis）的临床主要表现是牙龈的炎症、牙周袋形成、牙槽骨吸收和牙齿的松动移位，未经规范治疗的牙周炎会造成牙周支持组织的进行性破坏，逐渐会出现牙龈退缩、牙根面敏感、脓肿形成等一系列伴发病变，最终导致牙齿的丧失。

一、牙龈瘤

慢性牙周炎（Chronic Periodontitis，CP）是由牙菌斑引起的累及全部牙周支持组织的免疫炎性反应，可由迁延未治的菌斑性龈炎发展而来，不仅会引起牙龈的炎症，还会破坏深层的牙周膜、牙槽骨和牙骨质。

（一）临床表现

1. 年龄和性别

慢性牙周炎多见于成年人，患病率随着年龄的增加而增加，35 岁以后患病率明显增高，男女之间没有差异。

2. 牙周袋的炎症和附着丧失

患者刷牙或进食时可有牙龈出血，可伴发呼气异味。牙龈可呈鲜红或暗红、肿胀圆钝，质地松脆。探诊能探及釉牙骨质界，存在附着丧失；可有探诊深度＞3mm 的牙周袋。X 线检查见牙槽骨不同程度吸收。严重的附着丧失和牙槽骨破坏可伴发牙齿松动移位、牙龈退缩及根面暴露、形成根面敏感或根面龋、多根牙出现根分叉病变、造成食物嵌塞、形成牙周脓肿等。

3. 分型和分度

根据附着丧失和牙槽骨吸收的受累范围，CP 可分为局限型和广泛型，即全口牙中受累部位≤ 30% 为局限型，若全口牙中受累部位＞ 30% 则为广泛型。以牙周附着丧失为重点，参考牙龈炎症状况、牙周探诊深度和牙槽骨吸收的程度，可将慢性牙周炎分为轻、中、重度。

(1) 轻度

可有或无呼气异味。有牙龈炎症和探诊出血，牙周探诊深度≤4mm，附着丧失1～2mm，X线片显示牙槽骨吸收不超过根长的1/3。

(2) 中度

有牙龈炎症和探诊出血，也可有溢脓。牙周探诊深度≤6mm，附着丧失3～4mm，X线片显示牙槽骨吸收超过根长的1/3，且不超过1/2。牙齿可有轻度松动，多根牙的根分叉区可有轻度病变。

(3) 重度

牙龈炎症明显，可有牙周脓肿。牙周探诊深度＞6mm，附着丧失≥5mm，X线片显示牙槽骨吸收超过根长的1/2，牙齿多有松动，多根牙有根分叉病变。

4. 病程进展

CP进展缓慢，但可间断出现加快破坏的活动期，随后又回到缓慢进展状态或静止期。若不治疗加以控制，本病可持续加重，迁延十数年甚至数十年，直至失牙。

(二) 诊断和鉴别诊断

当有≥2个不相邻牙齿邻面有附着丧失或有≥2个牙的颊或舌面出现≥3mm的附着丧失，同时有＞3mm的牙周袋时，结合以上临床表现，可诊断为慢性牙周炎。除了附着丧失外，存在炎症和＞3mm的牙周袋也是诊断牙周炎的必要条件，按2018年新分类则被归为“健康但降低了的牙周支持组织”。

慢性牙周炎常由菌斑性龈炎缓慢发展而来，因此有必要对菌斑性龈炎和早期慢性牙周炎加以鉴别，鉴别要点为附着丧失和牙槽骨破坏情况。

(三) 治疗原则和方法

治疗前首先应确定疾病的严重程度、是否为活动期，通过全面的检查确定其易感因素，以便制订治疗计划和判断预后。治疗计划不仅要针对总体病情，也要针对个别牙。

1. 清除牙菌斑生物膜，控制感染

通过洁治术、刮治术和根面平整术清除牙菌斑生物膜与牙石，这是最基础的治疗。治疗同时，应通过口腔卫生宣教让患者掌握自我控制菌斑的方法。此外，也应发现疾病发生的危险因素及时纠正。可以采用药物、激光等作为辅助治疗。

2. 牙周手术

经过上述治疗，评估后发现存在基础治疗不能清创的部位时，可以通过牙周手术暴露这些部位进行直视下清创，通过手术还可以切除病变组织、矫正软硬组织外形、促使软硬组织再生、恢复牙周组织功能。

3. 建立平衡关系

清除菌斑控制感染后，可通过松动牙固定、正畸和修复等方法建立平衡咬合关系。

4. 药物治疗

对于机械清创不易到达的解剖部位，可辅以局部或全身药物治疗。对于合并有全身疾病，如合并某些心血管疾病、糖尿病等，易引起感染扩散的患者可全身使用抗菌药物治疗，同时积极治疗相关的全身疾病。

5. 拔除患牙

尽早拔除确无保留价值的患牙。

6. 疗效维护和防止复发

基础治疗结束后即进入维护期，指导患者坚持良好的菌斑控制，定期复查和维护治疗，防止复发。

二、侵袭性牙周炎

侵袭性牙周炎（Aggressive Periodontitis，AgP）是一类具有高度破坏特征的牙周炎，表现为局部刺激物的量与牙周破坏程度不一致，并且年龄与牙周破坏程度不一致。对比慢性牙周炎的普遍情况，侵袭性牙周炎发病年龄更早、进展更迅速、破坏更严重，根据临床特征又可分为局限型和广泛型。

(一) 临床表现

1. 局限型侵袭性牙周炎

1999 年分类法将“牙周病变局限于切牙和第一恒磨牙，至少两颗恒牙有邻面附着丧失，其中一颗是第一磨牙，非第一磨牙和切牙不超过两个的侵袭性牙周炎定义为局限型。

(1) 年龄与性别

青春期前后发病，可发生于乳牙列。患病女性多于男性，也有报告认为性别无明显差异。

(2) 局部刺激物量少且病程进展

快与慢性牙周炎相比，早期存在较少的菌斑和牙石，牙龈表面炎症表现也较轻，但深部牙周组织已有破坏。牙槽骨破坏速度是慢性牙周炎的 3 ~ 4 倍，患者早期出现牙齿松动移位，切牙呈扇形外展，后牙出现食物嵌塞，20 岁左右即可有牙脱落或须拔除。

(3) 好发牙位

按照定义，局限型侵袭性牙周炎的好发牙位是第一恒磨牙和切牙。

(4) 家族聚集性

本病可有家族聚集性，有可能与遗传背景有关，也可能是由于特殊的牙周致病菌在家族成员中聚集传播。

(5) X 线片表现

牙槽骨破坏部位与好发牙位一致。第一磨牙邻面牙槽骨可见垂直型骨吸收，若垂直型骨吸收在近、远、中均存在则呈弧形吸收。切牙区牙槽间隔一般呈水平型骨吸收。

2. 广泛型侵袭性牙周炎

1999 年分类法将“广泛的邻面附着丧失，侵犯第一磨牙和切牙以外的牙数在三颗以上”的侵袭性牙周炎定义为广泛型。

(1) 发病年龄

广泛型较局限型发病年龄偏大，通常 30 岁以下发病。

(2) 进展迅速

牙槽骨的破坏进展快而严重，牙龈炎症明显，龈沟易出血或溢脓。在较快的病程进展中也可间隔有静止期。

(3) 累及牙数

可累及全口大多数牙，除第一磨牙和切牙以外其他的牙至少累及三颗。

(4) X 线片表现

全口广泛的邻面骨吸收，除第一磨牙和切牙以外其他牙至少累及三颗。

(二) 诊断

此病的临床表现特点是较低的年龄（通常 35 岁以下）已经有严重而广泛的牙周破坏。诊断须排除那些严重的牙周破坏是明显的局部和全身因素造成的情况。

(三) 治疗原则

大多数患者对常规治疗如菌斑控制、机械清创和全身药物治疗敏感，可取得明显疗效。但有少数患者对常规治疗效果不佳，病情得不到控制而迅速发展直至失牙。

(1) 彻底消除感染。争取早期发现、早期治疗。通过彻底消除感染，大多数患者可有较好的疗效，病变可转入静止期。基础治疗结束后 4 ~ 12 周复查，对于疗效欠佳的位点可以再次龈下刮治，对于深牙周袋或基础治疗不易达到的位点也可采用翻瓣手术直视下清创。

(2) 局部或全身应用抗菌药物。在基础治疗后立刻局部或全身有针对性地应用敏感抗菌药物，可减少致病微生物在局部再定植。抗菌药物不能替代机械清创，只能辅助治疗。

(3) 调整宿主防御功能。吸烟者应戒烟。亚抗菌剂量四环素族药物可抑制基质金属蛋白酶的作用，非甾体抗炎药可抑制前列腺素合成，都能调整宿主防御功能、减少组织破坏。

(4) 正畸治疗。感染和炎症控制后，对于支持组织破坏不太严重且有移位的患牙可用正畸方法复位排齐，但加力应轻缓。

(5) 定期维护防止复发。积极治疗结束后初次进入维护期应每1～2个月复诊1次，半年后视病情情况可逐渐延长复诊间隔，复诊时若发现复发或加重，应重新评估危险因素，再次进入积极治疗阶段。

三、全身性疾病的牙周表现

(一) 糖尿病

1. 糖尿病和牙周炎的关系

糖尿病是由于胰岛素的生成不足和 (或) 利用障碍导致血糖升高、糖耐量降低的一种代谢性疾病。糖尿病与牙周炎存在双向关系：一方面，伴有牙周炎的糖尿病患者比不伴牙周炎者有更高的并发症和病亡率；另一方面，糖尿病患者牙周炎患病率也高于非糖尿病者。

2. 糖尿病患者的牙周表现

血糖控制不佳的糖尿病患者若伴牙周炎，炎症往往较重，牙龈红肿增生，易出血和形成脓肿，牙槽骨破坏也更迅速，对常规牙周治疗反应差。血糖控制后，牙周炎症状况也会有所好转。因此，有学者认为牙周炎可列为糖尿病的并发症之一。

3. 治疗原则

伴糖尿病的牙周炎患者应在治疗全身疾病的基础上，视血糖控制情况制订相应的治疗计划，以加强菌斑控制为主，尽可能地进行牙周基础治疗，注意控制感染。对血糖控制极差者仅行脓肿引流和全身辅助应用抗菌药物等对症急诊处理，待血糖控制良好时再行复杂治疗或手术。治疗中慎用含肾上腺素的局部麻醉药，注意防止低血糖的发生。

(二) 艾滋病

艾滋病患者可出现口腔症状，其中包括牙周组织的表现。

1. 病因

艾滋病由人类免疫缺陷病毒的感染引起，导致宿主免疫功能降低，容易发生口腔内真菌、病毒、细菌等的机会性感染。

2. 临床表现

(1) 牙周病损。龈缘处可见明显的火红色线形红斑，对常规治疗反应不佳。线形红斑的发生与口腔白色念珠菌的感染有关。此外，还可发生坏死性溃疡性龈炎或坏死性溃疡性牙周炎。艾滋病患者口腔可发生卡波西（Kaposi）肉瘤，其中有部分肉瘤发生在牙龈上。

(2) 其他口腔病损。可有复发性溃疡、毛状白斑、白色念珠菌感染和卡波西肉瘤。需要特别注意的是，以上临床表现有的可发生于非艾滋病患者，不能仅凭这些临床表现就作出艾滋病诊断。遇到这些临床表现的患者应引起警惕，行进一步检查以明确诊断。

3. 治疗原则

(1) 按传染病的防护原则注意防护，避免职业暴露，防止交叉感染。

(2) 机械方法清除菌斑和牙石，全身服用抗菌药物，如甲硝唑每次 200mg，每日 3 ~ 4 次口服，连服 5 ~ 7 天。

(3) 指导患者进行菌斑控制。可使用化学药物控制菌斑，如 0.12% ~ 0.20% 氯己定液每日 2 次含漱，也可使用 3% 过氧化氢溶液擦拭、冲洗坏死组织或含漱。

(三) 白细胞功能异常

牙周破坏的发生是牙菌斑微生物的致病力与宿主防御机制的平衡被打破的结果。在牙菌斑微生物的作用下，宿主防御机制过强或过弱都会造成组织损伤。中性多形核白细胞是重要的防御细胞，其功能异常会导致牙周炎的发生。

1. 白细胞黏附缺陷病

该病属遗传性疾病。其临床表现为皮肤、黏膜反复发生细菌性感染。在牙周可出现早发且严重的支持组织破坏，可在青春前期发病，病变可影响乳牙列。

2. 白细胞趋化和吞噬功能的异常

某些染色体疾病同时也伴有白细胞趋化和（或）吞噬功能的异常，往往有早发且严重的牙周破坏。

(四) 其他疾病

掌跖角化 – 牙周破坏综合征、唐氏（Down）综合征、家族性和周期性中性粒细胞减少症以及粒细胞缺乏症等，都可表现有严重的牙周组织破坏。

第八节　牙周炎的伴发病变

牙周炎的伴发病变本身并非独立的疾病，而是伴随牙周炎的发生而出现，可发生于任何一型的牙周炎，往往是当牙周炎发展到重度阶段，病变涉及某些特殊解剖部位时，出现的特征性的临床表现及进程。

一、牙周—牙髓联合病变

牙周炎和牙髓的感染病原菌都以厌氧菌为主，牙周组织和牙髓组织在解剖上又存在着互相沟通的部位，当牙周病变和牙髓病变在同一个牙并存而且互相融合连通时，即为牙周—牙髓联合病变。感染既可源于牙周，也可源于牙髓，或者各自独立发生，但二者是相通的。

(一) 解剖关系

牙周组织和牙髓组织在解剖上存在着互相沟通的部位，两者间有以下交通途径。

(1) 根尖孔。牙周组织和牙髓组织在此处相连，感染也可以通过此处交互扩散。

(2) 侧支根管。在根尖 1/3 处和多根牙的根分叉区最多见，连通牙髓和牙周。

(3) 牙本质小管。当由于先天或后天的原因，牙根面缺乏牙骨质覆盖，牙本质小管可直接连通牙髓和牙周，使两者可相互影响。

(4) 其他。某些解剖异常或病理情况造成牙髓和牙周相通，如牙根裂、根面发育沟等。

(二) 临床类型

1. 牙髓根尖周病引起的牙周病变

(1) 牙槽脓肿向牙周组织排脓，包括通过牙周膜间隙向龈沟内排脓和穿透骨皮质经骨膜下软组织向龈沟排脓两种途径。前者形成窄而深至根尖的牙周袋；后者形成不能探及根尖的宽而深的牙周袋。

(2) 牙髓治疗中封入髓室或根管内的烈性药物通过解剖上的交通影响牙周组织、治疗过程中根管壁侧穿或髓室底穿通以及治疗后的牙根纵裂，都会伤及牙周组织。

2. 牙周病变引起的牙髓病变

(1) 深达根尖或近根尖处的牙周袋可通过根尖孔或侧支根管引起逆行性牙髓炎。

(2) 通过侧支根管或牙本质小管可使牙周袋内毒素对牙髓形成长期小量的刺激，形成修复性牙本质或牙髓的慢性炎症、变性、钙化或坏死。

(3) 牙周治疗也可影响牙髓。如根面平整时刮除了牙骨质、牙周袋内用药均可刺激牙髓。

3. 牙周病变与牙髓病变并存

两者独立发生，但互相融合联结。

(三) 治疗原则

尽量找出原发病变，确定治疗主次。若原发病变不能确定，则观察牙髓活力，死髓牙先行根管治疗，辅以牙周治疗；活髓牙先行牙周治疗，根据疗效再决定是否行牙髓治疗。

(1) 由牙髓根尖周病变引起牙周病变的患牙，应尽早进行根管治疗。根管感染消除后病程短者牙周病损可自愈，病程长者尚须尽早行牙周系统治疗。

(2) 患牙在就诊时若已有深牙周袋，牙髓活力尚好，则可先行牙周治疗。同时根据疗效和进一步对牙髓活力的检测，决定是否行牙髓治疗。

(3) 逆行性牙髓炎的患牙能否保留，取决于该牙牙周病变的程度和牙周治疗的效果。若牙周病变能得到控制，则可先行牙髓治疗，同时行牙周序列治疗。若牙周病变严重患牙不能保留，也可直接拔除。

二、牙周脓肿

牙周脓肿是发生在牙周袋壁或位于深部牙周结缔组织内的局限性化脓性炎症。多表现为急性过程，但也有慢性牙周脓肿。

(一) 发病因素

(1) 深牙周袋内壁化脓性炎症的脓液不能向袋内排出而向深部组织扩展。

(2) 迂回曲折的复杂型深牙周袋，其脓性渗出物得不到顺利引流。

(3) 治疗时动作粗暴，将菌斑牙石推入深部组织，或造成过度损伤。

(4) 不彻底的治疗使牙周袋口炎症减轻后收紧，袋底处仍有炎症，且得不到引流。

(5) 牙周炎患者机体抵抗力下降或伴有严重的全身疾病时，易发生牙周脓肿。

(6) 其他情况，如异物刺入深部牙周结缔组织、牙周炎患牙遭受创伤、根管治疗时根管壁侧穿或髓室底穿通以及根管治疗后的牙根纵裂等，都会导致牙周脓肿的发生。

(二) 病理

脓肿局部有大量中性多形核白细胞聚集，可为生活或坏死细胞。周围组织细胞坏死溶解，形成脓液，积聚于脓肿中央。脓液周围组织表现为急性炎症。

(三) 临床表现

一般为急性过程，发病突然。在患牙唇颊侧或舌腭侧的牙龈内形成椭圆形或半球状突起，牙龈红肿，表面光亮。脓肿早期疼痛明显，可有搏动性疼痛，患牙有叩痛和“浮起感”，松动明显。后期疼痛稍减轻，脓肿表面较软，触诊有波动感，轻压牙龈可有脓液自龈沟溢出。脓肿可自行破溃，肿胀消退。

急性期若未及时治疗或脓肿反复急性发作，可形成慢性牙周脓肿，表现为牙龈表面出现窦道开口，轻压时可有脓液流出。叩痛不明显，可有咬合不适。慢性牙周脓肿引流不畅时可急性发作。

(四) 诊断和鉴别诊断

(1) 诊断根据病史和临床表现，并结合 X 线片表现，可作出诊断。

(2) 鉴别诊断应与牙槽脓肿相鉴别。

(五) 治疗原则

急性牙周脓肿的治疗原则是减轻疼痛、防止感染扩散和充分引流脓液，引流应在脓液形成并局限后进行。在早期脓液未形成前，可清除菌斑牙石，牙周袋内冲洗上防腐抗菌药，必要时辅以抗生素全身用药或支持疗法。切开引流后也应进行彻底的龈下清创。

三、根分叉病变

根分叉病变 (Furcation Involvement, FI) 是指牙周炎的病变累及多根牙的根分叉区，在该区造成牙周组织破坏，形成牙槽骨吸收和牙周袋。

(一) 发病因素

1. 菌斑微生物

牙周破坏一旦累及根分叉区，在该区形成菌斑附着，则该处的菌斑控制相对困难，易造成进一步的破坏，形成恶性循环。

2. 牙根的解剖形态

根柱是指釉牙骨质界至牙根分叉的部分。根柱短的位点根分叉更靠近冠方，易被病变波及。根柱长的位点不易发生根分叉病变，一旦受累部位较深会给治疗带来困难。根分叉的宽度和分叉角度也影响菌斑控制的难易，开口处的宽度越窄、分叉角度越小，则治疗难度越大。牙根上的根面凹槽也影响治疗。

3. 咬合创伤

根分叉区是咬合力集中的区域，可与该区的菌斑和炎症形成协同破坏，造成凹坑状或垂直型骨吸收。

4. 牙颈部的牙釉质突起

牙颈部的牙釉质突起也称釉突，表面无牙周膜附着，若伸入根分叉区易造成该区域的牙周破坏，形成根分叉病变。

5. 副根管

髓室底部的副根管是牙髓和牙周的交通处，牙髓感染易经此处扩散至牙周。

（二）临床表现

根分叉病变的发病率以下颌第一磨牙最高，上颌前磨牙最低，且随年龄增大而上升。格利克曼（Glickman）根据临床表现将根分叉病变分为四度。

1. Ⅰ度

根分叉区轻微的骨质吸收，用探针能探到根分叉的外形，但不能水平探入分叉内。在X线片上改变不明显。

2. Ⅱ度

多根牙分叉区内已有骨吸收，但未与对侧相通，根分叉区内尚有牙槽骨和牙周膜存在。用探针可从水平方向探入分叉区内，但不能贯通，可伴有凹坑状或垂直型骨吸收。X线片显示分叉区仅有局限的牙周膜增宽或骨密度小范围的降低。

3. Ⅲ度

根分叉区牙槽骨贯通性吸收，探针能水平穿通根分叉区，但分叉区表面仍被软组织覆盖，未直接在口腔中暴露。可存在垂直型骨吸收。X线片上可见下颌磨牙根分叉区完全透影，上颌磨牙因腭根的阻挡根分叉区不完全透影，有时下颌磨牙也会因分叉区靠近下颌外斜线而不完全透影。

4. Ⅳ度

根分叉区牙槽骨贯通性吸收，且根分叉区表面未有牙龈覆盖而直接暴露于口腔中。X线片所见与Ⅲ度相似。

（三）治疗原则

彻底清除菌斑牙石，争取破坏的组织再生，形成有利于菌斑控制的环境。

1. Ⅰ度病变

可采用机械清创的方法去除牙石、控制菌斑。如果根分叉的部位有深牙周袋或者骨外形不良，还可以采取翻瓣术、骨成形术的方法消除牙周袋，修整牙槽骨外形。

2. Ⅱ度病变

采用植骨术、引导组织再生术或者这两种手术的联合应用以期获得牙周组织再生。深Ⅱ度根分叉病变也可以采用根向复位瓣的方法消除牙周袋，暴露根分叉区，以便于患者自我菌斑控制。

3. Ⅲ度和Ⅳ度病变

如果附着龈足够，可以采取袋壁切除术，若附着龈较窄，也可以采用根向复位瓣，暴露根分叉区，便于菌斑控制；对于病变较重的根分叉区，若仍有至少一个牙根足以支持牙齿，也可以采用分根术、截根术或半牙切除术的方法消除根分叉病变。对于不能保留的患牙也可以考虑拔除。

第九节　牙周病的治疗

一、牙周基础治疗

(一) 菌斑控制

菌斑是牙周病的始动因子且不断在牙面持续形成，因此必须坚持每天进行良好的菌斑控制才能预防牙周病，防止其复发。菌斑控制不仅是基础治疗阶段的内容，而且必须贯穿在牙周治疗过程的始终并终身实施。菌斑控制以机械清除方法最有效，如规范地刷牙，以及使用牙线、牙签、牙间隙刷清洁邻面；可用化学方法为辅，如0.12%~0.20%氯己定溶液含漱。

(二) 龈上洁治术

龈上洁治术（Supragingival Scaling）简称洁治术，是指用洁治器械去除龈上菌斑、牙石和色渍，并磨光牙面以延迟菌斑和牙石再沉积的方法。洁治术往往是牙周治疗操作的起始，既是牙周基础治疗的重要组成部分，也是牙周支持治疗阶段主要的治疗项目。

1. 适应证

(1) 龈炎、牙周炎。绝大多数慢性龈缘炎在龈上洁治后可治愈，牙周炎患者龈上洁治后炎症也可减轻，在此基础上再做进一步治疗。因此龈上洁治术是牙周病最基本的治疗方法。

(2) 预防性治疗。除了持之以恒地进行规范的自我菌斑控制外，定期行龈上洁治术以清除新生的菌斑、牙石是维护牙周健康、预防龈炎和牙周炎发生或复发的重要措施。

(3) 口腔内其他治疗前的准备。保证良好的口腔卫生和健康的牙周状况也是口腔内其他治疗成功的基础。龈上洁治术可为达到这一目标做最基础的准备。

龈上洁治术按使用器械的不同分为手用器械洁治和超声波龈上洁治，然后还须进行牙面抛光。

2. 手用器械洁治

利用手用洁治器依靠手工去除牙石的方法，适用于禁忌超声器械的患者，也是牙周医师的基本功。

3. 超声波龈上洁治

超声波龈上洁治是通过超声波洁牙机来去除龈上牙石的方法，比手用器械洁治更省时省力，是目前临床常用的方法。

(1) 超声波洁牙机的主要部件是发生器和换能器，可将高频电能转化成高频超声振动，带动工作头高效去除牙石。工作头有各种型号，分别适用于不同的部位或不同程度的牙面附着物。有些型号洁牙机的水路还可连接带药装置，在洁治的同时可行药物冲洗。

(2) 超声波龈上洁治术的操作要点根据牙面附着物（色渍、菌斑和牙石）的种类和厚薄以及患者的敏感度选择合适的功率，功率大小以最低有效为宜。踩下脚踏开关，调节水雾大小。以握笔式握持洁牙机手柄，将工作头前端贴住牙面，以靠近前端的侧缘与牙面平行或$<15°$角与牙石接触，利用超声振动击碎牙石，并通过水雾冲刷使之从牙面脱落。操作时不宜将工作头加力紧贴牙面，以免限制其振动并产热过多，降低工作效率并损伤牙面。工作头保持与牙面轻触并来回移动，也要避免停留于一点上振动，以免造成损伤。

4. 牙面抛光

采用抛光技术可使牙面更光洁，也可进一步去除残留的菌斑和色渍。因此，牙面抛光是龈上洁治术必不可少的步骤。

牙面抛光可分为橡皮杯抛光或喷砂抛光。橡皮杯抛光是由低速手机带动蘸有抛光膏或糊剂的橡皮抛光杯来增加牙面的光洁和平滑度。喷砂抛光则由喷砂机和喷砂手柄形成混合抛光砂的高速气水流，对牙面实施光洁处理。喷砂抛光尤其适用于去除烟斑、色渍，特别是邻间隙或釉面不光滑处牙面的色渍。喷砂抛光慎用于伴呼吸系统疾病或传染性疾病患者。

5. 龈上洁治术操作步骤

(1) 医护人员进行必要的防护，如戴帽子、口罩、手套和防护面屏、眼罩等。患者术前用0.12%氯己定溶液或3%过氧化氢溶液含漱1min，可预防菌血症的发生，如采用超声波洁治术此操作也可减少喷雾中细菌数量。

(2) 器械准备采用手用洁治应根据治疗牙位选择相应器械。若采用超声洁治则选择相应工作头，调节合适的功率和水量，治疗开始前先空踩脚踏开关以放空手柄后管道中存水。

(3) 按操作要点进行操作，注意要按次序无遗漏地进行。治疗中保持视野清晰，随时吸去积水、碎屑、渗血和唾液。

(4) 用探针仔细检查有无遗漏色渍菌斑牙石，尤其是邻面和龈缘处。结束前行牙面抛光。

(5) 冲洗上药，可涂布消炎收敛药物。

龈上洁治后，牙龈炎症会减轻，出血减少或停止，探诊深度有所变浅。经彻底的洁治术，大部分慢性龈炎患者约在1周后牙龈恢复正常的色形质，龈沟变浅；牙周炎患者牙龈炎症可部分减轻，龈缘退缩，牙周袋略变浅，出血减少，彻底愈合则有待进一步的治疗。

(三) 龈下刮治术和根面平整术

龈下刮治术（Subgingival Scaling）是用比较精细的龈下刮治器刮除位于牙周袋内的根面上的牙石和菌斑。根面平整术（Root Planing）则进一步刮除根面上感染的病变牙骨质，并使根面变得光滑而平整。临床上这两个操作很难区分，常常同时进行。实际操作中应避免过多刮除牙骨质，达到清创目的即可，以防止术后不适和牙本质敏感症等并发症的发生。龈下刮治和根面平整术的适应证是有龈下牙石的、深度＞3mm的牙周袋。

1. 手用器械龈下刮治 (根面平整)

常用龈下刮治 (根面平整) 手用器械包括：

(1) 匙形刮治器。匙形刮治器是龈下刮治和根面平整术的主要工具。其工作端薄而窄，略呈弧形，其横断面呈新月形或类似半圆形，工作端前端为圆形。匙形刮治器根据器械工作端和颈部的成角情况的不同分为区域专用型刮治器和通用型刮治器。区域专用型刮治器以Gracey刮治器为代表，目前临床普遍使用。

(2) 锄形刮治器。锄形刮治器工作端窄小呈锄形，与颈部成100°角，刃部变薄成线形。现已少用。适于近、远、中面和颊舌面的器械各2支，用于刮除深牙周袋内龈下牙石。操作时将刃部置于牙石根方，刃部、颈部和牙面成两点接触，冠向用力刮除牙石。

(3) 根面锉。根面锉工作端前端圆钝、窄小扁平，一面有细锉，另一面光滑。分别适用于近、远、中面和颊舌面的器械各2支，用于刮净龈下牙石后锉平根面，现临床也少用。

2. 超声波龈下刮治

超声设备的工作原理同超声龈上洁治设备，设备一般可通用于龈上和龈下治疗，区别在于超声龈下刮治的工作头更细长，适于龈下的操作。操作时工作头应与根面平行，向根面的侧向压力应较小，工作功率也宜较小，建议使用中低档功率，操作动作要轻巧。工作头前端的侧方接触牙面，应保持尖端不离开牙面，从冠方向根方逐渐移动并有重叠的水平向迂回，不宜在一处停留过长时间。工作端要给予足够的持续喷水冷却，以免产热过高。其他操作前探查和操作后处理原则同手用器械刮治。

3. 龈下刮治术和根面平整术后的维护

(1) 常规维护

龈下刮治和根面平整术后4周内不宜行牙周袋内探诊，以免影响愈合。1～2个月后可复诊，检查牙周状况并强化口腔卫生指导，根据检查指征决定何时、何部位须重复治疗，或进一步行手术治疗。对于疗效稳定者，可逐步延长复诊间隔，每3～6个月复查1次。

(2) 龈下喷砂维护

龈下喷砂工作原理同龈上喷砂，但需专用的喷嘴和砂粉。龈下喷砂采用更细、硬度更小、溶解性更强的砂粉，既可高效清除龈下菌斑又不损伤龈下的软硬组织，也可用于龈下表面的菌斑控制。龈下喷砂只能去除菌斑不能去除牙石，故不能代替手用器械或超声波龈下刮治。当有化脓性感染、急性炎症或重度系统性疾病未得到有效控制时，不能进行龈下喷砂处理。操作时将龈下喷嘴平行于牙长轴垂直插入牙周袋内，深度根据探诊深度而定，每个位点喷砂5s左右，然后轻微上下提拉以更换位置。喷嘴不要往深处过度推进，操作时要注意防止皮下气肿的发生。

在临床上，多数病例龈下刮治和根面平整术后1周便可见到牙龈炎症消退，探诊出血减少或消失。2～4周后牙龈组织致密、牙周袋变浅、附着增加，深牙周袋效果尤为显著，这主要是由于消炎后龈缘退缩和袋底附近的结缔组织内有胶原纤维的新生和修复。但若刮治不彻底，炎症虽有部分减退，袋深度也可减小，但残存的牙石、菌斑仍会导致深部牙周组织慢性炎症的发生、发展。有时还会因袋口变紧，深部炎症不易引流，发生牙周脓肿。刮治不彻底的患牙牙龈表面看似正常，但探牙周袋时仍有出血，表明炎症仍然存在。复查时如袋深仍大于5mm，且探诊出血，须进一步地治疗，如再刮治、手术或使用药物等。

二、牙周病药物治疗

(一) 牙周病药物治疗的目的和原则

1. 牙周病药物治疗的目的

(1) 消除病原微生物。牙周病的始动因子是牙菌斑微生物。以机械方法去除牙菌斑仍是目前治疗牙周病最有效的方法。抗菌药物可作为机械去除牙菌斑的补充方法。

(2) 调节宿主防御功能。牙周病的发生除了与致病微生物有关，还与宿主的免疫反应和防御功能有关。通过药物调节宿主的防御功能也是牙周病药物治疗的目的。

2. 牙周病药物治疗的原则

(1) 遵循循证医学的原则、合理使用药物。一般情况下，牙龈炎和轻、中度的牙周炎不应使用抗菌药物，仅靠彻底洁治和刮治即可使牙龈炎痊愈，也可使大多数牙周炎得到控制。

(2) 用药前应清除菌斑、牙石。破坏生物膜的结构，使药物作用于残余的细菌，达到辅助治疗的目的。药物治疗应主要用于对常规牙周治疗反应不佳的患者，必要时可联合用药。

(3) 有针对性地用药。用抗菌药物前应尽量做细菌学检查及药敏试验，以便有针对性地选择窄谱抗菌药物，以减少对口腔微生态环境的干扰。用药后继续进行细菌学检查，以观察细菌的变化，指导临床用药。

(4) 尽量采用局部给药途径。抗菌药物尽量采用局部给药方式，以避免和减少耐药菌株和毒副作用的产生。对于用于全身严重感染的强效抗菌药物，尽量不用于治疗牙周炎，以保护这些药物的有效性。

(二) 牙周病的全身药物治疗

牙周病全身药物治疗常采用口服的给药途径，药物主要包括以下两类。

1. 抗菌药物

(1) 青霉素类药物。牙周治疗中最常用的青霉素类药物为阿莫西林（Amoxicillin, 羟氨苄青霉素），阿莫西林与克拉维酸联合使用可强力杀灭革兰氏阳性菌及部分革兰氏阴性菌。阿莫西林还可与甲硝唑联合使用，对侵袭性牙周炎增强疗效。本药偶有胃肠道反应、皮疹和过敏反应。对青霉素过敏者禁用。

(2) 四环素类药物。为广谱抗生素，对革兰氏阳性菌、革兰氏阴性菌及螺旋体均可抑制其繁殖。此类药物对骨组织亲和力强，口服后龈沟液中的浓度为血药浓度的2～10倍。牙周治疗中常用的四环素类药物有四环素、多西环素、米诺环素。四环素类药物对多种牙周可疑致病菌都有抑制作用，特别是对伴放线聚集杆菌具有较强的抑制作用。

(3) 硝基咪唑类药物。常用于治疗厌氧菌感染。主要包括甲硝唑、替硝唑、奥硝唑。

(4) 大环内酯类药物。主要包括阿奇霉素和乙酰螺旋霉素，药物进入体内后在龈沟液中的浓度为血液中的7～10倍，可在龈沟液中维持有效药物浓度10天左右，在唾液腺及骨中储存为3～4周，缓慢释放，非常有利于牙周病的治疗。

2. 调节宿主防御反应的药物

(1) 小剂量多西环素和其他四环素类药物。四环素类药物除具有前述的抗菌作用外，还具有调节宿主免疫功能的作用，抑制结缔组织的破坏和骨吸收。用其处理根面能使之轻度脱矿暴露胶原，促进牙周膜细胞附着与生长。四环素类药物中，多西环素抑制胶原酶活性的能力最强。小剂量、长疗程的多西环素可作为抑制胶原酶活性的药物。

(2) 非甾体类抗炎药的全身应用。常用的包括阿司匹林、吲哚美辛、布洛芬等，此类药物可抑制体内前列腺素的合成。前列腺素在牙槽骨吸收中起着重要作用，故非甾体类抗炎药可减少牙周炎时对牙槽骨的破坏。

(3) 中药的全身应用。中医理论认为肾虚则齿衰，肾固则齿坚。用于治疗牙周病的中药组方由具有补肾、滋阴、凉血等作用的中药组成，如固齿丸、固齿膏等。

(三) 牙周病的局部药物治疗

牙周病的局部药物治疗作为牙周病的辅助治疗方法，主要目的是预防或减少菌斑的形成。牙周局部用药的方法包括含漱、局部冲洗、涂布以及牙周袋内使用缓释和控释药物等。

1. 含漱药物

理想的含漱剂应能减少牙面、舌背、颊黏膜及扁桃体等处微生物的数量，并抑制龈上菌斑的形成，阻止致病菌重新在牙面定植或侵入牙周袋，控制牙龈炎症。但现有含漱药物在口腔内停留时间都较短，且难以深入龈下，故对龈下菌群影响较小。常用的含漱药物有0.12%～0.20%氯己定溶液、1%～3%过氧化氢溶液、0.05%西吡氯铵溶液、0.15%的三氯羟苯醚溶液和0.05%或0.10%氟化亚锡溶液等。

2. 冲洗用药物

常用3%过氧化氢溶液、0.12%～0.20%氯己定溶液、0.5%～1.0%聚维酮碘溶液等。

3. 涂布用消炎收敛药物

彻底的洁治、刮治和根面平整术后炎症可消退，牙周袋变浅，不须涂布药物，除非炎症很重，有肉芽增生或急性脓肿等，可适当涂药。这类药物有较强的消毒防腐功效，具有灭菌、除脓、止痛、收敛等作用。常用的涂布用消炎收敛药物有聚维酮碘、碘甘油、碘酚等，其中碘酚腐蚀性较强，应注意在使用时避免对周围正常组织的腐蚀，现已少用。

4. 缓释及控释抗菌药物

药物缓释系统指活性药物能缓慢、有控制地从剂型中释放出来，作用于病变组织，使病变局部能较长时间维持有效药物浓度的特定剂型。药物控释系统是通过物理、化学等方法改变剂型的结构，使药物在预定时间内自动按一定速度从剂型中恒速释放于特定靶组织或器官，以使药物浓度较长时间内，恒定地维持在有效浓度范围内。故控释抗菌药物比缓释抗菌药物作用时药物浓度更稳定。

三、牙周病的手术治疗

牙周病的手术治疗属于牙周病治疗程序的第二阶段，牙周手术可以清除牙周袋壁病变组织，有助于在直视下更彻底地清创；能消除或变浅牙周袋，有利于菌斑控制；可以矫正软硬组织不良的外形、促进牙周组织再生；还能恢复美观和功能需要，配合其他学科的治疗。因此手术治疗也是牙周病治疗的重要部分。牙周手术的时机一般是在基础治疗之后 1 ~ 3 个月，经复查评估对牙周炎症有效控制、全身情况耐受手术且符合手术适应证的患者可行牙周手术治疗。

(一) 牙龈切除术和牙龈成形术

牙龈切除术是切除增生肥大的牙龈组织或后牙某些部位的中等深度牙周袋，重建牙龈的生理外形及正常的龈沟的手术方法。牙龈成形术只为修整牙龈形态，重建牙龈生理外形，较牙龈切除术目的更单一。二者方法相似，常合并使用。

1. 适应证

(1) 牙龈肥大、增生、形态不佳，经牙周基础治疗后仍效果不佳，或存在假性牙周袋。

(2) 后牙区中等深度的骨上袋，袋底不超过膜龈联合，附着龈宽度足够者。

(3) 牙龈瘤和妨碍进食的妊娠瘤，可在全身状况允许的条件下手术。

(4) 位置基本正常的阻生牙表面覆盖的冠周龈组织，将其切除有利于牙的萌出。

2. 禁忌证

(1) 未进行牙周基础治疗，或牙周组织仍存在明显炎症。

(2) 袋底超过膜龈联合的深牙周袋，切除袋壁会将角化龈完全切除。

(3) 牙槽骨缺损及形态不佳，须手术暴露骨面者。

(4) 前牙的牙周袋，切除袋壁会使牙根暴露，影响美观。

3. 手术方法

(1) 消毒

患者口内用0.12%氯己定液含漱，口周皮肤用乙醇消毒。术区铺消毒巾，术者戴无菌手套。

(2) 麻醉

传导阻滞和(或)局部浸润麻醉。常用含肾上腺素的局部麻醉药以减少术中出血，局部麻醉药多用4%阿替卡因或2%利多卡因。应在手术区根方的龈颊沟处行浸润麻醉，腭侧宜行切牙孔或腭大孔阻滞麻醉。应避免直接在手术切除部位注入麻药，以免影响切除的准确性。

(3) 标定牙周袋底的位置

可用印记镊法或探针法。

①印记镊法：印记镊是牙周专用器械，镊子末端的两个喙一个是直的(无钩)，一个是弯的(钩状)。标记时将印记镊的直喙插入袋内直达袋底，弯喙垂直牙龈表面夹紧镊子，两喙并拢后弯喙就会刺破牙龈形成一个出血点，该点与袋底位置一致，即为标记点。

②探针法：先用牙周探针探查袋的深度，再依据深度将牙周探针置于牙龈表面，用尖探针在牙周探针尖对应处刺入牙龈形成出血点，作为标记点标出袋底的位置。

术区每个牙唇(舌)侧牙龈分别在近中、中央、远中处标记3个点，各点连线即为袋底位置。

(4) 切开

以袋底标志点连线的根方1～2mm作为切口位置。牙龈组织越厚，切入点应越靠近根方。在切口位置用15#刀片或斧形切龈刀，将刀刃朝向冠方并与牙长轴成45°角切入牙龈，直切到袋底下方的根面。切入角度可根据牙龈厚薄适当调整，如牙龈较厚可适当减小角度。近远中向做连续切口，使切完的龈缘呈扇贝状外形，在邻间隙处用柳叶刀或11#尖刀沿切口切入，将龈乳头处唇舌向的联系切断，增生的牙龈就被切除下来。

(5) 清创

用镰形洁治器刮除切下的牙龈组织，彻底刮净牙面残留的牙石、肉芽组织及病变牙骨质。

(6) 修整牙龈

用小弯剪刀或龈刀修剪创面的表面及边缘，使创面平整并与牙面成45°角，向边缘逐渐变薄、呈扇贝状的正常生理外形。

(7) 生理盐水冲洗

生理盐水冲洗创面，止血后外敷牙周塞治剂。

(8) 医嘱

24h内术区不刷牙，可进软食。术后使用0.12%氯己定含漱剂含漱，每次15mL，含漱1min，每天2次，以控制菌斑。1周后复诊除去牙周塞治剂。若创面尚未愈合，可再敷牙周塞治剂1周。

(二) 牙周翻瓣术

翻瓣术是用手术方法切除部分牙周袋及袋内壁，并翻起牙龈的黏膜骨膜瓣，在直视下刮净龈下牙石和肉芽组织，必要时可修整牙槽骨，然后将牙龈瓣复位、缝合，达到消除牙周袋或使牙周袋变浅的目的。

翻瓣术是很多其他牙周手术 (如骨成形术、牙周再生性手术、牙冠延长术等) 的基础。

1. 适应证

(1) 深牙周袋或复杂性牙周袋，经基础治疗后牙周袋仍在5mm以上，且探诊后出血者。

(2) 牙周袋底超过膜龈联合，不宜做牙龈切除术者。

(3) 有骨下袋形成，须做骨修整或进行植骨者。

(4) 根分叉病变伴深牙周袋或牙周牙髓联合病变患者，须直视下平整根面，并暴露根分叉，或须截除某一患根者。

2. 手术方法

(1) 常规消毒、麻醉、铺消毒巾，术者戴无菌手套。

(2) 切口的设计与切开切开前先了解牙周袋的深度、分布和牙槽骨形态，根据手术目的、须暴露牙面及骨面的程度、瓣复位的水平等因素设计切口，并保证瓣的良好血液供应。

(3) 翻瓣。龈瓣分为全厚瓣和半厚瓣两种。常规翻瓣术是翻开全厚瓣，即用骨膜分离器将全层黏骨膜瓣从骨面进行钝分离后翻开。某些时候为保护过薄的牙槽骨，避免直接暴露后吸收过多，也采用半厚瓣，即用锐分离的方法将龈瓣与其下的结缔组织和骨膜进行分离，半厚瓣也用于膜龈手术。

(4) 刮治和根面平整。翻瓣后即可暴露根面和骨面，用刮治器刮除病变处肉芽组织，在直视下进行根面平整。

(5) 龈瓣的复位。在龈瓣复位前，应先进行软硬组织的修整。修整完毕后，用生理盐水冲洗术区，并仔细检查，确认无残留牙石及肉芽组织后，可将龈瓣复位，用湿纱布由根方向冠方在龈瓣表面轻压 2 ~ 3min，使瓣与骨面及牙面紧贴，利于术后愈合。

(6) 缝合。龈瓣复位后须进行缝合，以达到使龈瓣固定的目的。缝合后，应仔细检查龈瓣有无卷曲、是否完全覆盖骨面并密贴、张力是否适中。

(7) 牙周塞治。牙周塞治剂是牙周手术后使用的特殊敷料，术后将其覆盖在术区表面，即为塞治。牙周塞治的作用有保护创面、压迫止血、止痛和固定龈瓣。

塞治前先将术区止血隔湿，把塞治剂搓成细长条状，贴于术区表面并压平，牵拉唇颊部并让开系带，整塑成形。如果术区包含最后一个磨牙，则须将塞治剂弯成“U”形包绕该牙远中。应注意勿使塞治剂妨碍咬合，也不能将其挤入龈瓣下方影响伤口愈合，应将多余的塞治剂除去。

3. 术后护理

手术当天可刷牙，但不刷术区。用 0.12% 或 0.20% 氯己定含漱剂，每天 2 次含漱，直至可恢复正常刷牙。若手术范围广或进行了骨修整，可预防性口服抗生素。一般术后 1 周拆除塞治剂并拆线。若愈合欠佳，可换敷塞治剂 1 周。拆线后应注意控制菌斑，术后可能会出现根面敏感，数周后会渐渐消失。术后牙齿动度也会增加，4 周后可恢复至术前水平。注意术后 6 周内勿探牙周袋，以免影响软组织与根面的附着。

4. 术后的组织愈合

(1) 组织愈合过程

术后 24h 内，龈瓣与牙（或骨）面间由血凝块连接。术后 1 ~ 3 天，上皮爬行至龈瓣边缘并达牙面。术后 1 周，结合上皮形成并附着于根面，瓣下血凝块被肉芽组织替代。术后 2 周，形成与牙面平行的胶原纤维。术后 3 ~ 4 周时，上皮和结缔组织的重建均完成，龈沟内有正常上皮衬里，结合上皮形成，牙槽嵴以上的牙龈纤维呈功能性排列。牙槽骨的愈合过程取决于手术时骨的暴露程度、是否做骨成形、术后骨面是否严密覆盖等因素。

(2) 愈合方式

①牙龈退缩。术中牙周袋壁被切除或龈瓣被根向复位及术后牙龈炎症水肿消退，都造成牙龈退缩和牙根暴露、牙周袋变浅或消失，虽然利于患者自我控制菌斑，但是在前牙则会影响美观。

②炎症消退、探诊深度减小。结缔组织内炎症消退，胶原纤维新生，使组织致

密，袋壁也变紧，临床探诊深度减小。

③长结合上皮愈合。在袋内壁与原来暴露于牙周袋内的牙根表面之间有层长而薄的结合上皮将两者结合，称为长结合上皮。袋深度变浅或消失，是翻瓣术后最常见的愈合方式。

④牙周组织再生。牙周组织再生指在原来已暴露于牙周袋内的病变牙根面上有新牙骨质形成，其中有新生牙周膜纤维埋入，纤维的另一端埋入新形成的牙槽骨内，形成了有功能性的牙周支持组织，即形成了新附着。这是理想的愈合方式。

(3) 有利于组织愈合的措施

①彻底切除袋内壁上皮。

②术中尽量少暴露骨面或缩短暴露时间，复位缝合时将龈瓣完全覆盖骨面。

③彻底清创，尽量保留近牙槽嵴处根面上健康的残余纤维。

④龈瓣复位后轻压使其密贴牙面。

⑤术后防止感染，保持龈瓣稳定。

(三) 引导性牙周组织再生术

1. 原理

在翻瓣清创复位后牙根面附近有牙龈上皮、牙龈结缔组织、牙周膜结缔组织和牙槽骨 4 种来源的细胞，术后龈瓣与根面间首先由血凝块连接，之后前述 4 种细胞先后向根面生长贴附，最终的愈合方式取决于哪种细胞先占据根面。引导性组织再生术（Guided Tissue Regeneration，GTR）是在牙周手术中用膜性材料作为屏障，阻挡牙龈上皮和牙龈结缔组织在愈合过程中与根面接触，并提供一定空间，引导具有再生能力的牙周膜细胞优先占据根面，从而在原已暴露于牙周袋内的根面上形成新的牙骨质，并有牙周膜纤维埋入，形成牙周组织再生。

用于 GTR 的膜性材料分为两类：不可吸收性膜和可吸收性膜。不可吸收性膜在人体内不能被降解吸收，须在术后 6 ~ 8 周时通过二次手术取出，产品主要成分为聚四氟乙烯；可吸收性膜在愈合过程中可降解而被吸收，不需二次手术取出，这类膜有胶原膜、聚乳酸膜等。

2. 适应证

(1) 窄而深的骨内袋为适应证。三壁骨袋效果最好，窄而深的二壁骨袋效果也可，骨袋过宽则效果差。

(2) Ⅱ度根分叉病变，有足够的牙龈高度能完全覆盖术区者为适应证。早期Ⅲ度根分叉病变也可能有效。

(3) 涉及唇面的牙龈退缩，无邻面骨吸收且龈乳头完好者。

(四) 根分叉病变的手术治疗

根分叉病变手术治疗的理想目标是在病变的根分叉区形成组织再生，使根分叉病变完全愈合。但并非所有病例都能达到理想目标。根分叉病变手术治疗的次级目标包括去除根分叉部位的牙石、菌斑，建立便于自我菌斑控制和维护治疗的良好解剖外形。

1. 根分叉病变治疗方法的选择

对不同程度的根分叉病变应选用不同的治疗方法，可参见第七章第8节根分叉病变的治疗原则。对于Ⅲ度或Ⅳ度根分叉病变，可通过手术使根分叉区充分暴露，便于菌斑控制。也可视情况采用截根术、半牙切除术、分根术治疗或者拔牙。

2. 截根术

截根术是指将患根分叉病变的多根牙中破坏最严重的一个或两个牙根截除，消灭分叉区病变，同时保留牙冠和其余牙根继续行使功能。

(1) 适应证

①多根牙有Ⅲ度或Ⅳ度根分叉病变，且某一个或两个牙根的牙周组织破坏严重，仍存在病情较轻的其余牙根，而牙齿松动不明显者。

②磨牙的一个根发生横折或纵裂，而其他根完好者。

③磨牙的一个根的根尖病变严重，且不能治愈，其余牙根可行彻底的根管治疗者。

④牙周—牙髓联合病变的患牙有一个根明显受累，患牙可行彻底的根管治疗者。

选择适应证时，应注意保留的牙根应足以支持牙齿行使功能，且根分叉的部位、角度适合截根操作，术后也能在原根分叉区进行良好的口腔卫生维护，否则不适合行截根术。

术前应对患牙做牙髓治疗，以减轻咬合负担，可对牙冠行颊舌向减径处理。教会患者正确的菌斑控制方法，以免影响手术的长期疗效。

(2) 手术方法

①常规翻瓣，为充分暴露根分叉区，可加垂直切口。彻底清创、根面平整。

②截根：用灭菌的高速涡轮手机安装细裂钻，将患根在分叉水平截断并拔出，修整截根面的外形，不要残存树桩状倒凹，使从分叉区到牙冠接触区形成流线型斜面。

③在断面上暴露的根管处备洞，用永久充填材料倒充填。也可在牙髓治疗时，将待截除根的根管口稍扩大加深，其中填入永久充填材料直至牙髓腔，则截根时可省去倒充填术。

④刮净根分叉中及拔牙窝内的病变组织，修整不规则的骨嵴外形。

⑤清洗创面，将龈瓣复位缝合。

3. 半牙切除术

半牙切除术是将下颌磨牙的牙周组织破坏较严重的一个根连同该半侧牙冠一起切除，而保留病变较轻或正常的半侧，成为一个单根牙，从而消除根分叉病变。

适应证：

(1) 下颌磨牙根分叉病变，其中一根受累，另一根较健康，有支持骨，不松动，并能进行根管治疗者。

(2) 须留作基牙的患牙，尤其当患牙位于牙列最远端，保留半个牙可作为修复体的基牙，以免做单端修复体。

4. 分根术

仅适用于双根的下颌磨牙，是将下颌磨牙在正中从牙冠至根分叉沿颊舌方向截开，使其分离为近、远中两半，形成两个独立的类似单根牙的牙体，以方便彻底清除根分叉区深在的病变组织，既消除该处牙周袋，也消除了原有根分叉病变，利于菌斑控制和自洁。切割后暴露的牙本质和牙骨质部分，可用全冠覆盖，以减少患龋可能。

适应证：

(1) Ⅲ度或Ⅳ度根分叉病变的下颌磨牙，局部深牙周袋不能消除者。

(2) 患牙的两个根周围均有充分的支持骨，且无明显松动。

(五) 牙冠延长术

正常情况下，从龈沟底到牙槽嵴顶的距离是基本恒定的，该距离称为生物学宽度，包括结合上皮和牙槽嵴顶冠方附着于根面的结缔组织，宽度一般为 2mm 左右。牙冠延长术是用翻瓣术结合骨切除术的方法降低牙槽骨和龈缘位置，使原来位于龈下的健康牙齿结构暴露于龈上，使临床牙冠加长，同时获得或保持正常的生物学宽度，以利于牙齿的修复或解决美观问题的手术方法。

1. 适应证

(1) 牙折裂或龋坏达龈下，影响治疗或修复。

(2) 牙根外吸收在颈 1/3 处，而该牙尚有保留价值者。

(3) 破坏了生物学宽度的修复体，须暴露健康的牙齿结构重新修复者。

(4) 临床牙冠过短，冠修复时须延长临床冠以增加固位力者。

(5) 前牙临床牙冠短，笑时露龈，须改善美观者。

2. 禁忌证

(1) 牙根过短，冠根比失调者。

(2) 牙齿折断达龈下过多，为暴露牙齿断缘行骨切除术后，剩余牙槽骨高度不足以支持牙齿行使功能者。

(3) 为暴露牙齿断缘须切除过多牙槽骨，导致与邻牙不协调或明显损害邻牙支持组织者。

(4) 全身情况不宜手术者。

3. 手术方法

(1) 术前应消除牙龈炎症，能较好控制菌斑。

(2) 估计术后龈缘应在的位置，并据此设计切口。前牙还应考虑术后龈缘位置与邻牙相协调，并遵循前牙龈缘曲线的美学原则。

(3) 确定内斜切口的位置，附着龈宽度不足时须采用根向复位瓣术。

(4) 切开翻瓣，除去被切除的牙龈，暴露牙根面或根断面。

(5) 切除部分支持骨，使骨嵴顶位置能满足术后生物学宽度，即骨嵴顶须降至术后龈缘应在位置的根方至少 3mm 处，若为改善露龈笑的美容手术，骨嵴应降至釉牙骨质界根方 2mm，使术后龈缘恰位于釉牙骨质界冠方 1mm。

(6) 行彻底的根面平整，去除残留于根面的牙周膜纤维，以防术后形成再附着。

(7) 修剪龈瓣，使外形和厚度适宜。龈瓣过厚会影响术后龈缘外形，过薄则会出现牙龈退缩。然后，复位缝合龈瓣于牙槽嵴顶水平。

(8) 冲洗、压迫止血，检查龈缘位置及牙齿暴露情况是否达到预期，放置牙周塞治剂。

(9) 术后护理等事项同翻瓣术。

4. 术后修复的时机

术后先戴临时冠，永久修复最好在术后 6 周再开始，涉及美容的修复至少应在术后 2 个月后，若为薄龈生物型的美学修复，可延后至 3 ~ 6 个月。

第十三章　口腔黏膜病

第一节　口腔黏膜感染性疾病

一、单纯疱疹

单纯疱疹（Herpes Simplex）是由单纯疱疹病毒（Herpes Simplex Virus，HSV）所致的口腔黏膜、咽喉、口周皮肤等处的感染性疾病，又称疱疹性口炎。以出现成簇小水疱为特征，有自限性，易复发。单纯疱疹病毒在体液和物品表面可存活数小时。人类是单纯疱疹病毒的天然宿主，口腔、皮肤、眼、会阴部及中枢神经系统易受累。

（一）临床表现

1. 原发性疱疹性口炎（Primary Herpetic Stomatitis）

最常见的是由Ⅰ型单纯疱疹病毒引起的口腔病损。表现为较严重的龈口炎，即急性疱疹性龈口炎。6岁以下儿童多见，尤其半岁至2岁的婴幼儿易患。

原发性单纯疱疹感染，潜伏期为4～7天，以后出现发热、头痛、疲乏不适、全身肌痛、咽喉肿痛、颌下淋巴结肿大。患儿流涎、拒食、烦躁不安。经1～2天后，口腔黏膜广泛充血水肿，附着龈和边缘龈红肿明显。可在口腔黏膜任何部位出现成簇小水疱，针尖大小。水疱壁薄而透明，易破溃形成糜烂，继而相互融合形成不规则大面积糜烂。可能继发感染，表面覆黄色假膜。唇红和口周皮肤也有类似病损，疱破后形成痂壳。病程持续7～10天可自愈。

2. 复发性疱疹性口炎（Recurrent Herpetic Stomatitis）

原发性损害愈合后，可能发生复发性损害，成年人好发。感染部位多在唇部，尤其唇红和皮肤交界处好发，故又称复发性唇疱疹。

复发性疱疹性口炎的临床特征为：①损害在已发生过的部位或相邻处再发；②局部机械刺激和感冒是可能的诱因；③前驱期局部有刺痛、发痒、缩紧感；④10h以内出现成簇小水疱，可相互融合成较大水疱，24h左右疱破形成糜烂、结痂，10天左右自愈，如继发感染则延期愈合；⑤愈合后不留瘢痕，可有色素沉着。

(二) 诊断

1. 原发性疱疹性口炎

婴幼儿多见，急性发作，全身反应较重，牙龈红肿明显，口腔黏膜任何部位出现成簇小水疱，破溃融合成糜烂面，口周皮肤形成痂壳。

2. 复发性疱疹性口炎

成人多见，全身反应轻，有诱因，口角唇缘处黏膜皮肤出现典型成簇小水疱。

3. 实验室诊断

血常规及分类检查可初步判定为病毒感染。最终确诊方法：①取疱疹基底物直接涂片，可见上皮细胞气球样变性及有核内包涵体的多核巨细胞。②病毒分离培养阳性。

(三) 治疗

1. 全身抗病毒治疗

(1) 核苷类抗病毒药物。如阿昔洛韦口服，每日 5 次，每次 200mg，5 天 1 个疗程。

(2) 利巴韦林。又称病毒唑，是广谱抗病毒药物。成人口服，每日 3 ~ 4 次，每次 200mg。

2. 局部治疗

抗病毒软膏、抗病毒或抗生素漱口液 (如复方氯己定含漱液、0.1% 依沙吖啶溶液) 均可使用。

3. 支持治疗

急性发热患者应卧床休息，维持体液平衡，补充维生素 B、维生素 C 等。

4. 抗感染治疗

继发感染者应用广谱抗生素。

5. 中医药治疗

清热解毒的冲剂、散剂、煎剂均可使用。

二、带状疱疹

带状疱疹 (Herpes Zoster) 是由水痘—带状疱疹病毒引起的，以沿单侧周围神经分布的成簇小水疱为特征，常伴明显神经痛的皮肤黏膜病。

(一) 临床表现

本病在夏、秋季发病率高。最常见为胸腹或腰部的带状疱疹，约占整个病变的

70%；其次为三叉神经带状疱疹，约占20%，病变沿神经的眼支、上颌支、下颌支分布。

1. 前驱症状

发病前1～2天可有低热、乏力，发疹部位有疼痛、烧灼感，三叉神经带状疱疹可伴牙痛。

2. 局部表现

疱疹初起时颜面部皮肤呈不规则或椭圆形红斑，数小时后在红斑上发生水疱，逐渐增多合并为大疱，严重者出现血疱，有继发感染时为脓疱。数日后疱液吸收形成痂壳，1～2周脱痂，遗留色素沉着也逐渐消退，不留瘢痕，损害不超过中线。老年人的病程可延长至4～6周。

口腔黏膜上的疱疹多而密集，溃疡面较大，仍仅限于单侧，沿三叉神经三支的分布范围出现。第一支累及额部皮肤和眼角膜，严重者失明；第二支累及上唇、腭黏膜及颞下、颧部、眶下皮肤；第三支累及舌、下唇、颊黏膜及颏部皮肤。如病毒侵入面神经的膝状神经节可出现外鼓膜疱疹，表现为耳痛、面瘫及外耳道疱疹三联征，称为Ramsay-Hunt综合征。剧烈疼痛是本病特征之一，少数患者愈合后仍伴有后遗神经痛。

（二）诊断

根据单侧皮肤和黏膜的疱疹，沿三叉神经分布及剧烈疼痛，易于诊断本病。

（三）治疗

1. 抗病毒治疗

应尽早应用阿昔洛韦口服，每次800mg，每日5次，7～10天1个疗程。

2. 止痛

因剧烈疼痛需要服用镇痛剂。

3. 糖皮质激素

早期使用短疗程小剂量泼尼松（每日30mg），对防止持久性脑神经麻痹和眼部疾患有积极意义。

4. 局部治疗

口腔黏膜的溃疡糜烂病损可用消毒防腐类药物含漱；皮肤病损可用消毒防腐类药水湿敷，结痂后涂抗病毒软膏。

5. 物理疗法

以中波紫外线照射皮损可促进结痂，以红外线或超短波照射有助于缓解疼痛。

三、手足口病

手足口病（Hand, Foot and Mouth Disease, HFMD）是一种儿童传染病，以手、足和口腔黏膜疱疹或破溃后形成溃疡为主要临床特征。

（一）临床表现

3岁以下幼儿好发，夏、秋季易流行。潜伏期为3～4天，多无前驱症状突然发病。常有1～3天持续低热，口腔和咽喉部疼痛，皮疹多在第2天出现，呈离心性分布于手、足。多见于手指背部、足趾背面及指甲周围，也可见于手掌、足底、会阴及臀部。开始为玫红色斑丘疹，1天后形成小水疱，2～4天干燥结痂，脱落后无瘢痕。口内颊黏膜、软腭、舌缘、唇内侧也有散在红斑及疱疹，与皮疹同时出现，或晚1～2天出现。易破溃形成糜烂，上覆灰黄色假膜，周围黏膜充血红肿。患儿常有流涎、拒食、烦躁等症状。病程为5～7天，个别达10天，一般可自愈，无并发症。

重症病例病情进展较快，除口腔黏膜和手足的病损外，全身症状重，可发生无菌性脑膜炎、脑炎、急性弛缓性麻痹、呼吸道感染、心肌炎等，甚至死亡。

（二）诊断

夏、秋季多见于托幼单位群体发病；患儿多为3岁以下幼儿；手、足、口部位突然发疹、起疱；全身症状轻，可自愈。

（三）治疗

1. 对症治疗

应注意患儿的休息和护理，给予稀粥、米汤、豆奶等，可用淡盐水擦拭口腔黏膜，口服B族维生素、维生素C。

2. 抗病毒治疗

患儿口服阿昔洛韦5～10mg/kg，每天3次；或口服利巴韦林10mg/kg，每天4次；或肌内注射利巴韦林5～10mg/kg，每天2次。

3. 中医药治疗

可让患儿口服板蓝根颗粒、抗病毒颗粒。

4. 局部用药

病损部位可涂擦抗病毒和促进愈合的糊剂或软膏，也可应用含漱液。

四、口腔结核

口腔结核（Oral Tuberculosis）是由结核分枝杆菌侵犯黏膜引起的慢性感染。口腔黏膜的结核病损包括结核初疮、结核性溃疡和口腔寻常狼疮。

(一) 临床表现

1. 结核初疮（原发性）

临床少见，典型损害位于口咽部或舌部。结核杆菌经破损的黏膜侵入，经2～3周的潜伏期，在入侵处形成小结节，破溃称为顽固性溃疡，周围有硬结，称为结核性初疮。患者一般无痛感。

2. 结核性溃疡（继发性）

病变多为全身结核病灶（如肺结核）的继发性损害，可发生在口腔黏膜任何部位，舌部多发。通常溃疡边界清楚呈线性，表现为平坦、浅表、微凹的溃疡，基底有少许脓性渗出物，除去渗出物后，可见暗红色桑葚样肉芽肿。边缘微隆起，呈鼠咬状，向中间卷曲，形成潜掘状边缘，可见黄褐色粟粒状小结节，破溃后成为暗红色桑葚样肉芽肿，溃疡也随之扩大。患者疼痛程度不一。溃疡也可出现硬结，但不如恶性病变明显。

3. 寻常狼疮

临床少见，好发于无结核病灶且免疫功能较好的青少年或儿童。早期损害为一个或数个绿豆大小的结节，质稍软而略高于皮肤表面，边界清楚，无明显症状。若合并感染发生坏死，造成组织缺损，形似狼噬，故名狼疮。

(二) 诊断

对于无复发史而又长期不愈的浅表溃疡，应怀疑有结核性溃疡的可能。组织病理学检查可见典型的结核结节。中心为干酪样坏死，周围环绕上皮样细胞，最外层为淋巴细胞浸润。也可做结核菌素试验和抗酸染色、胸部X线检查等帮助诊断。

(三) 治疗

1. 治疗原则和常用药物

结核治疗原则为早期、足量、规则及联合用药。常采用2～3种药物联合使用，时间不少于6个月。常用药物有异烟肼、链霉素、乙胺丁醇、利福平、吡嗪酰胺等。

2. 口腔结核治疗

(1) 全身治疗仅限于口腔结核或皮肤结核，可采用异烟肼口服，每日0.3～0.5g，疗程2~6个月。也可用链霉素局部封闭，每日0.5g；或异烟肼局部封闭，每日0.1g。

(2) 对症治疗应注意消除感染，去除局部刺激因素，采用支持治疗。

第二节　口腔黏膜变态反应性疾病

一、概述

变态反应（allergy）又称超敏反应（hypersensitivity），是指机体对接触某种抗原物质所产生的一种异常免疫应答，导致组织损伤或生理功能紊乱。

引起变态反应的抗原物质称为过敏原或变应原，包括完全抗原和半抗原。完全抗原多为大分子物质，如微生物、寄生虫、花粉、鱼虾、异体血清蛋白等，具有免疫原或反应原的特征，进入机体即可引起变态反应。半抗原多为小分子物质，如合成药物，虽不能直接引起免疫反应，但进入机体与人体组织蛋白结合后，就形成大分子物质，具备了免疫原性而引发变态反应。

根据变态反应发生的速度、发病机制和临床特征，可将其分为Ⅰ、Ⅱ、Ⅲ和Ⅳ型。前3型都是由抗体介导的变态反应，统称为速发型变态反应。药物过敏性口炎、血管神经性水肿等属于Ⅰ型变态反应；血小板减少性紫癜属于Ⅱ型变态反应；口腔黏膜疾病中的一些原因不明的结缔组织病、肉芽肿性疾病与Ⅲ型变态反应有关。Ⅳ型为细胞介导的变态反应，被称为迟发性变态反应。口腔黏膜病中的一些自身免疫病与Ⅳ型相关。

二、过敏性口炎

过敏性口炎（Allergic Stomatitis）包括药物过敏性口炎和接触过敏性口炎。

药物过敏性口炎是指药物通过口服、注射、局部涂擦或含漱等途径进入机体内，使过敏体质者发生变态反应而引起的黏膜及皮肤的炎症反应性疾病。药物过敏若仅导致口炎则称为药物过敏性口炎；若伴有其他部位皮肤黏膜损害，部位较为固定，则称固定性药疹。

接触过敏性口炎，简称接触性口炎，是过敏体质者的口腔局部黏膜接触抗原物质后，发生变态反应而引发的一种口腔黏膜炎症性疾病。

(一) 临床表现

1. 药物过敏性口炎

初次用药导致的发病一般需要4~20天（平均7~8天）的潜伏期才发病。初次发作潜伏期长，随着反复发作潜伏期缩短，最后甚至数小时或数分钟即可发病。

药物过敏性口炎的口腔黏膜病损多见于口腔前部，如唇部及颊、舌黏膜的前2/3部分，也可发生于上腭。表现为口腔黏膜充血发红、肿胀、水疱，疱破形成糜烂或溃疡。唇部疱破和出血形成黑紫色结痂，张口受限、疼痛剧烈。相应淋巴结肿大压痛。

皮肤损害表现为大小不等的红斑、丘疹、水疱，好发于颜面、手足、四肢等部位。

皮损有时表现为在同一部位反复以同一形式发生，称固定性药疹。口唇及口周皮肤为好发部位。发作时局部灼热发痒，有暗红色斑，边界清楚。持续7～10天可消退，遗留色素沉着。

重型的药物过敏又称莱氏综合征，或中毒性表皮坏死松解症。急性发作，全身和皮肤损害严重。可发生全身广泛性大疱、疱破糜烂，波及多孔窍、黏膜和内脏。出现高热、头痛、肌痛、关节痛、呕吐、腹泻、腹痛等症状，严重时昏迷。除口腔黏膜和皮肤外，眼、鼻腔、阴道、肛门等多孔窍均可出现大疱和糜烂。

2. 接触过敏性口炎

接触抗原物质后2～3天，口腔黏膜出现病损。局部黏膜充血水肿，或形成红斑，重者发生水疱、糜烂或溃疡。

(二) 诊断

发病前有用药史或与过敏原的接触史，停用药物或接触物质后病损愈合。结合临床表现可确诊。

(三) 治疗

1. 截断致敏原

首先找出可疑致敏原，其次立刻停用相关药物或接触物质，替换致敏充填体等。

2. 给予抗组胺药

抑制炎症活性介质，降低机体对组胺的反应。成人可选用氯雷他定10mg，每天1次。

3.10% 葡萄糖酸钙溶液加维生素C

重症时静脉注射可增加血管致密性以减少渗出，减轻炎症反应。

4. 肾上腺皮质激素治疗

轻症可口服，重症可静脉滴注。

5. 局部对症治疗

保持局部清洁、消炎止痛、预防继发感染。可用0.1% 乳酸依沙吖啶溶液湿敷唇部，氯己定漱口液含漱，局部涂抹消炎、防腐、止痛药膏。

三、血管神经性水肿

血管神经性水肿（Angioneurotic Edema）为一种局部急性反应类型的黏膜皮肤水肿，又称巨型荨麻疹。以突然发作的局限性水肿为特点，消退亦较迅速。

(一) 临床表现

急性发病，数小时或 1～2 天消退。好发于面部疏松结缔组织处，上唇较下唇好发，下眼睑较上眼睑好发。初始患处灼痒，随之迅速肿胀，唇部肥厚，界限不清，质韧而有弹性，表面光亮。如肿胀发生在舌根或软腭，可能导致窒息，必要时须行气管切开术。肿胀虽消失迅速，不留痕迹，但可能复发。

(二) 诊断

依据临床表现确诊：起病急；病变为疏松结缔组织局限性水肿，按之韧而有弹性，唇部和眼睑最好发；病变消失迅速，不留痕迹；可能复发。

(三) 治疗

尽量寻找并隔离过敏原，可解除症状，防止复发。重症者可皮下注射 0.1% 肾上腺素 0.25～0.50mL，注意对有心血管疾病的患者慎用。

对伴有喉头水肿、呼吸困难的患者应密切观察，并给予糖皮质激素以缓解症状。如发生窒息应立即行气管切开术。

第三节　口腔黏膜溃疡类疾病

一、复发性阿弗他溃疡

复发性阿弗他溃疡（Recurrent Aphthous Ulcer，RAU），又称复发性口腔溃疡、复发性阿弗他口炎等，是口腔黏膜最常见的溃疡类疾病。女性患病率高于男性，好发年龄为 10～30 岁。本病具有周期性、复发性、自限性的特点。因溃疡灼痛明显，故被冠以源自希腊文的词汇 aphthous，即灼痛之意。

(一) 临床表现

复发性阿弗他溃疡的临床表现为反复发作的圆形或椭圆形溃疡，呈黄、红、凹、痛的特点，即溃疡被覆黄色假膜、周围有红晕、中央凹陷、疼痛明显。溃疡发生在唇、舌、颊、软腭等非角化黏膜。溃疡有不治自愈的自限性，发作周期长短不一，可分为发作期、愈合期、间歇期。临床上常分为轻型、重型和疱疹样三种类型。

1. 轻型复发性阿弗他溃疡

临床最常见，溃疡呈圆形或卵圆形，直径5～10mm，孤立散在，每次1～5个，有黄、红、凹、痛的特征。溃疡持续10～14天自愈，预后不留瘢痕。复发的间歇期从半月到数月不等，随着病情的迁延，间歇期逐渐缩短，有的患者出现溃疡此起彼伏的情况。一般无全身症状体征。

2. 重型复发性阿弗他溃疡

重型复发性阿弗他溃疡又称复发性坏死性黏膜腺周围炎、腺周口疮。溃疡初始好发于口角，逐渐向口腔后部（咽旁、软腭、悬雍垂）移行。溃疡大而深，似弹坑，直径大于10mm，深及黏膜下肌层。周围红肿隆起，边界清晰、基底稍硬，被覆灰黄色假膜或灰白色坏死组织。溃疡常单个发生，疼痛明显，预后遗留瘢痕。发作期长达月余甚至数月。

3. 疱疹样复发性阿弗他溃疡

疱疹样复发性阿弗他溃疡又称口炎型口疮。成年女性好发，溃疡直径小，约2mm，不超过5mm。数目众多，可达数十个，散在分布呈满天星状。相邻溃疡可融合成片，黏膜充血发红，疼痛明显。唾液分泌增加。发作期可伴头痛、发热、淋巴结肿痛等全身症状。溃疡发作规律似轻型，预后不留瘢痕。

（二）诊断

根据溃疡反复发作、周期性、自限性的病史，结合临床体征可诊断本病。根据溃疡大小、多少、深浅可进行临床分型。对于深大、长期不愈的溃疡，要警惕发生癌性溃疡的可能，必要时应做活体组织检查。

（三）治疗

复发性阿弗他溃疡的确切病因目前尚不明了。临床上需要结合患者个体的情况寻找诱因进行有针对性的治疗。治疗原则为采用局部治疗结合全身治疗的方法，达到缓解症状、促进愈合、延长间歇期的目的。

1. 局部治疗

治疗原则为消炎、止痛、促进愈合。能在口腔黏膜使用的具有上述作用的药物均可应用。如养阴生肌散、重组人表皮生长因子凝胶、西地碘片、复方氯己定含漱液等。疱疹样阿弗他溃疡可在进食前含漱表面麻醉药物。

重型阿弗他溃疡如果长期不愈，可在溃疡基底做封闭注射，有止痛、促愈合的作用。常用地塞米松混悬液 5mg（1mL）加 1mL2% 利多卡因液，每 1 ~ 2 周封闭 1 次；或醋酸泼尼松龙混悬液 25mg（1mL）加 1mL2% 利多卡因液，每周封闭 1 ~ 2 次。

2. 全身治疗

以消除诱因、减少复发、使病症缓解为治疗原则。

(1) 积极治疗与该疾病相关的全身性疾病。

(2) 糖皮质激素治疗。对于重型复发性阿弗他溃疡，可采用泼尼松每日 10 ~ 30mg，上午 9 时前一次性服下，待溃疡得到控制后逐渐减量，每 3 ~ 5 天递减 20% 药量，维持量为 5mg。

(3) 免疫抑制剂。仅限于重型复发性阿弗他溃疡，使用前后须监测肝肾功能和血常规。常用环磷酰胺片、硫唑嘌呤片等。

(4) 免疫增强剂

1) 主动免疫制剂：可激发机体免疫系统，产生免疫应答作用。常将转移因子注射于上臂内侧或大腿内侧皮下淋巴结丰富的部位，每周 1 ~ 2 次，每次 1mL，胸腺肽注射液每支 2mg 或 5mg，每日或隔日肌内注射 1 次，每次 1 支。

2) 被动免疫制剂：如丙种球蛋白，用于免疫功能低下者。肌内注射，每 1 ~ 2 周注射 1 次，每次 3 ~ 6mL。

(5) 中医药治疗可根据中医病机采用中医辨证施治的方剂。或用中成药如昆明山海棠片口服。

3. 物理治疗

可用半导体激光、Nd: YAG 激光等激光治疗，微波治疗。

4. 心理治疗

对于有恐癌心理的患者，需要进行适当的心理疏导。

二、白塞综合征

白塞综合征（Behcet Syndrome）又称白塞病（Behcet Disease）、贝赫切特综合征，是一种以血管炎为基础的慢性、复发性自身免疫 / 炎症性疾病。主要表现为反复发作的口腔黏膜溃疡、生殖器溃疡、眼炎和皮肤损害，亦可累及周围血管、心脏、神经系统、消化道、关节、肺、肾等器官。

(一) 临床表现

本病全身多系统均可受累。可分为常见症状和少见症状，前者发病部位包括口腔、生殖器、皮肤、眼；后者发病部位包括关节及心血管、神经、消化、呼吸、泌尿各个系统。

1. 常见症状

(1) 口腔溃疡

反复发作的口腔黏膜溃疡，与复发性阿弗他溃疡类似。

(2) 眼炎

可在起病后数月或数年出现。表现为视物模糊、视力减退、眼球充血、畏光流泪、异物感等，双眼均可受累。眼炎包括葡萄膜炎、角膜炎、结膜炎、巩膜炎、脉络膜炎、视网膜血管炎等，最终可能导致失明。

(3) 生殖器溃疡

很少为首发表现。病变类似口腔溃疡，但溃疡深大、疼痛剧烈、愈合慢。溃疡发生在外阴、阴道、肛周、子宫颈、阴茎、阴囊等处。

(4) 皮肤病变

表现为结节性红斑、皮肤针刺反应、痤疮样皮疹、血栓性静脉炎等。

①结节性红斑多发生在四肢，常多发，直径 1 ~ 2cm，中等硬度，有触痛。新发病损周围有 1cm 宽的鲜红色晕围绕是其特征性表现。

②皮肤针刺反应是指患者接受肌内注射 24 ~ 48h 后，进针处可见红疹和小脓点，或静脉注射后出现血栓性静脉炎。这是末梢血管对非特异性刺激的变态反应。临床测试可用 20 号无菌注射针头在前臂皮肤垂直刺入约 0.5cm 沿纵向稍做捻转后退出，24 ~ 48h 后局部出现直径＞ 2mm 的毛囊炎样小红点或脓疱疹样改变为阳性。

2. 少见症状

(1) 关节损害

其主要累及大关节，与风湿性关节炎症状相似，X 线片检查无异常。

(2) 心血管系统损害

其主要为血管炎。心脏损害表现多样，如瓣膜病变、心内膜炎等。

(3) 消化系统、神经系统、呼吸系统、泌尿系统损害

均可受累出现症状。

(二) 诊断

白塞综合征的诊断主要依据临床症状。按 1989 年国际白塞病研究组制定的白塞病国际分类标准，以复发性口腔溃疡为基础，加下述任意 2 项可确诊：①复发性生殖器溃疡；②眼部病变；③皮肤损害 (结节性红斑等)；④皮肤针刺反应阳性。2014 年国际白塞病研究组对上述标准进行修订，提出了新标准。新标准未强调口腔溃疡为必备标准，采用评分系统：复发性口腔溃疡、复发性生殖器溃疡、眼部病变各为

2分；皮肤病变、神经系统表现、血管受累、针刺反应阳性各为1分，如评分≥4分可确诊。

（三）治疗

目前尚无公认的有效根治本病的方法。多种药物治疗有效，但停药后复发。治疗的目的是控制症状，防止重要器官损害，减缓疾病发展。

1. 局部治疗

(1) 口腔溃疡治疗。同复发性阿弗他溃疡。

(2) 外阴溃疡。1∶5000高锰酸钾坐浴，每晚1次，再用抗生素软膏涂于溃疡面。

(3) 眼结膜炎、角膜炎。可应用糖皮质激素眼膏或滴眼液。

(4) 皮肤。含激素的软膏局部涂布。

2. 全身治疗

(1) 免疫抑制剂。参照重型复发性阿弗他溃疡的用药。

(2) 免疫增强剂。参照复发性阿弗他溃疡用药。

(3) 非甾体抗炎药。对缓解皮肤结节红斑、生殖器溃疡疼痛、关节炎症有一定疗效。

(4) 中医辨证施治。根据辨证可分别施以龙胆泻肝汤（清肝胆实火、利肝经湿热）、清胃汤合五味消毒饮（清胃泻火法，解毒消散疔疮）、杞菊地黄汤（补肾养阴）、金匮肾气丸（温补肾阳）等。

三、创伤性血疱

（一）临床表现

因急食擦伤或烫伤引起的血疱一般较大，直径可在2cm以上，常位于咀嚼侧的软腭附近，血疱迅速扩大，疼痛不明显，有异物感。疱壁薄、易破裂，疱内血液流尽后遗留鲜红色疱底创面，疼痛，影响吞咽。如有继发感染形成糜烂或溃疡。

因咀嚼不慎引起的血疱常位于口角区、颊部咬合线或舌缘，血疱较小，愈合较快。

（二）诊断

根据明确的急食史、咬伤史或烫伤史，以及单侧性血疱、发生迅速、疱壁易破溃形成鲜红创面等临床特点，不难做出诊断。

(三) 治疗

排除血液病的前提下，如血疱较大，可用无菌针筒抽取疱血，或刺破疱壁让疱内血液流出。对于已破血疱可用防腐消毒药物局部涂布，也可应用漱口液防止感染。

第四节　口腔黏膜大疱类疾病

一、天疱疮

天疱疮（pemphigus）是一种严重的、慢性皮肤黏膜的自身免疫性疾病。临床上根据皮肤损害特点可以分为寻常型、增殖型、落叶型和红斑型四种类型，其中口腔黏膜损害以寻常型天疱疮最为多见，且出现损害最早，故早期诊断具有重要的意义。

(一) 临床表现

1. 寻常型天疱疮

(1) 口腔

口腔是早期出现病损的部位。在起疱前，常先有口干、咽干或吞咽时感到刺痛；有 1～2 个或广泛发生的大小不等的水疱；疱壁薄而透明；水疱易破、出现不规则的糜烂面；破后留有残留的疱壁，并向四周退缩。若将疱壁撕去或提起时，常连同邻近外观正常的黏膜一并无痛性撕去，并遗留下鲜红的创面，这种现象称为揭皮试验阳性；若在糜烂面的边缘处将探针轻轻平行置入黏膜下方，可见探针无痛性伸入，这是棘层松解的表现，对诊断有重要意义。

此型几乎全部有口腔病损，其发生在牙龈往往误诊断为坏死性溃疡性龈炎或糜烂性扁平苔藓。损害可出现在颊部、腭部、唇、舌及其他易受摩擦的任何部位，如咽、翼下颌韧带等处，口腔病损可先于皮肤或与皮肤病损同时发生。

新鲜糜烂面无炎症，不出血或仅有少许出血，假膜少，易继发感染，感染后病情加重，疼痛明显。口腔黏膜糜烂面不易愈合，甚至全身情况好转后，口内仍难以治愈。

(2) 皮肤

易出现于前胸，躯干以及头皮、颈、腋窝、腹股沟等易受摩擦处。患病的早期，全身症状不明显，仅在前胸或躯干处有 1～2 个水疱，常不被注意。在正常皮肤上往往突然出现大小不等的水疱，疱不融合，疱壁薄而松弛，疱液清澈或微浊（为淡黄色的透明血清）；用手压疱顶，疱液向四周扩散；疱易破，破后露出红湿的糜烂面；感染后可化脓而形成脓血痂，可有臭味，以后结痂，愈合并留下较深的色素；若疱不破，疱液可渐变为混浊后干瘪。

用棉签揉搓外观正常的牙龈黏膜，黏膜表面可出现水疱或血疱，或使外观正常的黏膜表层脱落，这种现象被称为尼科利斯基征（Nikolsky sign，简称尼氏征）阳性。此现象常出现于急性期的寻常型和落叶型天疱疮，是比较有诊断价值的检查方法。但须注意的是，在急性期的类天疱疮和多形红斑，有时也可出现此征。

皮肤损害的自觉症状为轻度瘙痒，糜烂时则有疼痛，病程中可出现发热、无力、食欲不振等全身症状；随着病情的发展，体温升高，并可不断地出现新的水疱；由于大量失水，电解质和蛋白质从疱液中消耗，患者出现恶病质，常并发感染；若反复发作，病情不能及时控制，可能因感染而死亡。

(3) 其他部位黏膜

除口腔外，鼻腔、眼、外生殖器、肛门等处黏膜均可发生与口腔黏膜相同的病损，往往不易恢复。

2. 增殖型天疱疮

该型的口腔损害与寻常型相同，可在唇红缘常有显著的增生。

3. 落叶型天疱疮

该型口腔黏膜完全正常或微有红肿，若有糜烂也较表浅，不严重。皮肤上水痘破溃后形成广泛性剥脱性皮炎。

4. 红斑型天疱疮

该型口腔黏膜损害较少见，主要累及皮肤，损害特点是红斑基础上的鳞屑并结痂。

(二) 诊断

1. 临床损害特征

口腔黏膜长期表现为起疱、上皮剥脱或不能愈合的表浅糜烂，可见疱破溃后留有的残壁。早期单独发生在口内的糜烂性损害常难以诊断，临床上仅见红色创面或糜烂面，若能用探针沿疱壁无阻力地伸入上皮，尼氏征阳性或揭皮试验阳性有助于诊断，但须注意的是不要轻易或大范围地采用揭皮试验，以免增加患者的痛苦。尼氏征阳性多出现在病程活动期，若为阴性也不能完全排除天疱疮的诊断。

2. 细胞学检查

细胞学检查即检查有无天疱疮细胞或棘层松解变性的棘细胞。

3. 活体组织检查

在切取完整的病损处，可见上皮内疱形成。取活检时手术刀应锋锐，以避免在切取组织时上皮与其下方组织分离；如上皮及其下方组织不连接，诊断较困难。

4. 免疫学检查

经典的方法是直接采取免疫荧光法，可显示棘细胞层间的抗细胞黏结物质的抗体。

(三) 治疗

1. 局部用药

其原则是治疗和预防糜烂面的继发感染，包括细菌和真菌感染，可选用抗菌含漱液和2%～4%碳酸氢钠溶液含漱。

2. 全身治疗

(1) 糖皮质激素治疗

糖皮质激素为治疗该病的首选药物，使用中应遵循“早期应用，足量控制，合理减量，适量维持”的原则。在起始及控制阶段强调“量大从速”；在减量与控制阶段则侧重“递减忌躁”。泼尼松的起始量国外学者建议为120～180mg/d；而国内学者推荐为60～100mg/d或1～2mg/（kg·d），具体用量可视病情而调整，但切忌由低量再递加。起始量用至无新损害出现1～2周，即病情控制后可递减，每次递减5mg或减原始量的10%较为稳妥，2～4周减1次，减至泼尼松剂量低于30mg/d后减量更应慎重，减量时间也可适当延长，直到每天5～15mg为维持量。

长期大剂量应用糖皮质激素，要注意各种不良反应，如血压升高、消化道溃疡、血糖升高、骨质疏松、低钾血症、青光眼、凝血功能紊乱等，以及各种感染和中枢神经系统的毒性等。建议进行骨质疏松基线筛查和预防，以及眼科评估。应注意观察并做相关实验室检查，并适时加以辅助治疗。对于病情较轻者，糖皮质激素的用量相对减少。对于严重天疱疮患者，可以选用冲击疗法，以加快显效时间，减少不良反应。还可选用间歇给药法，即大剂量给糖皮质激素至病情稳定（约需10周），逐渐减量至泼尼松30mg/d，采用隔日给药或给3天药，休息4天的方法。

(2) 免疫抑制剂

对于糖皮质激素疗效不佳的患者，或者同时患有糖尿病、高血压、骨质疏松等疾病的患者，可联合应用免疫抑制剂，能缩短糖皮质激素开始减量的时间，并在减量过程中防止复发。常用的一线免疫抑制剂有甲氨蝶呤和吗替麦考酚酯；二线免疫抑制剂有环磷酰胺、硫唑嘌呤和环孢素。

(3) 靶向生物制剂

利妥昔单抗是人鼠嵌合型CD20单克隆抗体，能选择性杀伤B淋巴细胞，一般用于顽固且严重的天疱疮患者。

(4) 其他药物

如氨苯砜、四环素和沙利度胺等也用于天疱疮的治疗。

二、类天疱疮

类天疱疮是一类临床以黏膜皮肤的厚壁张力性大疱为特征的疾病。与口腔黏膜表现相关的有黏膜类天疱疮和大疱性类天疱疮两种类型，前者多见。

黏膜类天疱疮（Mucous Membrane Pemphigoid，MMP），曾被称为良性黏膜类天疱疮（Benign Mucous Membrane Pemphigoid），是类天疱疮中较常见的一型。以水疱为主要表现，好发于口腔、结膜等黏膜，故称黏膜类天疱疮。该病病程缓慢，预后较好。但严重的眼部损害可影响视力，甚至造成失明。该病多见于60岁以上的老年人，女性发病率是男性的2倍，无明显种族差异性，死亡者少见。

(一) 临床表现

1. 口腔

损害可发生在口腔任何部位，以牙龈最为多见，其次为硬腭和颊部。牙龈是最早出现体征的部位，最典型的表现是反复起疱数月。损害早期在龈缘及近附着龈有弥散性红斑，其上常见有直径为2～6mm的疱，疱液清亮或为血疱，疱膜较厚，破后可见白色或灰白色疱膜，疱膜去除后为光滑的红色糜烂面，尼氏征阴性，虽疱膜较厚但在口腔环境中仍然容易破裂，故水疱不常见到。

若损害发生在悬雍垂、软腭、扁桃体、舌腭弓和咽腭弓等处，常出现咽喉疼痛、吞咽困难。愈合后出现瘢痕，容易与邻近组织粘连，以致畸形，瘢痕粘连发生在口角区则可致张口受限或小口畸形。

2. 眼

半数以上黏膜类天疱疮患者出现眼部损害，单纯性的眼部损害被称为眼类天疱疮。眼部早期损害呈持续性的单纯性结膜炎，以后可有小水疱出现，但少见。局部有痒感、剧痛，反复发作后睑、球结膜间有少许纤维附着，往往相互粘连，此称睑－球粘连，以致睑内翻、倒睫及角膜受损，角膜瘢痕可使视力丧失。此类患者应尽早至眼科就诊。

3. 皮肤

此病常累及面部皮肤及头皮，胸、腹、腋下及四肢屈侧皮损亦可发生。皮肤出现红斑或在正常皮肤上出现张力性水疱，疱壁厚，不易破，尼氏征阴性。若疱破溃可形成糜烂、结痂。

4. 其他部位

如咽、气管、尿道、阴部和肛门等处黏膜偶有受累。

（二）诊断

多窍性黏膜损害，口腔多见，临床检查牙龈出现弥散性红斑及水疱时应考虑是否发生本病，尼氏征阴性，常出现瘢痕粘连，尤其是睑－球粘连均有助于诊断。常规组织病理学检查，表现为上皮下疱，无棘层松解。

对新鲜的黏膜标本进行直接免疫荧光检查，基底膜区显示有免疫球蛋白的结合，呈均匀的连续细带，主要是 IgG 及 C3，偶有 IgA、IgM。

（三）治疗

1. 局部治疗

该病可局部用药，以糖皮质激素制剂的溶液滴眼以防止纤维性粘连。口腔因剧痛而妨碍进食时，应用止痛、消炎为主的含漱剂。也可在病变区进行糖皮质激素注射，一般每周 1 次为宜。因为该病迁延，若反复长期注射，易引起组织萎缩。

2. 全身治疗

对于低危险度的黏膜类天疱疮，在局部应用糖皮质激素的同时，可使用氨苯砜，并定期检查血常规监测血液学变化。四环素与烟酰胺合用治疗该病也有成功的报道。如口腔黏膜损害广泛而病情严重，仍需要应用糖皮质激素。较低起始剂量的泼尼松即可控制病情，稳定后逐渐减量。

第五节　口腔黏膜斑纹类疾病

在口腔黏膜上以斑片、斑块、白色斑纹和条纹等损害为主的一类疾病被称为斑纹类疾病。包括口腔扁平苔藓、口腔白色角化病、口腔白斑病、口腔红斑病、盘状红斑狼疮和口腔黏膜下纤维变性等。口腔黏膜下纤维变性虽然也属于癌前状态，但发病有地域性，与咀嚼槟榔密切相关，仅在湖南等相关省份好发，本节不再详述。

一、口腔扁平苔藓

口腔扁平苔藓（Oral Lichen Planus，OLP）是一种常见于口腔黏膜的、原因不明的、非感染性的慢性炎性疾病。患病率为 0.5%～3.0%，男女都可发病，女性多于男性，好发年龄为中年人，但从十几岁儿童到 80 岁老人都可发病。口腔扁平苔藓可同时或分别发生在皮肤和黏膜，两者的临床表现不同，但病理表现非常相似。因口腔扁平苔藓长期糜烂病损有恶变现象，恶变率为0.8%～1.5%，世界卫生组织（WHO）将其列入口腔黏膜潜在恶性疾患（Oral Potential Malignant Disease，OPMD）的范畴。

(一) 临床表现

1. 口腔黏膜病损

口腔扁平苔藓可发生在口腔黏膜任何部位，以颊部最多见，其次为舌、龈、唇、腭和口底等黏膜，大多左右对称。

病损表现为小丘疹连成的线状白色或灰白色条纹（或花纹），类似皮肤损害的威克姆纹（Wickham striae）。白色花纹呈网状、树枝状、环状或半环状，黏膜可发生红斑、充血、糜烂、溃疡、萎缩和水疱等病损。临床表现虽多种多样，但仍以白色条纹为本病最主要的表现。口腔扁平苔藓病损在口腔黏膜消退后，黏膜上可留有黑色素沉着。

患者自觉黏膜粗糙、烧灼感、口干。黏膜充血糜烂时，遇辛辣、热、酸、咸味刺激时，局部敏感灼痛。病情反复波动，可同时出现多样病损，并可相互重叠和相互转变。

(1) 根据病损基部黏膜状况分型

①糜烂型：除白色病损外，线纹间及病损周围黏膜发生充血、糜烂、溃疡。糜烂周围常有白色花纹或丘疹，疼痛明显。常发生于唇、颊、颊沟、磨牙后区、舌腹等部位。

②非糜烂型：白色线纹间及病损周围黏膜正常，可有充血，但无糜烂。患者多无症状，或偶有刺激痛。黏膜上白色、灰白色线状花纹组成网状、环状、斑块、水疱多种病损。

网状：灰白色花纹稍高隆起于黏膜表面，交织成网状，多见于双颊、前庭沟、咽旁等。

环状：灰白色微小丘疹组成细条纹，稍高隆起呈环状、半环形，可发生于唇红、双颊、舌缘、舌腹等部位。

斑块：斑块大小不一，形状不规则，多见于舌背，舌乳头萎缩微凹下，表面光滑，微显淡蓝色。其他部位的萎缩损害呈现红斑样损害，如发生在颊部、舌腹、硬腭处的损害，周围可见白色条纹或斑片。

水疱：上皮及下方的结缔组织分离，导致水疱形成。疱为透明或半透明状，周围有斑纹或丘疹，疱破溃后形成糜烂面。可发生在颊、唇、前庭沟及翼下颌韧带处。

(2) 口腔黏膜不同部位口腔扁平苔藓病损的表现特征

①颊部：颊部病损以磨牙前庭沟为好发部位，其次为咬合线区域，向后波及磨牙后垫翼下颌韧带，前方可延伸到口角处。多为树枝状、网状白色条纹并可有丘疹、红斑、糜烂等不同类型损害。

②舌部：一般认为发生率仅次于颊部，多发生在舌前2/3区域，舌部常见斑片和萎缩损害。舌背部病损出现单个或多个为圆形或椭圆形灰白斑片损害，舌背丝状及菌状乳头萎缩，上皮变薄呈光滑红亮，易形成糜烂，糜烂愈合后，遗留平滑而缺乏乳头的表面，易与白斑混淆。舌缘及腹部病损常为网状、线条状的斑纹，可同时有充血、糜烂。

③唇部：下唇唇红多于上唇，病损多为网状或环状，白色条纹可延伸到口角。唇红黏膜基底层炎症水肿常发生水疱，导致糜烂、结痂。病损累及部分唇红或波及整个唇红黏膜，但通常不会超出唇红缘而涉及口周皮肤，该特征是与盘状红斑狼疮的鉴别要点。

④牙龈：萎缩、糜烂型多见，龈乳头和附着龈充血，接近前庭沟处可见白色花纹，此白色花纹可与黏膜类天疱疮相区别。

⑤腭部：较为少见，病损常由移行皱襞或缺牙区黏膜蔓延而来，中央萎缩发红似红斑损害，边缘色白稍显隆起。

2. 皮肤病损及其他损害

微高出表面的扁平多角形丘疹，呈粟粒至绿豆大，边界清楚，多为紫红色，有的小丘疹可见到白色小斑点或浅的网状白色条纹，称为威克姆纹（Wickham striae）。可用液状石蜡涂于丘疹表面，放大镜下观察更加清晰。皮损以四肢较躯干多见，患者自觉瘙痒，可见抓痕，指（趾）甲发生变形。

(二) 诊断

中年女性患者多见，损害常为对称性；以白色条纹组成的各种形状损害为主，也可出现斑块、糜烂或水疱等病损；慢性病程，静止与发作交替进行，有减轻和加重的表现；有其特征的病理表现，活体组织检查可帮助诊断。

(三) 治疗

1. 心理治疗

应详细询问病史，了解身心健康状况，如有无心理压力和焦虑、精神状态、睡眠、月经状况、消化及大便等情况。根据情况可辅以药物治疗，并进行适当的心理治疗和调节自主神经的治疗。

2. 局部治疗

局部应用糖皮质激素，安全且疗效好，可采用糖皮质激素的各种制剂。也可选用10～25mg泼尼松龙、5～10mg曲安西龙或曲安奈德等加入2%利多卡因形成混悬液，对病损区进行黏膜下注射，7～10天1次。口服肾上腺糖皮质激素应慎重，对大面积严重的糜烂性扁平苔藓，可试用小剂量和短程方案，每日泼尼松15～20mg，口服1～2周，并逐渐减量。对于迁延不愈的口腔扁平苔藓，应注意有口腔念珠菌感染的可能，可使用制霉菌素含漱液或碳酸氢钠溶液含漱，也可以用制霉菌素药膜或糊剂涂抹。

3. 全身治疗

使用糖皮质激素，免疫抑制剂和免疫增强剂。对急性大面积或多灶糜烂性口腔扁平苔藓，可慎重考虑采用小剂量、短疗程方案。免疫抑制剂主要有羟氯喹、硫唑嘌呤或环磷酰胺。羟氯喹主要通过稳定溶酶体膜、抑制免疫等机制，产生抗炎、减少免疫复合物的形成、减轻组织和细胞损伤等作用。不良反应主要有头晕、恶心、视野减小、视网膜病变等。还可以根据患者自身情况选用胸腺肽和转移因子等免疫增强剂。其他药物如白芍总苷也具有抗炎和免疫调节功能，治疗口腔扁平苔藓具有一定疗效。

昆明山海棠和雷公藤：昆明山海棠不良反应少，可长期服用，每次0.5g，每日3次；雷公藤多苷片0.5～1mg/（kg · d）。未生育的男性患者禁用。

4. 中医药治疗

(1) 阴虚有热型。成药有清肺益肾膏、天王补心丹、六味地黄丸。

(2) 脾虚夹湿型。成药有防风通圣丸、香砂六君子丸、香砂养胃丸。

(3) 血瘀型。成药有女金丹、散结灵。

5. 物理治疗

对于糜烂性口腔扁平苔藓，光动力疗法可促进口腔黏膜修复并具有抗菌效应，且安全性高、无严重不良反应。低能量激光治疗对有疼痛症状的口腔扁平苔藓有效，可作为替代疗法。

二、口腔白斑病

口腔白斑病（Oral Leukoplakia，OLK）是发生在口腔黏膜上以白色为主的损害，不能擦去，也不能以临床和组织病理学的方法诊断为其他可定义的损害，属于口腔黏膜潜在恶性疾患，不包括吸烟、局部摩擦等局部因素去除后可以消退的单纯性过度角化病，可简称为口腔白斑或白斑。

临床上可将白斑分为以下几个阶段：发现白色的黏膜斑块，又不能诊断为其他疾病时，即可做临床影像诊断，此种临时性白斑的诊断可能包括前述白色角化病一部分病例；如果去除某些局部刺激因素，经2～4周的观察后，损害无改善，则可做临床观察诊断；结合切取组织病理检查未发现其他可定义病损，符合口腔白斑病的损害特征，即可做切取组织病理学的诊断；外科切除所有临床可见的损害，并通过组织病理检查而做出的诊断。

(一) 临床表现

1. 发病情况

(1) 年龄和性别。本病多在中年后发病，40岁以上为好发年龄，而且患病人数随年龄的增加而增加，多发于男性，但近年来女性患者有增高的趋势。

(2) 发病部位。本病可发生于口腔黏膜的任何部位，好发部位包括牙龈、颊黏膜咬合线区和舌部，唇、前庭沟、腭、口底也有发生。

(3) 症状。患者可无症状或自觉局部粗糙。伴有溃疡或癌变时，可出现刺激痛或自发痛。

2. 临床分型

口腔白斑病分为均质型和非均质型两大类：均质型有斑块型、皱纹纸型两种表现；非均质型有颗粒型、疣状型和溃疡型三种表现。

(1) 斑块型。口腔黏膜上出现白色或灰白色均质型斑块，平或稍高出黏膜表面，边界清楚，触之柔软，周围黏膜多正常。患者多无症状或有粗糙感。

(2) 皱纹纸型。多见于口底和舌腹，损害有时可累及舌侧牙龈，其他部位较少发生。损害面积不等，表面高低起伏如白色皱纹纸，基底柔软；除粗糙不适感外，初起无明显自觉症状；女性多于男性。为了明确诊断，须进行活体组织检查。

(3) 颗粒型。亦称颗粒结节状口腔白斑病，多见于颊部口角区黏膜，损害常如三角形，底边位于口角。损害的色泽为红白间杂，红色区域为萎缩性红斑，红斑表面"点缀"着结节样或颗粒状白色斑点，所以有不少同义名(结节颗粒状白斑、颗粒状红斑或非均质型红斑等)。患者可有刺激痛。本型口腔白斑病可伴白色念珠菌感染。

(4) 疣状型。多发生于牙槽嵴、口底、唇、腭等部位。损害呈灰白色，表面粗糙呈刺状或绒毛状突起，高低不平，明显高出黏膜表面，触诊微硬。

(5) 溃疡型。在增厚的白色斑块上，有糜烂或溃疡，可有或无局部刺激因素。患者感觉疼痛。

(二) 诊断

口腔白斑病的诊断须根据临床和病理表现作出综合性判断才能完成。根据临床表现和病因可初步诊断为白斑；去除局部刺激因素后观察 2 ~ 4 周，如明显好转，即可确定其他诊断；如无好转，经病理检查，不具有其他任何疾病的特征，即可确定最后诊断，即肯定性口腔白斑病的诊断。病理检查在口腔白斑病的诊断中至关重要。

(三) 癌变倾向问题

口腔白斑病属于口腔潜在恶性疾患，据 WHO 发表的资料，口腔白斑病患者癌变率为 0.13% ~ 17.50%。病理检查有无异常增生及异常增生程度是目前预测白斑癌变风险的重要指标。下列情况须严密随访。

(1) 病理。具有上皮异常增生者，程度越重者越易恶变。

(2) 类型。疣状、颗粒型、溃疡或糜烂型及伴有念珠菌感染、HPV 感染者。

(3) 部位。白斑位于舌缘、舌腹、口底以及口角部位等危险区。

(4) 时间。病程较长者。

(5) 吸烟。不吸烟者。

(6) 性别。女性，特别是不吸烟的年轻女性。

(7) 面积。白斑病损面积＞ 200mm^2 的患者。

(四) 防治

目前尚无根治的方法，治疗目标是缓解症状、预防恶变。主要措施有卫生宣教、去除刺激因素、药物（维生素 A 和维生素 A 酸）治疗、手术治疗、物理治疗、中医辨证治疗和定期随访等。

1. 卫生宣教

卫生宣教是口腔白斑病早期预防的重点。开展流行病学调查，早期发现口腔白斑病患者，进行卫生宣传及必要的健康保健。凡有癌变的倾向者，应及时到医院就诊，并定期复查。

2. 去除刺激因素

去除刺激因素如戒烟、禁酒，少吃烫、辣食物；调磨锐利的牙尖；去除残根、残冠和不良修复体。

3. 维生素 A 和维生素 A 酸（维甲酸）

防止上皮过度角化，保持上皮组织的正常功能。

4. 手术治疗

对于危险区的均质型以及非均质性白斑，当去除可能的刺激因素后仍未见好转，须考虑手术治疗。在病损出现增生、硬结、溃疡等改变时，应及时手术切取活检。对于重度异常增生的白斑应等同原位癌的手术切除。手术治疗切除病损后，仍有可能复发。

5. 物理治疗

物理治疗包括光动力治疗和激光治疗等。比药物治疗能更有效地去除病损，且创伤较小，出血较少，引起组织缺损和功能障碍较轻微，但治疗后，口腔白斑病仍可能复发。

6. 定期随访

无论何种类型的口腔白斑病，均应定期随访。不伴有异常增生者，建议每3个月复查1次；伴有异常增生的患者，建议每1～3个月复查1次。

三、口腔红斑病

口腔红斑病（Oral Leukoplakia，OLK）是指口腔黏膜上出现鲜红色斑片，似天鹅绒样，边界清楚，临床和病理上不能诊断为其他疾病。口腔红斑病属于口腔潜在恶性疾患，比口腔白斑病少见，但恶变率高。可简称为口腔红斑或红斑。

（一）病因

病因不明。目前研究认为红斑的发生与烟酒的摄入以及在此过程中发生的遗传事件有关。

（二）病理

上皮不全角化或混合角化。上皮萎缩，角化层极薄甚至缺乏。上皮钉突增大伸长。钉突间乳头区棘细胞萎缩变薄，乳头层非常接近上皮，结缔组织乳头内的毛细血管明显扩张，使病损表现为红色。钉突增大处的表面形成凹陷，高突的结缔组织乳头形成红色颗粒。颗粒型红斑大多为原位癌或已经突出基底膜的早期浸润癌。

（三）临床表现

口腔红斑病多见于中年患者，男性略多于女性。发病部位以舌缘最多见，牙龈、龈颊沟、口底与舌腹次之。临床上分为三种类型。

(1) 均质性红斑。病变柔软，天鹅绒样鲜红色表面，光滑，发亮，边界清楚，平伏或微隆起。

(2) 间杂型红斑。红斑病损区内有散在的白色斑点，红白相间，有时与扁平苔藓不易区分。

(3) 颗粒型红斑。红斑病损区内有颗粒样微小的结节，稍高于黏膜表面，微小结节为红色或白色。此型往往是原位癌或早期鳞癌。

(四) 诊断

对于红斑病损，正确的诊断程序为：去除可能的创伤因素，如锐利的牙尖、修复体，观察2周。如果病损无明显改善，则需要对病损进行活体组织检查以明确诊断排除恶变。此外，口腔黏膜自体荧光检查术和甲苯胺蓝染色等方法可以提示病损的恶变倾向。

(五) 治疗

口腔红斑病一旦确诊，立即行根治术。建议术后1年内，每3个月复查1次，如无复发，可逐渐延长复查间隔。一旦出现新发病损，需要立刻对病损进行活体组织病理学检查以明确性质。

第六节　唇舌疾病

一、唇炎

唇炎（cheilitis）是发生在唇部的炎症性疾病的总称。唇部是口腔的门户，唇黏膜是被覆黏膜。唇红是黏膜与皮肤的移行部分，独特的生理环境决定了唇部既是口腔最容易受伤的部位，也是皮肤和黏膜疾病最易累及的部位。临床表现多样，某些全身疾病和其他口腔黏膜病在唇部有表现，唇炎是特发于唇部疾病中发病率最高的疾病。目前唇炎的分类尚不统一。根据病因病理可分为腺性唇炎、肉芽肿性唇炎、良性淋巴增生性唇炎和光化性唇炎等。

(一) 慢性唇炎

慢性唇炎（chronic cheilitis）又称慢性非特异性唇炎，不能归入后述各种有特殊病理变化或病因的唇炎，病程迁延，反复发作。临床上表现为干裂、脱屑和轻度糜烂，包括脱屑性唇炎、糜烂性唇炎等。

1. 临床表现

(1) 慢性脱屑性唇炎

易发生在夏秋更替季节，青少年女性多见，常累及上下唇红部，以下唇为重。病变初期无明显不适；损害表面干燥、开裂，有黄白色或褐色脱屑；轻者有单层散在性脱屑，重者鳞屑重重叠叠、密集成片，可无痛剥脱后露出红而发亮的基底面，呈鲜红的无皮样组织；如继发感染，呈现轻度充血水肿，撕去痂皮，脱屑处有烧灼痛或刺激痛；病情反复，可持续数月或数年不愈合。

(2) 慢性糜烂性唇炎

部分患者有舔唇、咬唇的不良习惯。上下唇红部反复糜烂，渗出明显，结痂剥脱，周围无白色条纹。有炎性渗出物时可形成黄色薄痂，有出血时会出现血痂，如继发感染可形成脓痂。痂皮脱落可形成出血性创面，伴有灼热、疼痛或发胀、瘙痒。伴有颌下淋巴结肿大，常复发。

2. 诊断

根据病程反复，时轻时重，寒冷干燥季节好发，唇红反复干裂、脱屑、糜烂、渗出、结痂等临床特点，排除后述各种特异性唇炎后，一般可做出诊断。

3. 治疗

(1) 避免一切外界刺激，纠正不良习惯，如舔唇、咬唇、撕痂等。

(2) 对于结痂较多和糜烂者，可用消毒抗炎液体或浸有清热解毒作用的中药药液的消毒棉湿敷，每日 2 ~ 3 次，每次 20min，湿敷后涂擦金霉素或者红霉素软膏，3 ~ 7 天即可显效。

(3) 必要时使用抗过敏类药物，可取得一定疗效。

4. 预防

避免刺激因素，改变咬唇、舔唇等不良习惯，戒烟戒酒，少吃辛辣食物，避免风吹、寒冷刺激，保持唇部湿润等。

(二) 腺性唇炎

腺性唇炎 (cheilitis glandularis) 是以唇腺增生肥大、下唇肿胀或偶见上下唇同时肿胀为特征的唇炎，病损主要累及唇口缘及唇部内侧的小唾液腺，是唇炎中较少见的一种。

1. 临床表现

腺性唇炎多发于青春期之后，男性多于女性，一般分为单纯型、浅表化脓型和深部化脓型。

(1) 单纯型腺性唇炎

单纯型腺性唇炎是一种以唾液腺增生和导管扩张为主的继发性低度炎症性疾病，患者自觉唇部发胀、肥厚而外翻，触之有很多较硬的颗粒状小结节，为肿大的唇腺。翻开口唇，可见唇红部到黏膜侧有针头大深红色颗粒状突起，挤压时可溢出透明黏液，呈露水珠状。重症者整个下唇肿胀，而形成巨唇。

(2) 浅表化脓型腺性唇炎

由单纯型腺性唇炎合并葡萄球菌感染所致。唇部有浅表溃疡、结痂，痂皮下集聚脓性分泌物，去痂后露出红色潮湿基底部，疼痛明显，在挤压时，有脓性渗出物。在慢性缓解期，唇黏膜失去正常红润。

(3) 深部化脓型腺性唇炎

由单纯型或浅表化脓型反复脓肿引起深部感染所致。深部黏液腺化脓并发生瘘管，长期不愈可发生癌变。唇部出现糜烂、结痂、瘢痕形成，呈慢性病程，此起彼伏，唇部逐渐弥漫性肥厚增大。

2. 诊断

诊断该病根据典型的临床表现可诊断。深部化脓型必要时可做病理检查，以明确是否癌变。

3. 治疗

去除局部刺激因素，如牙周治疗、治疗患牙等；局部注射肾上腺糖皮质激素混悬液；放射治疗，如用放射性核素磷贴敷；对化脓性损害可以给予大剂量的青霉素类、头孢类抗生素治疗，同时口服激素。对唇肿明显外翻，疑有癌变者，尽早行活体组织检查以明确诊断。

(三) 肉芽肿性唇炎

肉芽肿性唇炎（Cheilitis Granulomatosa）以唇肥厚肿胀为主要特点。上、下唇可同时患病，以上唇多见。

1. 临床表现

本病多见于青壮年，男女均可发病。起病急，进程缓慢、持久、反复，呈进行性发展。主要表现为上、下唇肿胀，以上唇多见；唇部肿胀发展较快，自一侧口角至另一侧口角呈弥散肿胀；早期的肉芽肿性唇炎呈淡红色，唇黏膜色泽正常；复发后转为暗红色；局部肥厚结实而有弹性，状似褥垫，压诊时无疼痛，亦无水肿性凹陷；厚胀感为主要自觉症状，无痛，无瘙痒；肿胀可完全消退，但不久复发；多次复发后便不能恢复正常，终至发展为不同程度的巨唇，唇肿可至正常的 2～3 倍，唇红常伴有纵行沟裂 2～6 条，左右对称呈瓦楞状，且在较深的沟裂中可见渗出液并形成薄痂。

本病可累及唇部以外的部位，如颊、龈、鼻、颌和眶周等，称为局限性口面部肉芽肿病。如出现复发性口面部肿胀、复发性面瘫和沟纹舌等三种症状时，称为梅-罗综合征（Melkersson-Rosenthal Syndrome）；若有其中两个症状者称梅－罗综合征不全型。

2. 诊断

依据本病所表现上唇多见，唇肿胀为渐进性的，时而缓解时而加重，扪诊有褥垫感，反复发作或肿胀病损不能恢复等典型症状，可做出诊断，确诊须依据组织病理学检查。

3. 治疗

首先需要尽量去除颌面部的炎症，包括充填龋齿、系统治疗牙周病、拔除残根、治疗残冠和鼻窦炎等。还可以采用糖皮质激素在病变部位局部封闭，加上抗炎抗过敏等全身处理。肿胀明显者，必要时采用手术治疗，以恢复唇外形。

(1) 糖皮质激素治疗。口服糖皮质激素如泼尼松，可有较好的疗效，局部注射泼尼松龙混悬液或醋酸氢化可的松，效果明显，但停药后常复发。建议局部封闭取得疗效后，继续日服泼尼松 10mg15 天左右，巩固疗效后逐渐减量。

(2) 放射治疗。可以控制反复发作，但恢复正常较困难。

(3) 手术切除。经治疗病情稳定后，可以手术切除，使唇部尽可能恢复正常形态。

(四) 良性淋巴组织增生性唇炎

良性淋巴组织增生性唇炎（Cheilitis of Benign Lymphoplasis）又称为淋巴滤泡性唇炎，是多见于下唇的良性黏膜淋巴组织增生病。以淡黄色痂皮覆盖的局限性损害伴有阵发性剧烈瘙痒为特征。

1. 临床表现

本病多见于青壮年女性，可发生在唇、颊及腭部黏膜，多见于下唇唇红部，尤以下唇正中部位为好发区。其表现与慢性非特异性唇炎的糜烂型相似：反复发作，唇部红肿、脱屑和糜烂，周围无明显炎症反应，基底柔软。最突出的症状是剧烈瘙痒，有时达到难以忍受的程度，迫使患者用力揉搓、咬唇，痂皮破裂，流出淡黄色液体后 2 ~ 3min 瘙痒才能暂时缓解。如此反复，每天发作 1 ~ 2 次，发作时间比较固定。损害长期反复发作后，造成下唇唇红部组织增生。

2. 诊断

根据损害局限、反复发作、剧烈瘙痒、淡黄色黏液等临床表现和病理学检查，一般可以确诊。

3. 治疗

避免日光暴晒；湿敷、局部涂布抗炎抗渗出软膏；局部用糖皮质激素封闭；等等。有文献报道微波治疗可取得一定疗效。

(五) 光化性唇炎

光化性唇炎（Actinic Cheilitis）是由于反复持久的日光暴晒引起唇部糜烂、结痂等损害，故称为光化性唇炎。分为急性和慢性两种：急性光化性唇炎以水肿、水疱、糜烂、结痂和剧烈瘙痒为主要临床特征；慢性光化性唇炎以黏膜增厚、干燥、秕糠样白色鳞屑为主要临床特征。

1. 临床表现

发病有明显季节性，常春末起病，夏季加重，秋季减轻或消退。多见于海员、农民、电焊工人及长期户外工作者，50 岁以上男性多发。

(1) 急性光化性唇炎（Acute Actinic Cheilitis）。起病急，在强烈的长时间照射后，唇部发生急性炎症；以下唇为主，也波及上唇；损害为深红斑、肿胀、小水疱、糜烂或脓血痂皮；自觉症状为灼痛和疼痛。一般全身症状较轻，2 ~ 4 周可能自愈，也可转成亚急性或慢性。

(2) 慢性光化性唇炎（Chronic Actinic Cheilitis）。起病慢，以下唇多见，隐匿发病或由急性演变而来。早期表现为广泛唇红黏膜增厚与口周皮肤脱色，唇红区不断发生黄白色秕糠状鳞屑或脱屑，厚薄不等，鳞屑潮湿油腻，撕去鳞屑基底潮红，不出血，鳞屑脱落后又生新屑，病程迁延可致唇部组织失去弹性，形成皱褶和皲裂。长期不愈者，唇红黏膜增厚，角化过度，发展成浸润性乳白斑片，最终发展成疣状结节，易演变成鳞癌。患者常因干燥不适用舌舔唇引起口周 1 ~ 2cm 宽的口周带状皮炎。

2. 诊断

急性型有日光暴晒史，唇部肿胀、水疱、糜烂、脓血、痂皮等，下唇损害较重。慢性型主要为此起彼伏的秕糠状、潮湿性、油腻性鳞屑，有反复日光照射史。组织病理学检查可以确诊病变的性质。

3. 治疗与预防

该病有发生癌变的可能，因此应尽早诊断和治疗。一旦诊断明确，应立即减少紫外线照射，停用可疑药物及食物。

唇部涂擦防光剂，如 5% 奎宁霜；用 0.1% 乳酸依沙吖啶溶液湿敷，去除较厚的鳞屑；可外涂蜂蜜、甘油、凡士林、糖皮质激素软膏等。

对日光敏感性较强者，要避免日光直接照射，外出时应用遮光帽或伞等遮蔽强烈光线。

全身治疗可以口服羟氯喹、烟酰胺、对氨基苯甲酸和复合维生素 B 等。还可以局部采用光动力疗法的物理治疗。

二、口角炎

口角炎（Angular Cheilitis）是发生于两侧上下唇联合处口角区的炎症总称，以皲裂、口角糜烂和结痂为主要症状，故又称口角糜烂、口角唇炎。根据发病原因可分为感染性口角炎、创伤性口角炎、接触性口角炎和营养不良性口角炎。下面对前两种类型进行详述。

(一) 感染性口角炎

1. 临床表现

临床上感染性口角炎既可以单侧发病，也可双侧同时发病。其中疱疹性口角炎有急性发病特征，如红肿、疼痛、起疱、疱破后出现糜烂，不久合并继发感染，出现较厚的橘黄色痂皮，有自限性，1～2周自愈；而念珠菌性口角炎常呈慢性双侧发病，局部皮肤黏膜稍增厚，呈湿白色，伴细小横纹或放射状裂纹，疼痛不明显。

2. 诊断

根据口角区炎症的临床表现和细菌培养、念珠菌直接镜检等微生物学检查结果可以明确诊断。念珠菌性口角炎常同时发生念珠菌性唇炎。

3. 治疗

治疗可按照病因不同给予不同治疗，疱疹性口角炎可行抗病毒治疗；念珠菌性口角炎行抗真菌治疗。具体用药可参照单纯疱疹和口腔念珠菌病的治疗。

(二) 创伤性口角炎

1. 临床表现

创伤性口角炎临床不多见，常为单侧口角区损害，为长短不一的新鲜创口，裂口常有渗血、血痂。陈旧创口则有痂皮、水肿、糜烂。

2. 诊断

可依据明确的外伤史或不规范的口腔治疗经历，且发病突然、常单侧发生等确诊。

3. 治疗

以局部处理为主。可用0.1%乳酸依沙吖啶溶液、氯己定溶液和生理盐水等局部冲洗或湿敷，局部涂抹金霉素或者红霉素软膏。

三、舌部疾病

(一) 地图舌

地图舌（Geographic Glossitis）又称地图样舌，是一种浅表性非感染性的舌炎。病损形态不规则，形似地图，故而得名。病损部位迁移不定，常不定期改变形态和位置，故又称游走性舌炎。

1. 临床表现

多见于儿童，无自觉症状，偶有灼痛。病损多见舌背、舌尖、舌缘。其特征为舌背丝状乳头萎缩消失，形成不规则红色剥脱区，红斑区周边常有白或淡黄色弧形曲线，似地图标示的蜿蜒国界。持续1周或数周内消退，同时又有新病损出现。这种萎缩与修复同时发生，使病变位置与形态呈游走性。病损多在舌前2/3游走，一般不越过人字沟，可不定期发生明显的位置移动。一般无自觉症状，合并感染时出现烧灼样疼痛。地图舌有自限性，发作一段时间会有间歇缓解期。

2. 诊断

临床常依据病损特征进行诊断。

3. 治疗

本病预后良好，且无明显不适感，故一般无须治疗。也可用0.1%氯己定溶液或2%～4%碳酸氢钠溶液含漱预防感染。

(二) 沟纹舌

沟纹舌（Fissured Tongue）又称脑回舌或皱褶舌，表现为舌背出现纵横或不规则沟裂，其走向、深浅和长短因人而异，可随着年龄增长而加重。常与游走性舌炎并发。

1. 临床表现

沟纹舌可见于儿童及成人，无性别差异。临床表现为舌背出现不同形态的裂纹，其形态、排列、数目、长短和深浅不一，形状似脑回、叶脉或树枝，也可发生在舌侧缘。沟底黏膜连续完整，无渗血；丝状乳头缺如。舌的色泽、质地和活动正常，常无症状，合并感染可有刺激痛、灼痛。该病发展缓慢，随年龄增长加重。

2. 诊断

根据舌部的裂纹可做出诊断。

3. 治疗

无症状者一般不需要治疗。可以嘱患者保持口腔清洁，用软毛刷清洁舌背；含漱0.1%氯己定溶液或2%～4%碳酸氢钠溶液时，须用舌尖抵住下前牙，使舌背拱起，避免继发感染。

(三) 舌乳头炎

舌乳头炎（Lingual Papillitis）包括丝状乳头炎、菌状乳头炎、轮廓乳头炎和叶状乳头炎四种。除丝状乳头炎以萎缩性损害为主外，其他乳头炎均以充血、红肿、疼痛为主。

1. 临床表现

(1) 丝状乳头炎。主要表现为萎缩性舌炎，即丝状乳头变薄或脱落。

(2) 菌状乳头炎。菌状乳头数目较少，色红，分布于舌前部和舌尖部，炎症时乳头肿胀、充血、灼热、疼痛不适感，肿胀的乳头突起明显。

(3) 轮廓乳头炎。轮廓乳头位于舌后1/3处，一般为7～9个，呈“人”字形排列，其侧壁上皮内含味蕾。炎症时乳头肿大突起，轮廓清晰，发红，疼痛感不明显，少数患者有味觉迟钝，也有患者因无意间发现而感到恐惧。

(4) 叶状乳头炎。叶状乳头位于舌缘后部，近咽部，为5～8条上下并列的皱襞，富含淋巴样组织。炎症时乳头红肿，乳头间皱褶更显凹陷，患者常有明显的刺激痛或不适感，担心其会发展为肿瘤，是引起患者恐惧的主要原因。

2. 诊断

以丝状乳头炎萎缩为主时可诊断为萎缩性舌炎。其他各种舌炎均以其特殊位置和乳头红肿明确诊断，常可发现与其相对应的过锐牙尖、不良修复体等刺激因素存在。患者常有患癌症的疑虑，因而频频伸舌自检。

3. 治疗

有贫血、维生素缺乏等明确病因者应给予纠正贫血、补充维生素等全身治疗；局部可用抗生素含漱液；去除不良局部刺激，如调磨锐利牙尖、牙周治疗等；炎症明显时可口服抗生素。

(四) 毛舌

毛舌（Hairy Tongue或Coated Tongue）指舌背丝状乳头过度伸长和延缓脱落形成的毛发状损害，可呈黑、褐、白、黄、绿等多种颜色。

1. 临床表现

30岁后成人多见，性别差异不大。常发生于舌背人字沟前方丝状乳头密集区，丝状乳头伸长呈丛毛状，毛长数毫米不等，用探针拨之有如麦波倒状。过长的丛毛可刺激软腭或腭垂，引起恶心。通常无自觉症状，少数患者可有口臭、口干或口内苦涩感。

2. 诊断

根据舌背部丝状乳头的伸长且呈现各种色泽可诊断。

3. 治疗

(1) 寻找和去除诱因。如停用可疑药物和食物，积极治疗全身性疾病，纠正口腔酸性环境等。

(2) 局部处理。如修剪或采用化学法或机械法去除过长丛毛。用2%～4%碳酸氢钠溶液含漱，制霉菌素片50万U含服，每日3次，每次1片，连续使用1个月。

(五)正中菱形舌炎

正中菱形舌炎（Median Rhomboid Glossitis）是指发生在舌背人字沟前方，类似菱形的炎性病变。

1. 临床表现

正中菱形舌炎多见于中年以上男性，临床上分为光滑型与结节型两种。

(1) 光滑型。位于舌中、后1/3交界处中央，即人字沟中央区，呈菱形或圆形的无舌乳头区，表面光滑，色泽深红或鲜红，质软，无压痛，周围区色泽及舌乳头正常。患者多无自觉症状。

(2) 结节型。病损部位及大小同光滑型，但舌乳头剥脱区内出现大小不等的暗红色突起，表面可见散在性白色角化点，不易擦去，扪之有结节、粗糙感、稍硬，无压痛，患者多无自觉症状和功能障碍。

2. 诊断

根据舌人字沟前的近似菱形损害可做出诊断。对于结节型者应行活体组织检查排除恶变。

3. 治疗

可给予局部抗真菌药物，且嘱患者勿过频伸舌自检。消除恐惧心理，保持口腔清洁。对质地变硬的结节型病损，应尽早做病理检查排除恶变可能。

第七节　性传播疾病的口腔表征

性传播疾病的主要传播途径是性行为。包括梅毒、艾滋病、淋病、尖锐湿疣、生殖器疱疹、软下疳等十余种疾病，有些常伴口腔损害。本教材仅对梅毒和艾滋病做简要描述。

一、梅毒

梅毒（Syphilis）由梅毒螺旋体引起的一种慢性、系统性性传播疾病，可以通过血液和性接触传播，也会经胎盘传给胎儿。早期主要侵犯皮肤与黏膜，可侵犯人体几乎所有器官，因此梅毒的临床表现复杂多样。

(一)临床表现

根据传播途径不同，临床将梅毒分为先天性与后天性两类；根据病程，分为一期梅毒、二期梅毒和三期梅毒。前两者算早期梅毒，三期梅毒属于晚期梅毒。

1. 先天性梅毒(胎传梅毒)

系母体怀孕4周左右，经胎盘传播给胎儿。

(1) 早期先天性梅毒患儿可出现口周及肛周特异性放射性皲裂及瘢痕，患儿营养状况不佳，呈脱水、老人貌，可出现褐色皮肤斑疹、斑丘疹或扁平湿疣，患儿常有鼻炎、鞍状鼻，可伴全身骨损害。

(2) 晚期先天性梅毒患儿有上腭和鼻中隔穿孔，上中切牙切缘呈半月形凹陷，称哈钦森牙(Hutchinson Tooth)，下颌第一磨牙呈桑葚状，称桑葚牙，皮肤出现树胶肿，可伴神经性耳聋、角膜炎及骨损害。

2. 后天性梅毒(获得性梅毒)

(1) 一期梅毒。主要表现为硬下疳和淋巴结肿大，一般无全身症状。一般于感染后3周左右在受侵部位发生。口腔表现以下唇最多见，且较其他处大。硬下疳也可发生在龈、舌、腭及扁桃体。初期为小片红斑，以后发展为丘疹或结节，表面发生坏死，形成圆形或椭圆形的单个无痛性溃疡，边界清，周围微隆起，基底平坦，呈肉红色，触之有软骨样硬度，下方常有炎性红晕。在感染1~2周后，病损区周围相关淋巴结逐渐肿大、变硬，但不融合，也无红、肿、热、痛等炎症表现。如从硬下疳或受累淋巴结吸取组织涂片，暗视野显微镜下观察可见大量梅毒螺旋体。

(2) 二期梅毒。一期梅毒未经治疗或治疗不彻底，梅毒螺旋体由淋巴系统进入血液循环，大量繁殖扩散，引起的组织损害为二期梅毒。常表现为皮肤、黏膜、骨骼及其他组织器官的多发性损害。常先有类上呼吸道感染症状，继而出现皮肤、黏膜损害。此期传染性最强，引起口腔损害最多。

(3) 三期梅毒，即晚期梅毒。早期梅毒未经治疗或治疗不充分，经过一定潜伏期，≥2年，最长可达20年，约40%梅毒患者发生三期梅毒。三期梅毒累及范围广，病情较严重。主要特点为：损害发生时间晚、病程长；症状复杂；组织破坏性大。损害内梅毒螺旋体少，传染性弱，梅毒血清阳性率低。

3. 潜伏梅毒

凡有梅毒感染史，无临床表现或临床表现已消失，除梅毒血清学阳性外无任何阳性体征，且脑脊液检查正常者称为潜伏梅毒，其发生与机体免疫力较强或治疗暂时抑制梅毒螺旋体有关。

(二) 诊断

梅毒的诊断依据主要有以下几点：

1. 不洁性交史

应询问时间，确定潜伏期。

2. 家族史及现病史

如怀疑为先天性梅毒，应询问父母有无梅毒史，确定现有病损（黏膜斑、皮疹）的临床表现。

3. 实验室检查

(1) 脑脊液螺旋体抗体吸收试验阳性。暗视野显微镜检查，涂片银染色或核酸扩增试验梅毒螺旋体核酸阳性，均易在二期梅毒皮损中找到梅毒螺旋体。

(2) 梅毒螺旋体血清学试验阳性。常用快速血浆反应素试验（RPR）、血清不加热反应素试验（USR）、梅毒螺旋体血凝试验（THRA）等。

(3) 非梅素螺旋体血清学试验阳性。

(三) 治疗

治疗原则：正确诊断，及时治疗，足够剂量，正规疗程，定期观察。

治疗首选青霉素，如一期、二期梅毒可用青霉素240万U两侧臀部肌内注射，每侧120万U，每周1次，共用3周。也可用普鲁卡因青霉素G，每日80万U肌内注射，连用7～10天。如青霉素过敏，可改用红霉素口服，每日2g，分4次服，连用15天。或用阿奇霉素，每日口服0.5g，连用10天。三期梅毒可用普鲁卡因青霉素G80万U肌内注射，每日1次，共用10天。先天性梅毒可用普鲁卡因青霉素G5万U/（kg·d），肌内注射，连用10～14天。一般应对梅毒患者进行跟踪观察，必要时应补充治疗。

二、艾滋病

艾滋病（Acquired Immune Deficiency Syndrome，AIDS）又称获得性免疫缺陷综合征。由人类免疫缺陷病毒（Human Immunodeficiency Virus，HIV）引起。主要通过性接触及血液传播，病毒可侵犯并破坏辅助性T淋巴细胞，导致机体细胞免疫功能低下，进而并发各种严重的机会性感染及恶性肿瘤。

艾滋病进展较慢，病程较长。HIV感染者在发展为AIDS前的很长一段时期内可无明显的全身症状，但大多数感染者出现各种口腔损害，有些还是在早期出现。有些口腔病损可以预示HIV感染后的病情进展。因此HIV感染者可能首先就诊于口腔科，早发现、早诊断、早治疗，有利于疾病的控制，减少传播。

(一) 传染途径

AIDS 患者、HIV 携带者是本病的传染源。病毒可存在于患者的血液、精液、子宫和阴道分泌物、唾液、泪液、乳汁、尿液、脑脊液及羊水中。日常生活的一般接触，如握手、礼节性接吻、共同进餐、接触电话、公用便具、被蚊虫叮咬等不造成传播。但在口腔黏膜有炎症、出血、破溃状态下的接吻具有危险性。

(1) 性接触传播。是本病的主要传染途径。

(2) 血液传播。包括接受含 HIV 的血液、血制品、器官等，或使用被 HIV 污染的注射器、针头及医疗器械，用含 HIV 的精液进行人工授精。

(3) 垂直传播(母婴传播)。包括经胎盘、产道或哺乳等方式传播。

(二) 高危人群

艾滋病的高危人群为男性同性恋者，静脉注射吸毒者，血友病和多次接受输血、血制品患者，HIV 感染者的配偶或性伴侣。

(三) HIV 的口腔表现

1. 口腔念珠菌病

在 HIV 感染者的口腔损害中最为常见，常在疾病早期出现，是免疫抑制的早期征象。好发于颊、腭后部、牙龈及口角，表现为红斑型、假膜型口腔念珠菌病和口角炎。病情反复或严重。

2. 牙周病

包括牙龈线性红斑、HIV 相关性牙周炎和急性坏死溃疡性牙龈炎等。

(1) 牙龈线性红斑又称艾滋病相关性牙龈炎，特点是游离龈呈线状充血，附着龈上有散在红斑。常伴有自发性出血，但口腔卫生良好。

(2) IIIV 相关性牙周炎可从牙龈线性红斑发展而来，进展迅速，牙周附着严重丧失，骨吸收快，出现牙松动、疼痛，可伴牙龈及牙周组织溃疡与坏死。

(3) 急性坏死溃疡性牙龈炎以前牙牙龈较多见，主要表现为牙龈出血、疼痛、口臭、牙龈乳头坏死。严重者可发展为坏死性溃疡性牙周炎，甚至急性坏死性口炎。

3. 口腔毛状白斑

口腔毛状白斑是 HIV 感染者的主要表现之一。毛状白斑的发生可能与 EB 病毒及口腔念珠菌感染有关。常见于舌侧缘，表现为白色斑块，表面有皱褶状突起，似毛发，不能刮去，有时白斑可扩延至舌背或舌腹。病理主要表现为上皮增生，棘细胞层过度不全角化、角蛋白突起细如毛发。

4. 卡波西肉瘤

卡波西肉瘤是艾滋病患者最常发生的肿瘤，其中有一部分较早出现于口腔。口腔内腭部及牙龈是最常见发病部位，也可见于咽部、唇颊黏膜，舌背则少见。典型表现是淡蓝或暗红色斑（肿）块，早期扁平不高出黏膜，后逐渐扩大，颜色加深，突出黏膜，并可出现结节甚至溃疡，此时可伴疼痛及相关表现。病理表现以内皮组织增生及血管改变为主。

5. 非霍奇金淋巴瘤

HIV 感染者该病发病率明显高于正常人群，是确诊艾滋病的表现之一。该病常以无痛性颈部及锁骨上淋巴结肿大为早期表现，发展迅速，易发生远处转移。如发生在口腔，多见于软腭、扁桃体、舌根等处，一般为单发。肿瘤生长迅速，可逐渐肿大并出现溃疡、坏死，导致疼痛、组织破坏与功能障碍。中、晚期患者可有出血、发热、消瘦、贫血、肝脾大等一系列表现。

（四）诊断

1. HIV 感染

受检者血清试验阳性。

2. 艾滋病

HIV 抗体阳性，又具有近期体重明显减轻且伴有发热或腹泻持久、明显真菌或其他条件致病菌感染、肺孢子菌肺炎、卡波西肉瘤等的任何一项者，可确诊为艾滋病。

（五）防治

目前尚无有效的 HIV 疫苗和治疗方法。预防 HIV 感染应采取综合预防措施，开展宣传教育，实施控制艾滋病的全球战略。治疗可以通过抗 HIV 治疗、免疫调节治疗、支持与对症治疗、心理治疗等综合手段进行。

第八节　系统疾病的口腔表征

一、造血系统疾病

（一）缺铁性贫血

缺铁性贫血是指缺铁引起的小细胞低色素性贫血及相关的缺铁异常，是血红素合成异常性贫血的一种。

1. 病因

慢性失血，腹泻致失铁过多，铁吸收不良或摄入不足、身体需求增加等均可导致该病。

2. 临床表现

(1) 全身表现

早期无症状，晚期可出现皮肤黏膜苍白，毛发干枯脱落，乏力、易倦、头晕、心悸、食欲缺乏、月经失调等。

(2) 口腔表现

唇、舌及牙龈黏膜苍白，可伴灼痛、干燥、异物感，舌背乳头可逐渐减少或消失，呈鲜红光亮状，味觉迟钝，伴舌炎及口角炎。重者口腔黏膜萎缩，易糜烂、溃疡。

3. 诊断

依据病史、临床特征及实验室检验可确诊。实验室检验可见血红蛋白减少、血清铁下降。

4. 治疗

根据病因进行诊断是治疗的前提。也可行补铁治疗：口服硫酸亚铁 0.3g，每日 3 次；口服复合维生素 B 与维生素 C。加强口腔卫生，预防与控制继发感染。

(二) 白血病

白血病是一类造血干细胞的恶性克隆性疾病，因白血病细胞自我更新增加、增生失控、分化障碍、凋亡受阻，而停滞在细胞发育的不同阶段。在骨髓和其他造血组织中，白血病细胞大量增生累积，使正常造血受抑制，并浸润其他组织和器官。根据白血病细胞的成熟程度和自然病程，白血病分为急性和慢性两类。

1. 病因

白血病病因未明，可能与病毒感染、电离辐射及遗传背景有关。

2. 临床表现

急性白血病起病急缓不一，急性患者可有突然高热，或严重出血，全身淋巴结肿大、肝脾大、胸骨压痛等表现。慢性者出现低热、盗汗、明显肝脾大等表现。常因脸色苍白、皮肤紫癜、月经过多或拔牙出血不止被发现。

各型白血病都可以出现口腔表现，主要有牙龈红肿、牙龈出血，口腔黏膜瘀斑及血肿，重者牙龈增生至接近咬合面，出现牙龈溃疡坏死、牙痛及牙松动。如经拔牙或刮治术，发生出血不止或继发严重感染。有较难愈合的不规则溃疡。

3. 诊断

根据临床特点，结合血象及骨髓分析可确诊。血象分析可发现大量幼稚白细胞，骨髓涂片分析有助于分型。

4. 治疗

由内科医生主持治疗。口腔治疗时必须十分谨慎，以保守治疗为主，尽量避免在操作时引起出血和继发感染，切忌手术和活检，禁用具有刺激性和腐蚀性药物。对牙髓病、牙周病应从简处理，待全身病情缓解再治疗。牙龈出血者用3%过氧化氢溶液冲洗牙周后，上碘甘油，必要时上牙周塞治剂或云南白药等，采用压迫止血。加强口腔宣教，注意口腔卫生，防治黏膜溃疡及继发感染。

(三) 血小板减少性紫癜

血小板减少性紫癜是一组免疫介导的血小板过度破坏所致的出血性疾病。

1. 病因

原发性者病因未明，可能与病毒感染及自身免疫异常有关。继发性者与电离辐射、药物、感染、脾功能亢进等因素有关。

2. 临床表现

多呈慢性病程，以皮肤瘀斑或血肿、鼻出血、月经过多、血尿、便血等为主要表现，可伴头痛、恶心呕吐、乏力等症状，严重者可有多处内脏出血。

口腔表现：牙龈自发性出血，如吸吮、刷牙会加重出血。口腔黏膜上易出现瘀斑、血疱或血肿，若有破溃，易继发感染，口内有血腥臭或口臭。

3. 诊断

根据临床特点、病史及血液检查可确诊。血液检查可发现血小板明显减少，出血时间延长、毛细血管脆性试验阳性等均可帮助确诊。

4. 治疗

全身治疗首选糖皮质激素。还可采取输血、补充免疫球蛋白、脾切除手术进行治疗。止血可肌内注射维生素 K_1、维生素 K_3 等，口腔内出血可用压迫、上牙周塞治剂、3% 过氧化氢溶液冲洗、0.1% 氯己定溶液漱口等治疗，预防和控制感染。

二、维生素缺乏症

(一) 维生素 B_2 缺乏症

维生素 B_2 又称核黄素，为水溶性维生素之一，主要源于动物性食物。

1. 病因

与摄入不足、吸收不良或需要量增加等有关。某些药物如抗生素及激素能影响维生素 B_2 在体内合成与吸收，也能导致该病发生。

2. 临床表现

多部位多样化，如疲劳、创伤难愈合、血管增生性角膜炎、干痒性皮炎或脂溢性皮炎等。阴囊及会阴部皮肤湿痒并伴有红斑、丘疹等。

口腔表现如下。

(1) 口角炎。表现为对称性口角区黏膜皮肤湿白，可伴糜烂与皲裂，张口时疼痛且易出血，易形成脓痂或脓疱。

(2) 唇炎。多为红肿伴糜烂，长期发展可转变为暗红、肥厚及干燥脱屑，可出现皲裂，易出血感染。

(3) 舌炎。初期可有舌干燥、灼痛，后舌乳头逐渐萎缩呈光滑状，遇刺激疼痛加重。

3. 诊断

根据临床特点及营养状况进行判断，必要时做血清或尿液的维生素 B_2 检测，以帮助诊断。

4. 治疗

补充维生素 B_2 或复合维生素 B_2，改善食物烹调方法，多吃水果。局部治疗以预防和控制感染为主，如灼痛、刺激痛较重，可用 0.5% 达克罗宁溶液涂布，或以 0.1% 利多卡因溶液含漱。

(二) 维生素 C 缺乏症

维生素 C 缺乏症又称坏血病，是长期缺乏维生素 C 所引起的营养缺乏症，临床特征为出血和骨骼病变。

1. 病因

与摄入不足 (偏食及食物加工过度)、吸收不良有关。

2. 临床表现

发病初期患者有乏力、体重减轻的表现，而后出现皮肤出血点、血尿、血便、贫血、伤口不易愈合等。

口腔表现：早期可出现牙龈肿胀、松软、易出血，多见于龈乳头及龈缘，牙龈呈暗红色，可见糜烂与溃疡。如伴发感染，可出现疼痛及口臭。如口腔卫生不良，可使症状加剧，特别是牙周炎患者，在短期内牙齿松动脱落。口腔黏膜可见出血点或瘀斑。口腔创口愈合延迟，对感染的易感性增加。X 线片可见牙槽骨明显吸收或骨板吸收明显。

3. 诊断

根据营养状况及饮食习惯，临床特征及实验室检查可做出诊断，患者一般血清维生素 C 水平明显降低，而糖耐量试验增高，凝血酶时间延长，毛细血管脆性试验阳性也有助于诊断。也可先诊断性治疗，即补充维生素 C，如疗效明显，可确诊。

4. 治疗

去除病因，多食富含维生素 C 的水果与蔬菜，改善烹调方法。如病情较重，每日可口服维生素 C200 ~ 500mg，分 3 次口服，连用 1 个月。

第十四章　耳鼻咽喉科病人的护理

第一节　分泌性中耳炎病人的护理

一、定义

分泌性中耳炎是以中耳积液及听力下降为特征的中耳非化脓性炎性疾病，又称为渗出性中耳炎、非化脓性中耳炎、黏液性中耳炎、卡他性中耳炎、鼓室积液、浆液性中耳炎、浆液-黏液性中耳炎、无菌性中耳炎。为耳鼻喉常见疾病之一。儿童多见。在上呼吸道感染后以耳闷胀感和听力减退为主要症状。由于耳痛不明显，儿童主诉不清，在小儿听力受到影响时家长才发现就诊，常常延误诊断和治疗。分泌性中耳炎可造成儿童的听力损失，影响语言发育，应高度警惕和及时观察治疗。对于成人单侧病变者，应尽早明确病因，排除鼻咽部及其周围间隙的占位性肿瘤，尽早缓解症状、改善生活质量。

二、临床表现

分泌性中耳炎的临床表现主要为听力下降，可随体位变化而变化，轻微的耳痛、耳鸣、耳闷胀和闭塞感，摇头可听见水声。耳科专科检查可见鼓膜内陷，呈琥珀色或色泽发暗，亦可见气液平面或气泡，鼓膜活动度降低。

婴幼儿则表现为对周围声音反应差，抓耳，睡眠易醒，易激惹。婴儿对周围的声音没有反应，不能将头准确地转向声源；即使患儿没有主诉听力下降，家人则发现患儿漫不经心、行为改变、对正常对话无反应、在看电视或使用听力设备时总是将声音开得很大；对于反复发作的急性中耳炎，应警惕在发作间歇期可能持续的分泌性中耳炎；学习成绩差；平衡能力差，不明原因的笨拙；语言发育迟缓。

三、诊断

根据病史及专科检查，结合鼓室导抗图和声反射、耳显微镜或内镜检查，鼓膜穿刺或切开术等可以明确诊断。

四、鉴别诊断

（一）急性中耳炎

婴幼儿及儿童分泌性中耳炎应与急性中耳炎相鉴别。急性中耳炎治疗不彻底或迁延不愈可转换为分泌性中耳炎。多病程较短，患者可有剧烈耳痛、耳流脓等症状，分泌性中耳炎多病程较长，多以耳闷为主要症状，耳痛呈间断性，较轻，甚至无耳痛表现。

（二）鼻咽癌或鼻咽部占位性病变

典型的鼻咽癌早期症状可为涕中带血、颈部包块。但有些患者耳部症状先于上述症状，癌肿在鼻咽部的黏膜下潜行，鼻内镜检查在早期不易发现。对于单耳分泌性中耳炎，特殊地区患者，应高度警惕。

（三）慢性化脓性中耳炎合并中耳胆脂瘤

松弛部穿孔被痂皮覆盖，耳鼓膜紧张部显示鼓室积液，此类患者应仔细检查松弛部，必要时行颞骨的高分辨率 CT，以除外中耳胆脂瘤。

（四）黏连性中耳炎

主诉为听力减退和闷胀感，检查鼓膜与鼓岬黏连以资鉴别。

（五）鼓室硬化

属慢性中耳炎的后遗病变。主诉听力下降和耳闷胀感。一般病史较长，有中耳炎病史。鼓膜可以完整，鼓室内大量硬化症包裹听骨链，影响声能传导。颞骨 CT 或手术探查可以明确诊断。

（六）胆固醇肉芽肿

患者主诉听力减退和耳闷胀感。但耳科检查可见鼓膜呈蓝色，颞骨 CT 提示鼓窦入口狭窄，可有骨质破坏。手术探查及病例检查可以明确诊断。

（七）先天性或后天性中耳胆脂瘤

对于鼓膜完整的中耳胆脂瘤，主诉听力下降，检查鼓膜完整，透光度差，听力图显示为传导性听力损失，容易混淆。但鼓室积液征不明显，鼓膜透光度差，可透过鼓膜见到白色的实性团块样物位于鼓膜内侧的鼓室内。

(八) 自发性或外伤性脑脊液耳漏

可主诉患侧反复发生脑膜炎，检查显示鼓室内液体积聚。年轻患者，根据病史、查体及影像学检查可以确诊。外伤性者则有明确的外伤史。

(九) 外淋巴漏

两窗破裂和先天性裂隙，造成外淋巴液漏至中耳鼓室腔。可表现为鼓室积液，但患者有眩晕病史，遇强声刺激可诱发眩晕。听力图提示感音神经性耳聋。

(十) Wergerner 肉芽肿

虽然属于少见病，但疾病初期容易误诊为分泌性中耳炎。双耳发病，病程迁延和顽固，伴有全身发热、肺部及肾脏病变，ANCA 等抗体阳性，对糖皮质激素治疗有效，应高度警惕该病。

(十一) 其他

当咽鼓管功能不良或耳硬化症，听力曲线为传导性聋，另外，内耳的病变如梅尼埃病、上半规管裂综合征等，可表现为耳闷胀感，尤其是听力曲线上显示有骨气导间距时则容易混淆。但鼓膜检查无积液征，声导抗图显示为 A 型图或 C 型图，而非 B 型图；内耳病变以感音神经性聋为其主要特征，以资鉴别。

五、治疗

治疗原则为积极治疗原发病及邻近病灶，去除病因，改善咽鼓管的通气功能，平衡和消除中耳鼓室内的负压状况，通畅引流鼓室内的积液，防止鼓室黏连和中耳胆脂瘤及胆固醇肉芽肿的发生。

(一) 成人分泌性中耳炎的治疗

1. 保守治疗

(1) 鼻腔收缩剂

改善咽鼓管通气功能，常用药物为麻黄素制剂、盐酸羟甲唑啉等药物，但是使用此药物要注意防止药物依赖，一般疗程不超过 1 周，若频繁过量使用易引起药物性鼻炎。麻黄素类鼻腔收缩剂可升高血压，老年人用药后应观察血压变化。

(2) 黏液促排剂

可调节咽鼓管及鼓室内黏膜生理功能，促进鼓室内积液排除，改善黏膜黏液毯的清理作用，常用药物有：盐酸氨溴索等药物。

(3) 抗生素

在急性期内，可短期内使用敏感抗生素。

(4) 口服糖皮质激素

对于无糖尿病等禁忌证的患者，可使用糖皮质激素类药物如泼尼松等口服，但只可作短期治疗，不宜长期使用。

(5) 鼻用糖皮质激素

改善鼻腔炎症状态，消除炎症介质，且相对口服糖皮质激素更为安全，局部作用于鼻腔、鼻咽、咽鼓管，全身副作用小。

(6) 咽鼓管吹张

可采用咽鼓管吹张器、捏鼻鼓气法、波氏球法或导管法促使咽鼓管通畅，还可经导管向咽鼓管咽口吹入泼尼松龙，达到通畅和引流的目的。但应用此方法时须注意鼻腔不能有鼻涕，不然容易将鼻涕吹入鼓室，引起急性化脓性中耳炎。

2. 手术治疗

(1) 鼓膜穿刺抽液

可同时作为诊断方法及治疗方法，可有效清除中耳积液，改善中耳通气。必要时可重复穿刺，或抽液后注入糖皮质激素类药物。

(2) 鼓膜切开术

适用于分泌的液体较黏稠，鼓膜穿刺不能吸尽者。不合作的小儿可于全麻下进行。需要注意保护鼓室内壁黏膜，鼓膜切开后应将鼓室内液体全部吸尽。

(3) 鼓室置管术

适用于病情迁延不愈，或反复发作，头部放疗后，咽鼓管功能短期内难以恢复正常者，目的是改善通气引流，促使咽鼓管恢复功能。通气管留置时间一般为3~6个月，最长可达6个月~1年。可在咽鼓管功能恢复后取出通气管，有部分患者可自行将通气管排出于外耳道内。

(4) 对于顽固性分泌性中耳炎

一直缺乏有效的治疗措施，目前咽鼓管激光成形术和咽鼓管球囊扩张术为该类患者带来一线希望。对于反复发作的，病程大于3个月以上的慢性分泌性中耳炎患者，可采用此类方法，改善咽鼓管通气功能。

(5) 激光咽鼓管成形术

应用半导体激光、CO2光纤激光、KTP激光灯等软管激光，对咽鼓管圆枕后唇部分进行消融，国外在近两年的临床研究发现其有效率达到90%以上。球囊扩张咽鼓管成形术：应用球囊置入咽鼓管咽口，对咽鼓管软骨部进行扩张，提高咽鼓管软骨部开放功能，达到治疗分泌性中耳炎的目的。

(6) 怀疑鼓峡阻塞、鼓窦入口有肉芽组织阻塞的顽固性分泌性中耳炎患者

可考虑单纯乳突切开术及鼓室探查手术，同时行鼓膜置管术。对将要发生黏连性中耳炎及内陷囊袋者，应该尽早进行手术治疗，以防止并发症。

(二) 儿童及婴幼儿分泌性中耳炎的治疗

1. 密切观察和随诊

因为分泌性中耳炎为自限性疾病，有一定的自愈率，在给予有创治疗前患者应该严密观察3个月。分泌性中耳炎是否自愈取决于病因及积液时间的长短。由急性中耳炎遗留的分泌性中耳炎患者，约75%～90%在3个月时可以自愈，鼓室压图由B转为A、C型。约55%分泌性中耳炎患者可在3个月时自愈，但是，约1/3的患儿可能加重。在起病时间不详的2～4岁的患儿中，约25%的患儿自愈时间为3个月。婴儿和小小儿的自愈率更高。2岁以上双耳分泌性中耳炎、病程在3月以上患儿，在6～12个月时其自愈者约为30%。

对于处于观察阶段的非高危患儿，无论是药物还是手术干预则百害而无一利，而观察等待对非高危患儿则无害处；需要告知家人患儿听力差，尤其是双耳分泌性中耳炎患者；制定改善患儿聆听和学习环境的措施和方案；定期复查，并进行气压耳镜和鼓室压图检查。

改善聆听环境的措施包括：说话时在1米内；将周围干扰的声响关掉如电视机、音乐；面对患儿说话时，做到口齿清晰，并应用手势和图片等视觉方式作为辅助；降低语速、提高音量、言语清晰；与患儿一起阅读和讲述、解释图片或提出问题；注意重复单词、词组或句子；安排患儿坐在距离老师较近的位置上；在教室里使用可调节音量的扩音设备等。

2. 药物治疗

对于儿童，药物疗效短暂而有限，副作用多，不推荐使用。不主张长期使用抗生素治疗分泌性中耳炎，鼓膜充血不应该成为抗生素应用的指征，不主张联合使用抗组胺药及减充血剂，因为他们的副作用明显。也不主张普遍地长期使用口服激素治疗，除非个别病例。尚无证据支持咽鼓管通气、口服或鼓室内注射黏液促排剂及其他药物的治疗作用。

3. 手术治疗

选择手术时应该考虑的因素为听力水平及伴随症状；是否存在影响（言语语言）

发育的高危因素；分泌性中耳炎自愈的可能性。手术指征为分泌性中耳炎持续在4月以上伴有听力减退和其他症状；持续或复发性分泌性中耳炎，伴有高危因素存在(只要是高危患儿，无论积液时间长短，都应该尽早手术)；鼓膜或中耳结构损害。应该综合基层医生、耳鼻咽喉科医生和家人的意见，权衡手术利弊。随访患儿的手术指征为：较好耳的听力水平达到40dB或以上；长期分泌性中耳炎并出现了耳痛、不明原因的睡眠障碍和合并急性中耳炎反复发作；鼓膜后上方内陷囊袋；听骨烂蚀；内陷黏连和内陷囊袋内角化物的积存。

手术术式包括首选鼓膜置管术(可使中耳通气状态保持12～14个月)；有鼻堵、慢性鼻窦炎、慢性腺样体炎等指征时同时行腺样体切除术，不建议4岁以下患儿行腺样体切除术；再次手术时可行腺样体切除术和鼓膜切开术，同时行鼓膜置管或不置管；不建议单独行鼓膜切开术(使中耳通气仅仅保持几天，激光辅助鼓膜切开也只使中耳通气保持几周)或单独行扁桃体切除术治疗分泌性中耳炎(无确切疗效)。

再次手术问题：在鼓膜置管脱管的患儿中，20%～50%的患儿分泌性中耳炎复发，需要再次手术。建议再次手术时，无论腺样体大小，都应该行腺样体切除术(但是腭裂或黏膜下腭裂除外)。因为它使再次手术率降低50%。再次手术的疗效好(对于2岁儿童的再手术疗效明显，而对于3岁儿童的再手术疗效最明显)。术式采用鼓膜切开+腺样体切除(>4岁)；鼓膜置管+腺样体切除(<4岁)。再次手术时，鼓膜置管尤其适合于高危患儿并且必须根治分泌性中耳炎患儿和鼓膜、中耳黏膜有明显炎症的患者。

手术并发症：急诊手术中麻醉的死亡率为1:50000或更低；小儿在麻醉中较成人更易出现喉头和气管的痉挛；鼓膜穿孔的发生率为2%～17%，需要修补；腺样体切除术的出血率为0.2%～0.5%，腭帆功能障碍为2%，还有鼻咽部闭锁或持续腭帆功能障碍(适应证选择和手术技巧)。

应该权衡是观察随访还是手术所带来的风险，并建议每3～6月或更短间期复查一次。在观察阶段不宜继续观察等待的患者有：不能定期复查的患者；高危患者或并发有其他疾病的患儿。

(三)其他补充治疗手段

1.补充或替代性治疗

常见的补充及替代疗法包括推拿按摩、微波、限制饮食(如限制奶制品)、中草药、补品、针灸、中药等疗法。

2.抗过敏治疗

据报道，分泌性中耳炎患者中存在过敏者为10%～80%不等。长期以来一直怀疑分泌性中耳炎和过敏因素两者间存在着某种关系，但循证医学研究认为抗过敏治疗分泌性中耳炎的研究资料缺乏前瞻性、对照研究和足够的证据。

六、护理措施

分泌性中耳炎主要是由于咽鼓管堵塞，导致中耳负压，鼓室内出现黏液，导致中耳腔内黏膜出现炎症反应。分泌性中耳炎患者的护理要求主要包括避免耳部进水、饮食清淡、避免刺激鼻咽部、掌握正确擤鼻涕的姿势等。

(1) 避免耳部进水。患者在洗澡、洗头或者游泳时，要避免耳朵内进水，以免引起中耳炎加重。

(2) 饮食清淡。在饮食上，分泌性中耳炎患者要注意清淡饮食，多吃蔬菜和水果，如卷心菜、西兰花、苹果等，避免吃辛辣刺激性食物，如辣椒、花椒等，还要避免吃油腻食物，如肥肉等，以免刺激咽喉部黏膜，导致分泌性中耳炎加重。

(3) 避免刺激鼻咽部。在日常生活中，患者要尽量减少感冒的次数，感冒时由于咽鼓管堵塞，会使中耳腔内的黏膜出现炎症反应，从而引起分泌性中耳炎加重。如果鼻子出现不适，应及时进行相应治疗，避免通过鼻子吸入咽鼓管。

(4) 掌握正确擤鼻涕的姿势。患者在擤鼻涕时，应单侧鼻孔堵住，不要同时两侧鼻孔同时堵住，以免导致中耳腔内的压力不平衡，造成分泌性中耳炎加重。建议患者将头部往右侧倾斜，让鼻子和耳朵保持在同一水平线上，然后用手指轻轻按压鼻子两侧，将鼻涕从鼻孔擤出。

(5) 其他护理措施。建议患者在医生指导下对耳部进行局部按摩，促进血液循环，有利于分泌性中耳炎的恢复。患者还要注意适当锻炼身体，如跑步等，增强自身体质，预防分泌性中耳炎反复发作。

如果患者出现分泌性中耳炎加重或出现其他不适症状，建议及时到医院就诊，及时进行针对性治疗。除此之外，患者要做好定期复查，观察分泌性中耳炎病情恢复情况。

第二节　急性化脓性中耳炎病人的护理

急性化脓性中耳炎是细菌感染引起的中耳黏膜的急性化脓性炎症。本病多见于儿童。临床上以耳痛、耳内流脓、鼓膜充血、穿孔为特点。若治疗及时、适当，分泌物引流通畅，炎症消退后鼓膜穿孔多可自行愈合，听力大多能恢复正常。治疗不当或病情严重者，可遗留鼓膜穿孔、中耳黏连症、鼓室硬化或转变为慢性化脓性中耳炎，甚至引起各种并发症。

一、临床表现

本病全身及局部症状较重，小儿多发。可有畏寒、发热，小儿常伴呕吐、腹泻等。耳痛剧烈，且持续时间较长。听力下降并可伴有耳鸣。鼓膜穿孔前后表现截然不同，一旦鼓膜发生穿孔，耳内脓液外泄，症状可得到缓解。

(一) 全身症状

鼓膜穿孔前，全身症状明显，可有畏寒、发热、倦怠、食欲减退等，小儿全身症状通常较成人严重，可有高热、惊厥，常伴呕吐、腹泻等消化道症状，鼓膜穿孔后，体温逐渐下降，全身症状明显减轻。

(二) 耳痛

为本病的早期症状。患者感耳深部钝痛或搏动性跳痛，疼痛可经三叉神经放射至同侧额、颞、顶部、牙或整个半侧头部，吞咽、咳嗽、喷嚏时耳痛加重，耳痛剧烈者夜不能寐，烦躁。婴幼儿则哭闹不休。一旦鼓膜出现自发性穿孔或行鼓膜切开术后，脓液向外宣泄，疼痛顿减。

(三) 耳鸣及听力减退

患耳可有搏动性耳鸣、听力逐渐下降。耳痛剧烈者，轻度的耳聋可不被患者察觉。鼓膜穿孔后听力反而提高。如病变侵入内耳，可出现眩晕和感音神经性聋。

(四) 耳漏

鼓膜穿孔后耳内有液体流出，初为浆液血性，以后变为黏液脓性乃至脓性。如分泌物量甚多，提示分泌物不仅来自鼓室，亦源于鼓窦、乳突。

二、诊断

根据病史和检查，可对本病做出诊断。

三、鉴别诊断

(一) 外耳道疖

外耳道疖是外耳道软骨部皮肤的局限性急性化脓性炎症，主要症状为剧烈的、跳痛性耳痛，张口、咀嚼时尤甚，常向头部放射。全身多有不适感或体温升高。因外耳道无黏液腺，故当分泌物为黏液脓性时，提示病变在中耳而不在外耳道，或不仅位于外耳道。

(二) 分泌性中耳炎

分泌性中耳炎以耳内闷胀感或堵塞感、听力减退及耳鸣为最常见症状，而急性化脓性中耳炎全身症状较重，鼓膜穿孔前可高烧不退，耳痛持续，鼓膜弥漫性充血，一旦穿孔便溢液不止。

四、治疗

本病的治疗原则为控制感染和通畅引流。

(一) 一般治疗

(1) 及早应用足量抗生素后用其他抗菌药物控制感染，务求彻底治愈，防止发生并发症或转为慢性。一般可将青霉素 G 与氨苄西林合用，头孢类抗生素中可用一代头孢菌素头孢拉啶、头孢唑林，二代中的头孢呋辛钠。鼓膜穿孔后，可行脓液细菌培养及药敏试验，参照结果调整用药。

(2) 应用减充血剂喷鼻，如 1% 麻黄碱等，减轻鼻咽黏膜肿胀，恢复咽鼓管功能。

(3) 注意休息，清淡饮食，对于全身症状重者予支持治疗。小儿呕吐、腹泻时，应注意补液，并注意纠正电解质紊乱。

(二) 局部治疗

1. 鼓膜穿孔前

(1) 苯酚甘油滴耳剂滴耳，可消炎止痛。鼓膜穿孔时禁用，以免腐蚀鼓膜及鼓室黏膜。

(2) 当出现以下情况时，应作鼓膜切开术：全身及局部症状较重，鼓膜膨出明显，经保守治疗效果不明显时；鼓膜虽已穿孔，但穿孔太小，分泌物引流不畅；怀疑有并发症可能，但尚无需立即行乳突开放术者。

2. 鼓膜穿孔后

(1) 可先用 3% 过氧化氢或硼酸水彻底清洗外耳道脓液，拭干。

(2) 滴入滴耳剂，如 0.3% 氧氟沙星滴耳剂复方利福平液等，注意滴耳剂应为无耳毒性药物。可以将清洁棉球塞入外耳道以防止脓液污染面部及颈部的皮肤。

(3) 当脓液已减少，炎症逐渐消退时，可用甘油或酒精制剂滴耳，如 3% 硼酸甘油、3% 硼酸乙醇等。

(4) 炎症完全消退后，穿孔大多可自行愈合。流脓已停止而鼓膜穿孔长期不愈合者，可行鼓室成形术。

(三) 病因治疗

积极治疗鼻部及咽部慢性疾病。

五、护理措施

急性化脓性中耳炎主要与患者机体抵抗能力，或呼吸道感染有关。患者会合并急性化脓性中耳炎，出现发热、耳痛，甚至全身性症状，主要护理如下：

(1) 受细菌毒力影响，少数患者有时精神状态较差，要给予全身应用抗生素，缓解炎症对机体作用；

(2) 患者应尽量多休息、多饮水，少进行剧烈活动，以静养为主；

(3) 饮食尽量以清淡饮食为主，对患者恢复更有利；

(4) 对于患者耳部，一般是局部护理，无特殊药物；如果合并有脓液，尽量清理干净，同时应用抗炎药水局部浸泡，缓解炎症；

(5) 如果脓液黏稠，清理困难，要给予过氧化氢等清理，清理完以后再应用耳部抗炎药水进行治疗。

总之，急性化脓性中耳炎患者应多注意个人事项，以多休息为主。

第三节　慢性化脓性中耳炎病人的护理

慢性化脓性中耳炎是指中耳黏膜、骨膜或深达骨质的慢性化脓性炎症。本病在临床上较为常见，常以耳内间断或持续性流脓、鼓膜穿孔、听力下降为主要临床表现，严重时可引起颅内、颅外的并发症。

一、临床表现

(一) 耳部流脓

间歇性或持续性，急性感染时流脓发作或脓液增多，可伴有耳痛。脓液性质为黏液性或黏脓性，长期不清理可有臭味。炎症急性发作期或肉芽、息肉等受到外伤时可有血性分泌物。

(二) 听力下降

患耳可有不同程度的传导性或混合性听力损失。听力下降的程度和性质与鼓膜穿孔的大小、位置、听骨链的连续程度、迷路破坏与否有关。

(三) 耳鸣

部分患者有耳鸣，多与内耳受损有关。部分患者的耳鸣与鼓膜穿孔有关，在将穿孔贴补后耳鸣可消失。

(四) 眩晕

一般慢性中耳炎患者较少出现眩晕症状，当慢性中耳炎急性发作，出现迷路破坏时，患者可出现剧烈眩晕。

二、诊断

慢性化脓性中耳炎包括鼓膜的穿孔，中耳腔的活动性感染，病程持续数周或更长。感染时脓液可很多，流出耳道，或很少仅可通过耳内镜或显微镜才可发现。这类疾病常见于咽鼓管功能不佳的患者，听力下降是常见的症状。按照传统的中耳炎的分型，由于各类慢性化脓性中耳炎在预后及处理原则上不同，因此还必须在结合体格检查、影像学检查等，对病变的类型作出明确诊断。

三、鉴别诊断

按照现有的分类方法，该病需要与伴胆脂瘤的慢性化脓性中耳炎、慢性鼓膜炎、中耳癌、结核性中耳炎等相鉴别。

四、治疗

(一) 治疗原则

治疗原则为控制感染、通畅引流，清除病灶，恢复听力，消除病因。

(二) 病因治疗

积极治疗引起中耳炎的上呼吸道的病灶性疾病。

（三）药物治疗

根据脓液做细菌培养及药敏试验，选择敏感药物。轻者耳道局部用药，可用3%过氧化氢溶液或硼酸水清洗，然后用棉签拭净或用吸引器洗净脓液后，方可滴药。如合并全身症状，需全身应用抗生素。

（四）手术治疗

1. 常用的手术术式

（1）单纯乳突切除术。指通过磨开鼓窦及乳突，清除鼓窦、鼓窦入口及乳突气房内的全部病变组织及气房，使中耳病变得以充分引流。

适应证：急性融合性乳突炎，乳突蓄脓，已出现或可疑出现颅内、颅外并发症，应急诊手术；急性化脓性中耳炎经保守治疗4～6周无明显好转者；隐匿性乳突炎；急性化脓性中耳炎反复发作，影像学检查提示乳突骨质破坏而未查出原因者，可行乳突切开探查；慢性分泌性中耳炎经鼓膜置管治疗无效，影像学提示乳突气房积液者；成年人特发性血鼓室，病史较长，影像学提示乳突气房积液者；其他手术如人工耳蜗置入术的前置手术。

（2）经典乳突根治术。指彻底清除中耳乳突内病变组织，并通过切除外耳道后上壁，使鼓室、鼓窦、乳突腔和外耳道形成一永久向外开放空腔的手术。该术式要求搔刮并清除全部中耳传音结构，包括鼓室黏膜、残存的听骨和鼓膜以及咽鼓管黏膜等。因术后听力往往受到明显的损伤，且失去重建听力的机会，现已很少使用。

（3）改良乳突根治术。又称Bondy式手术，指切除外耳道后壁、开放乳突、鼓窦，但保留鼓室及咽鼓管的黏膜，对鼓膜及听骨链不予处理。本术式适用于上鼓室胆脂瘤，特别是硬化型乳突胆脂瘤沿着听骨链的外侧向后发展。病变未侵及中鼓室，且听骨链完整者。

（4）乳突切除伴鼓室成形术。①完壁式乳突切除伴鼓室成形术指清除中耳及乳突腔的胆脂瘤等病变组织，保留外耳道后、上壁的完整性，同期进行听骨链重建和（或）鼓膜成形术以关闭鼓室。因其可经乳突和外耳道两条径路进行病灶的清除，又称为联合径路鼓室成形术。②开放式乳突切除伴鼓室成形术又称改良乳突根治术伴鼓室成形术，指在进行改良乳突根治术的基础上进行鼓室成形术，开放全部气房，彻底清除病灶，切除外耳道后上壁骨质，使鼓窦、乳突腔向外开放，同时保留中耳残存的传声结构。③乳突切除术后外耳道重建和鼓室成形术通过重建外耳道壁以消除陈旧性或同期手术形成的乳突根治术腔，并行鼓室成形术提高听力。

（5）耳道径路上鼓室切开伴外侧壁重建术。该术式不进入乳突腔，通过切除上鼓室外侧壁，必要时切除鼓窦外侧壁，清除病灶，重建听骨链；然后用软骨或骨重建上鼓室外侧壁，以防术后内陷袋形成。

适应证：鼓膜松弛部或紧张部后上的穿孔，影像学提示乳突正常者或乳突硬化者；不明原因的传导性聋，行探查手术。

禁忌证：胆脂瘤侵犯较为广泛，乳突腔内可疑有胆脂瘤等病变。

(6) 乳突腔缩窄术。开放式乳突切除术后，会遗留一个较大的乳突腔，导致不少患者术后干耳时间延长，甚至诱发感染。数年之后，术腔内的上皮又可产生大量脱屑，形成痂皮，并进一步引发炎症，继发胆脂瘤形成。因此，对较大的术腔，需行耳甲腔成形术以扩大外耳道口，保持耳道与术腔合适的通气比例，也可于术中或术后行乳突腔填塞术以缩小或消除宽大的术腔，使外耳道接近正常的大小。目前应用于乳突腔填塞的材料包括自体肌瓣，骨膜瓣，肌肉、脂肪、软骨或骨，生物材料等，各种材料各有优缺点。

适应证：各种开放式乳突术腔；陈旧性乳突根治术强；乳突根治术后脑脊液漏。

禁忌证：各种耳源性颅内、外并发症；中耳乳突恶性肿瘤；中耳乳突急性炎症，感染气房未完全清除者；胆脂瘤范围广，未能彻底清除者。

中耳乳突手术的最重要的目标：一是彻底清除病变，减少炎症或胆脂瘤残留或复发的机会。二是通畅引流，由于在中耳手术中，咽鼓管、上鼓室的前后峡以及鼓窦入口是决定中耳通气系统的三个重要的关键部位，因此在术前和术中需要特殊评估上述三个部位的病变情况。三是功能重建，包括听力重建和外耳道后壁的重建。

目前中耳炎手术在术式的选择上形式多样，各家意见不一。每种术式都有各自的优点和缺点，需要结合患者个体的情况，包括乳突发育情况、病变范围，听力损失情况，咽鼓管功能，患者的经济条件，术后随诊的依从性等进行综合的考虑和决策。如何既能保留或恢复中耳的正常结构，又能彻底清除病灶、减少复发；如何有效地建立咽鼓管的功能；如何有效的治疗中耳的广泛黏连及严重的鼓室硬化，如何提高患者的远期疗效等，都是耳科医生需要思考和解决的问题。个体化的选择适当的手术方式对于患者听功能的康复有及其重要的意义。

2. 鼓膜成形术

鼓膜成形术是通过组织移植技术修复穿孔，恢复鼓膜完整性并提高听力的手术。其作为鼓室成形术的重要内容之一，与其他手术如听骨链成形术等组合构成多种类型的单纯性鼓室成形术，也可与各种类型的乳突切除术构成多种类型的乳突切除伴鼓室成形术。当鼓膜穿孔时，如果鼓膜外侧的鳞状上皮层生长的速度超过了鼓膜中央的纤维层的生长速度，就会使鳞状上皮越过穿孔的边缘，与内层的黏膜层上皮相延续，从而影响了鼓膜的愈合。行鼓膜成形术，就是切除内卷的上皮环，选用适当的修复材料做支架，帮助鼓膜自行修复，从而恢复穿孔处鼓膜的正常结构。常用的移植材料有颞肌筋膜、耳屏软骨膜或软骨、耳郭软骨膜或软骨。

(1) 麻醉方式。全麻或局部浸润麻醉。

(2) 手术径路。耳道径路、耳内径路、耳后径路。

(3) 手术切口。耳内切口、耳道内切口及耳后切口。

(4) 成形方法。①外置法指在切除穿孔内缘上皮环后，去除残余鼓膜外侧的上皮层，将移植物置于鼓膜纤维层的外侧面及相邻的外耳道骨壁上，以修复穿孔。优点：移植物周围依托鼓环的支撑，避免了术后移植物内移或凹陷。缺点：可能残留鼓膜上皮组织，术后发生胆脂瘤；术后鼓膜外移化。②夹层法在纤维层表面分离残余鼓膜的上皮层，将移植组织置于两层之间，适用于中等大小的鼓膜穿孔。优点：既有外置法的充分移植床和良好血供，也是移植物能够固定良好，外移及内陷的危险性减小。缺点：仅适用于鼓环完整的情况，对于松弛部的穿孔，难度较大。③内置法将移植物置于鼓膜内侧面黏膜层的移植床上作为支架，修复穿孔的方法。适用于中小穿孔，或亚全穿孔，在伴有乳突气房切除术的鼓室成形术中，也常采用内置法进行鼓膜的修补。

3. 听骨链重建术

听骨链重建术指恢复中耳传音结构的方法，随着中耳手术观念的变化，中耳手术已经从单纯清除病变，相清除病变，重建听力的方向发展，因此近半个世纪来听骨链的重建获得了飞跃发展，其作为鼓室成形术的一部分，构成了各种单纯的鼓室成形术及混合型鼓室成形术。

常用的听骨赝复体包括自体材料如听小骨、骨皮质、软骨等，同种异体材料如同种异体听小骨和牙齿，及人工材料如陶瓷、生物陶瓷、羟基磷灰石、塑料、金属(金、钛合金、白金)、骨水泥等。

(1) 麻醉方式。全麻或局部浸润麻醉

(2) 手术入路。耳道径路、耳后外耳道径路、乳突和外耳道联合径路、乳突径路、耳内径路。

(3) 常用的手术分型。目前我国采用的听骨链重建手术的手术分型，参考2004年西安会议中鼓室成形术的分型。

Ⅰ型。①Ⅰa型：鼓膜成形术：贴片试验气导（听力级）提高到30dB以内，或听力损失在30dB以下，CT检查提示听骨链完整，术中不需探查鼓室和听骨链；②Ⅰb型：必须探查鼓室和听骨链，3块听小骨都在，杠杆完整，成形鼓膜和锤骨连接。

Ⅱ型。锤骨柄坏死，移植物贴于砧骨或锤骨头上，形成新鼓膜。

Ⅲ型。①Ⅲ a 型：有镫骨上结构，镫骨底板活动，鼓膜和镫骨头或镫骨头上加高的结构连接；②Ⅲ b 型：无镫骨上结构，镫骨底板活动，鼓膜和底板之间用重建的听小骨连接。

Ⅳ型：镫骨底板固定，无论镫骨上结构是否存在，如鼓膜完整，行足板开窗，重建传音系统；如鼓膜穿孔，需修补鼓膜后二期手术。

(4) 手术适应证。①作为开放式或闭合式鼓室成形术的一部分，同时一期行听骨链重建；②开放式或闭合式鼓室成形术的二期听力重建术；③伴有听骨链破坏的不张性中耳炎或黏连性中耳炎；④不伴镫骨固定的有明显气、骨导差的鼓室硬化；⑤先天性听骨链畸形；⑥外伤所致听骨链脱位。

(5) 手术禁忌证。①相对禁忌证混合型耳聋，骨导比对侧差；自发性鼓膜与镫骨连接，有良好的听力；严重的中耳不张。②绝对禁忌证唯一有听力耳。

五、护理措施

(一) 日常护理措施

(1) 一定要保持耳道内清洁、干燥，避免耳道进水，尤其是避免进脏水。在洗澡或者洗头的时候，应该用干棉球将耳道堵住，防止进水。

(2) 尽量不要做能够改变耳内负压的活动，例如游泳，会导致慢性化脓性中耳炎加重。

(3) 平时要注意及时保暖，避免感冒，因为感冒之后，慢性化脓性中耳炎会加重。

(4) 在擤鼻涕的时候，不能过度用力，否则可能会导致细菌进入鼓室。

(5) 需要在医生指导下，坚持局部用药治疗，用药前应该将分泌物清理干净。

(二) 术后护理措施

方法一：患耳朝上

让患者的患侧耳朵向上，尽量保持侧卧位，防止压迫；

方法二：检查术后并发症

注意检查患者是否出现术后并发症，如面瘫，可让患者龇牙，检查双侧鼻唇沟是否对称，询问患者是否有眩晕症状，同时注意观察伤口敷料情况；

方法三：防止患耳进水

伤口绷带拆除后，一定要防止耳朵进水，洗澡时，可用保鲜膜覆盖耳朵，然后用一个皮筋将耳朵耳廓缠起来，避免水进入耳朵，造成感染特别提示：

(1) 平时擤鼻涕时，不要过度用力，防止细菌从咽鼓管进入鼓室；

(2) 禁止随意掏耳朵，出现不适症状立即就医；

(3) 出院后遵医嘱，定期复查。

第四节　特发性耳聋病人的护理

突发性耳聋或称“特发性突发性聋”，简称“突发性聋”或“突聋”，是指突然发生的、原因不明的感音神经性听力损失。主要临床表现为单侧听力下降，可伴有耳鸣、耳堵塞感、眩晕、恶心、呕吐等。

一、临床表现

(一) 耳聋

多为单侧耳聋，发病前多无先兆，少数患者则先有轻度感冒、疲劳或情绪激动史。耳聋发生突然，患者的听力一般在数分钟或数小时内下降至最低点，少数患者可在3天以内听力损失方达到最低点。

(二) 耳鸣

可为始发症状，大多数患者可于耳聋时出现耳鸣，但耳鸣也可发生于耳聋之后。经治疗后，多数患者听力可以提高，但耳鸣可长期存在。

(三) 眩晕

一部分患者可伴有不同程度的眩晕，多为旋转性眩晕，伴恶心、呕吐。可与耳聋同时出现，或于耳聋发生前后出现。

(四) 其他

少数患者可有耳闷堵感、压迫感或麻木感。

二、诊断

根据临床症状、查体与听力学检查的结果，除外其他疾病引起的听力下降后，可做出临床诊断。

三、治疗

突发性聋治疗目前多采用综合治疗的方法，有效率在 70% 左右。开始治疗的时间与预后有一定的关系，因此应该在发病后 7 ~ 10 天内尽早治疗。

(一) 糖皮质激素

具有抗炎、抗病毒和免疫抑制的作用，可缓解血管内皮水肿，增加内耳血液供应，目前是突发性聋的重要治疗。

(二) 溶栓和抗凝药物

突发性聋患者的血浆纤维蛋白原水平较正常人显著升高，红细胞聚集和血浆黏稠度也呈显著升高，提示血液黏滞度在突发性聋发病中起重要作用。

(三) 神经营养类药物

常用的神经营养类药物有三磷酸腺苷（ATP）和维生素类等。ATP 是一种辅酶，是机体能量的主要来源。因其具有改善机体代谢的作用，已经成为治疗突发性聋的主要药物之一。

(四) 高压氧治疗

由于毛细血管细胞水肿，耳蜗血流减少导致耳蜗缺氧，部分突发性聋患者外淋巴氧压降低，因此治疗的最终目的是恢复耳蜗内的氧压。高压氧治疗可以减轻内耳水肿和缺血缺氧损害，改善内耳循环，也能明显提高血液及组织细胞的氧分压和血浆中的容血量和在组织中的弥散半径，加快内耳毛细胞和前庭神经纤维的修复，还能减少血小板聚集、降低血液的黏稠度，因而可以用于突发性聋的治疗。治疗效果与患病时间相关。随着治疗经验的积累，高压氧结合药物和其他治疗手段的疗效优于单一的高压氧疗法。经过临床观察，高压氧治疗结合一定的心理护理措施效果更佳，对突发性聋患者采取个性化的心理疏导，患者的心理压力减轻，能够很好地配合治疗，使治疗得以顺利地进行，获得较好的临床疗效。

(五) 疗效评估

中华医学会耳鼻咽喉科分会和中华耳鼻咽喉头颈外科杂志编委会 (1996) 疗效分级标准：

(1) 痊愈 0.25-4kHz 各频率听阈恢复至正常，或达健耳水平，或达此次患病前水平。

(2) 显效上述频率平均听力提高 30dB 以上。

(3) 有效上述频率平均听力提高 15-30dB。

(4) 无效上述频率平均听力改善不足 15dB。

四、突发性耳聋的护理措施

突发性耳聋可以考虑采取低盐饮食、低脂肪饮食、高纤维饮食、听觉康复训练、压力管理训练等护理措施。

(1) 低盐饮食。低盐饮食通过减少食物中的钠摄入来降低内耳水肿，缓解耳鸣症状。适用于突发性耳聋伴随耳鸣的患者。

(2) 低脂肪饮食。低脂肪饮食有助于控制血脂水平，预防内耳血管栓塞，从而辅助改善听力下降的情况。适合于突发性耳聋患者，尤其是存在高血压、糖尿病等基础疾病者。

(3) 高纤维饮食。高纤维饮食可促进肠道蠕动，预防便秘，间接减轻耳部压力，对突发性耳聋有一定的好处。对于经常久坐不动的人群而言，此方法有利于促进血液循环，进而达到缓解病情的目的。

(4) 听觉康复训练。听觉康复训练通过专业指导下的声音识别和听觉刺激，提高残余听力利用率。适用于突发性耳聋后遗留部分听力损失的患者。

(5) 压力管理训练。压力管理训练旨在帮助个体认识并应对生活中的压力源，减少因心理因素导致的不适反应。对于突发性耳聋患者，特别是因工作或学业压力诱发者，此疗法有助于缓解压力，减少耳鸣等不适感。

在实施上述护理措施的同时，应确保充足的休息，避免噪声环境。若突发性耳聋伴有眩晕，建议卧床休息，以减少头部运动引起的眩晕症状。

第五节　慢性鼻炎病人的护理

慢性鼻炎是鼻黏膜及黏膜下层的慢性炎症。其主要特点是炎症持续三个月以上或反复发作，迁延不愈，间歇期亦不能恢复正常，且无明确的致病微生物，伴有不同程度的鼻塞，分泌物增多，鼻黏膜肿胀或增厚等障碍。根据慢性鼻炎的病理和功能紊乱的程度，可分为慢性单纯性鼻炎和慢性肥厚性鼻炎，前者是以鼻黏膜肿胀、分泌物增多为特征的鼻黏膜慢性炎症，后者是以黏膜、黏膜下层甚至骨质的局限性或弥漫性增生肥厚为特点的鼻腔慢性炎症。

一、临床表现

(一) 慢性单纯性鼻炎

(1) 鼻塞特点为。①间歇性：白天、夏季、劳动或运动时鼻塞减轻，而夜间、静坐或寒冷时鼻塞加重；②交替性：侧卧时下侧鼻腔阻塞，上侧鼻腔通气较好，当转向另一侧卧位时，另一侧鼻腔又出现鼻塞。

(2) 多为半透明的黏液性鼻涕，继发感染后可有脓涕。鼻涕可向后经后鼻孔流入咽喉部，引起咽喉不适、多“痰”及咳嗽等症状。小儿患者由于鼻涕长期刺激鼻前庭及上唇，可出现鼻前庭炎及湿疹。

(3) 由于鼻塞，可有间断嗅觉减退、头痛不适及说话时鼻音等。

(二) 慢性肥厚性鼻炎

(1) 鼻塞较重，多为持续性。有闭塞性鼻音，嗅觉减退。鼻涕不多，为黏液性或黏脓性，不易擤出。

(2) 肥大的下鼻甲后端如压迫咽鼓管咽口，可出现耳鸣及听力下降。

(3) 由于长时间的张口呼吸以及鼻腔分泌物的刺激，易发生慢性咽喉炎。

(4) 多伴有头痛、头昏、失眠及精神萎靡等症状。

二、诊断

根据症状、鼻镜检查及鼻黏膜对麻黄素等血管收缩剂的反应，诊断多无困难。

三、鉴别诊断

注意与结构性鼻炎鉴别：结构性鼻炎是鼻腔存在一种或几种鼻腔结构解剖异常，如鼻中隔偏曲、中鼻甲反向弯曲及下鼻甲内展等结构异常，常常会引起鼻腔通气及功能异常。

四、治疗

(一) 病因治疗

找出全身、局部和环境等方面的致病原因，积极治疗全身疾病或排除之。对鼻中隔偏曲者进行矫正手术，积极治疗慢性鼻窦炎等。加强锻炼身体，改善营养状况，治疗全身慢性疾病，提高机体抵抗力。

(二) 局部治疗

(1) 局部糖皮质激素鼻喷雾剂。可以在炎症的各个阶段都发挥强大的抗炎、抗水肿效应，并能促进损伤的纤毛上皮修复，是治疗鼻黏膜炎症性疾病的一线药物。对于“妊娠期鼻炎”的患者忌用减充血剂，局部慎用糖皮质激素鼻喷雾剂，妊娠终止后 2 ~ 4 周内鼻炎症状会得到缓解。

(2) 减充血剂。只有在慢性鼻炎伴发急性感染时才可使用减充血剂滴鼻，1 ~ 2 次 / 天，并且一般应用时间不宜超过 7 ~ 10 天，此类药物长期使用可引起药物性鼻炎。儿童可短期应用浓度较低的此类药物。

(3) 封闭疗法。可作迎香穴和鼻通穴封闭；也可作鼻丘或双侧下鼻甲前段黏膜下注射。但此种方法已很少应用。

(4) 其他。鼻塞严重者可按摩迎香穴和鼻通穴位，还可应用淡盐水或海水冲洗鼻腔。

(三) 全身药物治疗

(1) 如果炎症比较明显并伴有较多的分泌物倒流，可以考虑口服小剂量大环内酯类抗生素。

(2) 可考虑中成药治疗。

(四) 手术治疗

对于药物及其他治疗无效并伴有明显的持续性鼻塞的患者，可行手术治疗。手术多在鼻窦内镜下进行，可提高手术安全性和准确性。

(1) 下鼻甲切除术。通过手术切除下鼻甲的一部分，使鼻甲组织变小，可以降低鼻腔阻力，改善鼻腔通气的状态。下鼻甲血管舒张和收缩引起鼻阻力很大的变化，下鼻甲前端接近鼻瓣区 (鼻腔阻力最大的部位)，所以在进行下鼻甲手术时应注意适当保留下鼻甲前端，以免引起副作用。

(2) 低温等离子、激光 (CO2 激光、YAG 激光等)、微波下鼻甲手术。可通过消融肥大的下鼻甲黏膜或黏膜下组织，使鼻甲组织变小，从而改善鼻塞的症状。此方法简便易行，但可能会引起术后鼻腔干燥。

(3) 下鼻甲骨折外移术。下鼻甲骨局部肥大或向内过度伸展者可行此手术。该方法一般不损伤下鼻甲黏膜，对鼻腔生理功能也无明显影响，并且术中、术后出血较少，是一种微创的手术。缺点是减容效果有限，对较重的慢性鼻炎效果欠佳。

五、护理措施

慢性鼻炎患者平常要注意锻炼身体，适度地参加体育锻炼，改善营养状况，当气候发生变化的时候要注意及时的增减衣服，尽量避免出入人群比较密集的场所，并且要注意戴口罩，慢性鼻炎的患者平常在饮食上要忌生冷的食物，尽量不要吃辛辣有刺激性的食物。

慢性鼻炎患者还应该多吃一些富含维生素 A 与维生素 B 的食物来补充人体的需求，比如说西红柿，胡萝卜，菠萝，柑橘，油菜，动物肝脏，鸡蛋等，如果说慢性鼻炎的症状反复发作建议患者到正规的医院请耳鼻喉科的医生来协助治疗，有时候可能也需要手术来治疗。

第六节　化脓性鼻窦炎病人的护理

鼻窦化脓性病变是儿童的一种常见病，近年来日益受到临床上的重视，有的科学家在一般看来健康的儿童中进行鼻窦 X 线拍片检查，发现大约 50% 的鼻窦有病变，如果对这些儿童进行上颌窦穿刺冲洗，就有 1/3 左右可以冲洗出脓液。近些年来，甚至发现很多幼儿患鼻窦炎。另外其发病率也与各鼻窦发育先后不同有关，出生后上颌窦及筛窦就有感染的可能；到 2～3 岁后，额窦及蝶窦才发育，儿童多在 7 岁以后患额窦炎，而蝶窦部位最深，细菌不易侵入，很少有炎症出现。

一、临床表现

急性期表现为鼻塞、脓涕和头痛，全身症状有畏寒、发热、乏力、食欲不振，检查鼻黏膜充血、肿胀、鼻腔内大量黏脓涕。慢性期以鼻腔内多黏脓或脓涕为主要症状。全身症状一般不明显。

二、鉴别诊断

需与非化脓性鼻窦炎，副鼻窦恶性肿瘤鉴别。

三、治疗

鼻窦炎的主要症状是不通气，所以治鼻窦炎要用部膜收缩剂，如 1% 麻黄素或鼻炎净，配合 0. 15% 黄连素或 0. 5% 的氯霉素液点鼻消炎，每天的点药次数以维持通气为标准，目前临床上治疗可以首选中成药：复方消渊灵胶囊 进行保守治疗，效果良好。如果用药后不能维持通气，则需要进行手术治疗如鼻甲切除或电烙术。鼻窦炎是鼻窦内的化脓性炎症，以流脓鼻涕、头痛为主，治疗时除滴用鼻税膜收缩剂外，还要使用抗生素以消除鼻窦内的细菌感染，或做上颌窦穿刺术，必要时应进行鼻窦根治手术。在鼻窦根治手术中，功能性内窥镜鼻窦手术，由于借助内窥镜的良好照明，因而可彻底清除病变，并且尽可能地保留鼻腔及副鼻窦的正常黏膜和结构，形成良好的通气和引流。如今不开刀的内窥镜微创技术已被广泛运用于临床。

(一) 可选用的西药

1. 急性化脓性鼻窦炎

(1) 抗生素或磺胺类药物。足量，以控制感染，防止其转为慢性。

(2)1% 麻黄素生理盐水。滴鼻，每次 1—2 滴，每日 2 次。

(3) 镇静止痛药。用于头痛剧烈者。

2. 慢性化脓性鼻窦炎

局部治疗为主，可选用血管收缩剂滴鼻，常用 1% 麻黄素生理盐水、鼻炎净等。可在滴鼻液中加入地塞米松、倍他米松等。应注意鼻炎净不宜长期使用，以免发生药物性鼻炎。

(二) 可选用的中成药

(1) 筋通鼻炎水。外用滴鼻。一次 2—3 滴，一日 3—4 次。

(2) 胆香鼻炎片。成人每次 4—6 片，一日 3 次，温开水送服，儿童减半。

(3) 鼻渊丸。每次服用 12 粒，一日 3 次，温开水送服。

(4) 苍耳子鼻炎胶囊。口服，按该品说明书要求服用。

(5) 鼻炎丸。每次 6g，一日 2 次，温开水送服。

(6) 香菊片。每次 2—4 次，一日 3 次，温开水送服。

(7) 辛苹冲剂。成人每次 1 袋，一日 3 次，开水冲服，小儿用量酌减。

(8) 鼻通丸。每次服用 1 丸，一日 2 次，温开水送服。

(9) 鼻渊舒口服液。

(三) 按摩治疗法

1. 按摩部位

(1) 足底部反射区。额窦、头部 (大脑)、脑垂体、小脑及脑干、鼻、肺及支气管、腹腔神经丛、甲状腺、甲状旁腺、肾上腺、肾、输尿管、膀胱、失眠点、生殖腺。

(2) 足外侧反射区。生殖腺。

(3) 足背部反射区。上颌、下颌、扁桃体、喉与气管、胸部淋巴腺(胸腺)、上身淋巴结、下身淋巴结。

2. 常用手法

(1) 足底部反射区。拇指指端点法、食指指间关节点法、按法、食指关节刮法、拇指推法、擦法、拳面叩击法等。

(2) 足外侧反射区。食指外侧缘刮法、拇指推法、叩击法等。

(3) 足背部反射区。拇指指端点法、食指指间关节点法、食指推法、拇指推法等。

另外按摩迎香穴、上迎香穴和内迎香穴，每日每穴30次。也可用微型鼻炎治疗仪按摩鼻通穴。均有治疗作用。

四、护理措施

(1) 平时注意鼻腔卫生。

(2) 注意擤涕方法。鼻塞多涕者，宜按塞一侧鼻孔，稍稍用力外擤。之后交替而擤。

(3) 游泳时姿势要正确，尽量做到头部露出水面。

(4) 有牙病者，要彻底治疗。

(5) 急性发作时，多加休息。卧室应明亮，保持室内空气流通。但要避免直接吹风及阳光直射。

(6) 遵医嘱及时用药。

(7) 慢性鼻窦炎者，治疗要有信心与恒心，注意加强锻炼以增强体质。

(8) 严禁烟、酒、辛辣食品。

(9) 保持性情开朗，精神上避免刺激，同时注意不要过劳。

(10) 平时可常做鼻部按摩。

第七节　鼻出血病人的护理

鼻出血(Epistaxis)是临床常见的症状之一，可由鼻部疾病引起，也可由全身疾病所致。鼻出血多为单侧，少数情况下可出现双侧鼻出血；出血量多少不一，轻者仅为涕中带血，重者可引起失血性休克，反复鼻出血可导致贫血。

一、发病原因

引起鼻出血的原因很多，可因鼻腔本身疾病引起，也可因鼻腔周围或全身性疾病诱发。

(一) 局部原因

1. 鼻部损伤

(1) 机械性创伤。如车祸、跌伤、拳击伤及挖鼻等，是引起鼻出血常见的原因。

(2) 气压性损伤。在高空飞行、潜水过程中，如果鼻窦内外的气压差突然变化过大，会使鼻腔鼻窦内黏膜血管扩张破裂出血。

(3) 放疗性损伤。头颈部放疗期间及放疗后，鼻黏膜发生充血水肿，或上皮脱落，也可出现鼻出血。

2. 鼻中隔偏曲

多发生在骨嵴或骨棘 (矩状突) 附近或鼻中隔偏曲的凸面，该处黏膜较薄，空气气流的流向在此处发生改变，故黏膜变得干燥，以致血管破裂出血。存在鼻中隔穿孔的患者，由于穿孔边缘的黏膜干燥、糜烂及干痂脱落，可引起反复鼻出血。

3. 鼻部炎症

(1) 鼻部非特异性炎症。急性鼻窦炎、干燥性鼻炎、萎缩性鼻炎等易引起鼻出血，出血量一般不多。

(2) 鼻部特异性感染。结核、狼疮、梅毒、麻风和白喉等特异性感染，因有黏膜糜烂、溃疡、肉芽、鼻中隔穿孔可引起鼻出血。

4. 鼻腔、鼻窦及鼻咽部肿瘤

其中最易发生鼻出血者为鼻中隔血管瘤、鼻咽纤维血管瘤、出血性鼻息肉和鼻腔鼻窦恶性肿瘤。少量鼻出血或涕中带血是恶性肿瘤的早期主要症状之一。

5. 鼻腔异物

常见于儿童，多为单侧鼻出血，因鼻腔异物长期存留于鼻腔内，可致鼻腔黏膜糜烂出血。动物性鼻腔异物，如水蛭等，可引起反复大量鼻出血。

(二) 全身原因

1. 出血性疾病及血液病

①血管壁结构和功能缺陷性疾病。如遗传性出血性毛细血管扩张症、维生素 C 缺乏症、过敏性紫癜、药物性血管性紫癜、感染性血管性紫癜、血管性假血友病等。

②血小板数量或机能障碍性疾病。如原发性血小板减少性紫癜、各种原因引起

的继发性血小板减少等。

③凝血因子障碍性疾病。如各型血友病、维生素 K 缺乏症等。

④血液的自身抗凝作用过强。如抗凝剂使用不当、血循环中存在抗纤维蛋白原等抗凝物质，或纤维蛋白溶解过度或加快，如弥漫性血管内凝血等。

2. 急性发热性传染病

如上感、流感、出血热、猩红热、疟疾、麻疹及伤寒等。多因高热、血管发生中毒性损害，鼻黏膜充血、肿胀及干燥，以致毛细血管破裂出血。一般情况下出血量较少，多发生于发热期，且出血部位多位于鼻腔前部。

3. 心血管系统疾病

(1) 高血压和动脉硬化

高血压和动脉硬化是中老年人鼻出血的重要原因，血管硬化是其病理基础。血压增高，特别是在便秘、用力过猛或情绪激动时，可使鼻血管破裂，造成鼻出血。另外，打喷嚏、用力咳嗽、猛力地经鼻呼吸或鼻腔按摩，也是鼻出血反复和难以控制的因素。

(2) 静脉压增高

肺气肿、肺源性心脏病、二尖瓣狭窄、颈部或纵隔占位性病变等疾病，可致上腔静脉高压，这些患者的鼻腔及鼻咽静脉常怒张淤血，当患者剧烈咳嗽或其他诱因，血管则可破裂出血，出血部位多位于后鼻孔处的鼻咽静脉从分布区。

4. 其他全身性疾病

妊娠、绝经前期、绝经期均可引起鼻出血，可能与毛细血管脆性增加有关。严重肝病患者可因肝脏合成凝血因子障碍引起鼻出血。尿毒症也可引起鼻出血。鼻出血可以是风湿热的早期表现之一。

二、发病机理

鼻腔内血管分布丰富，上述各种病因作用下均可导致鼻出血的发生。

鼻腔的动脉主要来自颈内动脉的眼动脉和颈外动脉的上颌动脉，眼动脉在鼻腔的主要分支为筛前动脉和筛后动脉；上颌动脉在翼腭窝相继分出蝶腭动脉、眶下动脉和腭大动脉供应鼻腔。筛前动脉主要供应鼻腔外侧壁的前上部、鼻中隔前上部，筛后动脉供应鼻腔外侧壁的后上部、鼻中隔后上部，并与蝶颚动脉分支吻合。蝶腭动脉分支供应鼻中隔后部、下部及前下部。眶下动脉分支供应鼻腔外侧壁的前部。腭大动脉供应鼻中隔前下部分。另外颈外动脉的面动脉分支上唇动脉供应鼻前庭及鼻中隔前下部。蝶腭动脉的分支、筛前动脉、筛后动脉、上唇动脉的分支与腭大动脉在鼻中隔前下吻合形成网状动脉丛，称为 Little’s 区，是鼻出血最常见的部位。

鼻腔静脉在鼻腔吻合形成网状静脉丛，位于鼻中隔前下方的克氏静脉丛（Kiesselbach venous plexus）和位下鼻道外侧壁后方临近鼻咽部的吴氏静脉丛（Woodruff venous plexus）均为鼻出血的好发部位。

三、临床表现

鼻出血由于原因不同其表现各异，多数鼻出血为单侧，亦可为双侧；可间歇反复出血，亦可呈持续性出血。出血量多少不一，轻者涕中带血、数滴或数毫升，重者可达几十毫升甚至数百毫升以上，导致失血性休克。反复出血可引发贫血。少数少量出血可自止或自行压迫后停止。

出血部位多数发生于鼻中隔前下部的易出血区（Little’ s 区），有时可见喷射性或搏动性小动脉出血，少年儿童、青年人鼻出血多发生于此区。中老年人的鼻出血，常常与高血压和动脉硬化有关，出血部位多见于鼻腔后部，位于下鼻甲后端附近的吴氏鼻~鼻咽静脉丛（Woodruff venous plexus）及鼻中隔后部的动脉。此部位出血一般较为凶猛，不易止血，出血常迅速流入咽部，从口中吐出。局部疾患引起的鼻出血多发生于一侧鼻腔，而全身疾病引起者，可能两侧鼻腔交替或同时出血。

四、诊断

(1) 详细询问病史及出血情况，确认出血源于鼻腔或相邻组织，排除咯血和呕血。

(2) 确定出血部位，结合前鼻镜、鼻内镜及/或CT、MRI检查，判断出现部位。

(3) 血常规检查，对于出血量较大及怀疑为血液病的病人必不可少。对应用抗凝药物及怀疑凝血功能异常的病人，需要检查出凝血功能。

(4) 估计出血量，评估患者当前循环系统状况，有无出血性休克，必要时尚须与相关科室会诊。根据每次出血情况及发作次数、患者的血压、脉搏、一般情况及实验室检查来综合判断出血量。失血量达500ml时，可出现头昏、口渴、乏力、面色苍白等症状；失血量达500~1000ml时可出现出汗、血压下降、脉速而无力；若收缩压低于80mmHg，则提示血容量已损失约1/4。

(5) 排查全身性疾患。

五、鉴别诊断

(一) 咯血

为喉、气管、支气管及肺部出血后，血液经口腔咯出，常见于肺结核、支气管扩张、肺癌、肺脓肿及心脏病导致的肺淤血等。可根据患者既往病史、体征及辅助检查鉴别。

(二) 呕血

呕血是上消化道出血的主要表现之一，当大量呕血时，血液可从口腔及鼻腔涌出，常常伴有消化道疾病的其他症状，全身查体可有阳性体征，可予以鉴别。

六、治疗

鼻出血属于急症，治疗时应首先维持生命体征，尽可能迅速止血，并对因治疗。

(一) 一般处理

首先对紧张、恐惧的患者和家属进行安慰，使之镇静，以免患者因精神因素引起血压升高，使出血加剧，并及时测血压、脉搏，必要时予以补液，维持生命体征平稳。如患者已休克，则应先针对休克进行急救。询问病史时，要询问以下情况：哪一侧鼻腔出血或哪一侧鼻腔先出血，出血的速度和出血量，过去有无反复鼻出血，此次出血有无诱因，有无其他伴随症状等。

(二) 寻找出血点

根据具体情况，进行鼻腔局部和全身检查。检查鼻腔时清除鼻腔内凝血块，应用1%麻黄素及丁卡因充分收缩并麻醉鼻黏膜，尽可能找到出血部位，以便准确止血。如有条件，最好是在鼻内镜下寻找出血点，并实施止血治疗。

(三) 鼻腔止血方法

根据出血的轻重缓急、出血部位、出血量及病因，选择不同的止血方法。

1. 指压法

患者可用手指捏紧双侧鼻翼或将出血侧鼻翼压向鼻中隔约10～15分钟，也可用手指横行按压上唇部位，同时冷敷前额和后颈部。此方法适用于出血少量且出血在鼻腔前部的患者，患者在家中发生鼻出血可采取此方法。

2. 局部止血药物

适用于较轻的鼻腔前段出血，此方法简单易行，患者痛苦较小。对于出血区域，可应用棉片浸以1%麻黄素、1‰肾上腺素、3%过氧化氢溶液或凝血酶，紧塞鼻腔数分钟至数小时，可达到止血的目的。

3. 烧灼法

常用的有化学药物烧灼和物理烧灼（包括电烧灼、激光烧灼和微波烧灼等）。位于鼻中隔前下方的出血，在充分收缩和麻醉鼻黏膜后，出血部位明确可见，可用卷棉子蘸少许 30 ~ 50% 硝酸银或 30% 三氯醋酸烧灼出血点，压在出血点处片刻直至局部形成白膜。

4. 前鼻孔填塞术

前鼻活动性出血剧烈或出血部位不明确时可应用。

凡士林油纱条前鼻孔填塞术是传统的止血方法，多数鼻出血患者填塞后可止血，少数患者需行反复填塞或进一步行后鼻孔填塞术。凡士林油纱条填塞时可从鼻腔顶部由上向下折叠逐层填紧，也可由鼻底向鼻腔顶部填塞，填塞时要有一定的深度和力度，切忌将纱条全部堆在前鼻孔处。填塞完毕后，应检查是否仍有血经后鼻孔流入口咽。视情况决定鼻腔填塞物取出时间，对于出血剧烈或有血液病的患者应适当延长填塞时间，在填塞过程中应给予患者抗生素治疗，以防鼻腔鼻窦并发感染。

凡士林油纱条前鼻孔填塞术目前广泛应用于鼻出血治疗，但患者痛苦较大，易复发，目前有许多改良的方法，如：

（1）止血套填塞术。将涂有油剂或软膏的指套置入鼻腔，然后用纱条做套内填塞，此方法在填入及取出纱条时痛苦较小。

（2）气囊或水囊压迫止血法。用橡皮膜制成各种形状的止血气囊，置于鼻腔出血部位，套内充气或充水压迫止血。

（3）另外可选用其他的填塞止血材料，如膨胀海绵、藻酸钙纤维等，适用于鼻黏膜弥漫、较小量的出血，具有止血效果好、痛苦小的优点。

5. 后鼻孔填塞术

前鼻孔填塞后出血仍不止，向后流入咽部或从对侧鼻腔涌出，应选择后鼻孔填塞术。

(1) 经典的后鼻孔填塞术

将一根细的导尿管从出血侧鼻底放入口咽并拉出口腔，将后鼻栓塞球的丝线系在导尿管尖端，一手将后鼻栓塞球送入口腔，另一手逐渐拉动导尿管使后鼻栓塞球进入后鼻孔，然后进行油纱条前鼻填塞，再将丝线系在一个纱布卷上，并固定在患者的前鼻孔。后鼻孔填塞的操作较复杂，患者痛苦较大，一般需留院观察，并给予足量抗生素预防感染，每日需检查软腭及前鼻孔处有无红肿，并观察患者的呼吸及进食情况，一般可填塞 3 ~ 7 天。

(2) 气囊或水囊填塞法

用带通气管的气囊 (Foley 管) 作后鼻孔填塞，不仅可明显减轻患者痛苦，且能大大降低并发症的发生。大多学者认为Foley管的应用使后鼻孔栓塞简单可行，在急症处理中有明显的优势。患者可取任何体位，操作简便，止血迅速，患者身体损害小，治疗效果好，气囊压力大小可由注入液体控制，可随意调节，对鼻黏膜刺激小，损伤轻，而且容易掌握应用。

6. 经鼻内镜止血法

随着耳鼻喉器械的进步，近年来鼻内镜下探查出血部位并行电凝止血的方法取得了显著的效果，并得到广泛的应用，其有效率可达90%以上，优点在于对鼻腔各部，尤其是前鼻镜不易观察的上部、后部及鼻咽部等深在、狭窄区域明视下止血，准确可靠，相对于凡士林油纱条填塞，极大地减少了对鼻黏膜的损伤，患者痛苦小。止血后不需特殊护理，可不需住院治疗，并发症少。缺点是费用较高。

7. 动脉栓塞

影像学检查技术的快速发展对严重鼻出血的诊治提供了帮助，通过数字剪影血管造影（DSA）技术，可对出血部位定位并对该部位的血管进行栓塞治疗。其方法是经股动脉穿刺置入导管，选择性地置于动脉主干，行造影并观察颈外动脉分支，在确定出血的血管分支后，自导管内注入栓塞剂即可止血。动脉栓塞可应用于：难以控制的原发性鼻出血、外伤性鼻出血、颈内动脉-海绵窦瘘、颈内动脉破裂及鼻咽纤维血管瘤出血等。该方法可直接显示出血部位和原因，止血效果迅速、见效快，缩短了治疗时间。在出血量大的危急情况下，数字剪影血管造影栓塞术是一种有效的抢救措施。但动脉栓塞治疗鼻出血需要一定的设备和条件，技术要求较高，患者的花费也较大。对于过敏体质、严重动脉粥样硬化、肝肾功能不全者为禁忌，因此要严格掌握适应证。

8. 血管结扎术

目前一般应用较少，多应用于严重鼻出血、经上述各种治疗方法仍不能止血者。在结扎前，应先尽量正确判断出血的来源，再决定结扎哪一根动脉。一般鼻腔上部的出血可行筛前动脉结扎术；鼻腔后下部出血者应行上颌动脉或颈外动脉结扎术。

9. 鼻中隔手术

鼻中隔黏膜划痕术，适用于鼻中隔前下部小血管扩张引起的反复鼻出血。在局部麻醉下，将鼻中隔黏膜划痕以破坏扩张的小血管网，达到防止反复鼻出血的效果。也可采用激光、射频等方法破坏扩张的小血管网。鼻中隔偏曲引起的鼻出血，可行鼻中隔矫正术。

(10) 其他手术

对于鼻腔或鼻窦肿瘤引起的鼻出血，应视具体情况和肿瘤的性质或先止血，或手术切除肿瘤，或采用放疗，或结扎颈部血管以止血。

(四) 全身治疗

引起鼻出血的病因很多，出血的程度亦有不同。鼻出血的治疗及处理不能只是鼻腔止血，要根据病情采取必要的全身基本和特殊治疗，即止血期间要积极治疗原发病。

(1) 寻找出血病因，进行病因治疗。

(2) 对鼻出血病人都应进行出血量的评估，对就诊时仍在活动性出血的病人尤为重要。

(3) 对于老年患者或出血较多的患者，要注意有无失血性贫血、休克及心脏损害等情况，并及时处理。出血量较大的病人，亦应同时检测血型并备血，根据失血量多少予补液、输血治疗。有高血压的要积极降压治疗，对老年患者血压不可降得过快，以免血栓形成。

(4) 鼻腔填塞及后鼻孔填塞可致血氧分压降低和二氧化碳分压升高，故对老年患者应注意心肺脑功能，必要时给予吸氧，注意患者的营养，并予以高热量易消化饮食。

(5) 适当应用全身止血药物，如凝血酶、酚磺乙胺等。

(6) 对于情绪紧张的病人，可适当应用镇静药物，心理治疗对于减轻病人的紧张、焦虑情绪，防止再度出血，亦有很大作用。

七、预防

平时应注意预防鼻出血的发生，措施包括:

(1) 保持房间的安静、清洁，温度要适宜。室内保持空气清新，适当开窗通风换气，温度宜保持在18~20℃。因空气过于干燥可诱发鼻腔出血，所以空气湿度应≥60%。

(2) 老人平日活动时动作要慢，勿用力擤鼻，对症止咳。

(3) 饮食要进一些易消化软食，多吃水果蔬菜，忌辛辣刺激饮食，并保持大便通畅，便秘者可给予缓泻剂。

(4) 老年性鼻出血病人多伴有高血压、冠心病、支气管炎等，应定期防治原发病，必须针对病因进行相应的治疗，尤其是高血压病患者，必须尽快将血压控制到正常或接近正常的水平，观察病情变化，并及时到医院就诊。

(5) 对于儿童鼻出血患者应纠正患儿挖鼻、揉鼻、好奇放置异物等易导致黏膜损伤的不良习惯。

八、护理措施

鼻出血是临床常见的一种症状，护理措施主要包括指压止血、鼻部护理、饮食护理、环境改善、手术处理等。如果鼻出血不止，或是经常发生，建议积极就医，遵医嘱进行治疗。

(1) 指压止血。鼻出血后，可用手指捏紧双侧的鼻翼或是将出血侧的鼻翼压向鼻中隔，保持10分钟左右，也可使用洁净的纱布、棉球等塞入出血侧的鼻腔内，进行压迫止血，注意在操作期间可以冷敷额头，有助于延缓局部血流，进而帮助止血。

(2) 鼻部护理。日常戒除抠鼻子、使劲擤鼻涕等不良习惯，对于幼儿，家长还需加强看护，防止幼儿将异物塞入鼻腔，避免再次发生鼻出血。

(3) 饮食护理。建议饮食宜清淡、有营养、易消化，避免吃辛辣、刺激、油腻、生冷的食物，如麻辣火锅、芥末、炸鸡、生鱼片等，以免不利于恢复。

(4) 环境改善。建议改善居室的湿度，避免过于干燥，可使用加湿器，或放置一盆水等增加湿度。同时温度不可过冷、过热，可使用空调、风扇、电暖器等进行改善。

(5) 手术处理。必要时可积极就医，由专业医生通过电烧灼、激光烧灼等方式止血，也可采取鼻内镜止血、鼻孔填塞、动脉栓塞等手术处理。

建议日常保证充足的睡眠，适当运动，注意自我保护，避免外伤。

第八节　上颌窦恶性肿瘤病人护理

上颌窦恶性肿瘤系常见的恶性肿瘤之一。以鳞状上皮癌为多见。肿瘤侵害鼻泪管可引起一侧溢泪；破坏牙槽突，可引起牙痛、牙麻木、牙松脱；侵犯硬腭，局部可隆起，继则可破溃；向上可侵犯眶底，影响眼球运动与视力，总之四周皆可受侵害产生相应的症状。治疗以手术切除并配合放射治疗为好。

一、病因及常见疾病

上颌窦癌几乎全为原发性，起源于上颌窦黏膜上皮或腺上皮。以鳞状细胞癌最为多见，其次为腺癌、乳头状癌等。肉瘤较少见，起源于黏膜、骨膜、软骨膜、脉管、骨或肌肉组织。在肉瘤当中，以淋巴肉瘤为最多，其次为纤维肉瘤、网状细胞肉瘤等。

上颌窦癌早期，肿瘤限于窦内，多无明显症状，不易被发现，早期确诊较难，故预后较差。

二、鉴别诊断

根据病史、体征、辅助检查，该病的诊断不难，确诊有赖于活组织检查。对于单侧进行性鼻塞、涕中带血的患者，均应尽早做鼻内镜检查和鼻窦 CT 检查，以利于早期诊断。

三、检查

上颌窦恶性肿瘤早期常无任何症状，易被遗误。如有可疑症状出现，应仔细分析病史并进行必要的检查。特别是 40 岁以上，出现一侧进行性鼻阻塞或反复有带血鼻涕更应重视。除观察两颊、眶底、腭部变化外，应进行前、后鼻镜检查。如发现鼻腔外壁内移，鼻内有血涕，或有结节状、菜花样或块状的新生物，表面有溃疡糜烂，触之易出血者，即属可疑。

X 线平片、碘油造影和断层照片等，不仅有助于诊断，并对确定治疗方案和估计预后均有补益。也可取鼻腔分泌物或上颌窦内吸出物，作脱落细胞涂片检查。

活组织检查：如鼻腔内可看到新生物，则在鼻内采取活组织，如鼻腔内未见肿物，则可用特制的上颌窦活组织针，采取组织，进行检查。必要时可行上颌窦探查术采取组织。但黑色素瘤不应作活检，以免扩散。

四、治疗

根据肿瘤性质、大小、侵犯范围以及病人情况，决定手术、放射治疗或化学疗法，但以早期采用综合疗法为最佳的选择。

(一) 化学疗法

常用静脉注射抗癌药物、动脉插管间断或连续滴注给药等方法。多种抗癌药物综合应用可提高疗效，并可作为年老体弱或晚期患者的姑息治疗。化学疗法虽有效，但是单独使用化疗，很难根治肿瘤。在综合治疗中，化疗可增加肿瘤对放疗的敏感性，可缩小肿瘤体积，使之易于手术或可能手术。化疗用于术后，对消除残存少量癌细胞也有一定疗效。

(二) 放射治疗

单独根治性放疗，只适用于对射线敏感的肉瘤、未分化癌等，但疗效并不完全满意。对晚期无法手术病例、年老体弱不能耐受手术者，可用作姑息治疗。

(三) 手术治疗

早期力争彻底手术切除。但单纯手术易复发，故术前、术后常配合放疗或化疗。手术方法有上颌骨部分切除术、上颌骨全截除术、扩大上颌骨截除术等。

(四) 综合治疗

首先行术前放疗，使瘤体缩小及其周围血管与淋巴管闭塞。然后施行手术治疗，彻底切除肿瘤原发灶，必要时作颈部廓清术。术后再行足量放疗，并配合化学疗法。但现如今倾向于术前给足量照射，除非手术不彻底，术后不再放疗，而施行化疗。

治疗期间，严密观察患者全身情况及局部病变情况，及时给予相应治疗及处置。

五、护理措施

上颌窦恶性肿瘤的日常护理需要注意以下几个方面：

(1) 休息与活动。保证正常的休息时间，适当运动，避免疲劳。保持充足的睡眠，适当锻炼身体，提高机体抵抗力。

(2) 饮食护理。正常饮食，合理搭配，饮食宜清淡，多饮水。多吃一些含维生素C、维生素B2及维生素A的水果、蔬菜，戒除烟、酒。

(3) 对症处理：根据病变范围及时采取合适的治疗方案，做好患者心理疏导工作，树立与疾病战斗的信心。

(4) 持续观察。治疗后根据患者的身体和心理状态，给予有力的支持。密切关注病情变化，及时采取规范有效的处理方案，减少或减轻并发症，提升患者的生活质量。

第九节　咽部疾病病人的护理

咽部疾病是指咽喉发生的疾病，介绍发病的常见症状，常见的咽部疾病。

一、疾病内容

咽是呼吸及消化道的门户，病原体容易通过呼吸及进食引起感染；也可因进食不慎或外界暴力引起外伤；血液、神经等系统的疾病和有些传染病可有咽部的表现；咽部肿瘤也不太少见。

二、常见症状

(1) 咽痛。咽部感染、外伤、肿物等刺激或压迫感觉神经均可引起咽痛。

(2) 吞咽困难。原因很多，咽痛为最常见病因。咽部巨大肿瘤、扁桃体过度增生造成咽部堵塞，神经系疾患或鼻咽癌侵犯颅底，引起Ⅸ、Ⅹ颅神经损害时也可发生吞咽因难。

(3) 呼吸困难。各种原因引起的咽部堵塞，如扁桃体肥大、咽肿瘤、咽后脓肿、咽部烫伤、烧灼伤所致的咽黏膜水肿等都可引起呼吸困难。

(4) 发声异常。腺样体肿大、鼻咽部狭窄等可致发声改变，称为闭塞式鼻音。由于腭裂、咽部瘢痕收缩致鼻咽部开放，可致开放性鼻音。扁桃体周围脓肿或咽后脓肿造成的口咽部堵塞可致说话含糊不清。

三、咽部检查方法

除口咽部可用压舌板压舌后直接观察外，鼻咽部检查常需用后鼻镜，通过镜面反射来观察。纤维鼻咽镜可弯曲，观察范围大且较清晰，可看到鼻咽顶的腺样体、后鼻孔、咽鼓管开口及其后上方的罗森缪勒氏窝，后者为鼻咽癌好发部位。下咽部检查要借助于间接喉镜或直接喉镜进行。为了解腺样体的大小、咽部肿瘤的性质和茎突是否过长，有时还需进行触诊。利用咽部X射线正倒位像可观察鼻咽部情况，如肿瘤的大小、咽后脓肿的大小、是否有颈椎病变及双侧梨状窝是否对称等，后者可提供下咽部癌的线索。为了更清楚地显示病变，有时需要X射线断层像、咽造影以及计算机体层摄影等。咽部肿瘤需作病理检查以便确定其性质。可采取脱落细胞检查方法或钳取活组织行切片检查。

四、疾病类型

常见的咽部疾病主要有以下几种。

(一) 非特异性感染

由溶血性链球菌、葡萄球菌、肺炎链球菌等所致的一般性炎症，如急慢性、咽炎、扁桃体炎、腺样体炎等。

咽间隙是咽部筋膜形成的间隙。此处感染多来源于咽、扁桃体、牙齿、腮腺及颈椎等。

咽后脓肿发生于咽后隙，有急性和慢性两种，以急性为多见，多发生于3岁以内的婴儿；慢性者较少见，多见于成年人，常为结核性脓肿。急性者起病急，有畏寒高烧、咳嗽、咽痛、吞咽困难、言语不清如鸭鸣，并可出现程度不等的呼吸困难；结核性脓肿发病慢，常伴低烧、盗汗、咳嗽等结核症状。若脓肿破裂，脓液流入气管可产生窒息或吸入性肺炎、肺脓肿等；脓肿可向外扩展到咽旁间隙发展为咽旁脓肿，脓肿向下可致纵隔障炎；侵蚀大动脉可发生致命性大出血。强迫检查可导致脓肿破裂引起窒息，故检查时应取头低脚高位，准备好吸引器，以备脓肿破裂时吸引脓液。颈部 X 射线摄片检查可见咽后壁软组织增厚。结核性者常有颈椎破坏，确诊后，应立即排脓，先穿刺抽脓减压，再用尖刀划开，吸尽脓液，并每日扩展切口引流脓液，直到无脓为止。全身应用抗生素，加强支持疗法。结核性脓肿则以穿刺吸引为主，并进行抗结核治疗，脓腔内可注入抗结核药。

咽旁脓肿系咽旁隙感染所致，主要症状为高热、咽痛、患侧颈部痛、颈强直；影响翼内肌时可出现张口困难，上述症状因脓肿所在部位不同而异。茎突前的咽旁间隙前部化脓时扁桃体及咽侧壁被推向咽腔，有张口困难、腮腺部位明显肿胀，并延及颌下区；茎突后的咽旁间隙后部感染时无张口困难，但水肿向下蔓延可致喉水肿，导致呼吸困难，腮腺区肿胀较轻，炎症可侵犯颈动脉，发生大出血。脓肿引流可经咽内和颈侧两个途径；脓肿向咽侧突出明显、无血管搏动者可经口在咽侧壁最隆起处作垂直切口，扩张排脓；若颌下及颈部肿胀明显或怀凝血管糜烂出血者，则以颈侧切开为宜。扁桃体周脓肿是扁桃体周围间隙的化脓性感染，多继扁桃体炎急性发作后发生，表现为一侧扁桃体突出，周围组织肿胀，脓肿成熟后有波动，可在波动最明显处切开，每日扩张切口排脓，也可切除扁桃体。

(二) 特异性感染

(1) 急性特异性感染有霉菌性咽炎、樊尚氏咽峡炎、咽白喉等。急性特异性咽炎要与血液引起的咽炎及急性传染病引起的咽炎相鉴别。一些血液病早期就可能有急性咽炎的症状，所以咽部感染的病人应作血液检查。

(2) 慢性特异性感染常见的有咽结核、咽麻风、咽梅毒等。

①咽结核常继发于肺结核或通过血运感染而来。有高热、咽痛、咽下困难，病变可在咽后壁、软颚等处，呈小溃疡，边溃疡、边修复为其特点。

②咽麻风由麻风杆菌感染所致，初期似一般慢性咽炎，以后黏膜充血水肿，继之干燥，发生结节性浸润或硬结，最后瘢痕化。悬雍垂可因瘢痕收缩而消失，软颚瘢痕收缩可致鼻咽部关闭不全，产生开放性鼻音，侵及鼻咽部可使咽鼓管狭窄，导致中耳并发症。

③咽梅毒为梅毒螺旋体感染所致，梅素均可有咽部表现，一期咽梅毒表现为咽部溃疡及伪膜形成，颈部淋巴结肿大；二期梅毒为黏膜斑；三期为梅毒瘤，咽部可

形成硬结、溃烂，并可使硬颚穿孔。

（三）继发于血液病的咽炎

（1）传染性单核细胞增多性咽峡炎。

（2）粒性细胞缺乏性咽峡炎。粒性细胞减少或缺乏可能因骨髓造血系统受抑制引起，也可能因粒细胞破坏加速所致，后者常与药物变态反应有关。一般发病急，进展快。患者高烧、畏寒、咽痛、头疼，咽部病变是因粒细胞缺乏，抵抗力降低，继发感染所致，表现为口腔及咽部黏膜糜烂，扁桃体肿大、溃疡，上有渗出物，组织坏死而有臭味。若导致粒细胞缺乏的原因不能除去，患者常因继发感染而死亡，因药物变态反应引起的一般预后较好。

（3）白血病性咽峡炎。白血病可有咽部表现，初期咽黏膜苍白水肿，继发感染后则有溃疡坏死。牙龈肿胀呈蕈状，易出血，口臭。

（四）异物

有鱼刺、麦芒、假牙、碎骨片、食团等，多因进食不慎或老年人吞咽功能不良所致。鼻咽部水蛭寄生多因在滋生水蛭的河水中游泳或饮用含水蛭的河水所致，可造成长时间流鼻血而找不到原因。尖锐的异物如鱼刺、麦芒常刺入扁桃体或舌根，引起疼痛；刺激性较少的异物，如玻璃，有时可在鼻咽部存留较长时间。

（五）外伤

常见于交通事故、战伤、自杀等。咽喉部伤残约占全部战伤的1%。儿童口含竹筷摔倒常刺伤咽后壁或扁桃体前弓。咽外伤的处理原则是防止呼吸道梗阻和感染，外伤严重的应鼻饲，以保证营养。

（六）肿瘤

咽部良性肿瘤有上皮瘤（乳头状瘤、腺瘤）、血管瘤、纤维瘤、神经鞘膜瘤、脑膜瘤、畸胎瘤、脊索瘤等。咽间隙肿瘤以咽旁隙肿瘤较多，绝大多数是腮腺深叶肿瘤直接侵占此隙。

鼻咽部纤维血管瘤多发生于青年，男性较多，肿瘤常发生于蝶骨体及枕骨基部，由大量纤维组织及血管构成，因肿瘤接近颅底、咽鼓管，故除鼻堵、鼻出血外，耳部症状及颅神经压迫症状也常见。反复大量出血是此病的一个特征。

咽部恶性肿瘤以鼻咽癌和扁桃体癌为多见，特别是鼻咽癌，中国为高发地区。中国在鼻咽癌的研究方面处于领先地位。扁桃体癌表现为一侧扁桃体肿大、增生、溃疡。这两类病的确诊都需要进行病理组织学检查。

缺铁性咽下困难综合征 又称普卢默—文孙二氏综合征。主要表现咽下困难、口角炎、舌和咽黏膜萎缩、牙齿脱落、牙龈肿、脱发、胃酸缺乏。属于缺铁性贫血，补充铁剂后症状消失。

咽神经官能症 又名咽异感症、癔球等。症状为咽部阻塞感，位置固定或移动，在吞咽唾液时堵塞感加重，进食时无碍，也无其他不适，检查不能发现异常，患者常有焦虑、恐癌等心理状态，有人认为是环咽肌痉挛所致，治疗以精神安慰、解除思想顾虑为主。

(七) 咽的卫生

直接与呼吸和饮食卫生有关。①养成用鼻呼吸的习惯不仅可以保护呼吸道，也可保护咽部，防止外界有害物体直接刺激咽部。②及时治疗鼻部疾患，保证鼻正常生理功能，避免过冷过热空气、化学烟雾以及粉尘等的刺激。③不洁的食物和食物中的鱼刺、骨片、竹棍等异物是造成咽部感染和创伤的常见原因，因此要注意饮食卫生。④口腔卫生不良可直接影响咽部，应注意保持口腔卫生，并及时治疗口腔疾患。⑤咽部容易受到外界暴力而致伤，乘坐高速行驶的交通工具时应作好保护措施，任何可能造成咽部创伤的行为均应避免。

五、护理措施

咽部疾病是一类常见的健康问题，包括但不限于扁桃体炎、咽炎、咽峡炎等。这些疾病可能导致患者咽部疼痛、吞咽困难、发热等症状，影响患者的日常生活和工作。因此，对咽部疾病病人进行合理的护理，对于缓解症状、促进康复具有重要意义。

(一) 病情观察与记录

对于咽部疾病病人，首先要密切观察病情变化，包括疼痛程度、发热情况、吞咽困难等。同时，要记录病人的体温、脉搏、呼吸等生命体征，以便及时发现病情变化，采取相应的护理措施。

(二) 保持咽部清洁

咽部疾病病人需要保持咽部清洁，以减少细菌滋生和感染风险。护理人员应指导病人用温盐水漱口，每天多次进行，以减轻咽部疼痛和肿胀。同时，要注意病人的口腔卫生，定期刷牙、清洁舌苔，避免口腔感染。

(三) 合理饮食调配

咽部疾病病人可能出现吞咽困难，因此，饮食调配至关重要。护理人员应根据病人的病情和饮食习惯，制定合理的饮食计划。建议选择软烂、易消化、营养丰富的食物，如稀饭、面条、蒸蛋等。同时，要避免辛辣、刺激性食物，以免加重咽部疼痛和炎症。

(四) 心理安抚与支持

咽部疾病病人可能因疼痛和吞咽困难而感到焦虑、烦躁。护理人员应耐心倾听病人的诉求，给予心理安抚和支持。可以通过讲解疾病知识、介绍成功案例等方式，增强病人的信心，缓解焦虑情绪。

(五) 遵医嘱用药与随访

咽部疾病病人需要遵医嘱按时服药，护理人员应监督病人按时服药，确保药物剂量和用法正确。同时，要关注病人的用药反应，如出现过敏反应或不良反应，应及时报告医生处理。此外，要定期随访病人，了解病情恢复情况，以便及时调整护理计划。

(六) 健康教育

对咽部疾病病人进行健康教育，提高病人的自我保健意识和能力，也是护理措施中不可或缺的一环。护理人员应向病人讲解咽部疾病的发病原因、预防措施和康复知识，帮助病人建立正确的生活方式和饮食习惯，减少咽部疾病的复发风险。

综上所述，咽部疾病病人的护理措施涵盖了病情观察、咽部清洁、饮食调配、心理安抚、遵医嘱用药与随访以及健康教育等多个方面。通过全面、细致的护理措施，可以有效缓解病人的症状，促进康复，提高病人的生活质量。同时，护理人员还应不断学习和掌握新的护理知识和技能，为病人提供更加专业、优质的护理服务。

第十节　喉部疾病病人的护理

喉疾病是指包括喉部的感染、异物、外伤、肿瘤等。喉位于呼吸道的上端，与外界环境直接接触，所以可因环境致病因素的影响，发生各种疾病。喉与咽、气管和食管毗邻，这些部位的病变互相影响。喉返神经与气管、大血管、胸膜和纵隔的解剖关系密切，它们的病变可能引起喉麻痹。

一、概述

喉位于颈前部，颈受伤时喉容易受到外伤。喉部疾病又常与一些职业因素有关，如吸入刺激性气体、发声过度和发声不当等，发声保护是声乐小组工作者、演员、教师等需要十分重视的问题。

喉是重要的呼吸和发声器官，喉部疾病可不同程度地影响呼吸和发声功能。喉源性呼吸困难常发生的比较突然或发展迅速，因而临床表现严重缺氧，常需抢救；慢性喉阻塞造成的长期缺氧可影响儿童发育和引起全身各系统的损害。发声障碍时间长的可引起性格和心理上的病态。

喉部疾病不但可引起全身性的病理改变，它又可能是全身病的反应。所以检查和治疗喉部疾病，其意义决不仅仅在于解决喉本身的问题。

二、病因

分先天性和后天性两大类。先天性疾病可能是解剖异常，也可能是功能异常。例如遗传性血管性水肿是由于先天性补体 C 酯酶抑制物功能低下引起的，它导致 C 酯酶被激活而引起水肿，喉是好发部位之一。喉的后天性疾病远较先天性者多见，其病因也更为复杂。

三、临床表现

在正常呼吸时，双侧声带外展，声门开放，可容气流出入；吞咽时，屏骨内收，声门闭合，可防止食物进入呼吸道。当喉疾病使双侧声带外展发生障碍时，声带麻痹于中间位，即将发生严重的呼吸困难；喉组织肿胀、肥厚、增生、瘢痕化、机械堵塞以及喉外伤软骨错位导致喉腔狭窄时也将发生呼吸困难(见喉阻塞)。正常发声时，两侧声带向中线靠拢，声门下气流经过两侧声带间的缝隙通过，引起声带的颤动而发声。当两侧声带因各种疾病不能向中线靠拢时，声带处于开放状态，发声功能就要严重受损；同样由于吞咽时声门不能关闭，容易发生呛咳，两侧声带发生内收麻痹时患者容易发生吸入性肺炎，即是这个道理。当一侧声带内收麻痹时，声门处于半开放状态，也会影响吞咽和发声功能，但因对侧声带健在，可以逐渐发生代偿功能，使健侧声带在发声及吞咽时越过中线与患侧声带靠拢，因此上述症状可以逐渐消失。

喉部疾病还可引起一些其他疾状。

四、并发症

喉疾病可引起局部和全身的并发症。局部并发症主要是由于喉部病变的直接扩展；全身并发症多由于喉病变的间接影响造成。

五、诊断

主要靠询问病史和体格检查

(1) 喉镜检查。可用以观察喉内部的形态、声带的活动情况等。

(2) X 射线检查。

(3) 喉功能检查。用以了解喉的各种功能。如喉肌电图检查、喉动态镜检查、超高速摄影等。

(4) 组织学检查。通过喉镜采取活组织供组织学检查，可了解喉病变的组织形态。对于诊断喉肿瘤，特别是恶性肿瘤是一个不可缺少的步骤。

六、治疗

主要从四方面考虑，即根治病因、恢复喉功能、消除症状和挽救生命，其中根治病因是最理想的治疗方法，但不一定做得到。

因喉疾病丧失发声功能的可通过各种方法补救。双侧声带内收麻痹患者发声功能极差，可用手术的方法将一侧声带内移固定，为对侧声带代偿创造条件。喉切除患者虽可训练食管发声，即将空气咽下，通过食管排出，在咽和口部组织的配合下发声，但一般声音很小，不能满意。通过发声重建手术或使呼出气体通过人工喉可发出较大的声音。

喉直接与外界环境接触，所以要注意保护。吸入过冷、过热、过于干燥的空气或刺激性气体，烟雾对喉有刺激，特别是吸烟，是促成慢性喉炎的重要原因。从事与发声有关职业的人员，要时时保护发声功能。每一歌唱者都有适合于自己的歌唱音域，过多歌唱超过自己音域范围的高音，就容易使发声器官疲劳；歌唱时不能有效地运用自己的呼气气流，也是导致发声疲劳的一个原因。歌唱家应首先确定自己的音域范围；有控制地使用自己的发声器官，按不同的需要来确定声调和声量。在有喉部疾患、上呼吸道感染时或妇女月经期，发声都应控制。

七、护理措施

喉部疾病是一类常见的健康问题，涉及的范围广泛，从轻微的喉咙痛到严重的喉癌都有可能。这些疾病不仅影响患者的生理功能，还可能对其生活质量和心理健康产生负面影响。因此，对于喉部疾病患者的护理措施至关重要。本节将详细讨论喉部疾病病人的护理措施，包括饮食护理、生活护理、病情观察以及心理护理等。

（一）饮食护理

喉部疾病患者的饮食应以清淡、易消化、营养丰富的食物为主，如稀饭、面条、蔬菜等。同时，要避免辛辣、油腻、刺激性的食物，以免加重喉部不适。对于需要进行喉部手术的患者，术后应禁食一段时间，待医生允许后方可进食。在进食时，患者应注意细嚼慢咽，避免过快或过猛的动作对喉部造成刺激。

（二）生活护理

患者要保持口腔卫生，定期刷牙、漱口，以减少口腔内的细菌滋生。同时，要避免吸烟、饮酒等不良习惯，以免加重喉部疾病。在日常生活中，患者要注意休息，避免过度劳累和熬夜。对于需要长期卧床的患者，要定期翻身、拍背，防止肺部感染和褥疮的发生。

（三）病情观察

患者和家属应密切关注患者的病情变化，如喉部疼痛、呼吸困难等症状是否加重。一旦发现异常情况，应及时通知医生进行处理。此外，患者要遵医嘱按时服药，不要随意更改药物剂量或停药。在服药期间，要注意观察药物的不良反应，如有不适应及时向医生反映。

（四）心理护理

喉部疾病患者常常因疼痛、呼吸困难等症状而感到焦虑、恐惧和抑郁。因此，心理护理在喉部疾病患者的康复过程中具有重要意义。医护人员应耐心倾听患者的诉求和担忧，给予积极的心理支持和安慰。同时，要向患者普及喉部疾病的相关知识，帮助他们了解疾病的性质、治疗方案以及预后情况，从而增强战胜疾病的信心。家属也要积极参与患者的心理护理，给予关爱和支持，让患者感受到家庭的温暖。

（五）康复训练

对于喉部疾病患者，尤其是手术后或需要长期卧床的患者，康复训练是必不可少的。康复训练包括喉部肌肉锻炼、呼吸功能训练等，有助于恢复喉部功能和提高生活质量。患者应在医生的指导下进行康复训练，遵循循序渐进的原则，不要急于求成。

总之，喉部疾病患者的护理措施涵盖了饮食、生活、病情观察、心理以及康复训练等多个方面。通过综合、细致的护理，可以有效减轻患者的症状，促进康复，提高生活质量。医护人员和家属应共同努力，为患者提供全方位的关爱和支持。

第十一节　耳鼻咽喉部护理技术操作

一、外耳道清洁法

在人体的五官中，耳朵不仅是我们接收声音的重要器官，同时也是需要我们细心呵护的部位。其中，外耳道的清洁工作尤为重要，它直接关系到我们的听力健康和生活质量。本节将详细介绍外耳道清洁法及其相关的护理技术操作。

首先，我们要明确外耳道清洁的目的。外耳道是耳朵的一部分，负责收集声波并将其传导到中耳和内耳。由于外耳道暴露在外界环境中，常常会有耵聍（耳屎）、尘埃等物质积聚。定期清洁外耳道，可以防止耳道堵塞，减少耳部感染的风险，从而维护听力健康。

接下来，我们来了解一下外耳道清洁的常用方法。最常见的是使用生理盐水或过氧化氢进行清洗。首先，需要准备好弯盘、卷棉子、干棉签、纱布、耳镜、额镜、耵聍钩、膝状镊、3% 过氧化氢溶液、消毒剂等工具。在清洁前，应确保双手清洁，并让患者取坐位，以便更好地操作。然后，用膝状镊或耵聍钩轻轻取出整块耵聍，用卷棉子清除耵聍碎屑。之后，用蘸有生理盐水或过氧化氢的卷棉子清洗外耳道内的分泌物，并用干棉签拭净。最后，用纱布擦干患者的耳郭，检查外耳道内是否清洁。

在进行外耳道清洁时，有一些注意事项需要特别关注。首先，整个操作过程应在明视下进行，动作应轻柔，避免损伤外耳道皮肤和鼓膜。其次，对于不合作的儿童，应由家长或护士协助固定，以确保操作的安全性。此外，若耵聍未软化，则不宜强行取出，以免损伤耳道。可以使用耵聍钩钩出，或为患者用 3% 碳酸氢钠溶液滴耳，待耵聍软化后再取出。对于急性或慢性化脓性中耳炎鼓膜穿孔者，应避免冲洗，以防引起不必要的刺激和感染。

此外，除了定期清洁外，我们还需要注意保持耳道的洁净和干燥。耳屎取出后，应避免使用尖锐的掏耳工具，以免损伤耳道。在清洁时，应使用松软、干净的棉签，轻轻擦拭外耳道口。同时，保持耳部干燥，避免长时间处于潮湿环境，以减少细菌滋生的机会。

总之，外耳道清洁法是一项重要的护理技术操作，它可以帮助我们维护听力健康，减少耳部感染的风险。在进行外耳道清洁时，我们应遵循正确的操作步骤和注意事项，确保操作的安全性和有效性。同时，我们也应该关注日常生活中的耳部护理，保持耳道的洁净和干燥，以预防耳部疾病的发生。

二、外耳道滴药法

在医学实践中，耳鼻咽喉部位的护理技术操作至关重要。其中，外耳道滴药法是一种常见且有效的治疗方式，尤其对于中耳炎、外耳道炎等耳部疾病具有良好的治疗效果。本节将详细介绍外耳道滴药法的操作步骤、注意事项及其在临床实践中的应用。

(一) 外耳道滴药法操作步骤

首先，进行外耳道滴药前，我们需要做好充分的准备工作。准备好所需的药物、滴管、棉签等物品，并确保双手和外耳道清洁干净。同时，需要确保药液的温度适中，避免过冷或过热刺激内耳引发不适。

接下来，患者需采取侧卧姿势，患侧耳朵朝上。对于成人，操作者应向后上方轻轻提拉耳廓，使外耳道变直；对于儿童，则向后下方提拉耳廓。这样做的目的是为了使药液能够顺利进入外耳道并到达患处。

然后，用滴管吸取适量药液，沿着外耳道后壁缓慢滴入药液。滴入的药液量应适中，避免过多导致药液溢出。滴入药液后，轻轻按压耳屏数次，以帮助药液充分接触并覆盖患处。

最后，保持侧卧姿势数分钟，使药液与外耳道及中耳腔充分接触。然后，用无菌棉签轻轻拭去外耳道口多余的药液，避免药液流入耳内。

(二) 外耳道滴药法注意事项

在进行外耳道滴药时，需要注意以下几点：

(1) 药液温度应适中，避免过冷或过热刺激内耳。在滴药前，可以将药液瓶放在手掌中捂热至接近体温。

(2) 滴药时应确保滴管头不接触外耳道皮肤，以免污染药液或造成感染。

(3) 滴药过程中，患者应保持放松状态，避免头部移动或转动，以确保药液准确滴入外耳道。

(4) 滴药后要确保药液在外耳道内停留足够的时间，以便充分发挥药效。

(5) 如患者出现局部疼痛、烧灼等不适，应立即停止滴药并咨询医生。

(三) 外耳道滴药法在临床实践中的应用

外耳道滴药法广泛应用于耳部疾病的治疗，如中耳炎、外耳道炎等。通过滴入具有消炎、止痛、软化耵聍等作用的药液，可以有效缓解患者的不适症状，促进疾病的康复。

在实际操作中，医生会根据患者的具体病情和年龄选择合适的药物和滴药方法。对于儿童患者，由于他们的外耳道相对较窄且弯曲，因此在滴药时需要更加小心谨慎，避免药液流入耳内。

此外，对于外耳道耵聍栓塞的患者，滴药的目的在于软化耵聍，使其易于排出。在滴药过程中，需要适当增加药液量，并保持滴药姿势一段时间，以确保药液充分作用于耵聍。

外耳道滴药法是一种简便、有效的耳部疾病治疗方法。通过正确的操作步骤和注意事项，可以确保药液准确滴入外耳道并充分发挥药效。在临床实践中，医生应根据患者的具体情况选择合适的药物和滴药方法，以达到最佳的治疗效果。同时，患者也应积极配合医生的治疗建议，注意保持耳部清洁干燥，避免挖耳等不良习惯，以促进疾病的康复。

三、咽鼓管吹张法

在耳鼻咽喉部位的护理技术中，咽鼓管吹张法是一种非常重要的操作技术。该方法主要用于诊治咽鼓管阻塞，引流中耳鼓室积液，以提高听力。本节将详细介绍咽鼓管吹张法的操作过程、注意事项及其在耳鼻咽喉部位护理中的重要作用。

(一) 咽鼓管吹张法操作过程

咽鼓管吹张法主要包括捏鼻自行吹张法、导管吹张法和橡皮球吹张法三种。

(1) 捏鼻自行吹张法。首先，使用麻黄素液滴入鼻腔，清除鼻腔内的鼻涕。然后，用手指捏住两侧前鼻孔，张口呼吸后屏气，使气体自鼻腔进入鼻咽部位，达到通气的目的。这种方法简单易行，但应注意在上呼吸道感染或脓鼻涕增多时不宜使用。

(2) 导管吹张法。此方法需要使用听诊橡皮管、咽鼓管导管和橡皮吹气球等工具。操作时，需将听诊橡皮管一头插入病人外耳道口，另一头塞入手术者外耳道口。然后，将咽鼓管导管弯端向下沿患耳侧前鼻孔，循鼻底缓缓伸入鼻咽，接触咽后壁。在退出导管约 1cm 左右的同时，将弯端向外转 90 度，使导管经咽鼓管隆突滑落于咽鼓管开口处。最后，用橡皮吹气球接导管末端将空气轻轻吹入。此方法操作复杂，需要专业医生进行。

(3) 橡皮球吹张法。首先清理鼻腔分泌物，病人需坐位并口内含水一口。医生将吹气球的橄榄头塞入患者一侧鼻孔，病人在将水吞下的同时会将体内气体压入。此方法适用于小儿及不合作的成人，但同样需要专业医生操作。

(二) 咽鼓管吹张法注意事项

(1) 操作过程中，应注意手术部位的清洁，避免感染。术后可适当地使用抗生素，预防中耳感染。

(2) 饮食方面，术后患者应注意饮食清淡健康，避免辛辣、刺激性食物，以利于康复。

(3) 生活中，患者应注意保暖，预防感冒，以免加重病情。同时，要保证充足的休息，避免过度劳累。

(4) 需要注意的是，咽鼓管吹张法并非适用于所有情况。如鼻腔、鼻窦急性炎症、鼻咽部有新生物、鼻中隔弯曲等情况，不宜进行吹张操作。因此，在进行咽鼓管吹张法之前，应进行全面的检查和评估，确保患者适合接受此操作。

(三) 咽鼓管吹张法在耳鼻咽喉部位护理中的作用

咽鼓管吹张法在耳鼻咽喉部位护理中具有重要的作用。首先，它能够有效诊治咽鼓管阻塞，改善患者的听力状况。其次，通过引流中耳鼓室积液，有助于缓解患者的耳部不适。此外，咽鼓管吹张法还有助于检查咽鼓管的功能状态，为疾病的诊断和治疗提供依据。

总之，咽鼓管吹张法是一种有效的耳鼻咽喉部位护理技术。在操作过程中，应严格遵循操作规范，注意患者的个体差异和病情特点。同时，术后护理和康复也是不可忽视的重要环节。通过科学合理的操作和护理，咽鼓管吹张法将为患者带来更好的治疗效果和生活质量。

四、鼻腔滴药法

在耳鼻咽喉部位的护理技术中，鼻腔滴药法是一项既常见又关键的操作。它广泛应用于鼻炎、鼻窦炎、过敏性鼻炎等鼻部疾病的治疗中，能有效缓解病情，提高患者的生活质量。

鼻腔滴药法的操作过程相对简单，但也需要一定的专业知识和技能。首先，患者应采取坐位或仰卧位，头部稍微向后仰。护理人员应清洁双手，并核对药物名称、浓度和剂量，确保用药准确无误。接着，使用专用的鼻腔滴管，将药液滴入鼻腔内。

在滴药过程中，要注意保持药液瓶口与患者鼻腔的距离适中，避免瓶口接触到鼻腔，以防污染药液。同时，滴药时要保持动作轻柔，避免用力过猛导致药液流入咽喉或气管。

鼻腔滴药法的优点在于药物能直接作用于病变部位，提高药物的疗效。同时，该方法操作简便，患者易于接受。然而，鼻腔滴药法也存在一定的局限性，如药液在鼻腔内的分布可能不均匀，影响疗效。因此，在操作过程中，护理人员需要根据患者的具体情况调整滴药速度和剂量，确保药物能够充分作用于病变部位。

为了提高鼻腔滴药法的疗效，患者还应注意以下几点：一是保持鼻腔清洁，避免用手挖鼻或用力擤鼻；二是在滴药前应先清除鼻腔内的分泌物，以免影响药物吸收；三是遵循医嘱，按时按量用药，不可随意增减剂量或更改用药时间；四是注意观察用药后的反应，如有不适应及时就医。

总之，鼻腔滴药法是耳鼻咽喉部位护理技术操作中的重要一环。通过正确的操作方法和注意事项，我们可以充分发挥鼻腔滴药法的优势，提高患者的治疗效果和生活质量。同时，护理人员也应不断提升自己的专业技能和知识水平，为患者提供更加优质的护理服务。

随着医学技术的不断发展和进步，鼻腔滴药法也在不断完善和创新。未来，我们可以期待更多新型、高效的鼻腔滴药方法和药物的出现，为鼻部疾病的治疗带来更加显著的疗效。同时，我们还应关注患者的心理需求，加强沟通与交流，提高患者的治疗信心和满意度。

此外，鼻腔滴药法不仅仅应用于鼻部疾病的治疗，还可用于鼻腔冲洗、保湿等护理操作。例如，在干燥性鼻炎或鼻窦炎的治疗中，通过鼻腔滴入生理盐水或保湿剂，可有效缓解鼻腔干燥、瘙痒等不适症状。因此，护理人员应根据患者的具体情况和需求，灵活运用鼻腔滴药法，为患者提供个性化的护理方案。

总之，鼻腔滴药法作为耳鼻咽喉部位护理技术操作的重要一环，在鼻部疾病的治疗中发挥着重要作用。我们应充分认识其优点和局限性，掌握正确的操作方法和注意事项，不断提高护理水平和患者满意度。同时，我们还应关注新技术和新药物的发展，为患者提供更加优质、高效的护理服务。

五、鼻腔冲洗法

在耳鼻咽喉部位护理技术中，鼻腔冲洗法是一种重要的护理方法，广泛应用于多种鼻腔疾病的辅助治疗。鼻腔冲洗法可以有效地清除鼻腔内的分泌物、细菌、病毒、过敏原等有害物质，有助于减轻鼻腔炎症，改善鼻腔通气，提高患者的生活质量。

鼻腔冲洗法的基本原理是利用适当的冲洗液，通过鼻腔冲洗器或其他专用器具，将冲洗液注入鼻腔，然后通过擤鼻或自然流出的方式将冲洗液和鼻腔内的杂质一同排出。在操作过程中，需要注意冲洗液的选择、冲洗器的清洁和消毒，以及正确的冲洗方法，以确保操作的安全性和有效性。

首先，冲洗液的选择至关重要。常用的冲洗液包括生理盐水、温开水等。生理盐水具有与人体组织相似的渗透压，对鼻腔黏膜刺激较小，适用于大多数患者。对于某些特殊情况，如过敏性鼻炎患者，可在医生指导下使用含有抗过敏成分的冲洗液。同时，冲洗液的温度应适中，避免过冷或过热对鼻腔黏膜造成刺激。

其次，冲洗器的清洁和消毒同样重要。鼻腔冲洗器应定期清洗和消毒，以防止细菌滋生。清洗时，可用温水和肥皂清洗冲洗器的内外表面，然后用清水冲洗干净。消毒时，可使用医用酒精或其他合适的消毒剂对冲洗器进行浸泡或擦拭。

最后，正确的冲洗方法也是确保鼻腔冲洗法效果的关键。在冲洗前，患者应先擤净鼻涕，保持鼻腔通畅。然后，按照冲洗器的使用说明，将冲洗液注入鼻腔。在冲洗过程中，患者应保持头部前倾，张口呼吸，避免用鼻子吸气。冲洗后，轻轻擤出鼻腔内的冲洗液和杂质，避免用力过猛导致鼻腔黏膜损伤。

值得注意的是，鼻腔冲洗法虽然是一种有效的护理方法，但并非适用于所有鼻腔疾病。在某些情况下，如鼻腔出血、鼻腔手术后的患者等，应禁止或慎用鼻腔冲洗法。此外，对于儿童、老年人等特殊人群，应在专业医护人员的指导下进行鼻腔冲洗。

总的来说，鼻腔冲洗法是一种简便易行、安全有效的耳鼻咽喉部位护理技术操作。通过正确的操作方法和注意事项，可以有效地清除鼻腔内的有害物质，减轻鼻腔炎症，改善鼻腔通气，提高患者的生活质量。然而，在使用过程中，也应注意个体差异和禁忌证，确保操作的安全性和有效性。

六、上颌窦穿刺冲洗法

耳鼻咽喉部位是人体重要的感觉和运动器官，负责听觉、嗅觉、平衡等重要功能。在日常生活中，这些部位也容易受到各种疾病和损伤的影响。上颌窦穿刺冲洗法是一种重要的护理技术操作，对治疗上颌窦炎等鼻部疾病具有显著效果。本节将详细介绍上颌窦穿刺冲洗法的操作过程、适应证、注意事项以及其在护理实践中的应用。

上颌窦穿刺冲洗法主要用于诊断和治疗上颌窦炎等鼻部疾病。其操作过程包括麻醉、穿刺和冲洗三个步骤。首先，医生会使用棉签蘸取适量的麻醉剂，涂抹在下鼻道外壁，以减轻患者在穿刺过程中的疼痛感。接着，医生会用上颌窦穿刺针进行穿刺，将针头斜面朝向鼻中隔，放在距下鼻甲前端约1cm的下鼻道，紧贴下鼻道侧顶部。在穿刺过程中，医生需要确保穿刺针正确进入上颌窦，避免损伤周围组织。最后，医生会拔出针芯，将生理盐水通过穿刺针注入上颌窦内，冲洗掉病变组织和分泌物，从而达到治疗的目的。

上颌窦穿刺冲洗法适用于多种情况。例如，对于有脓鼻涕史且X线鼻窦摄片显示上颌窦区混浊的患者，可以通过此方法冲洗排出蓄脓，促进黏膜纤毛恢复功能。对于亚急性和慢性上颌窦炎患者，此方法同样适用，可以通过冲洗减轻炎症，改善鼻腔通气。此外，上颌窦穿刺冲洗法还可用于活检、摄像和录像等，为疾病的诊断和治疗提供更多信息。

然而，在进行上颌窦穿刺冲洗法时，需要注意一些事项。首先，医生应向患者详细解释手术的必要性以及大致的手术过程，以消除患者的恐惧和不安。其次，对于老幼体弱、高血压、心脏病及急性炎症期的患者，应暂缓进行穿刺。在穿刺过程中，医生应确保穿刺针正确进入上颌窦，避免注入空气导致气栓。冲洗时，应密切观察患者的眼球及面颊部，如有异常应立即停止操作。最后，术后应详细记录窦腔内分泌物的量、性质、颜色等信息，以便分析病情和制定后续治疗方案。

在护理实践中，上颌窦穿刺冲洗法具有重要的应用价值。通过熟练掌握这一技术，护理人员可以帮助医生更准确地诊断和治疗鼻部疾病，减轻患者的痛苦，提高治疗效果。同时，护理人员还需要在操作过程中注意保护患者的安全和舒适，减少并发症的发生。

总之，上颌窦穿刺冲洗法是一种有效的耳鼻咽喉部位护理技术操作，对治疗上颌窦炎等鼻部疾病具有重要意义。通过熟练掌握其操作过程、适应证、注意事项以及护理实践中的应用，护理人员可以为患者提供更好的护理服务，促进患者康复。

七、额镜、鼻镜、耳镜、压舌板使用

(一) 额镜的使用

在医学领域，耳鼻咽喉部位的护理技术操作是一项细致且重要的工作。其中，额镜作为一种常用的辅助工具，在检查和治疗过程中发挥着不可或缺的作用。本节将详细介绍额镜的使用方法及其在耳鼻咽喉部位护理技术操作中的应用。

额镜，也被称为头镜或反射镜，是一种佩戴在医生额头上的小型放大镜。它利用光学原理，将光线反射并聚焦于需要检查的部位，从而帮助医生更清晰地观察患者的病情。额镜的使用不仅提高了检查的准确性，还降低了医生长时间工作导致的眼部疲劳。

在使用额镜进行耳鼻咽喉部位护理技术操作前，医生需要做好充分的准备工作。首先，要确保额镜的清洁和完好，避免因污染或损坏而影响检查结果。其次，医生需要根据患者的具体情况调整额镜的角度和焦距，以获得最佳的观察效果。

在操作过程中，医生需要保持稳定的姿势，确保额镜的光线能够准确地照射到需要检查的部位。对于耳部检查，医生可以轻轻牵拉患者的耳廓，使耳道暴露得更加清晰；对于鼻部和咽部检查，医生则需要引导患者配合张口、抬头等动作，以便更好地观察鼻腔和咽腔的情况。

额镜在耳鼻咽喉部位护理技术操作中的应用非常广泛。例如，在检查外耳道炎、中耳炎等耳部疾病时，额镜可以帮助医生观察耳道内是否有红肿、渗出物等异常表现；在检查鼻炎、鼻窦炎等鼻部疾病时，额镜可以清晰地显示鼻腔内的黏膜情况、分泌物以及可能的病变部位；在检查扁桃体炎、咽炎等咽部疾病时，额镜则有助于医生观察咽腔的充血、肿胀以及淋巴滤泡增生等情况。

此外，额镜还可用于辅助进行某些治疗操作。例如，在清理耳道分泌物或进行鼻腔冲洗时，额镜可以帮助医生准确地定位操作部位，避免对周围正常组织造成损伤。

需要注意的是，虽然额镜为耳鼻咽喉部位的护理技术操作提供了便利，但医生在使用时仍需注意患者的感受。在检查过程中，医生应尽可能轻柔地操作，避免给患者带来不适或疼痛。同时，医生还应注意与患者的沟通，解释检查的目的和过程，以缓解患者的紧张情绪。

总之，额镜作为耳鼻咽喉部位护理技术操作中的重要辅助工具，对于提高检查和治疗的效果具有重要意义。医生应熟练掌握额镜的使用方法，并在实际操作中注重患者的感受和需求，以提供更加优质、人性化的医疗服务。

(二) 鼻镜的使用

在耳鼻咽喉科的临床护理工作中，鼻镜的使用是一项基础且重要的技术操作。鼻镜作为耳鼻喉科常用的检查工具，能够帮助医护人员直观地观察患者的鼻腔内部情况，为疾病的诊断和治疗提供重要的依据。

1. 鼻镜的基本构造与种类

鼻镜通常由金属或塑料制成，具有不同大小和形状的镜头，以适应不同年龄段和病情的患者。常见的鼻镜类型包括前鼻镜和鼻内窥镜等。前鼻镜主要用于观察鼻腔前部的病变，而鼻内窥镜则能够深入鼻腔后部，更全面地了解鼻腔内部的病变情况。

2. 鼻镜使用的准备工作

在使用鼻镜前，医护人员需要做好充分的准备工作。首先，要确保鼻镜的清洁和消毒，避免交叉感染。其次，要详细了解患者的病情和病史，以便在检查过程中能够有针对性地观察。最后，要向患者解释鼻镜检查的目的和过程，消除其紧张情绪，取得患者的配合。

3. 鼻镜的操作步骤

(1) 患者准备。让患者取坐位或仰卧位，头部稍后仰，以便更好地暴露鼻腔。

(2) 鼻镜检查。医护人员一手持鼻镜，另一手持棉签或纱布轻轻擦拭患者鼻腔分泌物。将鼻镜轻轻放入患者鼻腔，注意观察鼻腔黏膜的颜色、形态及有无分泌物、息肉等病变。

(3) 记录观察结果。在检查过程中，医护人员要详细记录观察到的病变情况，包括病变的部位、大小、形态等。

4. 鼻镜使用的注意事项

(1) 动作轻柔。在操作过程中，医护人员要保持动作轻柔，避免对患者鼻腔造成损伤。

(2) 充分照明。要确保检查区域的充分照明，以便更清晰地观察鼻腔内部情况。

(3) 注意观察。在检查过程中，医护人员要仔细观察鼻腔内部的变化，及时发现并处理异常情况。

5. 鼻镜使用的意义与价值

鼻镜的使用在耳鼻咽喉科的临床护理中具有重要意义。通过鼻镜检查，医护人员能够及时发现鼻腔内的病变，如鼻炎、鼻窦炎、鼻息肉等，为疾病的诊断和治疗提供有力的支持。同时，鼻镜检查还可以帮助医护人员了解患者的病情进展和治疗效果，为制定个性化的护理方案提供依据。

总之，鼻镜作为耳鼻喉科常用的检查工具，在耳鼻咽喉部位护理技术操作中发挥着重要作用。医护人员应熟练掌握鼻镜的使用方法和注意事项，以确保检查的准确性和安全性，为患者提供优质的护理服务。

(三) 耳镜的使用

在医学领域，耳鼻咽喉部位的护理和检查是诊断疾病、预防并发症的重要步骤。其中，耳镜的使用尤为关键，它能够帮助医生直观、清晰地观察患者的耳道和鼓膜，从而准确判断耳部疾病的类型和程度。本节将详细介绍耳镜的使用方法及注意事项，以期提高耳鼻咽喉部位护理技术操作的水平。

1. 耳镜的基本构造与种类

耳镜通常由镜柄、镜片和光源三部分组成。镜片有不同的放大倍数，可根据需要选择合适的耳镜。常见的耳镜种类包括手持式耳镜、电耳镜和显微镜耳镜等，每种耳镜都有其特定的使用场景和优势。

2. 耳镜使用前的准备工作

(1) 检查耳镜是否完好无损，镜片是否清晰，光源是否明亮。

(2) 准备好消毒用品，如酒精棉球或消毒液，确保耳镜在使用前经过严格消毒，避免交叉感染。

(3) 向患者解释耳镜检查的目的和过程，消除其紧张情绪，取得患者的配合。

3. 耳镜使用步骤

(1) 患者取坐位或仰卧位，头部稍偏向一侧，使耳道暴露充分。

(2) 医生戴上手套，用酒精棉球或消毒液清洁患者外耳道口。

(3) 将耳镜轻轻放入患者外耳道，注意动作要轻柔，避免损伤耳道皮肤。

(4) 调节镜片的角度和距离，使视野清晰，观察耳道和鼓膜的情况。

(5) 如发现异常，如炎症、异物或穿孔等，应详细记录并拍照留存。

4. 耳镜使用后的注意事项

(1) 使用完毕后，及时将耳镜取出，避免长时间压迫耳道。

(2) 用酒精棉球或消毒液对耳镜进行再次消毒，确保下次使用时卫生安全。

(3) 将耳镜妥善保管在干燥、通风的地方，避免阳光直射和潮湿环境。

5. 耳镜检查的常见问题与处理

在进行耳镜检查时，可能会遇到一些问题，如患者感到不适、耳道狭窄难以观察等。此时，医生应耐心安抚患者，选择合适的耳镜和检查方法，确保检查的顺利进行。同时，对于检查中发现的异常情况，医生应及时进行诊断和治疗，避免病情恶化。

总之，耳镜作为耳鼻咽喉部位护理技术操作的重要工具，其正确使用对于疾病的诊断和治疗具有重要意义。医生应熟练掌握耳镜的使用方法和注意事项，不断提高自己的操作水平，为患者提供更好的医疗服务。同时，患者也应积极配合医生的检查和治疗，共同维护自己的健康。

(四) 压舌板的使用

在医学护理领域，耳鼻咽喉部位的日常护理和检查是一项至关重要的工作。这些部位不仅关系到患者的呼吸、听觉和味觉功能，更是身体与外界环境直接接触的重要通道。因此，正确掌握和使用护理工具，如压舌板，对于确保患者舒适度和检查准确性具有重要意义。

压舌板作为一种常见的检查工具，广泛应用于咽喉部的检查和治疗中。其材质多为金属或塑料，形状扁平，一端圆滑，便于插入患者口腔，另一端则方便医护人员操作。使用压舌板的主要目的是固定舌头，暴露咽喉部位，便于观察和检查。

在使用压舌板时，医护人员需要遵循一定的操作规范和注意事项。首先，要确保双手清洁，并佩戴一次性手套，以减少交叉感染的风险。其次，与患者进行沟通，解释操作的目的和过程，缓解其紧张情绪，取得患者的配合。在操作过程中，医护人员应轻柔地将压舌板插入患者口腔，避免过度用力或损伤口腔组织。同时，要注意观察患者的反应，如有不适或疼痛，应及时停止操作并寻求进一步处理。

此外，压舌板的使用还需注意以下几点：一是选择合适的压舌板尺寸，以适应不同患者的口腔大小；二是避免在患者口腔内有炎症、溃疡等情况下使用压舌板，以免造成不必要的损伤；三是使用后要及时对压舌板进行清洗和消毒，确保其干净卫生，以备下次使用。

通过正确掌握和使用压舌板，医护人员能够更准确地观察和评估患者的耳鼻咽喉部位情况，及时发现并处理潜在问题。同时，也能够提高患者的就医体验，减少不必要的痛苦和不适。因此，对于医护人员来说，熟练掌握压舌板的使用技巧是非常必要的。

总之，耳鼻咽喉部位的护理和检查是医学护理中的重要环节。通过正确使用压舌板等护理工具，医护人员能够更好地保障患者的身体健康和生活质量。在未来的医学护理实践中，我们应继续探索和完善相关技术和方法，为患者提供更加优质、高效的护理服务。

第十五章　中医骨伤概述

第一节　中医骨伤科发展简史

一、中医骨伤科的起源

(一) 远古时期 (远古—1.8 万年前)

中华民族是世界上最古老、最有创造性的民族之一。早在 170 万年前，“元谋猿人”就在我国西南地区的土地上生活、劳动和发展着。60 多万年前，“北京猿人”已能制造粗糙的石器和原始骨器工具，在原始人居住的山洞里发现很厚的灰烬与用火烧过的兽骨，证明“北京猿人”已学会用火。20 万年前的“河套人”时期，石器有了很大进步，并已发明了人工取火。在烘火取暖和烤炙食物的基础上，人们发现热物贴身可以解除某些病痛，从而产生了原始的热熨疗法。原始人在对抗大自然灾害及抗击猛兽侵袭时经常导致创伤，人们在伤处抚摸、按压以减轻症状，经过长期实践，摸索出一些简易的理伤按摩手法；对伤口则用树叶、草茎及矿石粉等裹敷，逐渐发现具有止血、止痛、消肿、排脓、生肌、敛疮作用的外用药物，这便是外治法的起源。在远古时期，由于生活环境恶劣，人们常患筋骨痹痿之疾，《吕氏春秋 · 古乐》曰：“昔陶唐氏之始，阴多，滞伏而湛积，水道壅塞，不行其原，民气郁阏而滞著，筋骨瑟缩不达，故作为舞以宣导之。”这反映古代人已采用舞蹈祛邪解郁，舒展筋骨，由此便逐渐产生了导引法。

(二) 原始氏族社会时期 (1.8 万年前—前 21 世纪)

在旧石器晚期 (约 1.8 万年前) 的“山顶洞人”遗址中，人们发现石斧、石锤及骨针、骨锥等器具。《山海经 · 东山经》记载：“高氏之山，其上多玉，其下多箴石。”后世郭璞注解时认为，箴石“可以为砭针治痈肿者”。“山顶洞人”过群居生活，逐渐产生原始氏族社会，生活以渔猎为主，能用砭针治疗外伤疾患。考古发现，仰韶文化时期 (约前 5000 至前 3000 年) 已有石镰。这种石镰，外形似近代的镰刀，可以砭刺、切割。新石器时代外科手术器械——砭镰已产生，并出现了外伤科名医俞跗。

(三)奴隶社会时期(前21世纪—前476年)

我国奴隶社会经历了夏、商、周三代，较原始社会在生产力、文化等方面都有了较大发展，促进了医学的进步，中医骨伤科开始萌芽，出现了“疡医”。

1. 夏代(约前2070—前1600)

夏代的主要生产工具是石器，用以治病的针是石针、骨针。考古工作者在龙山文化遗址发现了很多陶制的酒器,《战国策·魏二》曰:“帝女令仪狄作酒而美，进之禹。”可见在夏代已有了人工酿酒。酒可以通血脉、行药势，也可以止痛、消毒，这对治疗创伤疾病很有意义。

2. 商代(前1600—前1046年)

商代冶炼技术有了很大发展，从殷墟出土文物来看，不仅有刀、针、斧、锛、矢等青铜器，还发现了炼铜遗址和铜范，说明商代已达到青铜器的全盛时期。由于青铜器的广泛使用，医疗工具也有了改进和提高，砭石逐渐被金属的刀针所代替，据《韩非子》记载，古人“以刀刺骨”，说明“刀”已经作为骨伤疾患的手术工具了。

商代后期，我国汉字发展已基本成熟，从甲骨卜辞和器物铭文中发现记载的疾病有几十种，其中骨伤科的有疾手、疾肘、疾胫、疾止、疾骨等。甲骨文还有按摩、外敷药物及药熨治病的记录。

考古发现藁城台西商代遗址有30多种药用种仁，其中有活血化瘀的桃仁，说明商代已应用活血化瘀药内服治疗跌打损伤。

3. 西周、春秋时期(前1066—前476年)

奴隶社会晚期，我国农业社会已较繁盛，政治、经济、科技、文化有了新的发展，有了医政的设置和医疗的分科。医生分为“食医”“疾医”“疡医”“兽医”。时已把损伤分成四种不同类型，同时采用“瞻”“察”“视”“审”四种诊断方法，这既是法医学起源的记述，又是古代中医骨伤科诊断水平的标志。

二、中医骨伤科基础理论的形成

战国、秦汉时代(前476—220年)，我国从奴隶社会进入封建社会，政治、经济、文化都有了显著的进步，学术思想十分活跃，出现了“诸子蜂起，百家争鸣”的局面，促进了医学的发展，中医骨伤科基础理论亦初步形成。

秦汉时期，骨伤科临床医学得到发展。西汉初期，名医淳于意留下的“诊籍”记录了两例完整的骨伤病案：一则是坠马致伤；另一则是举重致伤。西汉中期《居延汉简》的“折伤部”记载了骨折创伤的治疗医案。东汉早期,《武威汉代医简》载录治疗金疡、外伤方10余首，有止痛、逐瘀、止痉的作用，配伍较之《五十二病方》有明显的进步。成书于东汉时期的《神农本草经》载有中药365种，其中应用于骨伤科的药物约100种。汉代著名外伤科医家华佗精通方药、针灸、养生，更擅长外伤科手术。他发明了麻沸散，施行于剖腹术、刮骨术，还创立了五禽戏，似今练功疗法，可运用于骨伤科疾病之康复。东汉末年杰出医学家张仲景总结了前人的医疗成就，并结合自己的临床经验著成《伤寒杂病论》，这是我国第一部临床医学著作。他在《黄帝内经》和《难经》的理论基础上，以六经论伤寒，以脏腑论杂病，创立了理、法、方、药结合的辨证论治方法。书中记载的攻下逐瘀方药，如大承气汤、大黄牡丹汤、桃仁承气汤、大黄䗪虫丸和下瘀血汤等，至今仍被骨伤科医家所推崇。书中还记载了人工呼吸、胸外心脏按压等创伤复苏术。

三、中医骨伤科诊疗技术的进步

三国、晋朝至隋唐、五代（220—960年）是我国历史上战乱频繁时期，骨伤疾患更多见，从而使医家积累了丰富的临床经验，促进了中医骨伤科诊疗技术的进步。

晋·葛洪著《肘后备急方》，原名《肘后救卒方》，是中国第一部临床急救手册。南齐·龚庆宣整理的《刘涓子鬼遗方》对创口感染、骨关节化脓性疾病采用外消、内托、排脓、生肌、灭瘢等治法，运用虫类活血药治疗金疡。隋代巢元方等编著的《诸病源候论》，是我国第一部中医病理专著，载录证候1720条，其中有“金疮病诸候”23论，腕折（泛指骨折、扭伤等）证候9论，还有妇人与小儿金疮、瘀血证候等。“金疮病诸候”详细论述了金疮化脓感染的病因病理，提出清创疗法四要点：清创要早；要彻底；要正确地分层缝合；要正确包扎，为后世清创手术奠定了理论基础，在治疗开放性骨折、清除异物、结扎血管止血、分层缝合等方面的论述都达到了很高的水平。“中风候”和“金创中风痉候”对破伤风的症状描写得非常详细，提出它是创伤后的并发症。“金疮伤筋断骨候”“金疮筋急相引痛不得屈伸候”“腕折破骨伤筋候”等论述了“伤筋”的证候、治疗方法及其预后，指出筋断“可连续”。“箭镞金刃入肉及骨不出候”“金疮久不瘥候”对创口不愈合的病因病理有较深刻的认识，强调了去碎骨和清除异物的重要性。“附骨疽候”指出成人的髋关节、膝关节与儿童的脊椎、膝关节是附骨疽的好发部位。“金疮肠断候”“被打头破脑出候”记载了肠断裂、颅脑损伤的症状和手术缝合治疗方法。《诸病源候论》还载述了内伤惊悸、烦热、咳嗽、口渴、吐血、腹胀、孕伤等证候，阐述了内伤气血、津液、五脏的病机。

唐代孙思邈所著的《备急千金要方》《千金翼方》，是中医临床的百科全书。该书第一卷《大医精诚》，是中医学典籍中论述医德的一篇非常重要的文献，至今一直为习医者所必读，并努力践行。其在骨伤科方面总结了补髓、生肌、坚筋、固骨类药物，介绍了人工呼吸复苏、止血、镇痛、补血、活血化瘀等疗法，载录了颞下颌关节脱位手法复位后采用蜡疗、热敷、针灸等外治法，丰富了骨伤科治疗方法。王焘所著的《外台秘要》，是一部综合性医学论著，其中收录了折损、金疮、恶刺等骨伤疾病治疗方药，把损伤分为外损和内损，列骨折、脱位、内伤、金疮和创伤危重症等五大类。蔺道人所著的《仙授理伤续断秘方》，是我国现存最早的一部骨伤科专著，分述骨折、脱位、内伤三大类证型，总结了一套诊疗骨折、脱位的手法，如相度损处、拔伸、用力收入骨、捺正等，提出了正确复位、夹板固定、内外用药和功能锻炼的治疗大法，对筋骨并重、动静结合的理论也做了进一步阐发，对内伤的治疗，采用"七步"治疗法，提出了伤损按早、中、晚三期治疗的方案。所载方50首，药139味，包括内服及煎洗、填疮、敷贴等外用方剂，体现了骨伤科内外兼治的整体观。

四、中医骨伤科的发展

宋、辽、金、元时期（960—1368年），医学在隋唐五代的基础上出现了百家争鸣、蓬勃发展的局面，促进了中医骨伤科的发展。宋代太医局设立"疮肿兼折疡科"，元代太医院设十三科，其中包括"正骨科"和"金镞兼疮肿科"。

宋代法医学家宋慈所著的《洗冤集录》是我国现存最早的法医学专著，对全身骨骼、关节结构描述较详细，同时还记载了人体各部位损伤的致伤原因、症状及检查方法。宋代医官王怀隐等编成《太平圣惠方》，其中"折伤""金疮"属骨伤科范畴，对骨折提出了"补筋骨，益精髓，通血脉"的治疗思想，用柳木夹板固定骨折，推广淋、熨、贴、熁、膏摩等外治法治疗损伤。太医局编辑的《圣济总录》内容丰富，其中折伤门总结了宋代以前骨伤科的医疗经验，强调骨折、脱位复位的重要性，记载了用刀、针、钩、镊等手术器械，对腹破肠出的重伤采用合理的处理方法。张杲著《医说》记载了随军医生"凿出败骨"成功治疗开放性胫腓骨骨折的病案，并介绍了采用脚踏转轴及竹管的搓滚舒筋练功疗法。许叔微著《普济本事方》记载了用苏合香丸救治跌伤重症。《夷坚志·卷十九·邢氏补颐》记载了在颌部施行同种异体植骨的病例。金元时期出现不少著名医学家，他们从各自角度总结和论述了自己的临证经验，出现了学术上的争鸣局面，其代表医家是"金元四大家"。刘完素是"火热论"代表人物，他在骨伤科临证治疗时主张用甘凉、活血、润燥、生津的药物。张从正著《儒门事亲》，认为下法能使"陈莝去而肠胃洁，癥瘕尽而荣卫昌"，主张采用攻下逐瘀法治伤。李杲著《医学发明》，发挥了《黄帝内经》"肝藏血"的理论，认为"血者，皆肝之所主，恶血必归于肝，不问何经之伤，必留于胁下，盖肝主血故也"，并创制了疏肝活血逐瘀的方剂复元活血汤。朱震亨的观点是人体"阳有余阴不足"，提倡养阴疗法，强调补肝肾治本的原则，对治疗筋骨痹证、骨疽及伤患都有其独特经验。

元代李仲南所著的《永类钤方》中“风损伤折”卷是中医骨伤科专篇，首创过伸牵引加手法复位治疗脊柱屈曲型骨折。书中记载：“凡腰骨损断，先用门扉一片，放斜一头，令患人覆眠，以手捍止，下用三人拽伸，医以手按损处三时久。”此外，他还创制了手术缝合针——“曲针”，用于缝合伤口，提出“有无粘膝”体征作为髋关节前后脱位的鉴别，至今仍有临床意义。元代危亦林著《世医得效方》，按元代十三科分类，其中“金镞正骨科”不仅继承前人治疗骨伤的经验，而且对骨折、脱位的整复手法和固定技术有所创新。危氏在世界上最早施用“悬吊复位法”治疗脊柱骨折，比英国医学家戴维斯（Daris）提出采用该疗法至少早580余年。书中载：“凡锉脊骨，不可用手整顿，须用软绳从脚吊起，坠下身直，其骨使自归窠。未直则未归窠，须要坠下，待其骨直归窠。然后用大桑皮一片，放在背皮上，杉树皮两三片，安在桑皮上，用软物缠夹定，莫令屈，用药治之。”对开放性骨折，危氏主张扩创复位加外固定治疗。在麻醉方面，危氏创制了“草乌散”（又名麻药方），对其组成、功用、剂量及注意事项都有详细记载。元代《回回药方》中“金疮门”“折伤门”属于骨伤科范畴，大部分内容继承《仙授理伤续断秘方》《世医得效方》《永类钤方》等经验，有些部分还结合阿拉伯外来医学知识，反映了元代中医骨伤科发展的状况。

五、中医骨伤科的兴盛

明清时期（1368—1911年），骨伤科出现了许多学术上有相当成就的医学家，他们撰写了大量的骨伤科专著，不仅总结了前人的经验，而且不断提出新的理论和观点，从而形成了不同学派。此时期是中医骨伤科的兴盛时期。明初，太医院设有十三科，其中属骨伤科范畴的有“接骨”“金镞”两科。隆庆五年（1571年）改名为正骨科。1636年清朝建立，太医院设九科，其中有“疮疡科”和“正骨科”。

明代《金疮秘传禁方》记载了用骨擦音作为检查骨折的方法，对开放性骨折，主张把穿出皮肤已被污染的骨折端切除，以防感染等。明代永乐四年（1406年）朱橚等编著《普济方》，其中“折伤门”“金疮门”“杖伤门”等辑录治疗骨伤科方药1256首，是15世纪以前治疗骨伤方药的总汇。在“接骨手法”中，介绍了12种骨折脱位的复位固定方法；在“用药汤使法”中，又列出15种骨折、脱位的复位固定法。明代道士异远真人著《跌损妙方》，记载全身57个穴位，总结了一套按穴位受伤而施治的方药，其“用药歌”在骨伤科亦广为流传。明代薛己撰《正体类要》（共两卷），上卷论正体主治大法及记录治疗骨伤科内伤验案65则，下卷介绍诸伤方71首。薛氏重视整体疗法，如序曰：“肢体损于外，则气血伤于内，营卫有所不贯，脏腑由之不和。”强调八纲、脏腑、气血辨证论治，用药主张以补气血、补肝肾为主，行气活血次之，其“气血学说”和“平补法”对后世产生巨大影响。明代著名医药学家李时珍所著的《本草纲目》载药1892种，其中骨伤科药物170余种。明代王肯堂的《证治准绳·疡医》对骨折亦有较详细的论述，如对肱骨外科颈骨折采用不同体位固定，若向前成角畸形，用手巾悬吊腕部置于胸前；若向后成角，则应置于胸后。该书还把髌骨损伤分为脱位、骨折两类，骨折又分为分离移位和无移位两种，分离移位者，主张复位后用竹箍扎好，置膝于半伸屈位。该书对骨伤科的方药还进行了由博而约的归纳整理，颇为后世所推崇。

清代吴谦等著的《医宗金鉴·正骨心法要旨》，较系统地总结了清代以前的骨伤科经验，对人体各部的骨度、损伤的治法记录周详，既重理论，亦重实践，图文并茂。该书将正骨手法归纳为摸、接、端、提、推、拿、按、摩八法，并介绍了腰腿痛等疾患的手法治疗，以及运用攀索叠砖法、腰部垫枕法整复腰椎骨折脱位等。在固定方面，主张“爰因身体上下、正侧之象，制器以正之，用辅手法之所不逮，以冀分者复合，欹者复正，高者就其平，陷者升其位”，并改进了多种固定器具，如脊柱中段损伤采用通木固定，下腰损伤采用腰柱固定，四肢长骨干骨折采用竹帘、杉篱固定，髌骨骨折采用抱膝圈固定等。清代沈金鳌著《沈氏尊生书·杂病源流犀烛》，发展了骨伤科气血病机学说，对内伤的病因病机、辨证论治有所阐发。清代胡廷光所著的《伤科汇纂》，收集了清代以前有关骨伤科的文献，结合其临床经验加以整理，是一本价值较高的骨伤科专著。该书系统地阐述了各种损伤的证治，记载了骨折、脱位、筋伤的检查、复位法，附录许多治验医案，并介绍了大量骨伤科处方及用药方法。清代钱秀昌所著的《伤科补要》，较详细地论述了骨折、脱位的临床表现及诊治方法，如髋关节后脱位采用屈髋屈膝拔伸回旋法整复等。该书载有医疗器具固定图说、周身各部骨度解释、伤科脉诊及大量方剂。

六、中医骨伤科的新生

新中国成立后，随着社会经济、政治与文化的变革，党和国家制定了一系列促进中医药发展的政策，中医学及其临床各科得到了快速发展，中医骨伤科获得了新生。中医骨伤科也从分散的个体开业形式向集中的医院形式过渡。

进入21世纪后，中医骨伤科专科建设有了很大发展，国家中医药管理局重点专科近百家，许多中医院或专科医院的骨伤科床位数在300张以上。与此同时，骨生理、骨病理、生物化学、生物力学、分子生物学、同位素、电子计算机X线断层扫描、磁共振、骨密度测量等现代科学技术已在本学科的基础研究与临床医疗中得到较广泛应用；中西医结合治疗拇外翻及相关畸形、旋提手法治疗神经根型颈椎病、益气化瘀法治疗椎间盘退变性疾病、补肾益精法防治原发性骨质疏松症的疗效机制和推广应用等科研项目相继获得国家科技进步二等奖；一些治疗颈椎病、腰腿痛、骨质疏松、骨缺血性坏死、骨髓炎及骨关节炎的中药新药不断研制出来，产生了良好的社会效益与经济效益。在新的世纪，中医骨伤科已走出国门，2005年，世界中医药学会联合会骨伤科专业委员会成立，海内外骨伤科学术交流日益频繁。中医骨伤科在临床防治疾病、学科建设、科学研究和国内外学术交流等方面取得了瞩目成就，为保障人民健康作出了重要贡献。

党的二十大以来，党中央、国务院高度重视中医药发展工作，把中医药工作摆在更加突出的位置。习近平总书记多次对中医药工作作出重要指示批示，《中共中央国务院关于促进中医药传承创新发展的意见》印发实施，全国中医药大会胜利召开，中医药发展成为国家战略，中医药振兴发展迎来了天时、地利、人和的大好时机，我们要进一步遵循中医药发展规律，传承精华，守正创新，推动中医骨伤科事业高质量发展，发挥中医骨伤科防治疾病的独特作用和优势，为人类健康事业作出更大贡献。

2023年4月22日，世界中医药学会联合会骨伤科专业委员会第十三届学术大会在深圳举办。大会的主题为“共创中医药治疗运动系统损伤与疾病的新时代，实现平安健康，健康中国的目标”。近年来，在世界中医药学会联合会的领导下，中医骨伤的发展迈上了新的台阶，名医辈出。骨伤科专业委为大家搭建一个高水平的学术平台，相互交流经验，分享成果，共谋中国骨伤发展大计，为努力发展中医骨伤事业而奋勇前进。

第二节　骨伤病的分类和病因病机

一、骨伤病的分类

(一)损伤的分类

损伤是指人体受到各种创伤性因素引起的皮肉、筋骨、脏腑等组织结构的损害，及其带来的局部和全身性反应。中医学对损伤的分类认识较早，周代《周礼·天官家宰》描述疡医主治肿疡、溃疡、金疡、折疡。《礼记·月令·孟秋》记载损伤可分为伤、创、折、断四类。唐代《外台秘要》将损伤分为外损与内伤两类。现代根据损伤的性质和特点主要有下列分类方法。

1. 根据损伤部位分类分为外伤与内伤。外伤是指皮、肉、筋、骨、脉损伤，根据受伤的具体部位又可分为骨折、脱位与筋伤。内伤是指脏腑损伤及暴力所引起的气血、脏腑、经络功能紊乱而出现的各种损伤内证。

2. 根据损伤性质分类。根据外力作用的性质可分为急性损伤与慢性劳损。急性损伤是指急骤的暴力所引起的损伤。慢性劳损是指劳逸失度或体位不正确，导致外力长期累积于人体所致的损伤。

3. 根据受伤时间分类分为新伤与陈伤。新伤是指 2 ~ 3 周的损伤。陈伤又称宿伤，是指新伤失治，日久不愈，或预后又因某些诱因，隔一段时间又在原受伤部位复发者。

4. 根据受伤部位破损情况分类分为闭合性损伤与开放性损伤。闭合性损伤是指受钝性暴力损伤而外部无创口者。开放性损伤是指受到锐器、火器或钝性暴力作用，皮肤或黏膜破损，深部组织与外界环境沟通者。开放性损伤时，外邪可以从伤口侵入，易发生感染。

5. 根据受伤程度分类分为轻伤与重伤。损伤的严重程度取决于致伤因素的性质、强度，作用时间的长短，受伤的部位及其面积的大小、深度等。

6. 根据伤者的职业特点分类分为生活性损伤、工业性损伤、农业性损伤、交通性损伤和运动性损伤等。如运动员及舞蹈、杂技、武术表演者更容易发生各种运动损伤，经常颈部过度屈曲看书或看电视者、长期低头伏案工作者容易患颈椎病。这说明损伤的发生与工作职业及生活习惯有一定关系。

7. 根据致伤因素的理化性质分类分为物理性损伤、化学性损伤和生物性损伤等。如外力、高热、冷冻、电流等可以导致物理性损伤。

临床辨证施治时，既要参照上述分类方法将伤病进行分类，更应从整体出发，全面检查分析，做出正确的诊断与治疗。

(二) 骨病的分类

中医骨病学是以中医理论为指导，结合现代科学和西医学知识来研究骨与关节系统疾病的发生、发展及其防治规律的一门临床学科，是中医骨伤科学的重要组成部分。其主要研究发生于骨、关节、筋膜、肌肉等运动系统除外伤之外的疾病。骨病常将病因、病理及临床表现作为分类依据，用以指导治疗。总的来说，中医将骨病分类为结构性骨病、关节病、骨质疏松、骨癌与骨肿瘤以及其他骨病等几个大类。

二、骨伤病的病因

(一) 损伤的病因

损伤的病因是指引起人体损伤发病的原因，或称为损伤的致病因素。

1. 外因

损伤外因是指引起人体损伤的外界因素，主要是外力伤害，但与外感六淫及邪毒感染等也有一定的关系。

(1) 外力伤害。外力作用可以损伤人体的皮肉筋骨而引起各种损伤。如跌仆、坠堕、撞击、闪挫、压轧、负重、刀刃、劳损等所引起的损伤都与外力作用有关。根据外力性质的不同，可分为直接暴力损伤、间接暴力损伤、肌肉强烈收缩和持续劳损4种。

①直接暴力损伤：发生在外力直接作用的部位，如创伤、挫伤、骨折、脱位等。

②间接暴力损伤：发生在远离外力作用的部位，如传达暴力、扭转暴力可引起相应部位的骨折、脱位。如自高处坠落，臀部先着地，身体下坠的冲击力与地面向上对脊柱的反作用力造成的挤压即可在胸腰椎发生压缩性骨折，或伴有更严重的脱位及脊髓损伤。如自高处坠落时臀部着地在一侧高、一侧低的地面时，还会产生扭转暴力，骨折形态也就会出现区别，或同时发生一侧关节突脱位。

③肌肉强烈收缩：肌肉过度强烈收缩和牵拉可造成筋骨损伤。如跌仆时股四头肌强烈收缩可引起髌骨骨折，投掷手榴弹时肌肉强烈收缩可致肱骨干骨折。

④持续劳损：长时间劳作或姿势不正确的操作，肢体某部位之筋骨受到持续或反复多次的牵拉、摩擦等，可使外力积累而引起筋骨慢性损伤。《素问·宣明五气篇》曰："久视伤血，久卧伤气，久坐伤肉，久立伤骨，久行伤筋，是谓五劳所伤。"如单一姿势的长期弯腰负重可造成慢性腰肌劳损，长时间地步行可引起跖骨疲劳性骨折等。

(2) 外感六淫。可引起筋骨、关节疾患，导致关节疼痛或活动不利。《诸病源候论·卒腰痛候》指出："夫劳伤之人，肾气虚损，而肾主腰脚，其经贯肾络脊，风邪乘虚，卒入肾经，故卒然而患腰痛。"《仙授理伤续断秘方》曰："损后中风，手足痿痹，不能举动，筋骨乖张，挛缩不伸。"说明各种损伤之后，风寒湿邪可能乘虚侵袭，阻塞经络，导致气机不得宣通，引起肌肉挛缩或松弛无力，进一步加重脊柱和四肢关节功能障碍。《伤科补要》曰："夫人之筋，赖气血充养，寒则筋挛，热则筋纵，筋失营养，伸舒不便，感冒风寒，以患失颈，头不能转。"说明感受风寒湿邪还可致落枕等疾患。

(3) 邪毒感染。外伤后再感受毒邪，或邪毒从伤口乘虚而入，郁而化热，热盛肉腐，附骨成脓，脓毒不泄，蚀筋破骨，则可引起局部和全身感染，出现各种变证。如开放性骨折处理不当可引起化脓性骨髓炎等。

2. 内因

损伤内因是指引起人体损伤的内在因素。损伤是由于外力伤害等外在因素所致，但也有各种不同的内在因素和一定的发病规律，如与年龄、体质、局部解剖结构等内在因素关系十分密切。大部分外界致病因素只有在机体虚弱的情况下，才能伤害人体。因此，我们不仅要重视损伤外因的作用，而且强调内因在发病学上的重要作用。但是当外来暴力比较大，超越了人体防御力量或耐受力时，外力伤害就成为决定性因素。

(1) 年龄。年龄不同，伤病的好发部位及发生率也不一样。老年人筋肉退变，骨质松脆，容易发生损伤。如跌倒时一侧臀部着地，外力作用相同，但老年人易引起股骨颈骨折或股骨转子间骨折，而青少年则较少发生。小儿因骨骼柔嫩，尚未坚实，容易发生骨折，但小儿的骨膜较厚而富有韧性，骨折时多发生不完全性骨折。少年儿童骨骺尚未闭，容易发生骨骺损伤。青壮年筋骨坚强，但在剧烈运动中又多发生各种损伤。

(2) 体质。体质的强弱与损伤的发生有密切的关系。年轻体壮、气血旺盛、肾精充足、筋骨坚固者不易发生损伤。年老体弱、气血虚弱、肝肾亏虚、骨质疏松者容易发生损伤。如突然滑倒，臀部着地，外力虽很轻微，但也可发生股骨颈或股骨转子间骨折。骤然张口过大可以引起颞下颌关节脱位，与肾气亏损而致面部筋肉、关节囊松弛有关。肝肾亏虚是习惯性脱位的病理因素之一。

(3) 解剖。结构损伤与局部解剖结构也有一定的关系。传达暴力作用于某一骨骼时，骨折常常发生在密质骨与松质骨交界处。如桡骨远端骨折好发于桡骨远端 2 ~ 3cm 松质骨与密质骨交界处。锁骨骨折多发生在无韧带肌肉保护的锁骨两个弯曲的交界处。

(4) 先天因素损伤的发生与先天禀赋不足也有密切关系。如第一骶椎的隐性脊柱裂，由于棘突缺如，棘上与棘间韧带失去依附，降低了腰骶关节的稳定性，容易发生劳损。先天性脆骨病、先天性骨关节畸形都可造成骨组织脆弱，易发生骨折。

(5) 病理因素伤病的发生还与组织的病变关系密切。内分泌代谢障碍可影响骨的成分，骨组织的疾患如骨肿瘤、骨结核、骨髓炎等骨组织受到破坏，容易导致骨折脱位等损伤。

(6) 职业工种损伤的发生与职业工种有一定的关系。如手部损伤较多发生在缺乏必要的防护设备下工作的机械工人，慢性腰部劳损多发生于经常弯腰负重操作的工人，运动员及舞蹈、杂技、武打演员容易发生各种运动损伤，经常低头工作者容易患颈椎病等。

(7) 七情内伤损伤的发生发展与七情内伤有密切关系。过喜大笑，可造成颞下颌关节脱位。忧思过度，注意力不集中，易发生生活损伤和交通损伤。有些慢性骨关节痹痛，如果患者情志郁结，则内耗气血，可加重局部的病情。有些较严重的创伤，如果患者性格开朗、意志坚强，则有利于创伤修复和疾病的好转；如果意志薄弱，忧虑过度，则会加重气血内耗，不利于创伤的康复，甚至加重病情。因此，中医骨伤科历来重视精神调养。

人是一个内外统一的整体。损伤的发生发展是内外因素综合作用的结果。不同的外因，可以引起不同的损伤疾患。而同一外因作用于不同内因的个体，损伤的种类、性质与程度又有所不同。损伤疾患的发生，外因虽然很重要，但亦不要忽视机体的内因。

（二）骨病的病因

1. 外因

骨病的外因是指引起人体骨疾病的外界因素，包括外感六淫、邪毒感染、持续劳损、地域环境、毒物与放射线等。

（1）外感六淫。《素问·痹论》曰："风、寒、湿三气杂至，合而为痹也。"《诸病源候论·风湿腰痛候》曰："劳伤肾气，经络既虚，或因卧湿当风，而风湿乘虚搏于肾，肾经与血气相击而腰痛。"都说明外感六淫是痹证的发病原因。

（2）邪毒感染。《医宗金鉴·痈疽总论歌》曰："痈疽原是火毒生。"感受不同的邪毒，可引起不同的疾病，如附骨痈、附骨疽、关节流注、骨痨、骨梅毒等。

（3）持续劳损。持续劳作伤害可引起气、血、筋、骨、肉损伤，而导致骨骺炎、骨坏死等。

（4）地域环境。不同的地理环境、气候条件和饮食习惯等，可引起如大骨节病、氟骨病、佝偻病等不同的骨病。

（5）毒物与放射线。经常接触有害物质，包括各种不利于人体健康的无机毒物、有机毒物和放射线，均能导致骨损害而发病。

2. 内因

骨病的内因是指引起人体骨疾病的内在因素，包括先天缺陷、年龄、体质、营养障碍等。

（1）先天缺陷。有些疾病与生俱来，属先天缺陷。许多先天畸形，如先天性马蹄内翻足、先天性髋关节脱位在出生时即已存在；有的是发育生长过程中逐渐出现，如先天性脊柱侧弯症、成骨不全（又称脆骨病）、多发性外生骨疣等。

（2）年龄。幼儿时期，稚阴未充，稚阳未长，易患感染性骨关节病；老年人肝肾亏损，天癸竭，多患退行性骨关节病。

（3）体质。肾精充实，筋骨劲强，不易发生筋骨疾病；反之身体虚弱，肝肾亏损，则邪毒乘虚而入，易发骨结核或骨痈疽。

(4) 营养障碍。营养障碍、后天失养可引起骨的代谢疾病，如佝偻病、骨软化症、骨质疏松症等。

三、骨伤病的病机

(一) 损伤的病机

人体是由皮肉、筋骨、脏腑、经络、气血与津液等共同组成的一个有机整体，人体生命活动主要是脏腑功能的反映，脏腑功能的物质基础是气血、津液。脏腑各有不同的生理功能，通过经络联系全身的皮肉筋骨等组织，构成复杂的生命活动，它们之间保持着相对的平衡，互相联系、互相依存、互相制约，无论在生理活动还是在病理变化方面都有着不可分割的联系。因此，骨伤病的发生和发展与皮肉筋骨、脏腑经络、气血津液等都有密切的关系。

外伤疾患多由于皮肉筋骨损伤而引起气血瘀滞，经络阻塞，津液亏损，或瘀血邪毒由表入里，而导致脏腑不和，亦可由于脏腑不和由里达表引起经络、气血、津液病变，导致皮肉筋骨病损。明代薛己在《正体类要》序文指出："肢体损于外，则气血伤于内，营卫有所不贯，脏腑由之不和。"说明人体的皮肉筋骨在遭受到外力的损伤时，可进而影响体内，引起气血、营卫、脏腑等一系列的功能紊乱，外伤与内损、局部与整体之间是相互作用、相互影响的。因此，在外伤的辨证论治过程中，均应从整体观念加以分析，既要辨治局部皮肉筋骨的外伤，又要对外伤引起的气血、津液、脏腑、经络功能的病理生理变化加以综合分析，这样才能正确认识损伤的本质和病理现象的因果关系。这种局部与整体的统一观，是中医骨伤科治疗损伤疾患的原则之一。

1. 皮肉筋骨病机

(1) 皮肉筋骨的生理功能

皮肉为人之外壁，内充卫气，人之卫外者全赖卫气。肺主气，达于三焦，外循肌肉，充于皮毛，如室之有壁，屋之有墙，故《灵枢·经脉》曰："肉为墙。"

筋是筋络、筋膜、肌腱、韧带、肌肉、关节囊、关节软骨等组织的总称。筋的主要功用是连属关节，络缀形体，主司关节运动。《灵枢·经脉》曰："筋为刚。"言筋的功能坚劲刚强，能约束骨骼。《素问·五脏生成》曰："诸筋者皆属于节。"说明人体的筋都附着于骨上，大筋联络关节，小筋附于骨外。《杂病源流犀烛·筋骨皮肉毛发病源流》中曰："筋也者，所以束节络骨，绊肉绷皮，为一身之关纽，利全体之运动者也，其主则属于肝。""所以屈伸行动，皆筋为之。"因此，筋病多影响肢体的活动。

骨属于奇恒之府，《灵枢·经脉》曰："骨为干。"《素问·痿论》曰："肾主身之骨髓。"《素问·脉要精微论》又曰："骨者，髓之府，不能久立，行则振掉，骨将惫矣。"指出骨的作用不但为立身之主干，还内藏精髓，与肾气有密切关系，肾藏精、精生髓、髓养骨，合骨者肾也，故肾气的充盈与否能影响骨的成长、壮健与再生。反之，骨受损伤，可累及肾，二者互为影响。

肢体的运动，有赖于筋骨，而筋骨离不开气血的温煦濡养，气血化生、濡养充足，筋骨功能才可劲强；筋骨又是肝肾的外合，肝血充盈，肾精充足，则筋劲骨强。

⑵损伤与皮肉筋骨的关系

皮肉筋骨的损伤，在骨伤科疾患中最为多见，一般分为"伤皮肉""伤筋""伤骨"，但又互有联系。

①伤皮肉。伤病的发生，或破其皮肉，是犹壁之有穴，墙之有窦，无异门户洞开，易使外邪侵入；或气血瘀滞逆于肉理，则因营气不从，郁而化热，以致瘀热为毒；若肺气不固，脾虚不运，则卫外阳气不能熏泽皮毛，脾不能为胃运行津液，而致皮肉濡养缺乏，引起肢体痿弱或功能障碍。损伤引起血脉受压，营卫运行滞涩，则筋肉得不到气血濡养，导致肢体麻木不仁、挛缩畸形。局部皮肉组织受邪毒感染，营卫运行功能受阻，气血凝滞，继而郁热化火，酿而成脓，出现局部红、肿、热、痛等症状。若皮肉破损引起破伤风，可导致肝风内动，出现张口困难、牙关紧闭、角弓反张和抽搐等症状。

②伤筋。一般来说，筋急则拘挛，筋弛则痿弱不用。凡跌打损伤，筋每首当其冲，受伤机会最多。在临床上，凡扭伤、挫伤后，可致筋肉损伤，局部肿痛、青紫，关节屈伸不利。即使在"伤骨"的病症中，如骨折时，由于筋附着于骨的表面，筋亦往往首先受伤；关节脱位时，关节四周筋膜多有破损。所以，在治疗骨折、脱位时都应考虑筋伤的因素。慢性的劳损，亦可导致筋的损伤，如"久行伤筋"，说明久行过度疲劳，可致筋的损伤。临床上筋伤机会甚多，其证候表现、病理变化复杂多端，如筋急、筋缓、筋缩、筋挛、筋痿、筋结、筋惕等，宜细审察之。

③伤骨。在骨伤科疾患中所见的"伤骨"病证，包括骨折、脱位，多由直接暴力或间接暴力所引起。凡伤后出现肿胀、疼痛、活动功能障碍，并可因骨折位置的改变而有畸形、骨擦音、异常活动等为伤骨；如因关节脱位，骨的位置不正常，使附着之筋紧张而出现弹性固定等为伤筋。但伤骨不会是单纯性的孤立的损伤。如上所述，损骨能伤筋，伤筋亦能损骨，筋骨的损伤必然累及气血伤于内，因脉络受损，气滞血瘀，为肿为痛。《灵枢·本脏》指出："是故血和则经脉流行，营复阴阳，筋骨劲强，关节清利矣。"所以治疗伤骨时，必须行气消瘀以纠正气滞血瘀的病理变化。

伤筋损骨还可危及肝肾精气，《备急千金要方》曰："肾应骨，骨与肾合。""肝应筋，筋与肝合。”肝肾精气充足，可促使肢体骨骼强壮有力。因此，伤后如能注意调补肝肾，充分发挥精生骨髓的作用，就能促进筋骨修复。《素问·宣明五气》指出五脏所主除肝主筋外，还有“肾主骨”，五劳所伤除久行伤筋外，还有“久立伤骨”，说明了过度疲劳也能使人体筋骨受伤，如临床所见的跖骨疲劳骨折等。《东垣十书·内外伤辨》指出的“热伤气”“热则骨消筋缓”“寒伤形”“寒则筋挛骨痛”等，说明寒热对筋骨也有影响。

2. 气血津液病机

(1) 气血病机

①气血的生理功能

气血运行于全身，周流不息，外而充养皮肉筋骨，内则灌溉五脏六腑，维持着人体正常生命活动。

“气”一方面源于与生俱来的肾之精气；另一方面源于从肺吸入的清新之气和由脾胃所化生的“水谷精气”。前者为先天之气；后者乃后天之气，这两种气相互结合而形成的“真气”，成为人体生命活动的原动力，也可以说是维持人体生命活动最基本的力量。气是一种流动的物质，气的运动形式多种多样，主要有升、降、出、入四种基本运动形式。它的主要功能包括对一切生理活动的推动作用，温养形体的温煦作用，对外邪侵入的防御作用，血和津液的化生、输布、转化的气化作用和防止血、津液流失的固摄作用。总之，气在全身流通，无处不到，上升下降，维持着人体动态平衡。

“血”由从脾胃运化而来的水谷精气变化而成。《灵枢·决气》曰：“中焦受气取汁，变化而赤，是谓血。”前人称“血主濡之”，血形成之后，循行于脉中，依靠气的推动而周流于全身，对各个脏腑、组织、器官有营养作用。《素问·五脏生成》曰：“肝受血而能视，足受血而能步，掌受血而能握，指受血而能摄。”说明全身的皮肉、筋骨、脏腑，都需要得到血液的营养，才能行使各自的生理活动。

“气”和“血”的关系十分密切。气推动血沿着经脉而循行全身，以营养五脏、六腑、四肢、百骸。两者相互依附，周流不息。《素问·阴阳应象大论》阐述了气血之间的关系：“阴在内，阳之守也；阳在外，阴之使也。”《血证论·吐血》概括为“气为血之帅，血随之而运行；血为气之守，气得之而静谧”。血的循行，靠气的推动，气行则血运行，气滞则血瘀。反之血能载气，大量出血，必然导致“气随血脱”，血溢于外，成为瘀血，气亦必随之而滞。这些阴阳、内外、守使等概念，不仅说明了气血本身的特点，而且也生动地阐明了二者之间相互依存的关系。

②损伤与气血的关系

损伤与气血的关系十分密切，当人体受到外力伤害后，常导致气血运行紊乱而产生一系列的病理改变。人体一切伤病的发生、发展无不与气血有关。

1）伤气：因用力过度、跌仆闪挫或击撞胸部等因素，导致人体气机运行失常，乃至脏腑发生病变，出现“气”的功能失常及相应的病理现象。一般表现为气滞与气虚，损伤严重者可出现气闭、气脱，内伤肝胃可见气逆等。

气滞：多见于胸部屏伤或挫伤。当人体某一部位、某一脏腑发生受伤或病变，都可使气的流通发生障碍，出现“气滞”的病理现象。《素问·阴阳应象大论》说：“气伤痛，形伤肿。”气本无形，郁滞则气聚，聚则似有形而实无质，气机不通之处，即伤病之所在，常出现胀闷疼痛。如气滞发生于胸胁，则出现胸胁胀痛，呼吸、咳嗽时均可牵掣作痛等。损伤气滞的特点为外无肿形，痛无定处，自觉疼痛范围较广，体表无明确压痛点。

气虚：气虚是全身或某一脏腑、器官、组织出现功能不足和衰退的病理现象。在骨伤科疾病中某些慢性损伤、严重损伤后期、体质虚弱和老年患者等均可见到。其主要证候表现为伤痛绵绵不休、疲倦乏力、语声低微、气短、自汗、脉细软无力等。

气闭：常为损伤严重而骤然导致气血错乱，气为血壅，气闭不宣。其主要证候为出现一时性的晕厥、不省人事、窒息、烦躁妄动、四肢抽搐或昏睡困顿等。《医宗金鉴·正骨心法要旨》有“或昏迷目闭，身软而不能起，声气短少，语言不出，心中忙乱，睡卧喘促，饮食少进”等描述。常见于严重损伤的患者。

气脱：常发生于开放性损伤失血过多、头部外伤等严重伤患。严重损伤可造成本元不固而出现气脱，是气虚最严重的表现。如损伤引起大出血，可造成气随血脱。气脱者多突然昏迷或醒后又昏迷，表现为呼吸浅促、面色苍白、四肢厥冷、二便失禁、脉微弱等证候。

气逆：损伤而致内伤肝胃，可造成肝胃气机不降而反逆上，出现嗳气频频、作呕欲吐或呕吐等症。

2）伤血：由于跌打、挤压、挫撞及各种机械冲击等伤及血脉，以致出血，或瘀血停积。损伤后血的功能失常可出现各种病理现象，主要有血瘀、血虚、血脱和血热。

血瘀：血瘀可由局部损伤出血及各种内脏和组织发生病变所形成。在伤科疾患中的血瘀多由局部损伤出血所致。血有形，形伤肿，瘀血阻滞，经脉不通，不通则痛，故血瘀出现局部肿胀、疼痛。疼痛性质如针刺刀割，痛点固定不移，是血瘀最突出的一个症状。血瘀还可在伤处出现肿胀青紫，同时由于瘀血不去，可使血不循经，反复出血不止。全身症状表现为面色晦暗、唇舌青紫，脉细或涩等证候。在骨伤科疾患中，气滞血瘀常常同时并见，《素问·阴阳应象大论》指出：“气伤痛，形伤肿。故先痛而后肿者，气伤形也；先肿而后痛者，形伤气也。”临床上多见气血两伤，肿痛并见，唯有所偏重，或伤气偏重，或伤血偏重，以及先痛后肿，或先肿后痛等不同情况。

血虚：在骨伤科疾患中，由于失血过多，新血一时未及补充；或因瘀血不去，新血不生；或因筋骨严重损伤，累及肝肾，肝血肾精不充，都能导致血虚。血虚证候表现为面色不华或萎黄、头晕、目眩、心悸、手足发麻、心烦失眠、爪甲色淡、唇舌淡白、脉细无力。在骨伤科疾患中还可表现为局部损伤之处久延不愈，甚至血虚筋挛、皮肤干燥、头发枯焦，或关节缺少血液滋养而僵硬、活动不利。血虚患者，往往由于全身功能衰退，同时可出现气虚证候。气血俱虚则在骨伤科疾患中表现为损伤局部愈合缓慢，功能长期不能恢复等。

血脱：在创伤严重失血时，往往会出现四肢厥冷、大汗淋漓、烦躁不安，甚至晕厥等虚脱症状。血虽以气为帅，但气的宁谧温煦需血的濡养。失血过多时，气浮越于外而耗散、脱亡，出现气随血脱、血脱气散的虚脱证候。

血热：损伤后积瘀化热或肝火炽盛、血分有热均可引起血热。临床可见发热、口渴、心烦、舌红绛、脉数等证候，严重者可出现高热昏迷。积瘀化热，邪毒感染，尚可致局部血肉腐败，酝酿液化成脓。《正体类要·正体主治大法》曰："若患处或诸窍出血者，肝火炽盛，血热错经而妄行也。" 若血热妄行，则可见出血不止等。

(2) 津液病机

①津液的生理功能

津液是人体内一切正常水液的总称，主要是指体液而言。清而稀薄者称为津，浊而浓稠者称为液。"津" 多布散于肌表，以渗透润泽皮肉、筋骨之间，有温养充润的作用，所以《灵枢·五癃津液别》曰："以温肌肉，充皮肤，为其津。" 汗液、尿液均为津所化生。津血互生，血液得津液的不断补充，才能在周身环流不息，故《灵枢·痈疽》曰："津液和调，变化而赤为血。""液" 流注、浸润于关节、脑髓之间，以滑利关节，濡养脑髓和骨髓，同时也有润泽肌肤的功能。津和液都是体内正常水液，两者之间可互相转化，故并称津液，有充盈空窍，滑利关节，润泽皮肤、肌肉、筋膜、软骨，濡养脑髓和骨髓，即所谓填精补髓等生理功能。

②损伤与津液的关系

损伤而致血瘀时，由于积瘀生热，热邪灼伤津液，可使津液出现一时性消耗过多，而使滋润作用不能很好发挥，出现口渴、咽燥、大便干结、小便短少、舌苔黄而干燥等症。由于重伤久病，常能严重耗伤津液，除了可见较重的伤津证候外，还可见全身情况差、舌色红绛而干燥、舌体瘦瘪、舌苔光剥、口干而不欲饮等症。

津液与气有密切的关系，损伤而致津液亏损时，气亦随之受损。津液大量丢失，甚至可导致 "气随液脱"。而气虚不能固摄，又可致津液损伤。

损伤后如果有关脏腑的气机失调，必然影响 "三焦气化"，妨碍津液的正常运行而导致病变。人体水液代谢调节，虽然是肺、脾、肾、三焦等脏器共同的职能，但起主要作用的是肾。这是因为三焦气化生于肾气，脾阳根源于肾阳，膀胱的排尿功能依赖于肾的气化作用之故。肾气虚衰时可见小便清长，或水液潴留的表现，如局部或下肢浮肿。关节滑液停积时，可积聚为肿胀。

《灵枢·本神》曰："两精相搏谓之神。"《灵枢·平人绝谷》曰："神者，水谷之精气也。"《素问·六节藏象论》曰："味有所藏，以养五气，气和而生，津液相成，神乃自生。"精、气、神三者，前人称为三宝，气的化生源于精，精的化生赖于气，精气生，津液成，则表现为神；若精气伤，津液损，则神失所载，出现危候。如机体因创伤、失血引起休克时，便会出现反应迟钝、表情淡漠、精神恍惚、烦躁不安或不省人事等神态异常，并有肢体出汗、皮肤湿润、尿量减少等征象。

3. 脏腑经络病机

(1) 脏腑的生理功能

脏腑是化生气血，通调经络，营养皮肉筋骨，主持人体生命活动的主要器官。脏与腑的功能各有不同。《素问·五脏别论》中曰："五脏者，藏精气而不泻也。""六腑者，传化物而不藏。"脏的功能是化生和贮藏精气，腑的功能是腐熟水谷、传化糟粕、排泄水液。

(2) 经络的生理功能

经络是运行全身气血，联络脏腑肢节，沟通上下内外，调节体内各部分功能活动的通路，包括十二经脉、奇经八脉、十五别络，以及经别、经筋等。每一经脉都连接着内在的脏或腑，同时脏腑又存在相互表里的关系。所以在疾病的发生和传变上也可以由于经络的联系而相互影响。

(3) 脏腑与经络的关系

人体是一个统一的整体，体表与内脏、内部脏腑之间有着密切的联系，不同的体表组织由不同的内脏分别主宰。脏腑发生病变，必然通过它的有关经络反映在体表；而位于体表的组织的病变，同样可以影响其所属的脏腑出现功能紊乱。如"肝主筋""肾主骨""脾主肌肉"等。肝藏血主筋，肝血充盈，筋得所养，活动自如；肝血不足，筋的功能就会发生障碍。肾主骨，藏精气，精生骨髓，骨髓充实，则骨骼坚强；脾主肌肉，人体的肌肉依赖脾胃化生气血以资濡养。这都说明人体内脏与筋骨气血的相互联系。

(4) 损伤与脏腑、经络的关系

《血证论》强调"业医不知脏腑，则病原莫辨，用药无方"。脏腑病机是探讨疾病发生发展过程中，脏腑功能活动失调的病理变化机制。外伤后势必造成脏腑生理功能紊乱，并出现一系列病理变化。

(二) 骨病的病机

1. 气血病机

(1) 气滞血瘀

《素问・阴阳应象大论》曰:“气伤痛，形伤肿。先痛而后肿者，气伤形也；先肿而后痛者，形伤气也。”肿与痛是气血运行受阻后筋骨关节病变的临床表现。

(2) 气虚

气由先天之“肾中精气”、后天肺吸入的“清气”及脾胃化生的“水谷精气”组成。因生成不足或过度消耗而致病，见于严重的或慢性的骨关节疾病。表现为神疲乏力、面色泛白、少气懒言、纳谷不馨、自汗等。

(3) 血虚

多由体内化生不足或失血过多引起，表现为面色苍白、爪甲失华、头晕目眩、心悸气短、舌淡白、脉细弱无力等，因血不养筋，常见关节僵硬痉挛、肢体麻木等症。

2. 脏腑病机

(1) 肾精不足

骨的生长、发育、修复均依赖于肾精濡养。肾精不足，在小儿可发生五迟五软，在成人则可发生骨痿。肾虚骨枯，外邪侵犯则可发生骨痈疽、骨肿瘤。

(2) 肝失调畅

《素问・痿论》:“宗筋主束骨而利机关也。”筋与骨关节功能关系密切。筋的功能依赖于肝血的濡养和气机调畅，如病则可出现肢体麻木、关节挛缩或痿废失用。

(3) 脾不健运

《素问・痿论》曰:“脾主身之肌肉。”《灵枢・本神》曰:“脾气虚则四肢不用。”脾为后天之本，水谷精微化生之源。脾病则运化失常，化生无源，肌肉筋骨失养。临床表现为肌肉瘦削、四肢疲惫，或萎缩不用，伤病亦难以恢复。

第三节 骨伤病的临床诊查

骨伤科辨证是在中医诊断学基本理论指导下，结合实验室和影像学等辅助检查，通过望、闻、问、切四诊，在收集临床资料的基础上，根据损伤的病因、部位、程度、病性，进行分类，联系脏腑、气血、经络、皮肉筋骨等理论，探求其内在规律，加以综合分析，概括为某种病证。在临床上，应将这几种辨证方法互相补充，诊断才能臻于完善。在辨证时，既要求有整体观念，重视全面检查，又要结合骨伤科的特点，进行细致的局部检查，才能做到全面了解病情，做出正确诊断。

一、望诊

对骨伤科患者进行诊治时，应该首先通过望诊来进行全面观察。骨伤科的望诊，除了对全身的神色、形态、舌象及分泌物等做全面的观察检查外，对损伤局部及其邻近部位必须特别认真察看。要求暴露足够的范围，一般采用与健肢对比，进行功能活动的动态观察。通过望全身、望损伤局部、望舌质舌苔等，以初步确定损伤的部位、性质和轻重。

（一）望全身

1. 望神色

首先通过察看神态色泽的变化来判断损伤轻重、病情缓急。如精神爽朗、面色清润者，正气未伤；若面容憔悴、神气委顿、色泽晦暗者，正气已伤，病情较重。对重伤患者要观察其神志是否清醒。若神志昏迷、神昏谵语、目暗睛迷、瞳孔缩小或散大、面色苍白、形羸色败、呼吸微弱或喘急异常，多属危候。

2. 望形态

望形态可了解损伤部位和病情轻重。形态发生改变多见于骨折、关节脱位及严重筋伤。如下肢骨折时，患者多不能直立行走；肩、肘关节脱位时，多用健侧手扶持患侧前臂；颞下颌关节脱位时，多用手托住下颌；腰部急性扭伤，身体多向患侧倾斜，且用手支撑腰部慢行。双肩高低不平，可能存在脊柱侧弯。

（二）望局部

1. 望畸形

畸形往往标志有骨折或脱位存在，因此可通过观察肢体标志线或标志点的异常改变，进行判断。关节脱位后，原关节处出现凹陷，而在其附近出现隆起，同时患肢可有长短粗细等变化。如肩关节前脱位有方肩畸形。四肢完全性骨折因重叠移位而出现不同程度的增粗和缩短，在骨折处出现高突或凹陷等。股骨颈和股骨转子间骨折，多有典型的患肢缩短与外旋畸形。桡骨远端骨折可出现“餐叉”样畸形等。

2. 望肿胀、瘀斑

损伤后因气滞血凝，多伴有肿胀、瘀斑，故需要观察其肿胀、瘀斑的程度及色泽的变化。肿胀较重而肤色青紫者，为新伤；肿胀较轻而青紫带黄者多为陈伤。

3. 望创口

对开放性损伤，须注意创口的大小、深浅，创口边缘是否整齐，是否被污染及有异物，色泽鲜红还是紫暗，以及出血情况等。如已感染，应注意流脓是否畅通，脓液的颜色及稀稠等情况。

4. 望肢体功能

肢体功能活动，对了解骨关节损伤有重要意义。除观察上肢能否上举、下肢能否行走外，还应进一步检查关节能否进行屈伸旋转等活动。例如，肩关节的正常活动有外展、内收、前屈、后伸、内旋和外旋六种活动。上肢外展不足90°，而外展时肩胛骨一并移动者，提示外展动作受限制。当肘关节屈曲、肩关节内收时，肘尖不能接近中线，说明内收动作受限制。若患者梳发的动作受限制，提示外旋功能障碍。若患者手背不能置于背部，提示内旋功能障碍。肘关节虽仅有屈曲和伸直的功能，但上下尺桡关节的联合活动可产生前臂旋前和旋后活动。如有活动障碍，应进一步查明是何种原因。为了明确障碍出现的情况，除嘱其主动活动外，往往与摸法、量法、运动检查结合进行，并通过与健肢对比观察以测定其主动与被动活动情况。

(三) 望舌

望舌亦称舌诊。观察舌质及苔色，虽然不能直接判断损伤部位及性质，但心开窍于舌，又为脾胃之外候，它与各脏腑均有密切联系。《辨舌指南·辨舌总论》曰：“辨舌质，可诀五脏之虚实；视舌苔，可察六淫之浅深。”所以它能反映人体气血的盛衰、津液的盈亏、病邪的性质、病情的进退、病位的深浅，以及伤后机体的变化。因此望舌是辨证的重要内容之一。

舌质和舌苔都可以诊察人体内部的寒热、虚实等变化，两者既有密切的关系，又各有侧重。在舌质上以气血的变化为重点，在舌苔上以脾胃的变化为重点。观察舌苔的变化，还可鉴别疾病属表属里，属虚属实，所以察舌质和舌苔可以相互印证。

1. 察舌质

(1) 正常舌质。为淡红色。舌色淡白为气血虚弱，或阳气不足而伴有寒象。

(2) 舌色红绛。为热证，或为阴虚。舌色鲜红，深于正常，称为舌红，进一步发展而成为深红者称为绛。两者均表现热证，但绛者热势更甚，多见于里热实证、感染发热和较大创伤后。

(3) 舌色青紫。为伤后气血运行不畅，瘀血凝聚。局部紫斑表示血瘀程度较轻，或局部有瘀血。全舌青紫表示全身血行不畅或血瘀程度较重。青紫而滑润，表示阴寒血凝，为阳气不能温运血液所致。舌绛紫而干表示热邪深重、津伤血滞。

2. 望舌苔

(1) 薄白而润滑。为正常舌苔，或为一般外伤复感风寒，初起在表，病邪未盛，正气未伤；舌苔过少或无苔表示脾胃虚弱；厚白而滑为损伤伴有寒湿或寒痰等兼证；厚白而腻为湿浊，薄白而干燥为寒邪化热，津液不足；厚白而干燥表示湿邪化燥；白如积粉见于创伤感染、热毒内蕴之证。

(2) 黄苔。一般主热证。在创伤感染、瘀血化热时多见。脏腑为邪热侵扰，皆能使白苔转黄，尤其是脾胃有热。薄黄而干为热邪伤津，黄腻为湿热，老黄为实热积聚，淡黄薄润表示湿重热轻，黄白相兼表示由寒化热、由表入里。白、黄、灰黑色泽变化标志着人体内部寒热及病邪发生变化。若由黄色而转为灰黑苔时表示病邪较盛，多见于严重创伤感染伴有高热或失水津涸。

(3) 舌苔的厚薄。与邪气的盛衰成正比。舌苔厚腻为湿浊内盛，舌苔愈厚则邪愈重。根据舌苔的消长和转化，可监测病情的发展趋势。由薄增厚为病进，由厚减薄为病退。但舌红光剥无苔则属胃气虚或阴液伤，老年人股骨颈骨折后多见此舌象。

二、闻诊

闻诊是从听患者的语言、呻吟、呼吸、咳嗽的声音，以及嗅呕吐物、伤口、二便或其他排泄物的气味等方面获得临床资料，骨伤科的闻诊须注意以下几点。

(一) 听骨擦音

骨擦音是骨折的主要体征之一。注意听骨擦音，不仅可以帮助辨明是否存在骨折，而且可进一步分析骨折属于何种性质。如《伤科补要》曰：“骨若全断，动则辘辘有声。如骨损未断，动则无声。或有零星败骨在内，动则淅淅之声。”骨骺分离的骨擦音与骨折的性质相同，但较柔和。骨擦音出现处即为骨折处。骨擦音经治疗后消失，表示骨折已接续。但应注意，骨擦音多数是触诊检查时偶然感觉到的，不宜主动去寻找骨擦音，以免增加患者的痛苦和损伤。

(二) 听骨传导音

这主要用于检查某些不易发现的长骨骨折，如股骨颈骨折、股骨转子间骨折等。检查时将听诊器置于伤肢近端的适当部位，或置于耻骨联合，或放在伤肢近端的骨突起处，用手指或叩诊锤轻轻叩击远端骨突起部，可听到骨传导音。骨传导音减弱或消失说明骨的连续性遭到破坏。但应注意与健侧对比，检查时伤肢不附有外固定物，并与健侧位置对称，叩诊时用力大小相同等。

(三) 听入臼声

关节脱位在整复成功时，常能听到“咯噔”关节入臼声，《伤科补要》曰：“凡上骱时，骱内必有响声活动，其骱已上；若无响声活动者，其骱未上也。”当复位时听到此响声时，应立刻停止增加拔伸牵引力，避免肌肉、韧带、关节囊等软组织被过度拔伸而增加损伤。

(四) 听筋的响声

部分筋伤或关节病在检查时可有特殊的摩擦音或弹响声，最常见的有以下几种。

1. 关节摩擦音

术者一手放在关节上，另一手移动关节远端的肢体，可检查出关节摩擦音，或有摩擦感。关节活动时，一些慢性或亚急性关节疾患可出现柔和的关节摩擦音；骨关节炎可出现粗糙的关节摩擦音。

2. 肌腱弹响声与捻发音

屈拇与屈指肌腱狭窄性腱鞘炎患者在做伸屈手指的检查时可听到弹响声，多由于肌腱通过肥厚之腱鞘产生，所以又把这种狭窄性腱鞘炎称为弹响指或扳机指。肌腱周围炎在检查时常听到好似捻干燥头发时发出的一种声音，即“捻发音”。有炎性渗出液的腱鞘周围可以听到，好发于前臂的伸肌群、大腿的股四头肌和小腿的跟腱部。

3. 关节弹响声

膝关节半月板损伤或关节内有游离体时，在进行膝关节屈伸旋转活动时，可发生较清脆的弹响声。

(五) 听啼哭声

用于辨别少儿患者的受伤部位。少儿不能够准确表达病情，家属有时也不能提供可靠的病史资料。检查患儿时，当检查到某一部位时，少儿啼哭或哭声加剧，则往往提示该处可能是损伤的部位。

(六) 听皮下气肿音

创伤后发现皮下组织有大片不相称的弥漫性肿起时，应检查有无皮下气肿。检查时手指分开，轻轻揉按患部，当皮下组织中有气体存在时，可感到一种特殊的捻发音或捻发感。肋骨骨折后，若断端刺破肺脏，皮下组织可能形成皮下气肿；开放骨折合并气性坏疽时也可能出现皮下气肿。

(七) 闻气味

除闻二便气味外，主要是闻局部分泌物的气味。如局部伤处分泌物有恶臭，多为湿热或热毒；带有腥味，多属虚寒。

三、问诊

问诊是骨伤科辨证的一个非常重要的环节，在四诊中占有重要地位。正如《四诊抉微》所曰：“问为审察病机之关键。”通过问诊可以更多更全面地把握患者的发病情况，更准确地辨证论治，从而提高疗效，缩短疗程，减少损伤后遗症。同时通过问诊，医生可以直接了解患者的情绪和心理状况，通过医患间的交流和沟通，疏导心理，可减轻患者思想负担和稳定患者情绪。

(一) 一般情况

了解患者的一般情况，如详细询问患者姓名、性别、年龄、职业、婚姻、民族、籍贯、住址、身份证号、联系电话、就诊日期、病历陈述者（患者本人、家属或亲朋等），并建立完整的病案记录，以利于查阅、联系和随访。特别是对涉及交通意外、刑事纠纷等方面的伤者，这些记录更为重要。

(二) 发病情况

1. 主诉

主诉即患者主要症状、发病部位及发生时间。主诉是促使患者前来就医的主要原因，可以提示病变的性质。骨伤科患者的主诉有疼痛、肿胀、功能障碍、畸形及挛缩等。记录主诉应简明扼要。

2. 发病过程

应详细询问患者的发病情况和变化的急缓，受伤的过程，有无昏厥，昏厥持续的时间，醒后有无再昏迷，经过何种方法治疗，效果如何，目前症状情况怎样，是否减轻或加重等。生活损伤一般较轻，工业损伤、农业损伤、交通事故或战伤往往比较严重，常为复合性创伤或严重的挤压伤等。应尽可能问清受伤的原因，如跌仆、闪挫、扭捩、坠堕等，询问打击物的大小、重量和硬度，暴力的性质、方向和强度，以及损伤时患者所处的体位、情绪等。如伤者因高空作业坠落，足跟先着地，则损伤可能发生在足跟、脊柱或颅底；平地摔倒者，则应问清着地的姿势，如肢体处于屈曲位还是伸直位，何处先着地；若伤时正与人争论，情绪激昂或愤怒，则在遭受打击后不仅有外伤，还可兼有七情内伤。

3. 伤情

问损伤的部位和各种症状，包括创口情况。

(1) 疼痛。详细询问疼痛的起始日期、部位、性质、程度。应问清患者是剧痛、酸痛还是麻木；疼痛是持续性还是间歇性；麻木的范围是在扩大还是缩小；痛点固定不移或游走，有无放射痛，放射到何处；服止痛药后能否减轻；各种不同的动作(负重、咳嗽、打喷嚏等) 对疼痛有无影响；与气候变化有无关系；劳累、休息及昼夜对疼痛程度有无影响等。

(2) 肿胀。应询问肿胀出现的时间、部位、范围、程度。如系增生性肿物，应了解是先有肿物还是先有疼痛，以及肿物出现的时间和增长速度等。

(3) 功能障碍。如有功能障碍，应问明是受伤后立即发生的，还是受伤后一段时间才发生的。一般骨折或脱位后，功能大都立即发生障碍或丧失，骨病则往往是得病后经过一段时间才影响到肢体的功能。如果病情许可，应在询问的同时，由患者以动作显示其肢体的功能。

(4) 畸形。应询问畸形发生的时间及演变过程。外伤引起的肢体畸形，可在伤后立即出现，亦可经过若干年后才出现。与生俱来或无外伤史者应考虑为先天性畸形或发育畸形。

(5) 创口。应询问创口形成的时间、污染情况、处理经过、出血情况，以及是否使用过破伤风抗毒血清等。

(三) 全身情况

1. 问寒热

恶寒与发热是骨伤科临床上的常见症状。除指体温的高低外，还有患者的主观感觉。要询问寒热的程度和时间的关系，恶寒与发热是单独出现抑或并见。感染性疾病，恶寒与发热常并见；损伤初期发热多为血瘀化热，中后期发热可能为邪毒感染，或虚损发热；骨关节结核有午后潮热；恶性骨肿瘤晚期可有持续性发热；颅脑损伤可引起高热抽搐等。

2. 问汗

问汗液的排泄情况，可了解脏腑气血津液的状况。严重损伤或严重感染，可出现四肢厥冷、汗出如油的险象；邪毒感染可出现大热大汗；自汗常见于损伤初期或手术后；盗汗常见于慢性骨关节疾病、阴疽等。

3. 问饮食

应询问饮食时间、食欲、食量、味觉、饮水情况等。对腹部损伤应询问其发生于饱食后还是空腹时，估计胃肠破裂后腹腔污染程度。食欲不振或食后饱胀，是胃纳呆滞的表现，多因伤后血瘀化热导致脾虚胃热，或长期卧床体质虚弱所致。口苦者为肝胆湿热，口淡者多为脾虚不运，口腻者属湿阻中焦，口中有酸腐味者为食滞不化。

4. 问二便

伤后便秘或大便燥结，为瘀血内热。老年患者伤后可因阴液不足，失于濡润而致便秘。大便溏薄为阳气不足，或伤后机体失调。对脊柱、骨盆、腹部损伤者尤应注意询问二便的次数、量和颜色。

5. 问睡眠

伤后久不能睡，或彻夜不寐，多见于严重创伤，心烦内热。昏沉而嗜睡，呼之即醒，闭眼又睡，多属气衰神疲；昏睡不醒或醒后再度昏睡，不省人事，为颅内损伤。

（四）其他情况

1. 过去史

应自出生起详细追询，按发病的年月顺序记录。对过去的疾病可能与目前的损伤有关的内容，应记录主要的病情经过，当时的诊断、治疗情况，以及有无并发症或后遗症。例如，对先天性斜颈、新生儿臂丛神经损伤，要了解有无难产或产伤史；对骨关节结核要了解有无肺结核史。

2. 个人史

应询问患者从事的职业或工种的年限，劳动的性质、条件和常处体位，以及个人嗜好，所处地域环境等。对妇女要询问月经、妊娠、哺乳史等。

3. 家族史

询问家族内成员的健康状况。如已死亡，则应追询其死亡原因、年龄，以及有无可能影响后代的疾病。这对骨肿瘤、先天性畸形的诊断尤有参考价值。

四、切诊

切诊又称脉诊，通过切脉可掌握机体内部气血、虚实、寒热等变化。

（一）脉象

损伤常见的脉象有如下几种。

1. 浮脉

轻按应指即得，重按之后反觉脉搏的搏动力量稍减而不空，举之泛泛而有余。在新伤瘀肿、疼痛剧烈或兼有表证时多见之。大出血及长期慢性劳损患者，出现浮脉时说明正气不足，虚象严重。

2. 沉脉

轻按不应，重按始得，一般沉脉主病在里，内伤气血、腰脊损伤疼痛时多见。

3. 迟脉

脉搏至数缓慢，每息脉来不足四至，一般迟脉主寒、主阳虚，在筋伤挛缩、瘀血凝滞等证常见。迟而无力者，多见于损伤后期气血不足，复感寒邪。

4. 数脉

每息脉来超过五至。数而有力，多为实热；虚数无力者多属虚热。在损伤发热时多见之。浮数热在表，沉数热在里。

5. 滑脉

往来流利，如盘走珠，应指圆滑，充实而有力，主痰饮、食滞。在胸部挫伤血实气壅时及妊娠期多见。

6. 涩脉

涩脉指脉形不流利，细而迟，往来艰涩，如轻刀刮竹，主气滞、血瘀、精血不足。损伤血亏津少不能濡润经络的虚证、气滞血瘀的实证多见之。

7. 弦脉

脉来端直以长，如按琴弦，主诸痛，主肝胆疾病，阴虚阳亢。在胸胁部损伤及各种损伤剧烈疼痛时多见之，还常见于伴有肝胆疾患、动脉硬化、高血压等证的损伤患者。弦而有力者称为紧脉，多见于外感寒盛之腰痛。

8. 濡脉

浮而细软，脉气无力以动，气血两虚时多见。

9. 洪脉

脉形如波涛汹涌，来盛去衰，浮大有力，应指脉形宽，大起大落。主热证，伤后邪毒内蕴，热邪炽盛，或伤后血瘀化热时多见。

10. 细脉

脉细如线，多见于虚损患者，以阴血虚为主，亦见于气虚或久病体弱患者。

11. 芤脉

浮大中空，为失血之脉，多见于损伤出血过多时。

12. 结、代脉

间歇脉的统称。脉来缓慢而时一止，止无定数为结脉；脉来动而中止，不能自还，良久复动，止有定数为代脉。在损伤疼痛剧烈，脉气不衔接时多见。

(二) 伤科脉诊纲要

清代钱秀昌《伤科补要·脉诀》阐述了损伤脉诊要领，现归纳如下。

(1) 闭合性损伤瘀血停积或阻滞，脉宜洪大，坚强而实者为顺证。开放性损伤失血之证，难以摸到洪大脉象，或呈芤脉，或为缓小，亦属脉证相符的顺脉。反之，如蓄血之证脉见缓小，失血之证脉见洪大，是脉证不相符的逆脉，往往病情复杂比较难治。

(2) 脉大而数或浮紧而弦者，往往伴有外邪。

(3) 沉脉、伏脉为气滞或寒邪凝滞。沉滑而紧者，为痰瘀凝滞。

(4) 乍疏乍数，时快时缓，脉律不齐者，重伤时应注意发生其他传变。

(5) 六脉 (左右手寸、关、尺) 模糊不清者，预后难测，即使伤病较轻，亦应严密观察其变化；和缓有神者，损伤虽危重，但一般预后较佳。

(6) 严重损伤，疼痛剧烈，偶尔出现结、代脉，往往是痛甚或情绪紧张所致，并非恶候。但如频繁出现，则应注意鉴别是否有其他疾病。

第十六章　骨伤病的治疗方法

第一节　药物

药物疗法是治疗骨伤科疾病的一种重要方法。人体是一个统一的整体，其正常生命活动依赖于气血、营卫、脏腑、经络等维持。若机体遭受损伤，则其正常活动必然受到影响，可导致内在气血、营卫、脏腑、经络功能失调。因此，治疗损伤，必须从整体观念出发，才能取得良好的效果。《普济方·折伤门》中说："血行脉中，贯于肉理，环周一身，因其肌体外固，经隧内通，乃能流注，不失其常。若因伤折，内动经络，血行之道不得宣通，瘀积不散，则为肿为痛，治宜除去恶瘀，使气血流通，则可复原也。"明确地指出了局部损伤和整体功能之间的关系，所以在治疗时应局部与整体兼顾，内治与外治结合，千万不可忽视内治法。

一、内治法

骨伤科的内治法和中医药学其他临床各科一样，以四诊为依据，采用八纲、脏腑、经络、卫气营血、六经、三焦等辨证方法，并根据患者病情的轻重、缓急等情况，确定治则治法后，选用不同的方药和剂型进行口服药物治疗，但骨伤科的内治法又有自己的特点。

根据损伤"专从血论""恶血必归于肝""肝主筋，肾主骨"，以及"客者除之，劳者温之，结者散之，留者攻之，燥者濡之"等骨伤科基本理论，临床应用可以归纳为下、消、清、开、和、续、补、舒等内治方法。

骨伤科常用内治法根据疾病分类不同，又可分为骨伤内治法与骨病内治法。

（一）骨伤内治法

1. 损伤三期辨证治法

根据损伤的发展过程，通常分初、中、后三期。三期分治方法是以调和疏通气血、生新续损、强筋壮骨为主要目的。临证时，必须结合患者体质及损伤情况辨证施治。

（1）初期治法

初期，一般在伤后1～2周，由于气滞血瘀，局部肿胀、疼痛较重，应以活血化瘀为主，即采用“下法”或“消法”；若瘀血积久不消，郁而化热，或邪毒入侵，或迫血妄行，可用“清法”；气闭昏厥或瘀血攻心，则用“开法”。

①攻下逐瘀法：适用于损伤早期蓄瘀，大便不通，腹胀拒按，舌苔黄，脉洪大而数的体实患者。《素问·缪刺论》云：“人有所堕坠，恶血留内，腹中满胀，不得前后，先饮利药。”临床多应用于胸、腰、腹部损伤蓄瘀而致的阳明腑实证，常用方剂有大成汤、桃核承气汤、鸡鸣散加减等。

攻下逐瘀法属“下法”，常用苦寒泻下药以攻逐瘀血，通泄大便，排除积滞。由于药效峻猛，对年老体弱、气血虚衰和妇女妊娠、经期及产后失血过多者，应当禁用或慎用该法。

②行气消瘀法：适用于损伤后气滞血瘀，局部有肿痛，无里实热证，或有某种禁忌而不能猛攻急下者。常用方剂有以消瘀活血为主的桃红四物汤、复元活血汤、活血止痛汤，以行气为主的柴胡疏肝散、复元通气散、金铃子散，以及活血祛瘀、行气止痛并重的血府逐瘀汤、膈下逐瘀汤、顺气活血汤等。临证可根据损伤的不同，或重于活血化瘀，或重于行气止痛，或活血行气并重。

行气消瘀法属于“消法”，具有消散瘀血的作用。行气消瘀方剂一般并不峻猛，如须逐瘀通下，可与攻下药配合；但对于年老、体虚、妊娠、产后、经期、幼儿等，仍须慎用。

③清热凉血法：本法包括清热解毒与凉血止血两法。适用于跌仆损伤后积瘀化热、热毒蕴结于内，或创伤感染、邪毒侵袭、火毒内攻、迫血错经妄行等证。常用清热解毒方剂有五味消毒饮、黄连解毒汤；凉血止血方剂有清营汤、犀角地黄汤等。

清热凉血法属“清法”，药性寒凉，若身体素虚，脏腑虚寒，饮食素少，肠胃虚滑，或妇女分娩后有热证者，均慎用。《疡科选粹》曰：“盖血见寒则凝。”故应用本法时应注意防止寒凉太过。

④开窍活血法：属“开法”，是用辛香开窍、活血化瘀、镇心安神的药物，以治疗跌仆损伤后气血逆乱、气滞血瘀、瘀血攻心、神昏窍闭等危重症的一种急救方法。适用于头部损伤或跌打重症神志昏迷者。神志昏迷可分为闭证和脱证两种：闭证是实证，治宜开窍活血、镇心安神；脱证是虚证，是伤后元阳衰微、浮阳外脱的表现，治宜固脱，忌用开窍。常用方剂有苏合香丸、复苏汤、羚角钩藤汤、镇肝熄风汤等。若热毒蕴结筋骨而致神昏谵语、高热抽搐者，宜用紫雪丹合清营凉血之剂。开窍药走窜性强，易引起流产、早产，孕妇慎用。

(2) 中期治法

中期，一般在损伤后3～6周，虽损伤症状改善，肿胀瘀阻渐趋消退，疼痛逐步减轻，但瘀阻去而未尽，疼痛减而未止，仍应以活血化瘀、和营生新、接骨续筋为主，故以“和”“续”两法为基础。

①和营止痛法：属“和法”，适用于损伤后，虽经消、下等法治疗，但仍气滞瘀凝，肿痛尚未尽除，而继续运用攻下之法又恐伤正气。常用方剂有和营止痛汤、橘术四物汤、定痛和血汤、和营通气散等。

②接骨续筋法：属“续法”，适用于损伤中期，筋骨已有连接但未坚实者。瘀血不去则新血不生，新血不生则骨不能合，筋不能续，所以使用接骨续筋药，佐活血祛瘀之药，以活血化瘀、接骨续筋。常用方剂有续骨活血汤、新伤续断汤、接骨丹、接骨紫金丹等。

(3) 后期治法

后期，一般在损伤7～8周以后，瘀肿已消，但筋骨尚未坚实，功能尚未恢复，应以补气养血、补益肝肾、补养脾胃为主，称为“补法”；而筋肌拘挛、风寒湿痹、关节屈伸不利者则予以温经散寒、舒筋活络，称为“舒”法。

①补气养血法：使用补养气血药物，使气血旺盛以濡养筋骨的治疗方法。凡外伤筋骨，内伤气血及长期卧床，出现气血亏损、筋骨痿弱等证候，均可应用本法。损伤气虚为主，用四君子汤；损伤血虚为主，用四物汤；气血两伤用八珍汤或十全大补汤。对损伤大出血而引起的血脱者，补益气血法要尽早使用，以防气随血脱，方选当归补血汤，且重用黄芪。

②补益肝肾法：又称强壮筋骨法，凡骨折、脱位、筋伤的后期，年老体虚、筋骨痿弱、肢体关节屈伸不利、骨折迟缓愈合、骨质疏松等肝肾亏虚者，均可使用本法加强肝肾功能，加速骨折愈合，增强机体抗病能力，以利损伤的修复。《医宗必读·腰痛》中指出：“有寒湿，有风热，有闪挫，有瘀血，有滞气，有痰积，皆标也，肾虚其本也。”故临床腰痛多采用补肾方法治疗。常用方剂有壮筋养血汤、生血补髓汤；肾阴虚用六味地黄汤或左归丸；肾阳虚用金匮肾气丸或右归丸；筋骨痿软、疲乏衰弱者用健步虎潜丸、壮筋续骨丹等。在补益肝肾法中参以补气养血药，可增强养肝益肾的功效，加速损伤筋骨的康复。

③补养脾胃法：适用于损伤后期，耗伤正气，或长期卧床缺少活动，而导致饮食不消、四肢疲乏无力、肌肉萎缩等脾胃气虚者。补益脾胃可促进气血生化，充养四肢百骸，本法即通过助生化之源而加速损伤筋骨的修复，为损伤后期常用之调理方法。常用方剂有补中益气汤、参苓白术散、归脾汤、健脾养胃汤等。

④舒筋活络法：属“舒法”，适用于损伤后期，气血运行不畅，瘀血未尽，腠理

空虚，复感外邪，以致风寒湿邪入络，遇气候变化则局部症状加重的陈伤旧疾的治疗。本法主要使用活血药与祛风通络药，以宣通气血、祛风除湿、舒筋通络。如陈伤旧患寒湿入络者用小活络丹、大活络丹、麻桂温经汤；肢节痹痛者，用蠲痹汤、舒筋汤、舒筋活血汤；腰痹痛者，用独活寄生汤、三痹汤。祛风寒湿药，药性多辛燥，易损伤阴血，故阴虚者慎用，或配合养血滋阴药同用。

对上述的分期治疗原则，必须灵活变通，对特殊病例尤须仔细辨证，正确施治，不可拘泥规则或机械分期。

2. 损伤部位辨证治法

损伤虽同属瘀血，但由于损伤的部位不同，治疗的方药也有所不同。因此，选用主方后，可根据损伤的部位不同加入几味引经药，使药力作用于损伤部位，加强治疗效果。明代医家异远真人《跌损妙方·用药歌》曰："归尾兼生地，槟榔赤芍宜。四味堪为主，加减任迁移。乳香并没药，骨碎以补之。头上加羌活，防风白芷随。胸中加枳壳，枳实又云皮。腕下用桔梗，菖蒲厚朴治。背上用乌药，灵仙妙可施。两手要续断，五加连桂枝。两胁柴胡进，胆草紫荆医。大茴与故纸，杜仲入腰支。小茴与木香，肚痛不须疑。大便若阻隔，大黄枳实推。小便如闭塞，车前木通提。假使实见肿，泽兰效最奇。倘然伤一腿，牛膝木瓜知。全身有丹方，饮酒贵满卮。苎麻烧存性，桃仁何累累。红花少不得，血竭也难离。"该歌诀介绍了跌打损伤主方配合部位引经药和随证加减用药法，便于损伤辨证治疗。

(二) 骨病内治法

骨病的发生可能与损伤有关，但其病理变化、临床表现与损伤并不相同，故其治疗有其特殊性。《素问·至真要大论》说："寒者热之，热者寒之……客者除之，劳者温之，结者散之。"骨病的用药基本遵循上述原则。如骨痈疽多属热证，"热者寒之"，宜用清热解毒法；骨结核多属寒证，"寒者热之"，宜用温阳祛寒法；痹证因风寒湿邪侵袭，"客者除之"，宜用舒筋活络法；骨病局部出现结节、肿块者，属症瘕积聚，"结者散之"，宜用祛痰散结法。"清法"与"舒法"已在骨伤内治法中阐述，骨病内治法补充"温法"与"散法"。

1. 温阳祛寒法

属"温法"，适用于阴寒内盛之骨结核或附骨疽。本法是用温阳通络的药物，使阴寒凝滞之邪得以驱散。流痰初起，患处漫肿酸痛，不红不热，形体恶寒，口不作渴，小便清利，苔白，脉迟等内有虚寒现象者，可选用阳和汤加减。

2. 祛痰散结法

属"散法"，适用于骨病见无名肿块，痰浊留滞于肌肉或经隧之内者。骨病的症瘕积聚均为痰滞交阻、气血凝留所致。此外，外感六淫或内伤情志，以及体质虚弱等，亦能使气机阻滞，液聚成痰。本法在临床运用时要针对不同病因，与下法、消法、和法等配合使用，才能达到化痰、消肿、软坚之目的。常用方剂有二陈汤、温胆汤、苓桂术甘汤等。

二、外治法

损伤外治法是指对损伤局部进行治疗的方法，在骨伤科治疗中占有重要的地位。清代吴师机《理瀹骈文》说："外治之理，即内治之理；外治之药，即内治之药，所异者法耳。"临床外用药物大致可分为敷贴药、搽擦药、熏洗湿敷药与热熨药。

(一) 敷贴药

外用药应用最多的剂型是药膏、膏药和药散三种。使用时将药物制剂直接敷贴在损伤局部，使药力发挥作用，可收到较好疗效。正如吴师机论其功用：一是拔，二是截，凡病所结聚之处，拔之则病自出，无深入内陷之患；病所经由之处，截之则邪自断，无妄行传变之虞。

1. 药膏

又称敷药或软膏，将药碾成细末，然后选加饴糖、蜜、油、水、鲜草药汁、酒、醋或医用凡士林等，调匀如厚糊状，涂敷伤处。如消瘀止痛药膏、定痛膏、双柏膏、接骨续筋药膏、金黄膏、四黄膏、生肌玉红膏等。

2. 膏药

古称薄贴，是中医学外用药物中的一种特有剂型。《肘后备急方》中就有膏药制法的记载，后世广泛地应用于各科的治疗上，骨伤科临床应用更为普遍。

膏药是将药物碾成细末配以香油、黄丹或蜂蜡等基质炼制而成，然后摊在皮纸或布上备用。临床应用时将膏药烘热烊化后贴患处，如狗皮膏、万灵膏等。

3. 药散

又称药粉、掺药。将药物碾成极细的粉末，收贮瓶内备用。使用时可将药散直接撒于伤口处，或置于膏药上，将膏药烘热后贴患处。如云南白药、丁桂散、桂麝散等。

(二) 搽擦药

搽擦药始见于《素问·血气形志》："经络不通，病生于不仁，治之以按摩醪药。"醪药是配合按摩而涂搽的药酒。搽擦药可直接涂搽于伤处，或在施行理筋手法时配合推擦等手法使用，或在热敷熏洗后进行自我按摩时涂搽。

1. 酊剂

又称外用药酒或外用药水，用药与白酒、醋浸制而成。近年来还有用乙醇溶液浸泡加工炼制的酒剂。具有活血止痛、舒筋活络、追风祛寒的作用，如伤筋药水、正骨水等。

2. 油膏与油剂

用香油把药物熬煎去渣后制成油剂，或加黄蜡或白蜡收膏炼制而成油膏，具有温经通络、消散瘀血的作用。适用于关节筋络寒湿冷痛等证，也可配合手法及练功前后作局部搽擦。如跌打万花油、活络油膏、伤油膏等。

(三) 熏洗湿敷药

1. 热敷熏洗

古称“淋拓”、“淋渫”、“淋洗”或“淋浴”，是将药物置于锅或盆中加水煮沸后熏洗患处的一种方法。先用热气熏蒸患处，待水温稍减后用药水浸洗患处。冬季气温低，可在患处加盖棉垫，以保持热度持久。1 日 2 次，1 次 15 ~ 30min，1 帖药可熏洗数次。药水因蒸发而减少时，可酌加适量水再煮沸熏洗。具有舒松关节筋络、疏导腠理、流通气血、活血止痛的作用。适用于关节强直拘挛、酸痛麻木或损伤兼夹风湿者。多用于四肢关节、腰背部的伤患，如散瘀和伤汤、海桐皮汤、八仙逍遥汤、上肢损伤洗方、下肢损伤洗方等。

2. 湿敷洗涤

古称“溻渍”“洗伤”，在《外科精义》中有“其在四肢者溻渍之，其在腰腹背者淋射之，其在下部者浴渍之”的记载。多用于创伤，使用方法是“以净帛或新棉蘸药水”，“渍其患处”。现临床上把药制成水溶液，供创伤伤口湿敷洗涤用。如金银花煎水、野菊花煎水、2% ~ 20% 黄柏溶液，以及蒲公英等鲜药煎汁等。

(四) 热熨药

热熨法是一种热疗方法。本法选用温经祛寒、行气活血止痛药物，加热后用布包裹，热熨患处，借助其热力作用于局部，适用于不宜外洗的腰脊躯体之新伤、陈伤。主要的剂型有下列几种：

1. 坎离砂

又称风寒砂，用铁砂加热后与醋水煎成药汁搅拌后制成，临用时加醋少许拌匀置布袋中，数分钟内自然发热后，热熨患处，适用于陈伤兼有风湿证者。

2. 熨药

俗称“腾药”，将药置于布袋中，扎好袋口放在蒸锅中蒸气加热后熨患处，适用于各种风寒湿肿痛者，具有舒筋活络、消瘀退肿的作用。如正骨熨药等。

3. 其他

如用粗盐、黄沙、米糠、麸皮、吴茱萸等炒热后装入布袋中热熨患处。民间还采用葱姜豉盐炒热，布包罨脐上治风寒。这些方法简便有效，适用于各种风寒湿型筋骨痹痛、腹胀痛及尿潴留等证。

第二节 手法

手法在骨伤科治疗中占有重要地位，是骨伤科四大治疗方法（手法、固定、药物、练功）之一。《医宗金鉴·正骨心法要旨》说："夫手法者，谓以两手安置所伤之筋骨，使仍复于旧也。但伤有重轻，而手法各有所宜。其痊可之迟速，及遗留残疾与否，皆关乎手法之所施得宜，或失其宜，或未尽其法也。盖一身之骨体，既非一致，而十二经筋之罗列序属，又各不同，故必素知其体相，识其部位，一旦临证，机触于外，巧生于内，手随心转，法从手出。或拽之离而复合，或推之就而复位，或正其斜，或完其阙，则骨之截断、碎断、斜断，筋之弛、纵、卷、挛、翻、转、离、合，虽在肉里，以手扪之，自悉其情，法之所施，使患者不知其苦，方称为手法也。"该书还将手法归纳为"摸、接、端、提、按、摩、推、拿"八法，并详细阐述了各类手法的适应证、作用及其操作要领。按其功用，骨伤科手法可分为正骨手法与理筋手法两大类。

一、正骨手法

（一）正骨手法的注意事项

1. 明确诊断

复位之前，术者对病情要有充分了解，根据病史、受伤机制和X线检查结果等做出明确诊断，同时分析骨折发生移位的机制，选择有效的整复手法。

2. 密切注意全身情况变化

对多发性骨折气血虚弱，严重骨盆骨折发生失血性休克，以及脑外伤重症等，均须暂缓整复，可采用临时固定或持续牵引等法，待危重病情好转后再考虑骨折整复。

3. 掌握复位标准

骨折断端发生移位后，应认真整复，争取达到解剖和接近解剖学对位。若某些骨折不能达到解剖对位，也应根据患者年龄、职业及骨折部位的不同，达到功能对位。所谓功能对位，即骨折在整复后无重叠移位，旋转、成角畸形得到纠正，肢体的力线正常，长度相等，骨折愈合后肢体的功能可以恢复到满意程度，不影响患者在工作或生活上的要求。如老年患者，虽骨折对位稍差，肢体有轻度畸形，只要关节活动不受影响，自理生活无困难，疗效亦算满意。儿童骨折治疗时要注意肢体外形，不能遗留旋转及成角畸形，轻度的重叠及侧方移位，在发育过程中可自行矫正。

4. 抓住整复时机

只要周身情况允许，整复时间越早越好。骨折后半小时内，局部疼痛、肿胀较轻，肌肉尚未发生痉挛，最易复位。伤后4～6h局部瘀血尚未凝结，复位也较易。一般成人伤后7～10天可考虑手法复位，但时间越久复位难度越大。

5. 选择适当麻醉

根据患者具体情况，选择有效的止痛或麻醉。伤后时间不长，骨折又不复杂，可用0.5%～2%利多卡因局部浸润麻醉；如果伤后时间较长，局部肿硬，骨折较为复杂，估计复位有一定困难者，上肢采用臂丛神经阻滞麻醉，下肢采用腰麻或坐骨神经阻滞麻醉，尽量不采用全身麻醉。

6. 做好整复前的准备

（1）人员准备。确定主治者与助手，并做好分工。参加整复者应对伤员全身情况、受伤机制、骨折类型、移位情况等，进行全面的了解与复习，将X线片的显示与患者实体联系起来，仔细分析，确立整复手法及助手的配合等，做到认识一致，动作协调。

（2）器材准备。根据骨折的需要，准备好一切所需要的物品，如纸壳、石膏绷带、夹板、扎带、棉垫、压垫，以及需要的牵引装置等。还须根据病情准备好急救用品，以免在整复过程中发生意外。

7. 参加整复人员精力要集中

注意手下感觉，观察伤处外形的变化，注意患者的反应，以判断手法的效果，并防止意外事故的发生。

8. 切忌使用暴力

拔伸牵引须缓慢用力，恰到好处，勿太过或不及，不得施用猛力。整复时着力部位要准确，用力大小、方向应视病情而定，不得因整复而增加新的损伤。

9. 尽可能一次复位成功

多次反复地整复，易增加局部软组织损伤，肿胀更加严重，再复位难以成功，而且还有造成骨折迟缓愈合或关节僵硬之可能。

10. 避免 X 线伤害

为减少 X 线对患者和术者的损害，整复、固定尽量避免在 X 线直视下进行，若确实需要，应注意保护，尽可能缩短直视时间。在整复后常规拍摄正侧位 X 线片复查，以了解治疗效果。

(二) 正骨手法操作要领

1. 拔伸

拔伸是正骨手法中的重要步骤，用于克服肌肉拮抗力、矫正患肢的重叠移位、恢复肢体的长度。按照“欲合先离，离而复合”的原则，开始拔伸时，肢体先保持在原来的位置，沿肢体的纵轴，由远近骨折段作对抗牵引。然后，再按照整复步骤改变肢体的方向，持续牵引。牵引力的大小以患者肌肉强度为依据，要轻重适宜，持续稳妥。小儿、老年人及女性患者，牵引力不能太大。反之，青壮年男性患者，肌肉发达，牵引力应加大。对肌群丰厚的患肢，如股骨干骨折应结合骨牵引，但肱骨干骨折虽肌肉发达，在麻醉下骨折的重叠移位容易矫正，如果用力过大，常使断端分离，以致难以愈合。

2. 旋转

主要矫正骨折断端的旋转畸形。单轴关节 (只能屈伸的关节)，只有将远骨折段连同与之形成一个整体的关节远端肢体共同旋向骨折近端所指的方向，畸形才能矫正，重叠移位也能较省力地克服。因此，肢体有旋转畸形时，可由术者手握其远端，在拔伸下围绕肢体纵轴向左或向右旋转，以恢复肢体的正常生理轴线。

3. 屈伸

助手固定关节的近端，术者双手把握其远端，或术者一手固定关节的近端，另一手握住远段沿关节的冠状轴摆动肢体，以整复骨折脱位。如伸直型的肱骨髁上骨折，须在牵引下屈曲，屈曲型则须伸直。伸直型股骨髁上骨折可以在胫骨结节处穿针，在膝关节屈曲位牵引；反之，屈曲型股骨髁上骨折，则需要在股骨髁上处穿针，将膝关节处于半屈伸位牵引，骨折才能复位。

4. 提按

重叠、旋转及成角畸形矫正后，侧方移位就成为骨折的主要畸形。骨折侧方移位有前后侧方移位和内外侧方移位。提按手法主要用于矫正前后侧方移位 (上下侧或掌背侧)。操作时，术者两手拇指按突出的骨折一端向下，两手四指提下陷的骨折另一端向上，使骨折复位。

5. 端挤

主要用于矫正内外侧方 (左右侧方) 移位。操作时，术者一手固定骨折近端，另一手从侧方挤骨折远端靠向近端，迫使骨折复位。提按端挤手法操作时手指用力要适当，方向要正确，部位要对准，着力点要稳固。术者手指与患者皮肤要紧密接触，通过皮下组织直接用力于骨折端，切忌在皮肤上来回摩擦，以免损伤皮肤。

6. 摇摆

主要用于横断、锯齿型骨折。经过上述整骨手法，一般骨折基本可以复位，但横断、锯齿型骨折其断端间可能仍有间隙。为了使骨折端紧密接触，增加稳定性，术者可用两手固定骨折部，由助手在维持牵引下轻轻地左右或前后方向摆动骨折的远端，待骨折断端的骨擦音逐渐变小或消失，则骨折断端已紧密吻合。

7. 触碰

又称叩击手法，用于须使骨折部紧密嵌插者。横断型骨折发生于干骺端时，骨折整复夹板固定后，可用一手固定骨折部的夹板，另一手轻轻叩击骨折的远端，使骨折断端紧密嵌插，复位更加稳定。

8. 分骨

分骨是用于矫正两骨并列部位的骨折，如尺桡骨、胫腓骨、掌骨、跖骨骨折等，骨折段因受骨间膜或骨间肌的牵拉而呈相互靠拢的侧方移位。整复骨折时，可用两手拇指及食、中、无名三指由骨折部的掌背侧对向夹挤两骨间隙，使骨间膜紧张，靠拢的骨折端分开，远近骨折段相对稳定，并列双骨折就像单骨折一样一起复位。

9. 折顶

横断或齿状骨折，如患者肌肉发达，单靠牵引力量不能完全矫正重叠移位时，可用折顶手法。术者两手拇指抵于突出的骨折一端，其他四指重叠环抱于下陷的骨折另一端，在牵引下两拇指用力向下挤压突出的骨折端，加大成角，依靠拇指的感觉，估计骨折的远近端骨皮质已经相顶时，而后骤然反折。反折时环抱于骨折另一端的四指将下陷的骨折端猛力向上提起，而拇指仍然用力将突出的骨折端继续下压，这样较容易矫正重叠移位。用力大小，依原来重叠移位的多少而定。用力的方向可正可斜。单纯前后移位者，正位折顶；同时有侧方移位者，斜向折顶。通过这一手法不但可以解决重叠移位，也可以矫正侧方移位。此法多用于前臂骨折。

10. 回旋

多用于矫正有背向移位的斜形、螺旋形骨折，或有软组织嵌入的骨折。有背向移位的斜面骨折，虽用大力牵引也难使断端分离，因此必须根据受伤的力学原理，判断背向移位的途径，以骨折移位的相反方向，施行回旋方法。操作时，必须谨慎，两骨折段须相互紧贴，以免损伤软组织，若感到回旋时有阻力，应改变方向，使背向移位的骨折达到完全复位。

有软组织嵌入的横断骨折，须加重牵引，使两骨折段分离，解脱嵌入骨折断端的软组织，而后放松牵引，术者分别握远近骨折段，按原来骨折移位方向逆向回转，使断端相对，通过断端的骨擦音来判断嵌入的软组织是否完全解脱。

11. 蹬顶

通常一个人操作，常用在肩、肘关节脱位及髋关节前脱位。以肩关节为例，患者仰卧床上，术者立于患侧，双手握住伤肢腕部，将患肢伸直并外展；术者脱去鞋子，用足底蹬于患者腋下(左侧脱位用左足，右侧脱位用右足)，足蹬手拉，缓慢用力拔伸牵引，然后在牵引的基础上，使患肢外旋、内收，同时足跟轻轻用力向外顶住肱骨头，即可复位。

12. 杠杆

杠杆是利用杠杆为支撑点，力量较大，多用于难以整复的肩关节脱位或陈旧性脱位。采用一长1m、直径为4～5cm圆木棒，中间部位以棉垫裹好，置于患侧腋窝，两助手上抬，术者双手握住腕部，并外展40° 向下牵引，解除肌肉痉挛，使肱骨头摆脱盂下的阻挡，容易复位。整复陈旧性关节脱位，外展角度须增大，各方面活动范围广泛，以松解肩部粘连。本法因支点与牵引力量较大，活动范围亦大，如有骨质疏松和其他并发症者应慎用，并注意勿损伤神经及血管。

此外，尚有椅背复位法、梯子复位法等，均属杠杆法。

二、理筋手法

理筋手法是由推拿按摩手法组成。手法内容丰富，流派较多，为了便于学习和掌握，将传统的理筋手法结合临床实际，重点加以讲述。

(一) 理筋手法的功效

理筋手法是治疗筋伤的主要手段之一，手法作用也是多方面的，其主要功效有以下几点：

1. 活血散瘀，消肿止痛

手法按摩能解除血管、筋肉的痉挛，增进血液循环和淋巴回流，加速瘀血的吸收，达到活血散瘀、消肿止痛的目的，有利于组织损伤的修复。

2. 舒筋活络，解除痉挛

通过推拿按摩，能起到舒展和放松肌肉筋络的效应，使患部脉络通畅，疼痛减轻，从而能解除由于损伤所引起的反射性痉挛。

3. 理顺筋络，整复错位

理筋手法能使跌仆闪挫所造成的“筋出槽、骨错缝”得到整复。临床上常用于外伤所造成的肌肉、肌腱、韧带、筋膜组织的破裂、滑脱及关节半脱位，起捋顺、整复、归位的作用。

4. 松解粘连，通利关节

理筋手法能活血散瘀、松解粘连、滑利关节，可使紧张僵硬的组织恢复正常。临床上对于组织粘连、关节功能障碍者，可用弹拨和关节活络手法，再配合练功活动，使粘连松解，关节功能逐渐得以恢复正常。

5. 通经活络，祛风散寒

理筋手法可以温通经络、祛风散寒、调和气血，从而调整机体内阴阳平衡失调，恢复肢体的功能。

(二) 理筋手法的分类及操作

根据理筋手法具体作用部位、功用及操作方法的不同，可以将其分为舒筋通络法和活络关节法。

1. 舒筋通络法

舒筋通络法是术者利用一定的手法作用于患者肌肉较为丰满的部位，从而达到疏通气血、舒筋活络、消肿止痛的目的。现将临床常用的基本手法、动作要领、功用及其适应证介绍如下：

(1) 按摩法

根据手法轻重一般可分为轻度按摩和深度按摩两种。

①轻度按摩法：又称浅按摩法，用单手或双手的手掌或指腹放在患处，轻柔缓慢地用力做来回直线形或圆形的抚摩动作。

动作要领：按摩时动作要轻柔和谐，动作要缓慢。

功用：有消瘀退肿、镇静止痛的功效，并能缓解肌肉紧张疼痛。

适应证：在一般理筋手法开始和结束时应用，适合全身各部位，以胸腹胁肋处损伤较为常用。

②深部按摩法：又称推摩法，用手指、掌根及全掌施行推摩理筋手法，也可用双手重叠在一起操作，按摩部位要深，力量要大，要求力的作用直达深部软组织。

动作要领：摩动的频率快慢可根据病情、体质而决定，动作要协调，力量要均匀。

功用：舒筋活血，祛瘀生新，对消肿及缓解局部伤痛效果显著。可以解除痉挛，使粘连的肌腱、韧带、瘢痕组织软化分离。

适应证：在理筋手法开始由轻度按摩法转入，或结合点穴进行，并可运用在各个手法中，是治伤最基本的手法之一。对肢体各部位的损伤、各种慢性劳损、风湿痹证等均可采用。

在深部按摩法中还有捋顺法和拇指推法。

捋顺法：由肢体的近端向远端推摩的手法称为捋顺法。俗称“推上去，捋下来”，或“捋下来，顺上去”，其手法劲力与推摩相同，只是有向心与离心方向上的区别。

拇指推法：又称一指禅推法，是用拇指单独进行的摆动性推法。用大拇指端掌面或偏桡侧，着力于一定部位或经络穴位上，通过腕部的摆动和拇指关节的屈伸活动，使力持续作用于患部或穴位上，推动局部之筋肉，要求沉肩、垂肘、悬腕。临床根据需要或加按摩，或结合揉法中之拨络手法，或加压镇定。一般久伤主要用按摩，新伤主要用加压镇定。单指操作力量集中，指感确切，作用深透。

(2) 揉擦法

揉、擦二法是理筋常用手法。

①揉法：用拇指或手掌在皮肤上做轻轻回旋揉动的一种手法。也可用拇指与四指成相对方向揉动，揉动的手指或手掌一般不移开接触的皮肤，仅使该处的皮下组织随手指或手掌的揉动而滑动。

动作要领：动作应柔和，手指或手掌不要与皮肤摩擦，使皮下组织随手指或手掌滑动。

功用：具有放松肌肉、缓解症状、活血祛瘀、消肿止痛的作用。

适应证：适应于肢体各部位损伤、慢性劳损、风湿痹痛等。

[附] 拨络法：用拇指加大劲力与筋络循行方向横向拨动，或拇指不动，其他四指取与肌束、肌腱、韧带的垂直方向，单向或反复揉拨，起到类似拨动琴弦一样的拨动筋络的作用。手法力量大小与频率快慢，可根据伤情而定。

功用：具有缓解肌肉痉挛、松解粘连、活血化瘀、通络止痛等作用。

适应证：适用于急慢性筋伤而致肌肉痉挛或粘连等。

②擦法：用手掌、大小鱼际、掌根或手指在皮肤上摩擦的一种手法。

动作要领：用上臂带动手掌，力量大而均匀，动作要灵巧而连续不断，使皮肤有红热舒适感。施行手法时要用润滑剂，防止擦伤皮肤。

功用：具有活血散瘀、消肿止痛、温经通络之功效，并具有松解粘连、软化瘢痕的作用。

适应证：适用于腰背部，以及肌肉丰厚部位的慢性劳损和风湿痹痛等。

(3) 㨰法

㨰法是指手部在被治疗部位以滚动形式，形成滚压刺激的一类手法。

动作要领：用手的小鱼际尺侧缘及第3、4、5掌指关节的背侧，按于体表，沉肩、屈肘约120°，手呈半握拳状，手腕放松，利用腕力和前臂的前后旋转，反复滚动，顺其肌肉走行方向自上而下或自左而右，按部位顺序操作，压力要均匀，动作要协调而有节律。

功用：具有调和营卫、疏通经络、祛风散寒、解痉止痛的作用。

适应证：适用于陈伤及慢性劳损，颈肩、腰背、四肢等肌肉丰厚部位的筋骨酸痛、麻木不仁，以及肢体瘫痪等。

(4) 击打法

用拳捶击肢体的手法叫捶击法，用手掌拍打患处的手法叫拍打法，两法并用称击打法，用掌侧击打又称劈法。头部可用指尖及指间关节叩打。

动作要领：击打时要求蓄劲收提，既用力轻巧，又有反弹感，避免产生震痛感。动作要有节奏，快慢要适中，腕关节活动范围不宜过大，以免手掌接触皮肤时用力不均。

功用：能疏通周身气血，消除外伤瘀积及疲劳酸胀，又有祛风散寒的作用。

适应证：适用于胸背部因用力不当而屏伤岔气；亦适用于腰背部、大腿及臀部等肌肉肥厚的区域，因陈旧性损伤而兼有风寒湿证者。

(5) 拿捏法

拿捏法是用拇指与其他四指相对成钳形，一紧一松地用力拿捏，以挤捏肌肉、韧带等软组织的一种手法。本法在临床上有很多变化，可与揉法结合在一起，使其兼有揉捏两种作用。

动作要领：腕要放松，拇指与其他四指相对，逐渐用力内收，并连续不断地做揉捏动作，用力由轻到重，再由重到轻，不可突然用力。

[附] 弹筋法：将肌肉、肌腱捏拿起来，然后迅速放开，像射箭时拉弓弦动作一样，让其在指间滑落弹回。从动作上看有提、弹两种作用力，临床上常与拨络法综合应用，称为弹筋拨络法。

[附] 捻法：拿捏手指等小关节，变揉捏为对称地稍用力灵活捻动的手法，称为捻法。

功用：具有缓解肌肉痉挛、松解粘连、活血消肿、祛瘀止痛等作用。

适应证：急慢性筋伤而致痉挛或粘连者。

(6) 点压法

根据经络循行路线，选择适当穴位，用手指在经穴上点穴按压的一种手法。因用手指点压刺激经穴，与针刺疗法颇为相似，故又称点穴法、指针疗法，是中医骨伤特色手法之一。近年来，又在点压法的基础上发展成为指压按摩麻醉。点压法的取穴基本与针灸学相同，在治疗外伤时，除以痛为腧的取穴方法外，还可以循经取穴。

动作要领：用中指为主的一指点法，或用拇、食、中三指点法，或用五指捏在一起，组成梅花状的五指点法。术者应用点压法治疗时，应将自身的气力运到指上，以增强指力。指与患者的皮肤成60°～90°。根据用力大小可分为轻、中、重点压三种。

轻点压是以腕关节为活动中心，主要以腕部的力量，与肘和肩关节活动协调配合。其力轻而有弹性，是一种轻刺激手法，多用于小儿及老年体弱患者。

中点压是以肘关节为活动中心，主要用前臂的力量，腕关节固定，肩关节协调配合，是一种中等刺激手法。

重点压以肩关节为活动中心，主要用上臂的力量，腕关节固定，肘关节协调配合，刺激较重，多用于青壮年及肌肉丰厚的部位。

功用：本法是一种较强的刺激手法，具有疏通经络、宣通气血、调和脏腑、平衡阴阳的作用。但对重要脏器所在部位应慎用，或使用时力量要适当减轻。

适应证：多用于胸腹部内伤、腰背部劳损、截瘫、神经损伤、四肢损伤及损伤疾患伴有内证者。

(7) 搓抖法

①搓法：用双手掌面相对放置于患部两侧，用力快速地搓揉，并同时做上下或前后往返移动的手法，称为搓法。

动作要领：双手用力要对称，搓动要快，移动要慢，动作要轻快、协调、连贯。

功用：具有调和气血、舒筋活络、放松肌肉的作用，能消除肌肉的疲劳。

适应证：多用于四肢及肩、肘、膝关节，也可用于腰背、胁肋部的筋伤。

②抖法：用双手握住患者上肢或下肢的远端，稍微用力做连续、小幅度、快速的上下抖动，使关节有松动感，称为抖法。

动作要领：抖动幅度要小，频率要快，轻巧舒适，嘱患者要充分放松肌肉。

功用：能松弛肌肉关节，缓解外伤所引起的关节功能障碍，并能减轻施行重手法后的反应，增加患肢的舒适感。

适应证：多用于四肢关节，以上肢为常用，常配合按摩与搓法，综合运用于理筋手法的结束阶段。

2. 活络关节法

活络关节法是术者用一种或数种手法，作用于关节处，从而达到活络和通利关节的目的，一般在施行舒筋手法后应用。适用于组织粘连、挛缩，关节功能障碍、活动受限，或伤后关节间微有错落不合缝者。通过活络关节手法可逐步使肢体功能恢复正常。

(1) 屈伸法

屈伸法是针对有屈伸功能活动障碍的关节，做被动屈伸活动的一种手法。如内收、外展功能受限，可加用被动外展、内收的手法。

动作要领：一手握肢体的远端，一手固定关节部，然后缓慢、均匀、持续有力地做被动屈伸或外展、内收活动。在屈伸关节时，要稍微结合拔伸或按压。在特殊情况下可做过度屈曲或收展手法来分离粘连，但应防止粗暴地推扳而造成骨折等并发症，用力须恰到好处，刚柔相济。

功用：对各种损伤后的关节屈伸、收展活动障碍，筋络挛缩，韧带及肌腱粘连，关节强直均有松解作用。

适应证：适用于肩、肘、髋、膝、踝等关节伤后所致关节功能障碍。

(2) 旋转摇晃法

旋转摇晃法是针对关节旋转功能障碍，做被动旋转摇晃活动的一种手法，临床常与屈伸法配合使用。

动作要领：四肢旋转摇晃法，操作时一手握住关节的近端，另一手握肢体的远端，做来回旋转及摇晃动作，要按关节功能活动的范围，掌握旋转及摇晃的幅度。本法应轻柔，循序渐进，活动的范围由小到大，以不引起剧痛为原则。

颈部旋转法，又称扳颈手法，操作时一手托住下颌，另一手按扶头后，或一手托住下颌，另一手按住颈椎患部棘突上，做旋转动作，可听到“咔”的响声。

腰部旋转法，又称斜扳法。患者俯卧位，操作时一手扳肩、一手扶臀，向相反方向用力，使腰部产生旋转。本法也可采取坐位。

功用：具有松解关节滑膜、韧带及关节囊之粘连，恢复关节活动功能的作用。

适应证：多用于四肢关节及颈椎、腰椎部的僵硬、粘连及小关节的滑脱、错位等。

(3) 腰部背伸法

有拔伸与背伸两种作用力，分立位、卧位两式。

动作要领：立位法，又名背法。术者略屈膝，背部紧贴患者背部，使其骶部抵住患者之腰部，患者与术者双肘屈曲反扣，将患者背起，使其双足离地，同时以臀部着力晃动牵引患者腰部。臀部的上下晃动要和两膝的屈伸协调。

卧位法，又名扳腿法或推腰扳腿法。俯卧、侧卧均可，术者一手扳腿，一手推按于腰部，迅速向后拉腿而达到使腰部过伸的目的。

功用：使腰部脊柱及两侧背伸肌过伸，松弛肌紧张，使扭错的小关节复位，有助于腰椎间盘突出症状缓解，还可使压缩性椎体骨折的楔形变得以改善。

适应证：用于急性腰扭伤、腰椎间盘突出症及稳定性腰椎压缩骨折。

(4) 拔伸牵引法

拔伸牵引法是由术者和助手分别握住患肢远端和近端，对抗用力牵引。

动作要领：手法开始时，先按肢体原来体位顺势用力牵引，然后再沿肢体纵轴对抗牵引，用力轻重得宜，持续稳准。

功用：有疏通筋脉、行气活血的作用，能使痉挛、缩短、僵硬的筋脉松弛，或使挛缩的关节囊松解。

适应证：多用于肢体关节扭伤、挛缩及小关节错位等。

(5) 按压踩跷法

按压法是以拇指、手掌、掌根部，或双手重叠在一起向下按压，使力作用于患部。必要时术者可前倾身体，用上半身的体重加强按压力，在腰臀部肌肉丰厚处可用肘尖按压。如需要更大的按压力，可用足部踩跷法。

动作要领：拇指按压应握拳，拇指伸直，用指端或指腹按压。掌根按压应用单掌或双掌掌根着力，向下按压，也可用双掌重叠按压。肘尖按压 (肘压法) 用屈肘时突出的鹰嘴部分按压。

踩跷法，操作时术者双足踏于患部，双手撑于特制的木架上 (以控制用力之轻重) 进行踏跳。患者躯体下须垫软枕，以防损伤，并嘱患者做深呼吸配合，随着踏跳的起落，张口一呼一吸，切忌屏气。

功用：具有通络止痛、放松肌肉、松解粘连的作用。

适应证：本法是一种较强的刺激手法，常与揉法结合应用。适用于肢体麻木、酸痛、腰肌劳损及腰椎间盘突出症等。拇指按压法适用于全身各个穴位；掌根按压法适用于腰背及下肢部；肘尖按压法与踩跷法压力较大，用于腰背臀部肌肉丰厚处。

第三节　固定

为了维持损伤整复后的良好位置，防止骨折、脱位再移位，保证损伤组织正常愈合，在复位后必须予以固定。固定是治疗损伤的一项重要措施。正如《医宗金鉴·正骨心法要旨》云：“虽用手法调治，恐未尽得其宜，以致有治如未治之苦，则未可云医理之周详也。爰因身体上下正侧之象，制器以正之，用辅手法之所不逮，以冀分者复合，攲者复正，高者就其平，陷者升其位，则危证可转于安，重伤可就于轻，再施药饵之功，更施以调养之善，则正骨之道全矣。”目前常用的固定方法，有外固定与内固定两大类。外固定有夹板、石膏、绷带、牵引、支架、外固定器等，内固定有接骨钢板、螺丝钉、髓内针、三翼钉、钢丝等。

良好的固定方法应具有以下标准：①能起到良好的固定作用，对被固定肢体周围的软组织无损伤，保持损伤处正常血运，不影响正常的愈合。②能有效地固定骨折，消除不利于骨折愈合的旋转、剪切和成角外力，使骨折端相对稳定，为骨折愈合创造有利的条件。③对伤肢关节约束小，有利于早期功能活动。④对骨折整复后的残留移位有矫正作用。

一、外固定

外固定是指损伤后用于体外的一种固定方法。目前常用的外固定方法有夹板固定、石膏固定、牵引固定及外固定器固定等。

(一)夹板固定

骨折复位后选用不同的材料，如柳木板、竹板、杉树皮、纸板等，根据肢体的形态加以塑形，制成适用于各部位的夹板，并用系带扎缚，以固定垫配合保持复位后的位置，这种固定方法称为夹板固定。《仙授理伤续断秘方》记载："治跌扑伤损，筋骨碎断，差爻出臼。先煎葱汤或药汁淋洗。拔伸整擦，令骨相续平正后，却约如指大片疏排令周匝，将小绳三度缚之，要紧，三日一次。再如前淋洗，换药，贴裹，不可去夹，须护毋令摇动。候骨生牢稳方去夹。"强调治疗骨折采用夹板固定至骨折愈合。夹板固定是从肢体功能出发，通过扎带对夹板的约束力、固定垫对骨折端防止或矫正成角畸形和侧方移位的效应力，并充分利用肢体肌肉收缩活动时所产生的内在动力，克服移位因素，使骨折断端复位后保持稳定。因此，夹板固定是治疗骨折的良好固定方法。

1. 适应证和禁忌证

(1) 适应证

①四肢闭合性骨折(包括关节内及近关节内经手法整复成功者)。股骨干骨折因肌肉发达收缩力大，须配合持续牵引。②四肢开放性骨折，创面小或经处理伤口闭合者。③陈旧性四肢骨折运用手法整复者。

(2) 禁忌证。①较严重的开放性骨折。②难以整复的关节内骨折。③难以固定的骨折，如髌骨、股骨颈、骨盆骨折等。④肿胀严重伴有水疱者。⑤伤肢远端脉搏微弱，末梢血液循环较差，或伴有动脉、静脉损伤者。

2. 材料与制作要求

常用的夹板材料有杉树皮、柳木板、竹板、厚纸板、胶合板、金属铝板、塑料板等。夹板的材料应具备以下性能：

(1) 可塑性。制作夹板材料能根据肢体各部的形态塑形，以适应肢体生理弧度的要求。

(2) 韧性。具有足够的支持力而不变形、不折断。

(3) 弹性。能适应肌肉收缩和舒张时所产生的肢体内部的压力变化，发挥其持续固定复位作用。

(4) 吸附性与通透性。夹板必须具有一定程度的吸附性和通透性，以利肢体表面散热，不致发生皮炎和毛囊炎。

(5) 质地宜轻。过重则增加肢体的重量，增加骨折端的剪力和影响肢体练功活动。

(6) 能被X线穿透。有利于及时检查。

夹板长度应视骨折的部位不同而异，分不超关节固定和超关节固定两种。前者适用于骨干骨折，夹板的长度等于或接近骨折段肢体的长度，以不妨碍关节活动为度；超关节固定适用于关节内或近关节处骨折，其夹板通常超出关节处2～3cm，以能捆住扎带为度。夹板固定一般为4～5块，总宽度相当于所需要固定肢体周径的4/5或5/6左右。每块夹板间要有一定的间隙。夹板不宜过厚或过薄，一般来说，竹板为1.5～2.5mm，木板为3～4mm，如夹板增长时，其厚度也应相应增加。纸板以市售工业用纸板为佳，厚度1～2mm，可根据肢体的部位和形态剪裁，两板间距约一指宽，在夹板内面衬以0.5cm厚毡垫或棉花。

3. 固定垫

又称压垫，一般安放在夹板与皮肤之间。利用固定垫所产生的压力或杠杆力，作用于骨折部，以维持骨折断端在复位后的良好位置。固定垫必须质地柔软，并具一定的韧性和弹性，能维持一定的形态，有一定的支持力，能吸水，可散热，对皮肤无刺激。可选用毛头纸、棉花、棉毡等材料制作(内放金属纱网等)。固定垫的形态、厚薄、大小应根据骨折的部位、类型、移位情况而定。其形状必须与肢体外形相吻合，以维持压力平衡。压垫安放的位置必须准确，否则会起相反作用，使骨折端发生再移位。

(1) 固定垫种类

常用的固定垫有以下几种。

①平垫：呈方形或长方形，其宽度可稍宽于该侧夹板，以扩大与肢体的接触面；其长度根据部位而定，一般4～8cm；其厚度根据局部软组织厚薄而定，为1.5～4cm。适用于肢体平坦部位，多用于骨干骨折。

②塔形垫：做成中间厚、两边薄、状如塔形的固定垫。适用于肢体关节凹陷处，如肘、踝关节。

③梯形垫：一边厚，一边薄，形似阶梯状。多用于肢体有斜坡处，如肘后、踝关节等。

④高低垫：为一边厚、一边薄的固定垫。用于锁骨骨折或复位后固定不稳的尺

桡骨骨折。

⑤抱骨垫：呈半月状，适用于髌骨及尺骨鹰嘴骨折。最好用绒毡剪成。

⑥葫芦垫：厚薄一致，两头大、中间小，形如葫芦状。适用于桡骨头骨折或脱位。

⑦横垫：为长条形厚薄一致的固定垫，长6～7cm，宽1.5～2cm，厚约0.3cm。适用于桡骨远端骨折。

⑧合骨垫：呈中间薄、两边厚的固定垫。适用于下尺桡关节分离。

⑨分骨垫：用一根铅丝为中心，外用棉花或纱布卷成（不宜过紧），其直径为1～1.5cm，长6～8cm。适用于尺桡骨骨折、掌骨骨折、跖骨骨折等。

⑩大头垫：用棉花或棉毡包扎于夹板的一头，呈蘑菇状。适用于肱骨外科颈骨折。

（2）固定垫使用方法

使用固定垫时，应根据骨折的类型、移位情况，在适当的位置放置固定垫。常用的固定垫放置法有一垫固定法、二垫固定法及三垫固定法。

①一垫固定法：主要压迫骨折部位，多用于肱骨内上髁骨折、外髁骨折、桡骨头骨折及脱位等。

②二垫固定法：用于有侧方移位的骨折。骨折复位后，将两垫分别置于两骨折端原有移位的一侧，以骨折线为界，两垫不能超过骨折端，以防止骨折再发生侧方移位。

③三垫固定法：用于有成角畸形的骨折。骨折复位后，一垫置于骨折成角突出部位，另两垫分别置于靠近骨干两端的对侧。三垫形成杠杆力，防止骨折再发生成角移位。

4. 扎带

扎带的约束力是夹板外固定力的来源，扎带的松紧度要适宜。过松则固定力不够，过紧则引起肢体肿胀，压伤皮肤，重者则发生肢体缺血坏死。临床常用宽1～2cm布带3～5条，将夹板安置妥后，依次捆扎中间、远端、近端，缠绕两周后打活结于夹板的前侧或外侧，便于松紧。捆扎后要求能提起扎带在夹板上下移动1cm，即扎带的压力为800g左右，此松紧度较为适宜。

5. 操作步骤

（1）根据骨折的部位、类型及患者肢体情况，选择合适的夹板（经过塑形后），并将所须用的固定器材均准备齐全。

（2）整复完毕后，在助手维持牵引下，如须外敷药者将药膏摊平敷好，再将所需的压垫安放于适当的位置，用胶布贴牢。

(3) 将棉垫或棉纸包裹于伤处，勿使其有皱褶，将夹板置于外层，排列均匀，夹板间距以 1 ~ 1.5cm 为宜。夹板的两端勿超过棉垫，骨折线最好位于夹板之中央，由助手扶持夹板，术者依次捆扎系带，两端扎带距夹板端 1 ~ 1.5cm 为宜，防止滑脱。

(4) 固定完毕后，如须附长板加固者，可置于小夹板的外层，以绷带包缠；如须持续牵引者，按牵引方法处理。

6. 夹板固定后注意事项

(1) 抬高患肢，以利肿胀消退。

(2) 密切观察伤肢的血运情况，特别是固定后 3 ~ 4 天更应注意观察肢端皮肤颜色、温度、感觉及肿胀程度。如发现肢端肿胀、疼痛、温度下降、颜色紫暗、麻木、伸屈活动障碍并伴剧痛者，应及时处理。切勿误认为是骨折引起的疼痛，否则有发生缺血坏死之危险。

(3) 注意询问骨骼突出处有无灼痛感，如患者持续疼痛，则应解除夹板进行检查，以防止发生压迫性溃疡。

(4) 注意经常调节扎带的松紧度，一般在 4 日内，因复位继发性损伤，局部损伤性炎症反应，夹板固定后静脉回流受阻，组织间隙内压有上升的趋势，可适当放松扎带。以后组织间隙内压下降，血液循环改善，扎带松弛时应及时调整扎带的松紧度，保持 1cm 的正常移动度。

(5) 定期进行 X 线检查，了解骨折是否发生再移位，特别是在两周以内要经常检查，如有移位及时处理。

(6) 指导患者进行合理的功能锻炼，并将固定后的注意事项及练功方法向患者及家属交代清楚，取得患者的合作，方能取得良好的治疗效果。

7. 解除夹板固定的日期

夹板固定时间的长短，应根据骨折临床愈合的具体情况而定。达到骨折临床愈合标准，即可解除夹板固定。

(二) 石膏固定

医用石膏系脱水硫酸钙，是由天然结晶石膏煅制而成。将天然石膏捣碎，碾成细末，加热至 100 ~ 200℃，使其失去水分，即成白色粉状，变为熟石膏。使用时石膏粉吸水后又变成结晶石膏而凝固，凝固的时间随温度和石膏的纯度而异，在 40 ~ 42℃温水中，10 ~ 20min 即凝固。石膏中加少许盐可缩短凝固时间。石膏凝固后体积膨胀 1/500，故使用石膏管型不宜过紧。石膏干燥一般需要 24 ~ 72h。

1. 石膏绷带的用法

使用时将石膏绷带卷平放在 30 ~ 40℃温水桶内，待气泡出净后取出，以手握其两端，挤去多余水分，即可使用。石膏在水中不可浸泡过久，或从水中取出后放置时间过长，因耽搁时间过长，石膏很快硬固，如勉强使用，各层石膏绷带将不能互相凝固成为一个整体，因而影响固定效果。

2. 石膏绷带内的衬垫

为了保护骨隆突部的皮肤和其他软组织不受压致伤，包扎石膏前必须先放好衬垫。常用的衬垫有棉纸、棉垫、棉花等。根据衬垫的多少，可分为有衬垫石膏和无衬垫石膏。有衬垫石膏衬垫较多，即将整个肢体先用棉花或棉纸自上而下全部包好，然后外面包石膏绷带。有衬垫石膏，患者较为舒适，但固定效果略差，多在手术后作固定用。无衬垫石膏，也须在骨突处放置衬垫，其他部位不放。无衬垫石膏固定效果较好，石膏绷带直接与皮肤接触，较服帖，但骨折后因肢体肿胀，容易影响血液循环或压伤皮肤。

3. 石膏绷带操作步骤

(1) 体位。将患肢置于功能位（或特殊要求体位）。如患者无法持久维持这一体位，则须有相应的器具，如牵引架、石膏床等，或有专人扶持。

(2) 保护骨隆突部位。放上棉花或棉纸。

(3) 制作石膏条。在包扎石膏绷带时，先做石膏条，放在肢体一定的部位，加强石膏绷带某些部分的强度。其方法是在桌面上或平板上，按所需要的长度和宽度，往返折叠6~8层，每层石膏绷带间必须抹平，切勿形成皱褶。也可不用石膏条，在包扎过程中，可在石膏容易折断处或需加强部，按肢体的纵轴方向，往返折叠数层，以加强石膏的坚固性。

(4) 石膏托的应用。将石膏托置于需要固定的部位，关节部为避免石膏皱褶，可将其横向剪开一半或1/3，呈重叠状，而后迅速用手掌将石膏托抹平，使其紧贴皮肤。对单纯石膏托固定者，按体形加以塑形。此时，内层先用石膏绷带包扎，外层则用干纱布绷带包扎。包扎时一般先在肢体近端缠绕两层，然后再一圈压一圈地依序达肢体的远端。关节弯曲部注意勿包扎过紧，必要时应横向将绷带剪开适当宽度，以防边缘处的条索状绷带造成压迫。对须双石膏托固定者，依前法再做一石膏托，置于前者相对的部位，然后用纱布绷带缠绕于二者之外。

(5) 管形石膏的操作方法。采用石膏绷带环绕包缠肢体，则成管形石膏。一般由肢体的近端向远端缠绕，且以滚动方式进行，切不可拉紧绷带，以免造成肢体血液循环障碍。在缠绕的过程中，必须保持石膏绷带的平整，切勿形成皱褶，尤其在第一、第二层更应注意。由于肢体的上下粗细不等，当须向上或向下移动绷带时，要提起绷带的松弛部并向肢体的后方折叠，不可翻转绷带。操作要迅速、敏捷、准确，两手互相配合，即一手缠绕石膏绷带，另一手朝相反方向抹平，使每层石膏紧密贴合，勿留空隙。石膏的上下边缘及关节部要适当加厚，以增强其固定作用。整个石膏的厚度，以不致折裂为原则，一般应为8～12层。最后将石膏绷带表面抹光，并按肢体的外形或骨折复位的要求加以塑形。因石膏易于成形，必须在成形前数分钟内完成，否则不仅达不到治疗目的，反而易使石膏损坏。对超过固定范围部分和影响关节活动的部分（不须固定关节），应加以修削。边缘处如石膏嵌压过紧，可将内层石膏托起，并适当切开。对髋关节“人”字石膏、蛙式石膏，应在会阴部留有较大空隙。最后用色笔在石膏显著位置标记诊断及日期。有创面者应将创面的位置标明，以备开窗。

4. 石膏固定后注意事项

(1) 石膏定形后，可用电吹风或其他办法烘干。

(2) 若在石膏未干以前搬动患者，注意勿使石膏折断或变形，须用手托起石膏，忌用手指捏压，回病房后必须用软枕垫好。

(3) 抬高患肢，注意有无受压症状，随时观察指（趾）血运、皮肤颜色、温度、肿胀、感觉及运动情况。如果有变化，立即将管形石膏纵向切开。待病情好转后，再用浸湿的纱布绷带自上而下包缠，使绷带与石膏粘在一起，如此石膏干固后不减其固定力。

(4) 手术后及有伤口患者，如发现石膏被血或脓液浸透，应及时处理。

(5) 注意冷暖，寒冷季节注意外露肢体保温；炎热季节，对包扎大型石膏患者，要注意通风，防止中暑。

(6) 注意保持石膏清洁，勿被尿、便等浸湿污染。翻身或改变体位时，应保护石膏原形，避免折裂变形。

(7) 如因肿胀消退或肌肉萎缩致使石膏松动者，应立即更换石膏。

(8) 患者未下床前，须帮助其翻身，并指导患者做石膏内的肌肉收缩活动；情况允许时，鼓励患者下床活动。

(9) 注意畸形矫正。骨折或因畸形做截骨术的患者，X线复查发现骨折或截骨处对位尚好，但有成角畸形时，可在成角畸形部位的凹面横行切断石膏周径的2/3，以石膏凸面为支点，将肢体的远侧段向凸面方向反折，即可纠正成角畸形。然后用木块或石膏绷带条填塞石膏之裂隙中，再以石膏绷带固定。

(三) 牵引疗法

牵引疗法是通过牵引装置，利用悬垂之重量为牵引力，身体重量为反牵引力，达到缓解肌肉紧张和强烈收缩，整复骨折、脱位，预防和矫正软组织挛缩，以及对某些疾病术前组织松解和术后制动的一种治疗方法。多用于四肢和脊柱。

牵引疗法有皮牵引、骨牵引及布托牵引等，临床根据患者的年龄、体质、骨折的部位和类型、肌肉发达的程度和软组织损伤情况的不同，可分别选用。牵引重量根据缩短移位程度和患者体质而定，应随时调整，牵引重量不宜太过或不及。牵引力太重，易使骨折端发生分离，造成骨折迟缓愈合和不愈合；牵引力不足，则达不到复位固定的目的。

1. 皮肤牵引

凡牵引力通过对皮肤的牵拉使作用力最终达到患处，并使其复位、固定的技术，称皮肤牵引。此法对患肢基本无损伤，痛苦少，无穿针感染之危险。由于皮肤本身所承受力量有限，同时皮肤对胶布黏着不持久，故其适应范围有一定的局限性。

(1) 适应证。骨折需要持续牵引疗法，但又不需要强力牵引或不适于骨骼牵引、布带牵引者。如小儿股骨干骨折、小儿轻度关节挛缩症、老年股骨转子间骨折及肱骨髁上骨折因肿胀严重或有水疱不能即刻复位者。

(2) 禁忌证。皮肤对胶布过敏者；皮肤有损伤或炎症者；肢体有血液循环障碍者，如静脉曲张、慢性溃疡、血管硬化及栓塞等；骨折严重错位需要强力牵引方能矫正移位者。

(3) 牵引方法。

①按肢体粗细和长度，将胶布剪成相应宽度（一般与扩张板宽度相一致），并撕成长条，其长度应根据骨折平面而定，即骨折线以下肢体长度与扩张板长度两倍之和。

②将扩张板贴于胶布中央，但应稍偏内侧 2 ~ 3cm，并在扩张板中央孔处将胶布钻孔，穿入牵引绳，于扩张板之内侧面打结，防止牵引绳滑脱。

③防止胶布粘卷，术者将胶布两端按三等分或两等分撕成叉状，其长度为一侧胶布全长的 1/3 ~ 1/2。

④在助手协助下，骨突处放置纱布，术者先持胶布较长的一端平整地贴于大腿或小腿外侧，并使扩张板与足底保持两横指的距离，然后将胶布的另一端贴于内侧，注意两端长度相一致，以保证扩张板处于水平位置。

⑤用绷带缠绕，将胶布平整地固定于肢体上。勿过紧，以防影响血液循环。

⑥将肢体置于牵引架上，根据骨折对位要求调整滑车的位置及牵引方向。

⑦腘窝及跟腱处应垫棉垫，切勿悬空。

⑧牵引重量根据骨折类型、移位程度及肌肉发达情况而定，小儿宜轻，成人宜重，但不能超过 5kg。

(4) 注意事项。须及时检查牵引重量是否合适，太轻不起作用，过重胶布易滑脱或引起皮肤水疱。注意有无皮炎发生，特别是小儿皮肤柔嫩，对胶布反应较大，若有不良反应，应及时停止牵引。注意胶布和绷带是否脱落，滑脱者应及时更换。须特别注意检查患肢血运及足趾（指）活动情况。

2. 骨牵引

骨牵引又称直接牵引，系利用钢针或牵引钳穿过骨质，使牵引力直接通过骨骼而抵达损伤部位，并起到复位、固定与休息的作用。其优点是：可以承受较大的牵引重量，阻力较小；可以有效地克服肌肉紧张，纠正骨折重叠或关节脱位造成的畸形；牵引后便于检查患肢；牵引力可以适当增加，不致引起皮肤发生水疱、压迫性坏死或循环障碍；配合夹板固定，在保持骨折端不移位的情况下，可以加强患肢功能锻炼，防止关节僵直、肌肉萎缩，以促进骨折愈合。其缺点是：钢针直接通过皮肤穿入骨质，如果消毒不严格或护理不当，易招致针眼处感染；穿针部位不当易损伤关节囊或神经血管；儿童采用骨牵引容易损伤骨骺。

(1) 适应证

①成人肌力较强部位的骨折。②不稳定性骨折、开放性骨折。③骨盆骨折、髋臼骨折及髋关节中心脱位。④学龄儿童股骨不稳定性骨折。⑤颈椎骨折与脱位。⑥无法实施皮肤牵引的短小管状骨骨折，如掌骨、指（趾）骨骨折。⑦手术前准备，如人工股骨头置换术等。⑧关节挛缩畸形者。⑨其他需要牵引治疗而又不适于皮肤牵引者。

(2) 禁忌证

①牵引处有炎症或开放创伤污染严重者。②牵引局部骨骼有病变及严重骨质疏松者。③牵引局部需要切开复位者。

(3) 操作方法

①颅骨牵引：适用于颈椎骨折脱位。患者仰卧，头下枕一沙袋，剃光头发，用肥皂及清水洗净，擦干，用甲紫在头顶正中画一前后矢状线，分头顶为左右两半，再以两侧外耳孔为标记，经头顶画一额状线，两线在头顶相交为中点。张开颅骨牵引弓两臂，使两臂的钉齿落于距中点两侧等距离的额状线上，该处即为颅骨钻孔部位；另一方法是由两侧眉弓外缘向颅顶画两条平行的矢状线，两线与上述额状线相交的左右两点，为钻孔的位置。以甲紫标记，常规消毒，铺无菌巾，局部麻醉后，用尖刀在两点处各做一长约1cm小横切口，深达骨膜，止血，用带安全隔板的钻头在颅骨表面斜向内侧约45°角，以手摇钻钻穿颅骨外板（成人约4mm，儿童约3mm）。注意防止穿过颅骨内板伤及脑组织。然后将牵引弓两钉齿插入骨孔内，拧紧牵引弓螺丝钮，使其牵引弓钉齿固定牢固，缝合切口并用酒精纱布覆盖伤口。牵引弓系牵引绳并通过滑车，抬高床头进行牵引。牵引重量一般第1～2颈椎用4kg，以后每下一椎体增加1kg。复位后其维持牵引重量一般为3～4kg。为了防止牵引弓

滑脱，于牵引后第 1 ~ 2 日，每天将牵引弓的螺丝加紧一扣。

②尺骨鹰嘴牵引：适用于难以复位或肿胀严重的肱骨髁上骨折和髁间骨折、粉碎性肱骨下端骨折、移位严重的肱骨干大斜形骨折或开放性骨折。患者仰位，屈肘 90°，前臂中立位，常规皮肤消毒、铺巾，在尺骨鹰嘴下 2cm、尺骨嵴旁一横指处，即为穿针部位，甲紫标记，局麻后，将克氏针自内向外刺入直达骨骼，注意避开尺神经，然后转动手摇钻，将克氏针垂直钻入并穿出对侧皮肤，使外露克氏针两侧相等，以酒精纱布覆盖针眼外，安装牵引弓进行牵引。儿童患者可用大号巾钳代替克氏针直接牵引。牵引重量一般为 2 ~ 4kg。

③股骨髁上牵引：适用于股骨干骨折、粗隆间骨折、髋关节脱位、骶髂关节脱位、骨盆骨折向上移位、髋关节手术前需要松解粘连者。患者仰卧位，伤肢置于牵引架上，使膝关节屈曲 40°，常规消毒铺巾，局部麻醉后，在内收肌结节上 2cm 处标记穿针部位，此点适在股骨髁上前后之中点。向上拉紧皮肤，以克氏针穿入皮肤，直达骨质，掌握骨钻进针方向，徐徐转动手摇钻，当穿过对侧骨皮质时，同样向上拉紧皮肤，以手指压迫针眼处周围皮肤，穿出钢针，使两侧钢针相等，酒精纱布覆盖针孔，安装牵引弓，进行牵引。穿针时一定要从内向外进针，以免损伤神经和血管。穿针的方向应与股骨纵轴成直角，否则钢针两侧负重不平衡，易造成骨折断端成角畸形。牵引重量一般为体重的 1/6 ~ 1/8，维持量为 3 ~ 5kg。

④胫骨结节牵引：适用于股骨干骨折、伸直型股骨髁上骨折等。将患肢置于牵引架上，胫骨结节向后 1.25cm，在此点平面稍向远侧部位即为进针点，标记后消毒铺巾，局部浸润麻醉后，由外侧向内侧进针，以免伤及腓总神经，钢针穿出皮肤后，使两针距相等，酒精纱布保护针孔，安置牵引弓进行牵引。如用骨圆针做牵引时，必须用手摇钻穿针，禁用锤击，以免骨质劈裂。牵引重量为 7 ~ 8kg，维持量为 3 ~ 5kg。

⑤跟骨牵引：适用于胫骨髁部骨折、胫腓骨不稳定性骨折、踝部粉碎性骨折、跟骨骨折向后上移位、膝关节屈曲挛缩畸形等。将伤肢置于牵引架上，小腿远端垫一沙袋使足跟抬高，助手一手握住前足，一手握住小腿下段，维持踝关节中立位。内踝尖与足跟后下缘连线的中点为穿针部位；或者内踝顶点下 3cm 处，再向后画 3cm 长的垂线，其顶点即是穿针处。以甲紫标记，常规消毒铺巾，局部麻醉后，以手摇钻将骨圆针自内侧钻入，直达骨质。注意穿针的方向，胫腓骨骨折时，针与踝关节面呈 15°，即进针处低、出针处高，有利于恢复胫骨的正常生理弧度。在此角度上旋转手摇钻，骨圆针缓慢贯通骨质，并穿出皮肤外，酒精纱布覆盖针孔，安装牵引弓，进行牵引。成人跟骨牵引最好用骨圆针，骨圆针较克氏针稳妥，不易拉豁骨质。牵引重量为 3 ~ 5kg。

⑥肋骨牵引：适用于多根多段肋骨骨折造成浮动胸壁，出现反常呼吸时。患者仰卧位，常规消毒铺巾，选择浮动胸壁中央的一根肋骨。局部浸润麻醉后，用无菌巾钳将肋骨夹住，钳子一端系于牵引绳，进行滑动牵引。牵引重量一般为2～3kg。

3. 布托牵引

布托牵引系用厚布或皮革按局部体形制成各种兜托，托住患部，再用牵引绳通过滑轮连接兜托和重量进行牵引。常用的有以下几种：

(1) 颌枕带牵引

①适应证：无截瘫的颈椎骨折脱位、颈椎间盘突出症及颈椎病等。

②操作方法：目前使用的颌枕带一般为工厂加工成品，分为大、中、小号。也可自制，用两条布带按适当角度缝在一起，长端托住下颌，短端牵引枕后，两带之间再以横带固定，以防牵引带滑脱，布带两端以金属横梁撑开提起，并系牵引绳通过滑轮连接重量砝码，进行牵引。牵引重量为3～5kg。此法简便易行，便于更换，不需特别装置。但牵引重量不宜过大，否则影响张口进食，压迫产生溃疡，甚至滑脱至下颌部压迫颈部血管及气管，引起缺血窒息。

(2) 骨盆悬吊牵引

①适应证：耻骨联合分离、骨盆环骨折分离、髂骨翼骨折向外移位、骶髂关节分离等。

②操作方法：布兜以长方形厚布制成，其两端各穿一木棍。患者仰卧位，用布兜托住骨盆，以牵引绳分别系住横棍之两端，通过滑轮进行牵引。牵引重量以能使臀部稍离开床面即可。一侧牵引重量为3～5kg。

(3) 骨盆牵引带牵引

①适应证：腰椎间盘突出症、腰椎小关节紊乱症、急性腰扭伤等。

②操作方法：用两条牵引带，一条固定胸部，并系缚在床头上，一条骨盆带固定骨盆，以两根牵引绳分别系于骨盆牵引带两侧扣眼，通过床尾滑轮进行牵引。一侧牵引重量为5～15kg。

4. 注意事项

(1) 骨牵引装置安置完毕后将牵引针两端多余部分剪去，并套上小瓶，以防止针尖的损害。

(2) 注意牵引针两侧有无阻挡，如有阻挡应及时调整，以免降低牵引力。

(3) 经常检查针眼处有无感染，为防止感染，隔日向针孔处滴75%酒精2～3滴。如感染明显又无法控制，应将其拔出，并根据病情采用他法。

(4) 注意牵引针有无滑动或将皮肤拉豁。此种情况多见于克氏针，应及时调整牵引弓或重新更换。

(5) 注意肢体有无压迫性溃疡。

(6) 鼓励患者及时练习肌肉运动和进行指（趾）功能锻炼。

(7) 每天测量肢体长度并与健侧比较。在牵引最初数日，应及时进行X线透视或摄片，以便了解骨折对位情况，如对位不良，应相应调节牵引方向或重量。牵引重量应一次加到适当最大量，以矫正骨折重叠移位。如系关节挛缩可逐渐增加重量，但应注意肢体运动情况及有无血液循环障碍。

(四) 外固定器固定

应用骨圆针或螺纹针穿入骨折远近两端骨干上，外用固定器使骨折复位并固定，称为外固定器固定。

1. 适应证

(1) 肢体严重的开放性骨折伴广泛的软组织损伤，须行血管、神经、皮肤修复者；或须维持肢体的长度，控制骨感染的二期植骨者，如小腿开放性骨折等。

(2) 各种不稳定性新鲜骨折，如股骨、胫骨、髌骨、肱骨、尺桡骨骨折等。

(3) 软组织损伤、肿胀严重的骨折。

(4) 多发性骨折及骨折后需要多次搬动的患者。

(5) 长管骨骨折畸形愈合、迟缓愈合或不愈合，手术后亦可使用外固定器。

(6) 关节融合术、畸形矫正术均可用外固定器加压固定。

(7) 下肢短缩需要延长者。

2. 操作方法

各种固定器因结构与治疗部位不同，其操作方法亦各异。现以常用的复位固定器治疗胫腓骨骨折及单侧多功能外固定器治疗股骨干骨折说明其操作方法。

(1) 复位固定器治疗胫腓骨骨折。常规消毒、铺巾、麻醉后，在胫骨的上、下端各穿一枚克氏针或骨圆针，穿针时注意避开神经、血管等重要组织。针要同骨纵轴成90°，二针要平行。将复位固定器的克氏针插座和克氏针相连，把装置架装入插座上滑槽中，再将针插座固定好。扭动加压螺丝和六角形伸缩调节螺母，即将骨折部向上下延长（牵引作用）。在电视X线机下观察，可见骨折断端拉开，断端的远近端达到相合的水平（恢复胫骨的长度）。推动元宝形挂钩，在滑轨上调节定位固定螺母和复位固定调节螺杆，对准骨折移位部（侧方、成角移位），放上弧形压板和压垫，进行加压复位。透视下观察若对位良好，将固定装置架的各旋钮、螺母固定紧，即完成骨折复位与固定。

(2) 单侧多功能外固定器治疗股骨干骨折。在硬膜外麻醉下，患者仰卧床上，患肢外展20°~30°，呈中立位。患侧大腿常规消毒铺巾，自股骨大粗隆顶点至股骨外髁画一连线，在电视X线机下确定骨折位置并做标志，在所画的连线上于骨折端的两侧各穿上两根固定针，一般要求穿出对侧皮质两个螺纹，四根固定针要相互平行。将固定针置入外固定器两端夹块的孔道内旋紧锁钮使之牢固夹紧，注意外固定器放置于离皮肤1cm处。电视X线机透视下，在牵引患肢的同时用手法或用复位钳夹紧外固定器两端的夹块，操纵骨段矫正各种移位，整复骨折直至对线对位满意后，立即将两侧万向关节的锁钮及延长调节装置的锁钮旋紧，手术完成。

3. 注意事项

外固定器术后适当给予抗生素，防止感染发生。开放性骨折要按常规治疗方法进行。针眼皮肤的护理是极其重要的，术后第二天应更换敷料，清洁皮肤，用75%酒精滴于针眼处，每天两次。下肢术后均在腘窝处垫薄枕，使膝关节屈曲20°～30°，鼓励患者术后行股四头肌的主动舒缩锻炼，并且主动和被动活动骨折远近端的关节，防止肌肉萎缩和关节僵硬。下肢骨折者在医生的指导下手术后1周左右扶双拐行走，并且随时X线检查了解骨折端有无移位，如发生移位，随时调节外固定器予以矫正。定期摄片，检查对线对位、骨痂生长和骨折愈合情况。

当X线片显示骨折线模糊、有骨痂时，可鼓励患者逐渐用患肢负重，先扶单拐而后无拐行走；当有临床愈合征象、X线片显示连续性骨痂时可拆除外固定器，旋出固定针，针眼用酒精纱布及敷料覆盖，一般1周左右可愈合。

二、内固定

内固定是在骨折复位后，用金属内固定物维持骨折复位的一种方法。临床有两种置入方法：一是切开后置入固定物；二是闭合复位，在X线透视下将钢针插入固定骨折。内固定是治疗骨折的方法之一，但具有严格的适应证，也具有一定的缺点。随着中西医结合的发展，复位与外固定技术不断提高，大多数骨折通过非手术治疗都能得到治愈，但是有些复杂骨折及合并损伤采用非手术治疗效果不佳，仍有切开复位内固定的必要。

(一) 切开复位内固定的适应证

(1) 手法复位与外固定未能达到功能复位标准，而影响肢体功能者。

(2) 骨折端有肌肉、肌腱、骨膜等软组织嵌入，手法复位失败者。

(3) 某些血液供应较差的骨折，而闭合复位与外固定不能稳定和维持复位后的位置，应采用内固定，以利于血管长入血液供应不佳的骨折段，促进骨折愈合。如用空心加压螺纹钉内固定治疗股骨颈骨折。

(4) 有移位的关节内骨折，手法不能达到满意复位，估计以后必将影响关节功能者，如肱骨外髁翻转骨折、胫骨髁间隆突骨折等。

(5) 撕脱性骨折，多因强大肌群牵拉而致，外固定难以维持其对位者。如移位较大的髌骨骨折、尺骨鹰嘴骨折等。

(6) 血管、神经复合损伤。骨折合并主要神经、血管损伤者，须探查神经、血管进行修复，并同时内固定骨折，如肱骨髁上骨折合并肱动脉损伤。

(7) 开放性骨折，在6～8小时需要清创，如伤口污染较轻，清创又彻底，可直接采用内固定。

(8) 多发骨折和多段骨折。为了预防严重并发症和便于患者早期活动，对多发骨折某些重要部位可选择内固定。多段骨折难以复位与外固定，如移位严重应采用内固定。

(9) 畸形愈合和骨不连造成功能障碍者。

(10) 骨折伴有关节脱位，经闭合复位未能成功者，如尺骨上1/3骨折合并桡骨头脱位。

(11) 肌腱和韧带完全断裂者。

(二) 切开复位内固定的缺点

(1) 切开复位内固定，必然切断部分血管及软组织，剥离骨膜，影响骨折部的血液供应，导致骨折迟缓愈合或不愈合。

(2) 手术中可能损伤肌腱、神经、血管，术后可能引起上述组织粘连。

(3) 术后发生感染。骨折处周围软组织因暴力作用已有严重的损伤，手术可增加创伤和出血，致使局部抵抗力下降，如无菌技术不严格，易发生感染，影响骨折愈合。

(4) 内固定器材质量不高，可因生锈和电解作用，发生无菌性炎症。也可产生螺丝钉松动，骨折端固定不牢，造成骨折迟缓愈合和不愈合。

(5) 技术条件要求较高，内固定材料和手术器械要求较严，如选择不当，可在手术过程中产生困难，或影响固定效果。

(6) 手术创伤和出血，甚至发生意外。

(7) 骨折愈合后，有些内固定物还须手术取出，造成二次创伤和痛苦。

因此，在临床上应严格掌握内固定的适应证，切忌滥用。

(三) 内固定物的材料要求

用于人体内的内固定物，必须能与人体组织相容，能抗酸抗碱，而且不起电解作用；必须是无磁性，在相当长的时间内有一定的机械强度，不老化，不因长时间使用而发生疲劳性折断等。常用的不锈钢材料，有镍钼不锈钢、钴合金钢、钛合金钢、钴铬钼合金钢等，后两种材料性能较好。但必须设计合理，制作精细，否则亦会发生弯曲折断、骨折再移位，甚至发生迟缓愈合和不愈合。

在选择内固定材料时还须注意：同一部位使用的接骨板和螺丝钉，必须由同一种成分的合金钢制成，否则会产生电位差而形成电解腐蚀；内固定物光洁度要求很高，如表面粗糙或有损坏，也可形成微电池，而起电解腐蚀作用；内固定物不宜临时折弯，将其变形，否则将损坏钢材内部结构，发生应力微电池，在钢材内部起电解腐蚀作用。因此手术者必须知道内固定物原材料的性能，用过的钢板、螺丝钉等不能再使用。手术过程中要保护内固定物，不要损伤其表面的光洁度和内部结构等。

(四) 内固定的器材和种类

根据手术部位不同，所采用的内固定术式也不同，须准备相应的内固定器材。常用的有不锈钢丝、钢板、螺丝钉、克氏针、斯氏针及各种类型的髓内针、螺纹钉等。还须准备手术所用的特殊器械，如手摇钻或电钻、三叉固定器、螺丝刀及固定器、持钉器、持骨器、骨撬等。

常用的内固定种类有钢丝内固定、螺纹钉内固定、钢板螺丝钉内固定、髓内钉内固定等。

第四节　练功

练功又称功能锻炼，古称导引，它是通过自身运动防治疾病、增进健康、促进肢体功能恢复的一种疗法。练功疗法是贯彻“动静结合”(固定与活动相结合) 治疗原则的重要手段，是治疗骨与关节损伤的一种重要方法，在损伤后遗症的治疗方法中更占有重要的地位，对于骨病患者手术后的康复也有良好的作用。正确地掌握练功疗法，可发挥患者的主观能动性，调动医患两个积极因素，而使患者迅速恢复。

一、练功疗法的分类

(一) 根据锻炼的部位分类

1. 局部锻炼

指导患者进行伤肢主动活动，使功能尽快恢复，防止组织粘连、关节僵硬、肌肉萎缩。如肩关节受伤，练习耸肩、上肢前后摆动、握拳等；下肢损伤，练习踝关节背伸、跖屈，以及股四头肌舒缩活动、膝关节伸屈活动等。

2. 全身锻炼

指导患者进行全身锻炼，可使气血运行，脏腑功能尽快恢复。全身功能锻炼不但可以防病治病，而且能弥补方药之不及，促使患者迅速恢复劳动能力。

(二) 根据有无辅助器械分类

1. 有器械锻炼

采用器械辅助锻炼的目的，主要是加强伤肢力量，弥补徒手之不足，或利用其杠杆作用，或用健侧带动患侧。如用大竹管搓滚舒筋及蹬车活动锻炼下肢各关节功能，搓转胡桃或小铁球等进行手指关节锻炼，肩关节练功可用滑车拉绳。

2. 无器械锻炼

不应用任何器械，依靠自身机体做练功活动，这种方法锻炼方便，随时可用，简单有效，常用有太极拳、八段锦等。

二、练功的注意事项

(一) 内容和运动强度

确定练功内容和运动强度，制订锻炼计划，首先应辨明病情，估计预后，应因人而异、因病而异，根据伤病的病理特点，在医护人员指导下选择适宜各个时期的练功方法，尤其对骨折患者更应分期、分部位对待。

(二) 动作要领

正确指导患者练功是取得良好疗效的关键之一。要将练功的目的、意义及必要性对患者进行解释，使患者乐于接受，充分发挥其主观能动性，增强其练功的信心和耐心，从而自觉地进行积极的锻炼。

1. 上肢练功

其主要目的是恢复手的功能。凡上肢各部位损伤，均应注意手部各指间关节、指掌关节的早期练功活动，特别要保护各关节的灵活性，以防关节发生功能障碍。

2. 下肢练功

其主要目的是恢复负重和行走功能，保持各关节的稳定性。在机体的活动中，尤其需要依靠强大而有力的臀大肌、股四头肌和小腿三头肌，才能保持正常的行走。

(三) 循序渐进

严格掌握循序渐进的原则，防止加重损伤和出现偏差。练功时动作应逐渐增加，次数由少到多，动作幅度由小到大，锻炼时间由短到长。

(四) 随访

定期复查不仅可以了解患者病情和功能恢复的快慢，还可随时调整练功内容和运动量，重新制订锻炼计划。

(五) 其他注意事项

(1) 练功时应思想集中、全神贯注、动作缓慢。

(2) 练功次数，一般每日 2 ~ 3 次。

(3) 练功过程中，对骨折、筋伤患者，可配合热敷、熏洗、搽擦外用药水、理疗等方法。

(4) 练功过程中，要顺应四时气候的变化，注意保暖。

三、全身各部位练功法

(一) 颈项部练功法

可坐位或站立，站时双足分开与肩同宽，双手叉腰进行深呼吸并做以下动作：

(1) 前屈后伸。吸气时颈部尽量前屈，使下颌接近胸骨柄上缘；呼气时颈部后伸至最大限度，反复 6 ~ 8 次。

(2) 左右侧屈。吸气时头向左屈，呼气时头部还原正中位；吸气时头向右屈，呼气时头还原。左右交替，反复 6 ~ 8 次。

(3) 左右旋转。深吸气时头向左转，呼气时头部还原正中位；深吸气时头向右转，呼气时头部还原正中位。左右交替，反复 6 ~ 8 次。

(4) 前伸后缩。吸气时头部保持正中位，呼气时头部尽量向前伸，还原时深吸气，且头部稍用劲后缩。注意身体保持端正，不得前后晃动，反复伸缩 6 ~ 8 次。

(二) 腰背部练功法

1. 前屈后伸

双足分开与肩同宽站立，双下肢保持伸直，双手叉腰，腰部做前屈、后伸活动，反复 6 ~ 8 次，活动时应尽量放松腰肌。

2. 左右侧屈

双足分开与肩同宽站立，双上肢下垂伸直，腰部做左侧屈，左手顺左下肢外侧尽量往下，还原。然后以同样姿势作右侧屈，反复6～8次。

3. 左右回旋

双足分开与肩同宽站立，双手叉腰，腰部做顺时针及逆时针方向旋转各1次，然后由慢到快、由小到大地顺逆交替回旋6～8次。

4. 五点支撑

仰卧位，双侧屈肘、屈膝，以头、双足、双肘五点作支撑，双掌托腰用力把腰拱起，反复多次。

5. 飞燕点水

俯卧位，双上肢靠身旁伸直，把头、肩并带动双上肢向后上方抬起，或双下肢直腿向后上抬高，进而两个动作合并同时进行成飞燕状，反复多次。

(三) 肩肘部练功法

1. 前伸后屈

双足分开与肩同宽站立，双手握拳放在腰间，用力将一上肢向前上方伸直，用力收回，左右交替，反复多次。

2. 内外运旋

双足分开与肩同宽站立，双手握拳，肘关节屈曲，前臂旋后，利用前臂来回画圆圈做肩关节内旋和外旋活动，两臂交替，反复多次。

3. 叉手托上

双足分开与肩同宽站立，两手手指交叉，两肘伸直，掌心向前，健肢用力帮助患臂左右摆动，同时逐渐向上举起，以患处不太疼痛为度；亦可双手手指交叉于背后，掌心向上，健肢用力帮助患臂做左右或上下摆动，以患处不太疼痛为度。

4. 手指爬墙

双足分开与肩同宽站立，正面或侧身向墙壁，用患侧手指沿墙徐徐向上爬行，使上肢高举到最大限度，然后再沿墙归回原处，反复多次。

5. 弓步云手

双下肢前后分开，成弓步站立，用健手托扶患肢前臂使身体重心先后移，双上肢屈肘，前臂靠在胸前，再使身体重心移向前，同时把患肢前臂在同水平上做顺时或逆时针方向弧形伸出，前后交替，反复多次。

6. 肘部伸屈

坐位，患肘放在桌面的枕头上，手握拳，用力徐徐屈肘、伸肘，反复多次。

7. 手拉滑车

安装滑车装置，患者在滑车下，坐位或站立，两手持绳之两端，以健肢带动患肢，徐徐来回拉动绳子，反复多次。

(四) 前臂腕手部练功法

(1) 前臂旋转。将上臂贴于胸侧，屈肘90°，手握棒，使前臂作旋前旋后活动，反复多次。

(2) 抓空握拳。将五指用力张开，再用力抓紧握拳，反复多次。

(3) 背伸掌屈。用力握拳，做腕背伸、掌屈活动，反复多次。

(4) 手滚圆球。手握两个圆球，手指活动，使圆球滚动或变换两球位置，反复多次。

(五) 下肢练功法

(1) 举屈蹬腿、仰卧。将下肢直腿徐徐举起，然后尽量屈髋屈膝背伸踝，再向前上方伸腿蹬出，反复多次。

(2) 股肌舒缩。又称股四头肌舒缩活动。患者卧位，膝部伸直，做股四头肌收缩与放松练习，当股四头肌用力收缩时，髌骨向上提拉，股四头肌放松时，髌骨恢复原位，反复多次。

(3) 旋转摇膝。两足并拢站立，两膝稍屈曲成半蹲状，两手分别放在膝上，膝关节做顺、逆时针方向旋转活动，反复多次。

(4) 踝部伸屈。卧位或坐位，足部背伸至最大限度，然后跖屈到最大限度，反复多次。

(5) 足踝旋转。卧位或坐位，足按顺、逆时针方向旋转，互相交替，反复多次。

(6) 搓滚舒筋。坐位，患足蹬踏圆棒，做前后滚动，使膝及踝关节作伸屈活动，反复多次。

(7) 蹬车活动。坐在特制的练功车上，用足练习踏车，使下肢肌肉及各个关节均得到锻炼，反复多次。

第五节 其他疗法

骨伤科的治疗方法较多，除药物、手法、固定、练功等主要疗法外，还有手术、针灸、针刀、封闭、拔火罐、物理疗法等治疗方法。目前微创技术、内镜技术在骨伤科得到了广泛应用。现扼要介绍针刀疗法、微创技术、内镜技术。

一、针刀疗法

凡是以针的方式刺入人体，不需长形切口，在人体内又能发挥刀的治疗作用，将针具和手术刀融为一体的医疗器械，称之针刀。针刀疗法是将针刺疗法和手术疗法的有机结合，其作用机制为恢复人体局部的组织平衡状态，起到松解瘢痕、解除挛缩、疏通组织、改善循环、减张减压、消肿止痛等作用。

针刀疗法主要适用于软组织粘连、挛缩、瘢痕而引起的顽固性疼痛，骨关节炎，腱鞘炎，滑囊炎，肌肉、韧带钙化，某些手术或创伤引起的病理性损伤后遗症。然而并不是以上所有的适应证都可应用，对于有发热症状者、严重糖尿病者、病变部位有感染者、凝血功能障碍者禁用。

针刀手术是在无菌操作下进行的，以平衡理念为核心，以精细的解剖知识为基础，以精准的定位和细致的操作为治疗要点的微创手术方法。其操作要点是：①进针方法采用定点、定向、加压分离、刺入四步规程。定点，就是定进针点；定向，是在精确掌握进针部位的解剖结构前提下，选取手术入路能够确保手术成功，有效避开神经、血管和重要脏器；加压分离，是在浅层部位有效避开神经血管的一种方法；刺入，是以右手拇食指捏住针刀柄，其余三指作为支撑，压在进针点附近的皮肤上，防止刀锋刺入皮肤后，超过深度而损伤深部重要神经血管和脏器。②手术方法选择应用纵行疏通剥离法、横行剥离法、切开剥离法、铲磨削平法、瘢痕刮除法、骨痂凿开法、通透剥离法和切割肌纤维法八种方法进行治疗。术中应注意防止晕针、断针和损伤血管神经。

二、创伤骨科微创技术

创伤骨科微创技术的精髓是以比传统手术更小的创伤，达到与传统手术相同或更佳的疗效。骨折开放手术治疗由于强调解剖复位、坚强内固定的生物力学观点，客观上使内固定承受更大的应力，导致内固定失效的危险性较大。临床应用中由于应力遮挡、局部血运破坏较大而影响骨折愈合，钢板下骨质疏松症、迟缓愈合或不愈合等并发症屡屡发生。骨科微创手术治疗固然重要，但与骨折的非手术治疗并不矛盾，手法复位、小夹板或石膏固定保守治疗骨折和骨科微创手术治疗骨折各有其适应证。选择个性化方案治疗骨折，治疗过程中注意保护骨折端局部血运，针对不同的病情与发病部位，采用创伤尽可能少的方法或技术，可靠地固定复位后的骨折断端，以患者能早期进行功能锻炼及早日康复为目的。目前常用的创伤骨科微创技术包括髓内钉固定技术、锁定钢板固定技术、空心钉固定技术、经皮椎弓根钉固定技术、内镜下韧带重建技术、外固定支架技术等。

三、脊柱微创技术

脊柱微创技术适用于经严格保守治疗无效而不能承受开放手术的患者。椎间盘突出症者常用经皮椎间切吸术、经皮穿刺化学髓核溶解术（木瓜凝胶蛋白酶、胶原酶、软骨素酶）、经皮椎间盘髓核消融术（激光、等离子、臭氧）等；椎体压缩骨折者可采用经皮椎体成形术。应掌握脊柱微创技术的适应证和禁忌证，因为手术视野小，损伤神经血管等重要组织结构的概率可能比开放手术高，因此，必须熟悉局部解剖和通过严格操作训练后，才能应用于临床。

四、内镜技术

1. 腰椎间盘经皮椎间孔内镜技术

随着脊柱内镜和手术器械的不断发展，经皮椎间孔内镜技术发生了重大改变。经皮椎间孔内镜辅助下腰椎间盘切除术是在经皮椎间盘自动切吸术的基础上发展而来的，将直径适当的手术工作通道经椎间孔入路直接行椎间盘内或椎管内置入，并在内镜可视下直接取出突出或脱出的椎间盘致压物，从而达到治疗疾病的目的。

2. 关节镜技术

关节镜技术是以穿刺技术为基础，以小范围切开关节，基本保持关节原生理及解剖情况为特点，达到动态观察及针对性治疗目的的手术技术。通过内镜在显示器监视下进行关节软骨面及滑膜的修整、半月板切除、游离体摘除、韧带重建等，目前已广泛应用于膝、髋、踝、肩、肘等多处关节。

第十七章　临床肛肠外科概述

第一节　我国肛肠外科发展简史

我国的传统医学历史悠久，源远流长，对肛肠外科的发展有巨大贡献。在国际会议上讨论肛肠病学科发展史时，引用了大量我国古时书籍、文献，公认中医学对世界肛肠病学的发展作出了重要贡献。

一、初始阶段（夏商春秋时期，公元前476年以前）

肛肠疾病是指发生于肛门直肠及结肠的疾病，其中，痔、肛瘘、肛裂及结直肠癌是主要病种。早在春秋时期（公元前770年—前476年），我国古代医学家就提出了“痔”“瘘”的病名，后为国内外医学所采用，沿用至今。

《山海经》中首先提出痔、瘘的病名，并记载了许多动植物食之已痔（吃它治痔）。《山海经·南山经》：“混水出焉，而南流注于海。其中有虎蛟，其状鱼身而蛇尾，其音如鸳鸯。食者不肿，可以已痔。”《山海经·中山经》：“苍文赤尾，食者不痈，可以为瘘。”

《庄子·列御寇》中有：“秦王有病召医，破痈溃痤者得车一乘，舐痔者得车五乘。”《韩非子》中有“内无痤疽瘅痔之害”，均提出了痔的说法。《淮南子》中有“鸡头已瘘”，即肛瘘的记载。1973年，长沙马王堆汉墓出土的《五十二病方》载有“牡痔”、“牝痔”、“脉痔”、“朐痒”（肛门痒）、“血痔”、“巢者”（肛门漏管）、“人州出”（脱肛）等多种肛肠疾病及其相应的治疗方法，如治“牡痔”的“絜以小绳，剖以刀”的结扎切除法；治痔瘘“巢塞直者，杀狗，取其脬，以穿答龠，入直（直肠）中，炊（吹）之，引出，徐以刀去其巢”的牵引切除法；治“牡痔之有数窍，蛲白徒道出者方：先道（导）以滑夏铤，令血出。穿地深尺半……布周盖，坐以熏下窍”的肛门探查术及熏治法；治“牡痔……与地胆虫相半，和，以敷之。燔小隋（椭）石，淬醯中，以熨”的敷布法和热熨法。上述文献资料是世界上最早的关于肛肠疾病的手术及保守治疗方法的记载。

二、奠基阶段（战国到两汉，公元前475—公元220年）

对于肛肠的功能与病因，战国到两汉时期已有了比较详细的论述。

《黄帝内经》对肛肠解剖、生理、病理等有详细论述，还对便血、泄泻、肠覃等肛肠疾病做了论述。《灵枢·肠胃》记述了回肠（结肠）、广肠（直肠）的长度、大小、走行。

《素问·五藏别论》："魄门（肛门）亦以五脏使，水谷不得久藏。"表明了当时我国的传统医师对于大肠肛门的主要功能已有了清晰的认识。《素问·生气通天论》："筋脉横解，肠澼为痔。"首先提出痔是血管扩张、血液淤滞澼积的观点，与现在的静脉曲张学说有异曲同工之妙。《灵枢·水胀》："寒气客于肠外，与卫气相搏，气不得荣，因有所系，癖而内着，恶气乃起，瘜肉乃生。"是我国最早关于肠息肉病因及病名的相关记载。《灵枢·刺节真邪》："寒与热相搏，久留而内着……有所结，气归之，卫气留之，不得反，津液久留，合而为肠溜，久者，数岁乃成，以手按之柔。已有所结，气归之，津液留之，邪气中之，凝结日以易甚，连以聚居，为昔瘤，以手按之坚。"最早提出了肠道肿瘤的病因及临床表现。《灵枢·厥病》："肠中有虫瘕及蛟蛕。"《说文解字》曰："蛕，腹中长虫也。从虫，有声。字亦作蚘（huí），俗作蛔。"这是对肠道寄生虫类疾病的最早记载。

东汉张仲景在《伤寒论》中最先发明了肛门栓剂和灌肠术，其发明的蜜煎导方，以食蜜炼后捻作梃，令头锐，大如指，长二寸许，冷后变硬，以内谷道（肛门）中，就是治疗便秘效果较好的栓剂。他又用土瓜根及大猪胆汁灌谷道中以通便，发明了灌肠术。从晋·葛洪《肘后备急方》"治大便不通，土瓜根捣汁，筒吹入肛门中，取通"的记载来看，当时已有了灌肠器——"筒"。《伤寒杂病论》中还对下利、便脓血、便血、便秘、便痈、回厥、痔等大肠肛门病，提出了辨证施治、立方用药的原则，从而奠定了便血、便秘、肠痈等肛肠病的辨证施治基础。

三、成长阶段（两晋隋唐，265—907年）

到了两晋隋唐时期，肛肠疾病的病因病机和辨证施治理论进一步成熟，临床实践更加活跃，治疗和预防的方法十分丰富。

晋朝皇甫谧《针灸甲乙经》之"足太阳脉初发下部痔脱肛篇"中"凡痔与阴相通者，死"，这是对肛肠病合并阴道瘘、尿道瘘的最早论述，说明了中国医学除用药物、手术治疗外，还用针灸治疗痔瘘病，并对痔瘘病的预后有了一定的认识。此处的"死"，不是寻常的直肠阴道瘘、尿道直肠瘘，而是直肠肿瘤的扩散。

隋朝巢元方《诸病源候论》，提出了痔的七大分类法，分别为牡、牝、脉、肠、血、气、酒痔，详列痢候四十种，对肛肠疾病进行了较为全面而详细的论述，同时也对一些疾病已有了相当深入的理解。如脱肛候有："脱肛者，肛门脱出也。多因旧痢后大肠虚冷所为。"谷道生疮候有："谷道、肛门，大肠之候。大肠虚热，其气热结肛门，故令生疮。"谷道痒候有："谷道痒者，由胃弱肠虚，则蛲虫下侵谷道，重者食于肛门，轻者但痒也。蛲虫壮极细微，形如今之蜗虫状也。"痔病诸候中，指出了五痔是牡痔、牝痔、脉痔、肠痔、血痔。另文提出了气痔、酒痔，认为"痔久不瘥，变为瘘也"，"浓瘘候，是诸疮久不瘥成瘘"。率先提出了"痔瘘"的病名。"一足踏地，一足屈膝，两手抱犊鼻下，急挽向身极势，左右换易四七，去痔五劳三里气不下。"是对于引导之术防治肛肠疾病的记载。

唐朝时期对于肛肠疾病的贡献，主要在于临床实践，创新性地采用动物脏器治疗肛肠疾病，并积累了丰富的临床经验。如唐代孙思邈（541—682年，存在争议）《千金要方》《千金翼方》首载了用鲤鱼肠、刺猬皮等治痔的脏器疗法，以鼻、面、舌、口、唇出现粟疮、斑点为诊断肠道疾病及寄生虫的经验。王焘《外台秘要》引许仁则论痔："此病有内痔，有外痔，便时即有血，外无异。"提出了内外痔相关理论。该书引《古今录验》中"疗关格大小便不通方"："以水三升，煮盐三合使沸，适寒温，以竹筒灌下部，立通也。"首次提出了以盐水作为灌肠液并利用竹筒进行灌肠的方法。

四、成熟阶段（宋元明清，960—1911年）

宋元明清时期，肛肠疾病的病理与治疗方法逐渐完善，尤其是枯痔法、脱管法、挂线法治肛瘘的发明，以及专科器皿的完善，使肛肠科趋于成熟。

首先是《太平圣惠方》创造了将砒容于黄蜡中，捻为条子，纳痔瘘疮窍中的枯痔钉疗法，而"用蜘蛛丝，缠系痔鼠乳头，不觉自落"的记载则是关于痔结扎术的描述。南宋《魏氏家藏方》(1227年) 详细记载了枯痔散的具体使用。明《普济方》(1406年) 中记载了宋代痔科专家临安曹五应用取痔千金方为宋高宗治愈痔疾而成为观察使，表明宋代已出现了痔瘘疾病的专家及专科。《太平圣惠方》将痔与痔瘘分别论述，指出"夫痔瘘者，由诸痔毒气，结聚肛边，有疮或作鼠乳，或生结核穿穴之后，疮口不合，时有脓血，肠头肿痛，经久不瘥，故名痔瘘也。"这说明宋代对于肛肠疾病的诊断及分类方面较前有更深入的认识。南宋《疮疡经验全书》(1569年) 将痔分为二十五种，表明了作者对肛门疾病进行了深入细致的研究，文章关于"子母痔"的观点，正确反映了痔核之间的关系，并一直沿用至今。

明代许春甫《古今医统大全》引《永类钤方》记载，曰："予患此疾十七年，遍览群书，悉遵古治，治疗无功，几中砒毒，寝食忧惧。后遇江右李春山，只用芫根煮线，挂破大肠，七十余日，方获全功。病间熟思，天启斯理。后用治数人，不拘数疮，上用草探一孔，引线系肠外，坠铅锤悬，取速效。药线日下，肠肌随长，僻处既补，水逐线流，未穿痔，鹅管内消。”详细描述了挂线疗法治疗肛瘘。高位复杂性肛瘘术、后肛门失禁等并发症对肛肠科医师造成了极大困扰，挂线疗法则极好地解决了这一难题。明代陈实功《外科正宗》在总结前辈外科成就的基础上，以痔疮、脏毒立篇论述，创新性地提出了内外兼治、辨证施治的治疗方案，书中发展了枯痔疗法、挂线疗法，并提出了许多新的内服外用方药，部分方药至今仍在临床发挥其作用。

明代薛己《薛氏医案》中记载：“臀，膀胱经部分也，居小腹之后，此阴中之阴。其道远，其位僻，虽太阳多血，气运难及，血亦罕到，中年后尤虑此患（指脏毒、痔、瘘）。”这与现代医学中所认为的痔与人类行走导致的局部血液循环受阻，从而引起血流淤滞进而产生痔的观点不谋而合。

清代在整理古代医著和注重实践方面取得了较大成就，以祁坤的《外科大成》影响较大，其对直肠癌进行了详细的记载：“锁肛痔，肛门内外如竹节锁紧，形如海蜇，里急后重，便粪细而带扁，时流臭水，此无治法。”而“钩肠痔，肛门内外有痔。折缝破烂，便如羊粪，粪后出血，秽臭大痛”，则对肛裂进行了详尽的描述。高文晋在《外科图说》中详细描述了我国自己设计的诸多手术器械，其中的弯刀、柳叶刀、小烙铁、探肛筒、过肛针等肛肠科器械设计精巧而实用，至今仍有应用。

我国医学家对如今的肛肠病学科的发展有独特贡献，曾居于世界领先地位。枯痔疗法、肛瘘挂线疗法等我国独创的治疗方法，解决了肛肠疾病治疗中的一些难题，对世界肛肠学科的发展作出了巨大贡献。

五、继承发展阶段（当代，1949年至今）

1949—1963年，我国肛肠疾病工作者在党中央的中医政策指导下各承家技，积极投身于肛肠疾病的防治工作中。为培养师资及人才，原卫生部于1955年举办了全国痔瘘学习班，学习班以继承发掘为主，面向临床及基层。1956年原卫生部中医研究院成立痔瘘研究小组，将痔瘘疾病和防治工作纳入国家12年远景规划，并定为国家科研课题，1963年国家将痔瘘防治工作列入10年科研规划。1964—1966年，我国肛肠病学的发展已具有一定的规模。1964年，原卫生部中医研究院召集了全国11个单位参加了痔瘘研究座谈会，会议研究了肛肠专业学术交流和科研工作的开展方式。1965年及1966年召开的两次全国性的学术交流会议极大地提高了肛肠专业的学术水平，为我国肛肠领域的发展带来了积极的影响。

1971年，中国中医科学院受原卫生部委托，在沈阳举办了九省市肛肠病防治学习班，并编写《中西医结合治疗肛门直肠疾病》一书，该书总结了一些新技术、新疗法并将其在全国范围内推广、应用。随着社会进步和医学发展，肛肠专业愈发得到重视，全国各地逐渐形成了自己的学术团体，对肛肠疾病的研究不断深入，使得肛肠专科向着更加科学的方向发展。

1975年10月27日，在衡水市召开了第一次全国肛肠学术会议，会议收到学术论文57篇，会议成果显著，本次会议中"母痔基底硬化疗法""长效麻醉剂"问世。

1977年11月19日，在南京召开的第二次全国肛肠学术会议收到论文118篇，一些新技术诸如激光治疗痔核等脱颖而出。

1980年7月12日，在福州市召开的第三次全国肛肠学术会议上制订了《1981—1983年科研协作计划》，中华中医学会肛肠分会由此成立，会议选举产生了学会领导机构，创办了《中国肛肠病杂志》。广安门医院研制的消痔灵注射液和四步注射操作疗法问世，并逐步在全国进行推广。

1983年10月21日，在昆明市召开了第四次全国肛肠学术会议，会上许多学者开始采用录像、幻灯、投影等新形式进行学术交流，本次会议对肛门直肠的解剖结构提出了一些新的观点。

1992年在上海成立了中华医学会外科学分会结直肠肛门外科学组，同年在天津成立了中国中西医结合学会大肠肛门病专业委员会。2006年10月在北京成立了中国医师协会肛肠医师分会。此外，还有中国抗癌协会大肠癌专业委员会、世界中医药学会联合会肛肠病专业委员会等26个学术团体，促进了学术交流。

《中国肛肠病杂志》创刊于1981年，主编黄乃健；《结直肠肛门外科》创刊于1995年，主编高枫；《中华胃肠外科杂志》创刊于1998年，主编汪建平；《中华结直肠疾病电子杂志》创刊于2012年，主编王锡山，均为学术交流提供了平台。随着对肛肠疾病认识的不断深入，多部肛肠专业大学教材问世及大量的肛肠专著出版。教材有《肛肠外科学》(李春雨主编，第1版、第2版，科学出版社)、《肛肠外科学》(案例版，科学出版社)、《肛肠病学》(李春雨主编，第1版、第2版，高等教育出版社)、《中医肛肠科学》(何永恒主编，清华大学出版社)、《中西医结合肛肠病学》(陆金根主编，中国中医药出版社)；专著主要有《肛门直肠结肠外科》(张庆荣主编)、《丁氏痔科学》(丁泽民主编)、《现代肛肠外科学》(喻德洪主编)、《中国肛肠病学》(黄乃键主编)、《中华结直肠肛门外科学》(汪建平主编)、《实用肛门手术学》(李春雨、张有生主编)、《肛肠外科手术学》(李春雨、汪建平主编)及《实用盆底外科》(李春雨、朱兰、杨关根、卫中庆主编)，为我国肛肠外科的发展奠定了坚实的理论基础。

我国的肛肠外科医师队伍由中医、西医和中西医结合三支力量共同组成，他们团结合作，继承中医学传统，汲取国外先进经验，古为今用，洋为中用，使我国肛肠外科进入了一个崭新的阶段。

第二节　肛肠生理学

生理学是研究机体生命活动各种现象及其功能活动规律的一门学科。研究肛肠生理学对肛肠疾病的认识、诊断和治疗具有重要作用。

结肠的主要功能是消化、吸收、贮存、分泌、运动及形成粪便。直肠无消化功能，主要功能是吸收、分泌、免疫和排泄。肛管的主要功能是排泄粪便。

一、消化功能

结肠内有很多细菌，以大肠埃希菌为主，约占70%，其次为厌氧杆菌，约占20%，此外，还有链球菌、变形杆菌、葡萄球菌、乳酸杆菌、芽孢杆菌和酵母，也有极少量原生物和螺旋体。肠细菌对产生生理需要的物质有重要作用，如食物内缺乏维生素时，在肠内可根据人体的需要调节合成维生素，这些细菌消化纤维素，合成各种维生素，如维生素 K、维生素 B_1、维生素 B_2、生物素和维生素 B_{12} 等。若长期使用广谱抗生素，肠内细菌被大量抑制或杀灭，可引起维生素合成和吸收不良，导致 B 族维生素和维生素 K 缺乏。

二、吸收功能

结肠和直肠都有一定的吸收功能，主要吸收钠离子等电解质和水，大肠约可吸收内容物中 80% 的水、90% 的钠离子（Sodium ion，Na+）和氯离子（Chloride ion，Cl^-）。同时，结肠还吸收短链脂肪酸、氨和其他细菌代谢产物。

(一) 电解质的吸收

Na+ 和 Cl^- 是构成细胞外液的主要电解质，是维持机体细胞外液的晶体渗透压，是维持正常血容量的基础。正常人每天从大肠吸收 55 ~ 70mmoL 钠离子和 28 ~ 34mmoL 氯离子。钠离子是结肠吸收的主要离子，升结肠和横结肠是其吸收的主要场所，尤其在右半结肠内。钠离子的吸收主要是通过主动转运。氯离子的吸收和钠离子的吸收一样是主动性的。大肠是产生氨和吸收氨的重要部位，氨主要源于食物中的氮，以及脱落上皮和细胞碎片进入结肠后，经细胞分解，氨在大肠内的吸收主要以非离子形式，氨气通过弥散作用进入肠黏膜细胞被吸收。

(二) 水分的吸收

结肠吸收水的机制主要是伴随和依赖溶质的吸收，由于钠离子和氯离子等物质被吸收，肠黏膜两侧继发形成渗透梯度，使水分从肠腔透过黏膜被吸收入血。此外，大肠能通过体内醛固酮、血管紧张素、抗利尿激素等调节钠离子的吸收，有效保留钠离子，进而保留水分。

（三）维生素和脂肪酸的吸收

大肠能吸收肠内细菌合成的 B 族维生素和维生素 K，来补充食物中摄入的不足；同时大肠也可吸收由细菌分解食物残渣产生的短链脂肪酸，如乙酸、丙酸和丁酸等。但大肠不能吸收蛋白质和脂肪。

（四）直肠对药物的吸收

临床上可采用直肠灌药的方式作为给药途径，直肠给药时药物混合于直肠分泌液中，通过肠黏膜吸收入黏膜下静脉丛，继续经直肠中静脉、下静脉和肛门静脉直接吸收进人体循环，不经过肝，从而避免了肝首过效应；也可经直肠上静脉经门静脉进入肝，代谢后再进人体循环，如临床上对顽固性低钾却不能口服者，可于肛门补钾，效果好而且安全。

三、贮存功能

盲肠、结直肠管径较小肠明显增粗，容积增大，而且回盲瓣具有“单向阀门”作用。这些特点使大肠具有对食物残渣、粪便、气体等的贮存作用，保证营养物质、水分的充分吸收和废物的有效排放。

人体大肠内除每天产生 100 ~ 200g 粪便外，还有气体。正常的人体消化道中约含有 150mL 气体，其中 50mL 在胃内，100mL 在大肠内，小肠内几乎无气。大肠内的气体主要包括氮气、二氧化碳、甲烷、氢气及少量氧气，约占 99%，无味，另有 1% 的气体有臭味，主要有氨气、硫化氢、三甲胺等。人体每天平均有 1000mL 的气体以矢气的形式排出肛门。

如果某段大肠发生梗阻或停止运动，则很快发生气体积存引起腹胀。

由于大肠细菌发酵产生的气体中含有氢气及甲烷，均为易爆气体，在空气中可引爆的浓度为 4% ~ 75% 及 5.3% ~ 14%，这些气体可在行电镜检查灼烧操作时引起爆炸事故，应予以重视。

四、分泌功能

大肠内黏膜表面的柱状上皮细胞和杯状细胞可分泌大量黏液，越是远端，分泌的黏液越多，直肠内杯状细胞越多，分泌黏液量也越多。黏液分泌主要由食物残渣对肠壁的直接刺激或通过局部神经丛反射引起；同时各种化学、机械及交感、副交感神经的活动均可影响其分泌，如直肠绒毛乳头状瘤、多发性息肉，常排出大量黏液。此外，结直肠上皮细胞还分泌水、钾离子、碳酸氢根离子，因此，结直肠管腔分泌液也为碱性液体，pH 为 8.3 ~ 8.4。此种分泌液可润滑粪便，减少食物残渣对肠黏膜摩擦，保护结肠和直肠黏膜，粘连结肠内容物，有助于粪便形成。

肛腺也可分泌黏液并存留在肛窦内，当排便时被挤出润滑粪便以利于排出，起到保护肛管的作用。

五、免疫功能

直肠、肛门部位的黏膜免疫系统由黏膜上皮组织、孤立淋巴滤泡、淋巴细胞、分泌型 IgA（Secretory IgA，SIgA）等组成。分泌型 IgA 是黏膜局部抗感染免疫的重要因素。肛管周围组织具有对抗肠内细菌的特殊免疫结构，即肛管自变移上皮至复层扁平上皮内，有散在的梭形细胞。肛管区如发生炎症，则变移上皮和扁平上皮内 IgA 分泌亢进，可抗感染，经内痔切除标本 IgA 组织染色可证实，故肛门疾病手术后创口很少发生严重感染。

人出生后，人体迅速从外周环境获得微生物，并分布于消化道、呼吸道、生殖道、结膜等黏膜表面，形成正常菌群。肠道正常菌群的存在有助于黏膜局部和全身淋巴样组织的发育和正常免疫功能，可调节宿主的固有免疫和适应性免疫功能，在黏膜免疫自稳中发挥作用。肠道正常菌群可抑制病原菌引起的感染，正常情况下，肠道正常菌群有益于人类健康。但在某些条件下，黏膜免疫系统可对正常菌群产生异常免疫应答，导致组织损伤。长期大量服用抗生素等药物时，会导致菌群失调，为肠道易感性细菌提供有利于增殖的环境，引起感染性和自身免疫性肠道疾病。正常菌群也可成为免疫缺陷患者全身感染的重要原因。

六、运动功能

大肠运动少而慢，对刺激的反应也较迟钝，这些特点与大肠作为粪便的暂时储存场所相适应。大肠的基本运动形式包括袋状往返运动、蠕动、分节推进和集团运动。

(一) 袋状往返运动

袋状往返运动是空腹及安静时最多见的运动形式，结肠环行肌无规律收缩，使黏膜折叠成袋状，这种收缩在不同部位交替反复发生，是一种往返运动，使带内的肠内容物向近侧和远处做短距离活动，使肠内容物不断混合，又称混合运动。这种运动形式多见于近端结肠，有利于水、电解质的吸收，使粪便变稠干燥。

（二）蠕动

蠕动系由一些稳定向前的收缩波组成。数节肠段一致收缩，将肠内容物推进至远端肠内，是结肠运送的主要形式。蠕动自结肠右曲开始将肠内容物推向左半结肠，如乙状结肠内贮存粪便，可使粪便进入直肠，引起排便反应。

（三）分节推进和多袋推进运动

分节推动运动是指环行肌有规律地收缩，将一个结肠袋内容物推移至邻近肠段，收缩结束后肠内容物不返回原处；如果一段结肠同时发生多个结肠袋的收缩，并且其内容物被推移至下一段，则称为多袋推进运动，进食后或副交感神经兴奋时，可见这种运动。

（四）集团运动

集团运动是一种进行较快、推进较远、收缩强烈的蠕动，每天发生1～3次，常在进餐后发生，尤其多见于早餐后1小时内，可能为进食后引起胃—结肠反射或十二指肠—结肠反射导致，如果此反射发生过分敏感，则每餐之后均有排便活动，多见于儿童。

正常人的结肠以恒定的速度将肠内容物向前传送，每小时约5cm，进食后可达每小时10cm。常用的结肠传输试验可评定结肠的传输功能，判断便秘是慢传输型还是正常传输型。

七、粪便的形成与排泄

（一）粪便的形成

粪便的形成与食物无重要关系，禁食与正常进食形成的粪便无显著差别，只是粪便量少，粪便组成都一样，含有食物中未消化的纤维素、结缔组织、上消化道分泌物等。食物残渣在结肠内停留时间较长，一般为十余小时。在这一过程中，食物残渣中一部分水被吸收，同时经过大肠内细菌的发酵与腐败作用及大肠黏膜的黏结作用，形成粪便储存于乙状结肠内。

正常粪便约65%为水分、35%为固体。固体部分细菌约占30%，此外为2%～3%的含氮物质，10%～20%是无机盐，脂肪占10%～20%，其余为胆固醇、嘌呤及少量纤维素。此外，机体的某些代谢产物，包括由肝排出的胆色素衍生物及由血液通过肠壁排入肠腔中的某些金属，如钙、镁、汞等，也随粪便排出体外。正常粪便是圆柱形，长 10 ~ 20cm，直径 2 ~ 4cm，重 100 ~ 200g，正常粪便含有粪胆素和尿胆素，故为棕黄色。

(二) 排泄

粪便形成后，由于结肠蠕动使各部位结肠收缩，将粪便推向远端结肠，到达直肠内，蓄积足够量 (约 300mL) 即可引起排便反射而排泄粪便。

排便反射是一个受意识控制的复杂的脊髓反射，包括不随意的低级反射和随意的高级反射活动。当胃—结肠反射发动的集团运动将粪便推入直肠时，刺激直肠壁感受器，传入冲动经盆神经和腹下神经至腰骶部脊髓内的低级排便中枢，同时上传至大脑皮质，产生便意。如环境许可，大脑皮质即发出冲动使排便中枢兴奋增强，产生排便反射，使乙状结肠和直肠收缩，肛门括约肌舒张，同时，还须有意识地先行深呼吸，然后紧闭声门，增加胸腔内压力，膈肌收缩下降，腹部肌肉收缩，紧压腹壁，增高腹压，使粪便继续进入直肠，促进粪便排出体外。如环境不允许，大脑皮质即抑制排便反射，使肛门括约肌收缩，乙状结肠扩张，制止排便，直肠内粪便又逐渐返回乙状结肠，便意暂时消失，这种结肠蠕动是一种保护性抑制。待结肠再出现总蠕动时，即产生便意。

胃结肠反射发生于餐后，故排便常发生于早餐后，成人排便时间主要受习惯和环境因素影响，应养成定时排便的习惯。除非环境不允许，否则不应有意识地抑制排便，若经常抑制便意，则可使直肠对粪便的压力刺激逐渐失去敏感性，对排便感失灵，而且粪便在大肠内停留过久，水分被过多地吸收而变干硬，引起排便困难，导致便秘。

第三节　肛肠病理学

病理学是一门研究疾病的原因、发病机制、病理改变和转归的医学基础学科。在临床实践中，病理学又是诊断疾病并为治疗提供依据的重要方法之一，因此病理学也属于临床医学范畴。病理学在临床实践中，特别是在外科领域具有重要地位。

肛肠学科的临床诊疗和科研需要病理学作为基础，如术前钳取活检组织进行病理检查，作为诊断和治疗的科学依据。从病理解剖学角度看，肛肠疾病按病理学本质可分为以下五种。

一、局部血液循环障碍

细胞和组织的正常新陈代谢需要血液循环运送氧气及维持体液内环境稳定。充血、水肿、出血及淤血、血栓形成栓塞、梗死都可能引起血液循环或体液平衡障碍，如内痔、混合痔。

二、炎症

炎症是具有血管系统的机体对各种损伤因子所发生的复杂防御反应，其中心环节是血管反应，其基本的病理改变包括变质、渗出和增生，如肛窦炎、肛乳头炎、肛裂、肛周脓肿和肛瘘等。

三、肿瘤

肛肠肿瘤性疾病包括直肠腺瘤、绒毛状腺瘤、息肉病、结肠癌、直肠癌、肛门癌、肛门直肠黑色素瘤、肛周皮脂腺囊肿和皮样囊肿等。

四、自身免疫性损伤

以炎性肠病（Inflammatory Bowel Disease，IBD）为代表的自身免疫性肠道损伤，包括溃疡性结肠炎和克罗恩病。共同特点均为呈慢性经过，反复发作。病理表现为病变肠段出现大量淋巴细胞、浆细胞、粒细胞浸润，可见肠黏膜水肿、溃疡、坏死，又有各自特点。

五、其他

其他疾病，如肛门异物及外伤、手术创伤的修复等。肛肠疾病由于其解剖特点，病理表现复杂多样，并有其特殊性，需要重视在各种疾病中的特点和表现。

第十八章 肛肠疾病的治疗

第一节 肛门直肠疾病的治疗

一、西医药物治疗

针对疼痛、水肿、出血患者可对症给予镇痛、消肿、止血治疗；化脓性疾病多伴有全身症状，应注意纠正水电解质紊乱及抗感染治疗；合并糖尿病、高血压的患者应予以降糖、降压治疗；继发性肛周病变应积极控制原发病。

(一) 消肿镇痛

1. 柑橘黄酮片

柑橘黄酮片是一种静脉活性药物，对痔静脉组织具有双重作用。能够降低易引起静脉曲张、脱垂和血管壁损伤的痔静脉丛高压，同时还可减轻使血管壁渗透性降低的炎症反应。

(1) 组成：本品为复方制剂，每片含柑橘黄酮（纯化微粒化黄酮成分）500mg，其中 90% 为地奥司明，10% 为以橙皮苷形式表示的黄酮类成分。

(2) 药理：在静脉系统，降低静脉扩张性和静脉血淤滞。在微循环系统，使毛细血管壁渗透能力正常化并增强其抵抗性。强效抗炎，全面作用于静脉、淋巴、微循环系统，延缓疾病进展。

(3) 适应证：治疗静脉淋巴功能不全相关的各种症状（腿部沉重、疼痛、晨起酸胀不适感），治疗急性痔发作有关的各种症状。

(4) 用法用量：口服。将每日常用 2 片剂量平均分为两次，于午餐和晚餐时服用。用于急性痔发作时，前 4 天每日 6 片，以后 3 天每日 4 片。

(5) 指南推荐：《中国痔病诊疗指南（2020）》指出，①柑橘黄酮片（纯化微粒化黄酮成分，MPFF）可有效缓解痔病患者的出血、疼痛、瘙痒和里急后重等症状，并减少症状复发，可作为首选静脉活性药物用于治疗 Ⅰ ~ Ⅳ期痔患者（1A）；② MPFF 作为器械疗法和手术疗法的辅助药物（1A）；③ MPFF 辅助痔病患者改善术后症状（1A）。（1A，最高证据等级，强推荐。）

2. 盐酸纳布啡注射液

（1）组成：本品主要成分为盐酸纳布啡。

（2）药理：纳布啡是k受体激动药和μ受体拮抗药，是一种强效镇痛药，以毫克计，在剂量达30mg时其镇痛强度与吗啡基本相同。盐酸纳布啡静脉给药后2～3min起效，皮下注射、肌内注射15min内起效。纳布啡的血浆半衰期为5小时，作用持续时间为3～6小时。盐酸纳布啡的阿片受体拮抗作用为烯丙吗啡的1/4，为喷他佐辛的10倍。盐酸纳布啡与同等镇痛剂量的吗啡产生相同程度的呼吸抑制作用，但盐酸纳布啡具有天花板效应，在没有其他影响呼吸中枢神经系统活性药物的情况下，超过30mg再增加剂量不会产生进一步的呼吸抑制作用。盐酸纳布啡本身剂量等于或低于其镇痛剂量，具有强效阿片受体拮抗作用。当阿片受体激动型镇痛药（如吗啡、羟吗啡酮、芬太尼）同时使用，或给予上述药物后给予盐酸纳布啡，可部分逆转或拮抗由这些药物引起的呼吸抑制。盐酸纳布啡注射液可能导致依赖阿片类镇痛药的患者出现停药现象。在定期接受μ受体阿片类镇痛药的患者中，盐酸纳布啡盐注射液应谨慎使用。

（3）适应证：盐酸纳布啡注射液作为镇痛药用于复合麻醉时的麻醉诱导。

（4）禁忌证：①对盐酸纳布啡或本品中其他成分过敏者禁用；②有显著呼吸抑制的患者禁用；③急性或严重支气管哮喘的患者在无监护环境或无复苏设备的情况下禁用；④已知或疑似存在胃肠道梗阻（包括麻痹性肠梗阻）的患者禁用。

（5）用法用量：诱导麻醉时，盐酸纳布啡的用量为0.2mg/kg，应在10～15min完成静脉输注。在盐酸纳布啡注射液过程中，若出现呼吸抑制现象，可用阿片受体拮抗剂盐酸纳洛酮逆转。

（6）注意事项：本品用于复合麻醉的麻醉诱导时，必须由经过专业静脉麻醉训练的麻醉医师给药，并及时处理使用该药过程中出现的阿片类药物对呼吸的抑制作用。事先准备好盐酸纳洛酮注射液、复苏和插管装置、给氧装置等以防不测。本品含有纳布啡，为精神药品类管制药品，应按第二类精神药品管理。

3. 地佐辛注射液

（1）组成：地佐辛。

（2）药理：地佐辛是k受体部分激动剂、μ受体部分激动剂，且具有去甲肾上腺素再摄取抑制作用，镇痛作用强于喷他佐辛，成瘾性小，用于术后镇痛及由内脏、癌症引发的疼痛，为非肠道用镇痛药。在动物模型中显示烯丙吗啡样的拮抗作用，对吗啡成瘾的动物，本品能引起戒断症状；其阿片受体激动作用可被纳洛酮逆转。本品在术后肌内注射10mg的镇痛效果与10mg吗啡或50～100mg哌替啶等效。起效时间和作用持续时间与吗啡相似。术后使用本品无明显呼吸抑制作用。肌内注射后30min内生效，静脉注射15min内生效。

(3) 适应证：需要使用阿片类镇痛药治疗的各种疼痛。

(4) 禁忌证：对阿片类镇痛药过敏的患者禁用。

(5) 用法用量：①肌内注射，推荐成人单剂量为5~20mg，但临床研究中的初剂量为10mg。应根据患者的体重、年龄、疼痛程度、身体情况及服用其他药物的情况调节剂量。必要时每隔3~6小时给药一次，最高剂量每次20mg，每天最多不超过120mg。②静脉注射，初剂量为5mg，以后每隔2~4小时给药2.5~10mg。③患者自控静脉镇痛泵，在手术结束前约20min，静脉注射地佐辛4mg，作为负荷量。将地佐辛注射液加入生理盐水配制成0.5mg/mL的溶液，手术结束后，采用患者自控静脉镇痛泵缓慢滴注，持续剂量2mL/h，制止突发痛4mL/次（自控），锁定时间15min，术后持续48小时。

(6) 注意事项：①患有支气管哮喘者慎用；②胆囊手术患者慎用；③对颅脑损伤或颅内压增高的患者，仅在必要时使用；④有呼吸抑制、支气管哮喘、呼吸梗阻的患者使用本品要减量；⑤本品经过肝脏代谢和肾脏排泄，肝、肾功能不全者应用本品应低剂量；⑥本品具有阿片受体拮抗剂的性质，对麻醉药有依赖性的患者不推荐使用；⑦不良反应：常见不良反应有恶心、呕吐、镇静、头晕、眩晕及注射液部位反应。

4. 复方盐酸利多卡因注射液

(1) 组成：盐酸利多卡因。

(2) 适应证：肛肠科及外科手术切口部位的局部浸润麻醉，如手术麻醉、术后长效镇痛等。

(3) 用法用量：①手术麻醉，用于肛肠科疾病，做肛门周围浸润麻醉，一般用量为15~20mL；用于普通外科、妇产科等局部浸润麻醉，根据切口大小，一般用量为5~20mL。②术后长效镇痛，用于肛肠科疾病，于手术结束后在切口边缘皮下浸润注射，一般用量为10~20mL；用于普通外科及其他外科手术，于缝合切口前将药物均匀注入切口缘皮下，一般用量为5~20mL。

(二) 软化粪便

肛门直肠疾病常与便秘相互影响，故软化粪便可以延缓肛门直肠疾病的发展。

1. 乳果糖口服溶液

本药得到国内外指南的强烈推荐，用于慢性便秘、习惯性便秘的治疗，特别是老年人、儿童、孕妇等特殊人群的便秘治疗，有效期为36个月，也用于治疗和预防肝昏迷或昏迷前期的肝性脑病。临床常用的规格分别是高密度聚乙烯瓶装，200mL/

瓶，以及聚乙烯铝袋装，15mL/ 袋，6 袋 / 盒。

(1) 组成：每 100mL 乳果糖口服溶液含乳果糖 67g，半乳糖≤ 10g，乳糖≤ 6g。

(2) 药理：乳果糖在结肠中被消化道菌群转化为有机酸，导致肠道内 pH 下降，并通过保留水分，增加粪便体积。上述作用刺激结肠蠕动，保持排便通畅，缓解便秘，同时恢复结肠的生理节律。在肝性脑病、肝昏迷和昏迷前期，上述作用促进肠道嗜酸菌（如乳杆菌）的生长，抑制蛋白分解菌，使氨转化为离子状态，通过降低结肠 pH，发挥渗透效应，并改善细菌氮代谢，从而发挥导泻作用。

(3) 适应证：①用于慢性便秘、习惯性便秘、老年人便秘、小儿便秘及孕妇便秘，可调节结肠的生理节律。②用于治疗和预防肝昏迷或昏迷前期。

(4) 用法用量：①乳果糖应直接吞服而不应在口中停留，应根据个人需要调整用药剂量。②如每日 1 次治疗，应在相同时间服药，如早餐时。缓泻剂治疗期间，建议每日摄入足量液体（1.5 ~ 2L）。③常规剂量为 15mL，每日 2 次，手术患者术后使用至少 4 周，有利于术后快速康复。瓶装乳果糖口服溶液，可使用量杯。15mL 单剂量袋装乳果糖口服溶液，撕开包装袋一角后即刻服用。

(5) 不良反应：在安慰剂对照临床试验中，观察到乳果糖治疗患者出现以下不良反应。①十分常见（≥ 1/10）：腹泻；②常见（≥ 1/100 且＜ 1/10）：胃肠胀气、腹痛、恶心、呕吐；③偶见（≥ 1/1000 且＜ 1/100）：腹泻导致电解质平衡失调。

2. 利那洛肽胶囊

(1) 组成：利那洛肽。

(2) 药理：利那洛肽胶囊是全球首个用于治疗便秘型肠易激综合征的鸟苷酸环化酶 C 激动剂，与肠道鸟苷酸环化酶 C 结合后，导致细胞内和细胞外环鸟苷酸浓度升高。细胞内环鸟苷酸升高可以刺激肠液分泌，加快胃肠道运动，从而增高排便频率；细胞外环鸟苷酸浓度升高会降低痛觉神经的灵敏度、减轻肠道疼痛，一药双效，能同时缓解便秘及腹痛、腹胀等腹部症状。利那洛肽是一种促分泌剂，服用方便，安全性好，患者治疗满意度高。在中国的获批上市，填补了中国成人便秘型肠易激综合征治疗的空白。

(3) 适应证：用于治疗便秘肠易激综合征和慢性特发性便秘，是首个具有此种作用机制的治疗便秘的药物。

(4) 用法用量：145μg 和 290μg，早饭前 30min 口服，4 周为 1 个疗程。

3. 小麦纤维素颗粒

(1) 组成：从优质小麦中提取精制而成的纯天然小麦纤维素。

(2) 药理：大多数人食物中的纤维素含量不能满足身体需要，小麦纤维素颗粒几乎完全除去了传统纤维内会妨碍人体钙、铁、锌吸收的植酸及会引起过敏的游离蛋白，并且不含糖分、香料和人工甜味剂，令服用者更加健康，适用于各类人群。

(3) 适应证：急、慢性便秘，憩室和肠易激综合征等胃肠功能紊乱，痔、肛裂的辅助治疗。还可用于应该避免粪便秘结的患者，如冠心病患者。

(4) 用法用量：成人每次一袋（每袋3.5g），每日2～3次；儿童每次半袋，每日1～2次，按年龄和体重渐减。

(三) 抗炎止泻

1. 磷酸左奥硝唑酯二钠

磷酸左奥硝唑酯二钠是左奥硝唑的前体药物，抗菌活性与左奥硝唑相当，而其化学结构优化不仅使pH更接近人体，静脉炎发生率更低，还实现了每日仅需一次的给药方案，相比每日两次给药可降低药物蓄积因子，有望进一步降低药物不良反应发生率。

(1) 组成：主要成分为磷酸左奥硝唑酯二钠，辅料为枸橼酸。

(2) 药理：磷酸左奥硝唑酯二钠为奥硝唑左旋异构体磷酸酯衍生物的钠盐，在人体内能迅速转化为左奥硝唑。左奥硝唑为奥硝唑的左旋体，属硝基咪唑类衍生物。奥硝唑抗微生物作用的可能机制是通过其分子中的硝基，在无氧环境中还原成氨基或形成自由基，与细胞成分相互作用，导致微生物死亡。

(3) 优点：①强效低蓄积。每日仅需1次给药，1次1g，相比常规每日2次给药，血药峰浓度增加，杀菌效果提高，耐药性降低、蓄积减少、不良反应发生率降低。②安全舒适。pH近中性，降低静脉炎发生率；冻干无菌粉末无须高温灭菌，减少加热生成的杂质；左奥硝唑前体药物相比消旋体奥硝唑神经毒性更低。③人群广泛，配伍灵活，可与氯化钠或葡萄糖配伍，满足心肺功能不全限钠者的需求；明确对新生儿婴儿的用法用量（常用硝基咪唑类药物无新生儿及婴儿用法用量）。

(4) 不良反应：硝基咪唑类药物已在临床使用多年，目前临床常见不良反应包括胃肠系统不适等。本品上市时间较短，临床未见严重不良反应。

2. 复方磺胺嘧啶锌凝胶

(1) 组成：本品为复方制剂，主要成分为2%磺胺嘧啶锌、1%磺胺嘧啶银和海藻酸钠。

(2) 药理：本品具有显著的抗菌增强作用，抗菌谱广，对大多数革兰氏阳性菌、革兰氏阴性菌、白念珠菌等均有效，特别对铜绿假单胞菌和变形杆菌有强效；可抑制烧伤、烫伤创面及痂下感染细菌的生长；降低局部毛细血管的通透性，减轻烧伤、烫伤创面的早期局部水肿；参与多种酶的合成，促进上皮细胞生长，明显促进创面的愈合；海藻酸钠覆盖于创面形成类半透膜结构，可以防止细菌感染、透气、减少创面水分的蒸发以维持创面湿润环境，同时改善局部微循环，为创面提供适合的微环境。

(3) 适应证：局部用于烧伤、烫伤所致的Ⅰ度、Ⅱ度、深Ⅱ度清洁创面及外伤性创面。有效预防、治疗创面继发感染及损伤性皮肤感染，包括柠檬酸杆菌、阴沟肠杆菌、大肠埃希菌、克雷伯菌属、变形杆菌属、铜绿假单胞菌等假单胞菌属、葡萄球菌属、肠球菌属、白念珠菌等导致的感染。

(4) 用法用量：①直接均匀涂布于清洁皮肤创面，每日1次，厚度0.15～0.3mm，表皮完整的区域约10min后成膜，无表皮创面30～120min后成膜。由运动导致的膜破损处可用本品补充涂覆完整。②包扎疗法：将药物均匀涂布于纱布敷料上敷于创面，1～2日换药1次。③换药时，可用蒸馏水或无菌生理盐水冲洗创面涂膜层。

(5) 不良反应：用药后有轻微疼痛，数分钟后自行消退。因含磺胺类药物，极少数患者可出现白细胞减少，停药后自行恢复。创面愈合后偶有色素沉着，可自行消退。

(6) 禁忌证：对磺胺类药物过敏者禁用。

3. VSL#3™

本品原产于意大利，原装进口，国际知名度高，黄金标准益生菌，是IBD领域推荐等级最高的益生菌；国内市售益生菌活菌数最高(4500亿/袋)，八联活菌协同增效，完全符合十大黄金标准的益生菌。

VSL#3™是唯一在随机对照研究中证明对UC及贮袋炎的一级预防和症状复发缓解有效的益生菌；国内、外多项指南推荐VSL#3™应用于贮袋炎预防、治疗及维持缓解，轻中度UC诱导或维持缓解，成人和儿童均适用。

国外数据显示，VSL#3™可预防术后1年内贮袋炎的发生;VSL#3™联合5-ASA较单药5-ASA治疗轻中度UC成年患者时，缓解率增加27.9%。

(1) 组成：VSL#3™是由8种有益菌种组成的混合制剂，包括4种乳杆菌、3种双歧杆菌和1种链球菌，每一个菌株都有认证的菌株识别编号，包括嗜热链球菌(菌株号BT01)、乳双歧杆菌(菌株号BI04和BL03)、副干酪乳杆菌(菌株号BP07)、短双歧杆菌(菌株号BB02)、嗜酸乳杆菌(菌株号BA05)、植物乳杆菌(菌株号BP06)、瑞士乳杆菌(菌株号BD08)。

(2) 药理：VSL#3™可增加肠道黏膜细菌的丰富度和多样性，能与肠道菌群良性互动，起到免疫调节和屏障功能作用。VSL#3™中的嗜酸乳杆菌刺激了回肠段的收缩，从而降低粪便频率，改善结肠炎。VSL#3™上调黏膜碱性鞘磷脂酶活性，改善UC；同时与传统药物5-ASA有协同作用，VSL#3™可能会增加5-ASA的抗炎作用，减少自由基的产生，进而减少白三烯和IL-1的产生。

(3) 适应证：炎症性肠病、肠易激综合征、肿瘤放化疗术后、胃肠道感染及各类腹泻、肝病等，在国外作为膳食补充剂，同样适用于健康人群。

(4) 用法用量：口服。每次1～2袋，每日2次。建议起始剂量2袋/日，2周后经评估可调整；最高剂量不超过8袋/日；健康人群可按半袋/日服用。

(5) 注意事项：本品如与抗生素联用，间隔4小时前后使用；贮存冷藏（2～8℃），室温（最高25℃）下保存7天，对效价无不利影响。

(6) 不良反应：仅个例报道恶心、腹胀。

(7) 禁忌证：儿童、孕妇和老年人等特殊群体，建议医生必须基于基础健康状况和病史对其进行单独评估。

4. 盐酸伊托必利颗粒

第三代促胃肠全动力药，独家剂型，相较多潘立酮、西沙必利等药物具有对神经系统的通透性低、无锥体外系不良反应、耐受性好等优点；独家的颗粒剂型，更好地适应不同年龄段的服用便利性需求，吸收更快，疗效更好。其优点是：迅速缓解胃胀痛、早饱、食欲不振；双重机制，全面促进胃肠蠕动；不依赖肝细胞色素P450代谢，药物相互作用少，安全性高；剂型好、吸收快，适合长期服用。

(1) 组成：本品主要成分为盐酸伊托必利。

(2) 药理：盐酸伊托必利通过对多巴胺 D_2 受体的拮抗作用而增加乙酰胆碱的释放，同时通过对乙酰胆碱酶的抑制作用来抑制已释放的乙酰胆碱分解，从而增加胃、十二指肠动力。本品具有良好的胃动力作用，可增强胃、十二指肠收缩力，加速胃排空，并有抑制呕吐的作用。

(3) 适应证：本品适用于功能性消化不良引起的各种症状，如上腹部不适、餐后饱胀、早饱、食欲不振、恶心、呕吐等。

(4) 用法用量：口服。每日3次，每次1袋（50mg），饭前15～30min服用；或遵医嘱。

(5) 禁忌证：对本品成分过敏者禁用。存在胃肠道出血、机械梗阻或穿孔时禁用。

5. 复方嗜酸乳杆菌片

通过补充益生菌，调节肠道蠕动，增强免疫，促进消化，是一种以微生物学途径调整肠道菌群的微生态制剂，也是目前国内市场上唯一无须冷藏的四联活菌制剂，具有四菌协同、胃肠同治等优点，经多年临床用药经验，推荐在肠镜检查1周内补充这种多联菌株益生菌，有助于快速恢复肠道菌群平衡。

(1) 组成：本品为复方制剂，每片含嗜酸乳杆菌 5×10^6 个。辅料为淀粉、蔗糖。

(2) 药理：本品是由中国株嗜酸乳杆菌、日本株嗜酸乳杆菌、粪链球菌和枯草杆菌等四种菌粉组成的复方片剂，为肠道菌群调整药，可分解糖类产生乳酸，提高肠道酸度，从而抑制肠道致病菌繁殖。

(3) 适应证：适用于肠道菌群失调引起的肠功能紊乱，急、慢性腹泻，便秘，功能性消化不良，肠易激综合征，溃疡性结肠炎及小儿反复性腹泻、儿童消化不良等。

(4) 用法用量：口服。成人每次 1~2 片，每日 3 次。儿童用量请咨询医师或药师。

(5) 注意事项：①如服用过量或出现严重不良反应，应立即就医；②对本品过敏者禁用，过敏体质者慎用；③本品性状发生改变时禁止使用；④请将本品放在儿童不能接触的地方。

6. 美沙拉秦肠溶片

美沙拉秦的体外实验表明其对一些炎症介质（前列腺素、白三烯 B_4、白三烯 C_4）的生物合成和释放有抑制作用，其作用机制是通过抑制血小板激活因子的活性和抑制结肠黏膜脂肪酸氧化，来改善结肠黏膜炎症。体外研究显示，美沙拉秦对肠黏膜前列腺素的含量有一定影响，具有清除活性氧自由基的功能，对脂氧合酶可能起到一定的抑制作用。口服后在肠道释放美沙拉秦，美沙拉秦到达肠道后主要局部作用于肠黏膜和黏膜下层组织。美沙拉秦的生物利用度或血浆浓度与治疗无关。

(1) 组成：美沙拉秦。

(2) 适应证：适用于溃疡性结肠炎的急性发作和维持治疗，以及克罗恩病急性发作期的治疗。

(3) 用法用量：①口服，常用剂量为每日 1.5g，对每片 0.25g 规格，每次 2 片，每日 3 次；②如果治疗剂量＞1.5g/d，尽可能服用每片 0.5g 规格；③每次服用时，应在早、中、晚餐前 1 小时，并整片用足量水送服；疗程请遵医嘱。

(四) 凝血止血

注射用矛头蝮蛇血凝酶是从巴西矛头蝮蛇毒液中分离、精制而得的一种多肽单链酶类止血剂。通过加速和巩固生理性凝血过程，在血管破损处迅速起效，缩短人体的出血时间，而在正常血管内不增高血栓形成风险。因为高效止血、安全方便的特点，2001 年上市后迅速广泛应用于外科、内科、妇产科、眼科、耳鼻咽喉头颈外科、口腔科等临床科室的出血及出血性疾病。

(1) 组成。本品含自巴西矛头蝮蛇的蛇毒中分离和纯化血凝酶，不含神经毒素及其他毒素。辅料为甘露醇、明胶（水解）、氯化钙。

(2) 药理。矛头蝮蛇血凝酶是一种糖蛋白，由 232 个氨基酸组成，一级结构确切，分子量为 32kDa 的单链糖蛋白，不含其他类凝血因子成分。其能水解纤维蛋白

原的 α (A) 链上精 (16) —甘 (17) 键，释放纤维蛋白肽 A，对 β 链、γ 链无任何作用，使纤维蛋白原在血液中形成头头相联的可溶性的纤维蛋白二聚体，这种二聚体是创面处人体自身产生的凝血酶的最适底物，因此在创面处迅速凝结成纤维蛋白凝块起止血作用。

(3) 适应证。可用于须减少流血或止血的各种临床疾病的出血及出血性疾病；也可用来预防出血，如术前用药，可避免或减少手术部位及术后出血。

(4) 用法用量。临用前，用灭菌注射用水溶解后，静脉注射、肌内注射或皮下注射，也可局部用药。一般出血：成人 1 ~ 2U (1 ~ 2 支)；儿童 0.3 ~ 0.5U (1/3 ~ 1/2 支)。

(5) 禁忌证。有血栓病史者禁用；对本品或同类药品过敏者禁用。

(五) 营养支持

1. 鱼油整蛋白复合营养乳液

鱼油整蛋白复合营养乳液是免疫增强型全营养乳剂，高能量密度 (1.3kcal/mL)、高蛋白、含 ω-3 多不饱和脂肪酸、低碳水化合物；添加二十二碳六烯酸 (Docolsahexaenoic Acid，DHA) 和二十碳五烯酸 (Eicosapentaenoic Acid，EPA) 等免疫物质。

(1) 适应证：需要增强免疫的营养不良患者，尤其肿瘤、危重症等患者。

(2) 功能：①鱼油整蛋白复合营养乳液高脂低糖，符合肿瘤患者、危重症患者代谢特点，为患者提供所需能量，避免为肿瘤组织生长供能，避免加重胰岛素抵抗；②高能量、高蛋白，提高患者体质量、提高血清白蛋白，纠正低蛋白血症；③富含 ω-3 多不饱和脂肪酸及免疫物质，提高免疫力，抑制肿瘤生长，抑制炎症递质释放，降低过度炎症反应，最终保护机体的器官功能不受损伤。

(3) 用法用量：开启即饮，开启后请冷藏，并在 24 小时内饮用完；若液体上层有脂肪层析出或下层有沉淀，请摇晃均匀后再饮用。

2. 含纤型复合营养乳液

营养全面均衡，符合中华医学会肠外肠内营养学分会指南推荐。

(1) 适应证：营养风险评估营养风险筛查 2002 评分 ≥ 3 或已存在营养不良；不能或不愿经口正常摄食，或经口摄食量 < 目标量的 60% 的胃肠道功能耐受等人群。

(2) 功能：①配方营养全面均衡，增加能量和营养摄入，改善患者机体功能、促进康复，缩短住院时间，降低患病率和死亡率；②补充蛋白质，减少肌肉蛋白分解，纠正负氮平衡，显著提高患者血清白蛋白水平；③富含五种膳食纤维 (抗性糊精、低聚果糖、大豆多糖、阿拉伯胶、菊粉)，对便秘和腹泻有双向调节作用，降低便秘或腹泻发生率，有效延缓血糖波动。

(3) 用法用量：开启即饮，开启后请冷藏，在24小时内饮用完；若液体上层有脂肪层析出或下层有沉淀，请摇晃均匀后再饮用每日不得超过7.5L (折算菊粉每日食用量不超过15g)。

(六) 化学治疗

化学治疗是应用化学药物治疗恶性肿瘤的方法，可以单独使用，也可以作为术前、术后的辅助疗法。用法一般是全身性用药，包括静脉滴注或静脉注射、口服、肌内注射，也有局部给药，包括肿瘤注射、腔内注射、局部涂抹、局部灌流及介入治疗等。常用药物包括抗代谢类药 (如氟尿嘧啶)，抑制DNA药物 (如奥沙利铂)，影响蛋白质药物 (如紫杉醇) 等。肛管及肛门周围癌对化学治疗较为敏感，具体用药原则与方法可参考《中国结直肠癌诊疗规范 (2020版)》。

(七) 免疫治疗

免疫治疗是通过提高人体防御力，调动其对肿瘤细胞的特异性免疫反应，防止肿瘤转移或复发的一种辅助疗法，包括干扰素、白介素、肿瘤坏死因子及肿瘤单克隆抗体等。

注射用胸腺法新，最早于1993年在意大利获批上市，1996年在中国获批。

1. 组成

本品主要成分为胸腺法新，是由28个氨基酸组成的多肽。辅料为甘露醇、磷酸二氢钠一水合物、磷酸氢二钠七水合物、注射用水、氮气。

2. 药理

在多个不同的活体外试验，胸腺法新促使致有丝分裂原激活后的外周血淋巴细胞的T细胞成熟作用，增加T细胞在各种抗原或致有丝分裂原激活后产生各种淋巴因子，例如α、γ干扰素，白介素-2和白介素-3的分泌和增加T细胞上的淋巴因子受体的水平。它同时通过对CD4细胞 (辅助者/诱导者) 的激活作用来增强异体和自体的人类混合的淋巴细胞反应。胸腺法新可能影响自然杀伤细胞前体细胞的募集，这前体细胞在暴露于干扰素后变得更有细胞毒性。在活体内，胸腺法新能提高经刀豆球蛋白A激活后的小鼠淋巴细胞白介素-2的分泌水平和白介素-2受体的表达水平。

3. 适应证

(1) 适用于慢性乙型肝炎。

(2) 作为免疫损害病者的疫苗增强剂。免疫系统功能受到抑制者，包括接受慢性血液透析和老年病患者。

4. 用法用量

本品不应肌内注射或静脉注射。应使用随盒的 1.0mL 注射用水溶解后马上皮下注射。

5. 不良反应

胸腺法新耐受性良好。超过 2000 例不同年龄各种疾病的患者得到的临床经验，没有任何关于使用胸腺法新发生严重不良反应的报道。不良反应都很轻微且并不常见，主要是注射部位疼痛。极少情况下有红肿，短暂性肌肉萎缩，多关节痛伴有水肿和皮疹。

二、外治法

(一) 药物疗法

根据病位及创面特点应用不同的给药方法，包括熏洗法、敷药法、塞药法等，所用药物依内治之法，结合局部辨证选方用药。

1. 熏洗法

熏洗法，又称坐浴法，是用药物煎汤，趁热在患部熏蒸、淋洗和浸浴的方法，儿童及卧床患者也可用毛巾蘸药汁趁热湿敷患处。在熏洗过程中药物有效成分可透过皮肤或创面肉芽组织吸收而发挥作用，趁热熏洗还可改善局部血供，增强局部抗病能力，保持局部清洁，减少不良刺激，促进创面愈合。适用于内痔脱垂、嵌顿、外痔肿痛、术后水肿、直肠脱垂、肛周湿疹等。

根据使用药物的不同具有清热解毒、消肿镇痛、收敛止血、祛风除湿、杀虫止痒等作用。常用五倍子汤、苦参汤加减。煎汤不便者可用颗粒剂冲化使用。注意药液温度不可过高，避免灼伤皮肤。

(1) 肤芩洗剂

本品在经典古方基础上升级优化，精选优质药材研制而成，具有清热燥湿、解毒止痒、消肿镇痛等功能，对肛门瘙痒、肛周湿疹等疾病具有高效的治疗作用。本品能快速止痒，尤其是组方中的苦参、花椒、地肤子为传统止痒中药，对肛周湿疹、肛门瘙痒有显著效果且起效快，从而可以阻断瘙痒—–搔抓的恶性循环，防止继发性感染，恢复皮肤屏障的作用；抗菌谱广，药理研究显示本品能有效抑制和杀灭容易引起感染或瘙痒的常见病原菌，对白念珠菌引起的肛周感染效果尤为突出；抗炎镇痛作用显著，可明显改善肛周肿胀、疼痛等症状。

1）组成：苦参 100g、艾叶 50g、紫苏叶 50g、地肤子 50g、蒲公英 50g、黄芩 50g、花椒 50g。每 1mL 含苦参碱和氧化苦参碱的总量＞ 0.3mg，黄芩苷＞ 0.9mg。

2）药理：①止痒作用，组方中含有苦参、花椒、地肤子，为传统止痒中药，通过抑制单核吞噬细胞系统的吞噬功能及迟发型超敏反应，抑制突触前N型钙通道，影响周围背根神经节至脊髓的突触传递等起到止痒的作用；②抗炎作用，组方中的黄芩通过下调炎性细胞因子（如白介素-1、白介素-6及肿瘤坏死因子等）的表达产生抗炎作用。③广谱抗菌，药理研究显示本品对大肠埃希菌、金黄色葡萄球菌等细菌，以及白念珠菌等真菌均具有较强的抑制和杀灭作用；同时具有镇痛作用。

3）功能主治：清热燥湿、解毒止痒。适用于肛门瘙痒、疼痛，肛门肿胀、肛周湿疹等肛肠疾病，以及痔瘘手术后的镇痛止痒。

4）用法用量：外用，每10mL加水稀释至300mL，每日1～2次，洗患处，坐浴效果更佳。7日为1个疗程。

5）禁忌证：尚未明确。

6）注意事项：乙醇过敏者慎用。

（2）硫酸镁

硫酸镁是一种肠道清洁剂，也是局部熏洗剂。

1）药理：硫酸镁口服后在肠道内形成高渗状态，使水分滞留肠腔，食糜容积增大，刺激肠道蠕动，促进排便。外敷在局部形成高渗环境，吸收水肿组织和细胞中的水分，使肿胀消除。

2）适应证：①外用，局部热敷、熏洗坐浴，消炎去肿；②内服，用于便秘、肠内异常发酵，也可与驱虫剂并用；与活性炭合用，可治疗食物或药物中毒；用于阻塞性黄疸及慢性胆囊炎；用于惊厥、子痫、尿毒症、破伤风、高血压脑病及急性肾性高血压危象等；用于发作频繁而其他治疗效果不好的心绞痛患者，对伴有高血压的患者效果较好。

3）用法用量

外用：硫酸镁50g，加40～50℃温热开水100mL制成50%硫酸镁溶液，取大小适宜的2～3层纱布，浸湿于50%的硫酸镁溶液中，取出拧干至不滴水为宜，均匀平铺于患处。可用于以下几种情况：①肛缘水肿、孕产妇痔、产后会阴水肿；②急性乳腺炎；③骨科水肿、软组织挫伤肢体肿胀；④静脉炎。

内服：①通便，每次可口服10～20g，一般为清晨空腹口服，先将硫酸镁10g溶于100mL温水中一次性饮用，随即饮水400mL，2小时后如无便意再服用10g，方法同上；②清肠，在术前1天或内镜检查前4～6小时，将硫酸镁散剂50g溶于100ml温水中，一次性饮用，随即1小时内饮水2000mL（依从性较差的患者建议饮用500ml糖盐水或口服补液盐）；③利胆，用硫酸镁10g配制成33%溶液（100g加0.9%氯化钠注射液溶解至303ml），胃管灌注33%的硫酸镁溶液50mL，夹管2～4小时后，再灌注2次，每次40mL，或每次口服10mL，每日3次。

4）不良反应：导泻时如浓度过高，可引起脱水；胃肠道有溃疡、破损，易造成镁离子大量吸收导致中毒。

(3) 复方荆芥熏洗剂

1）组成：荆芥、防风、透骨草、生川乌、蛤蟆草、生草乌、苦参。

2）功能主治：祛风燥湿、消肿镇痛。适用于外痔、混合痔、内痔脱垂嵌顿、肛裂、肛周脓肿、肛瘘急性发作。

3）用法用量：外用，每次10g，用1000～1500mL沸水冲开，趁热先熏后洗患处，每次20～30min，每日2次。

(4) 派特灵

用于人乳头状瘤病毒（Human Papilloma Virus，HPV）感染引起的尖锐湿疣及上皮内病变等，据临床观察和患者的反馈，该制剂祛除尖锐湿疣效果显著，且复发率低，对复发性、巨大型、特殊部位尖锐湿疣（如肛周、肛管等部位）及儿童尖锐湿疣尤为适用，是目前针对尖锐湿疣有效的一种新方法。

1）组成：本品为一种纯中药制剂，由金银花、苦参、蛇床子、鸦胆子、白花蛇舌草等10余味中药配伍而成。

2）药理：通过药理药效试验、腔道毒理试验等验证了产品的安全性。该制剂通过细胞毒性作用抑制瘤体细胞的增殖，引起瘤体细胞坏死脱落，并通过个别药物的剥脱作用，增强对瘤体细胞的破坏，在破坏细胞的同时对细胞内生存的HPV起到杀灭作用。其中，苦参、大青叶、蛇床子含有鞣质、醇类等物质，具有抗炎、抗病毒、祛腐生肌、增强局部免疫的作用。

3）功能主治：①各部位尖锐湿疣及高危型HPV感染引起的肛门病变；②女性高危HPV持续感染；③宫颈鳞状上皮内病变CIN1、CIN2；④高级别宫颈鳞状上皮及子宫颈癌手术后，持续阳性；⑤阴道低级别鳞状上皮内病变。

4）用法与用量：

尖锐湿疣使用方法：①用棉签将原液外涂于疣体及周围区域，每日早、晚各1次，每次可反复涂抹3遍使其充分吸收。对疣体较大或面积较大的可采用湿敷方法，每次15min内，连续使用3天，停用4天为1个疗程，停用期间涂抹“沙棘油”以促进创面愈合。②待疣体脱落并创面愈合后，再重复3～4个疗程。

宫颈高危型HPV感染及宫颈鳞状上皮内病变使用方法：①使用派特灵洁尔洗液清洁外阴及阴道内、子宫颈管分泌物；②将20cm纱条一端浸派特灵原液0.5～1mL置入子宫颈管2cm深处，再将无菌尾线棉球（直径3.5cm）顶端浸派特灵原液3mL放置在子宫颈（将纱条及尾线部分置留阴道外口）；③每日1次，每次留置1～2小时后自行取出；④连续使用3天，停4天为1个疗程（月经期停用）。共使用6个疗程（计18次）。

5）禁忌证：孕妇、哺乳期女性、口腔内尖锐湿疣禁用；严重过敏体质者慎用；肝、肾功能异常者慎用。其他不良反应暂不明确。

（5）复方黄柏液涂剂

1）组成：连翘、黄柏、金银花、蒲公英、蜈蚣。

2）方解：连翘，清热解毒、消肿散结；黄柏，清热燥湿、泻火除蒸、解毒疗疮；金银花，清热解毒、疏散风热；蒲公英，清热解毒、消肿散结；蜈蚣，攻毒散结、通络逐瘀。

3）药理：本品有抗感染、促进伤口愈合、提高非特异性免疫功能及增加单核吞噬细胞系统吞噬功能的作用。抑菌实验表明，对常见化脓性细菌有较好的抑菌效果，尤其对金黄色葡萄球菌、表皮葡萄球菌、化脓性细菌有较好的抑菌作用，对大肠埃希菌、沙门菌等阴性杆菌也有抑制效果，同时对人型结核分枝杆菌有抑菌作用。由此证明，复方黄柏液涂剂有广谱抑菌作用。

4）功能主治：清热解毒，消肿祛腐。适用于疮疡溃后，伤口感染，属阳证者，如痔瘘术后换药、慢性结肠炎、溃疡性结肠炎。

5）用法：外用。浸泡纱布条外敷于感染伤口内，或破溃的脓肿内。若溃疡较深，可用直径0.5～1.0cm的无菌胶管，插入溃疡深部，以注射器抽取本品进行冲洗。每日10～20mL，每日1次。或遵医嘱。

（6）硝矾洗剂（辽宁·张有生）

1）组成：朴硝（芒硝）25g，硼砂15g，明矾10g。此方为收集古今326种中药熏洗方筛选和优选研制而成。首先筛选出无须火煎的药味，再从中筛选出能溶于开水的药味。然后根据常见症状和术后创面需要，再优选出疗效最佳的药味，即在总药方中占比例最高的三味中药制成。为防止高温潮解也可用元明粉（无水硫酸钠）代替朴硝。

2）药理：朴硝，即硫酸钠（$Na_2SO_4 \cdot 10H_2O$），并含有微量NaCl，可消肿镇痛。硼砂（四硼酸钠，$Na_2B_4O_7 \cdot 10H_2O$），性凉、味甘，具有清热解毒、柔物去垢、防腐的功能，外用消毒防腐，恶肉阴溃用之者取其柔物也。现代药理分析，溶液为碱性，溶点75℃，10%溶液对大肠埃希菌、铜绿假单胞菌、炭疽杆菌、福氏志贺菌、伤寒沙门菌、变形杆菌、葡萄球菌、白念珠菌等有抑制作用。煅之对犬小孢子癣菌有较强的抑制作用。2%溶液可冲洗溃疡、脓肿和黏膜感染。因是碱性溶液，可使黏膜去垢止痒。明矾，外用有燥湿、收敛止血、杀虫、解毒定痛，蚀恶肉、生好肉的功效；也可治疗溃疡、脱肛敷脓疮收口、内痔便血、湿疹等。现代药理分析为硫酸钾铝

[$KAl(SO_4)_2 \cdot 12H_2O$]，碱性，易溶于水，对金黄色葡萄球菌有抑制作用，对大肠埃希菌、铜绿假单胞菌、炭疽杆菌、志贺菌属、伤寒沙门菌、白念珠菌有明显的抑制作用，对溶血性链球菌、肺炎链球菌、白喉棒状杆菌抑制作用最强。10%溶液能抗阴道滴血，并有收敛止血、止汗、硬化皮肤（特别是足部），治疗白带过多、溃疡止血等功能。5%溶液有凝固蛋白、止血的功效。三药混合而成多功能洗剂。

3）功能主治：具有消肿镇痛、收敛止血、去湿止痒、化腐生肌、抑菌杀虫（蛔虫、蛲虫）的作用。适用于各种痔、肛瘘、肛裂及脓肿导致的肿胀、疼痛、便血、脱出等，还适用于肛周湿疹及肛门疾病术后创面。

4）用法：每次50g，每日1～2次。在排便后或晚睡前，用开水500～1000mL冲化，先熏后洗，15min即可。

(7) 三子苦参汤（辽宁・王品三）

1）组成：蛇床子、地肤子、苍耳子、苦参、黄柏、金银花、荆芥、防风、白芷、菊花、石菖蒲。

2）功能主治：解毒消肿、止痒收敛。适用于肛周急性皮炎、湿疹、化脓性皮肤病。

3）用法：外用熏洗。

2. 敷药法

根据需求，以掺药或膏剂敷于创面或创周皮肤，达到提脓化腐、消肿镇痛、促进愈合、控制发展等作用。清热解毒、消肿箍围方用金黄散、玉露散；提脓化腐方用九一丹、红纱条；生肌收口方用生肌散、玉红膏。现代药物包括藻酸盐医用膜、生长因子敷料等。

(1) 清热解毒

1）消痔软膏：由清代御医许浚编著的《东医宝鉴》中载入的熊冰膏加减，结合临床实践经验化裁而成。现代药理研究显示，消痔软膏具有抗炎、消肿、保护黏膜、修复组织等作用。

组成：熊胆粉、地榆、冰片。

功能：凉血止血，消肿镇痛。

适应证：适用于炎性外痔、血栓性外痔，Ⅰ、Ⅱ期内痔属风热瘀阻或湿热壅滞证。

用法用量：外用，用药前用温水清洗局部。治疗内痔，将注入头轻轻插入肛内，将药膏推入肛内；治疗外痔，将药膏均匀涂敷患处，外用清洁纱布覆盖，每次2～3g，每日2次。

2）肤痔清软膏：源于贵州黔东南苗乡地区的苗医验方，经现代循证医学验证，收入《中成药临床应用指南·肛肠疾病分册》《中成药临床应用指南·皮肤病分册》《临床路径治疗药物释义·皮肤病及性病学分册》，广泛应用于肛肠科、皮肤科、妇科多种疾病的治疗。

组成：金果榄、土大黄、苦参、黄柏、野菊花、紫花地丁、朱砂根、雪胆、重楼、黄药子、姜黄、地榆、苦丁茶等15味。

功能主治：清热解毒、化瘀消肿、除湿止痒。适用于湿热蕴结导致手足癣、体癣、股癣、浸淫疮、内痔、外痔、肿痛出血、带下病。

药理：具有抗炎、消肿、镇痛、止痒、止血作用，对金黄色葡萄球菌、粪肠球菌、乙型溶血性链球菌、铜绿假单胞菌、大肠埃希菌、白念珠菌均具有明显的抑制和杀灭作用。具有明显的杀滴虫作用，药物稀释浓度越高，作用时间越长，杀虫效果越明显。

毒理：对家兔眼结膜、阴道黏膜、肛门无刺激反应；一次或多次给药对完整、破损皮肤进行刺激试验，对皮肤无刺激性，也能促进伤口愈合；超过最大安全耐受倍数规定的100倍超量刺激试验，皮肤外用无毒副反应。

用法用量：外用。先用温开水洗净患处，取本品适量直接涂搽于患处并施以轻柔按摩或取本品3～5g注入患处（直肠给药、阴道给药）。轻症每日1次，重症早、晚各1次。结、直肠、肛门术后换药，取本品2～3g涂于凡士林纱条进行伤口填敷。

禁忌证：本品过敏者禁用，孕妇禁用。

3）京万红痔疮膏：一种纯中药痔疮膏剂，有清热解毒、化瘀镇痛、收敛止血的功效，能快速止血、排脓消肿，消除痔核，有效缓解疼痛，活血散瘀、去腐生肌、促进伤口愈合，减少痔复发，消除诱发因素。对内痔、外痔、肛裂、直肠脱垂、水肿等导致的便血、脱垂、疼痛、瘙痒等症状均有显著疗效。适用于初期内痔、肛裂、肛周炎、混合痔等，疗效显著。

组成：地榆、地黄、当归、桃仁、黄连、木鳖子、罂粟壳、血余炭、棕榈、半边莲、土鳖虫、穿山甲、白蔹、黄柏、紫草、金银花、红花、大黄、苦参、五倍子、槐米、木瓜、苍术、白芷、赤芍、黄芩、胡黄连、川芎、栀子、乌梅、冰片、血竭、乳香、没药、槐角、雷丸、刺猬皮，共37味药。

功能主治：清热解毒、化瘀镇痛、收敛止血。适用于初期内痔、肛裂、肛周炎、混合痔等。

用法用量：外敷。排便后洗净，将膏挤入肛门内。每日一次。

（2）消肿镇痛

1）解毒生肌膏：本品在经典古方基础上升级优化，精选优质药材研制而成。

成分：紫草、当归、白芷、甘草、乳香（醋制）、轻粉。

方解：紫草中内含有乙酰紫草素、紫草素及异丁酰紫草素，具有活血、解毒、透疹及凉血的效果；当归、白芷中含有异欧前胡素和欧前胡素，具有活血消肿的效果；乳香、轻粉，起收湿敛疮和化腐提毒的作用；甘草具有助生新肌和泻火解毒的效果。

药理：①改善微循环。影响血管壁 PDGF 和超氧化物歧化酶（SOD）的基因表达，从而抑制动脉平滑肌细胞的病理增殖，使微循环得到改善。②调节生长因子水平。提高血清血管内皮生长因子（VEGF）、转化生长因子 –β（TGF–β）水平，以促进细胞增长。③抗菌抗炎。当归能够降低毛细血管通透性和抑制 PGE2 的合成或释放，紫草抑制 NF–kB 信号通路的活性或炎症小体的活化。④镇痛。白芷能降低血中 CGRP、NO 及 ET 水平，恢复血管活性物质的平衡，调节血管活性物质水平和功能。

功能主治：活血散瘀，消肿止痛，解毒拔脓，祛腐生肌。适用于痔疮、肛裂、肛瘘、肛周脓肿、痔瘘术后；急慢性直肠炎、结肠炎、结直肠溃疡、肛窦炎；各种肛肠术后出现并发症如便秘、出血、疼痛、分泌物多、肛门潮湿、痒疹等。

用法用量：外用，摊于纱布上贴敷患处。①首次使用先用生理盐水冲洗伤口，用无菌纱布擦干创面然后将解毒生肌膏均匀地涂在创面上，涂抹厚度 1 ~ 2mm 为宜，涂抹范围须超过创面边缘 1 ~ 1.5cm；创面感染严重时，每日换药 1 ~ 2 次。②轻者每日换药一次，分泌物少，肉芽组织生长良好，可隔日或三日换药一次。

注意事项：开始敷用本品时，创面脓性分泌物增多，只须轻轻沾去分泌物，不宜重擦。一周后分泌物逐渐减少。治疗过程中，宜勤换敷料。

2）奥布卡因凝胶：盐酸奥布卡因，为白色或浅黄色的透明黏稠凝胶。

组成：主要成分为盐酸奥布卡因。

药理：局部麻醉药。本品给药后 4min 内起效，8min 可得到充分的麻醉效果，持续药效 40min 以上。动物表面麻醉试验结果表明，表面麻醉作用强。作用机制为与神经细胞膜钠通道内侧受体结合，从而阻止 Na^+ 内流，产生局部麻醉作用。

适应证：适用于各科检查、处置、小手术的表面麻醉和术后肛肠换药镇痛。

用法用量：可用于肛肠术后换药，将消毒棉球浸润本品（根据创面大小调整用量）涂布于肛外创面，3min 后开始正常换药操作；直肠、结肠镜检，将本品 5 ~ 10mL 注入肛内和涂布肛门，3min 后涂抹少许本品于腔镜表面润滑即行检查，尤其是有痔和肛裂等疾病的患者，镇痛润滑效果明显。

3）九华膏

组成：滑石、硼砂、龙骨、川贝、冰片、朱砂等，研面配成 20% 凡士林软膏。

功能：消肿、镇痛、生肌收口。

主治：炎性外痔、内痔嵌顿、直肠炎、肛窦炎及内痔术后。

用法：便后熏洗，注入肛内或敷于外痔上。

4）加味冲和膏

组成：紫荆皮、独活、赤芍、石菖蒲、细辛，研细用葱汁或陈酒调敷。

功能：疏风活血、消肿镇痛。

主治：肿块隐痛不消，热不重者，血栓性外痔，内痔嵌顿水肿。

(3) 拔毒去腐

1）美宝湿润烧伤膏（Moist Exposed Burn Ointment，MEBO）

由我国烧伤创疡学科带头人徐荣祥教授发明的纯中药软膏制剂，1991年，该药物与其配套疗法——烧伤湿润暴露疗法被原卫生部列为十年百项科技成果的首批十项重大医药技术向全国推广普及，并先后被数十个国家引进应用，获得多国多项专利，且被联合国列为国际急救药品。

组成：黄连、黄柏、黄芩、地龙、罂粟壳。

药理：其独特的框架软膏剂型及所含的有效成分可为创面提供生理性湿润环境，促进创面坏死组织无损伤地液化排除；可在创面表层形成一层纤维隔离膜，隔绝外界环境对创面的刺激，保护创面受损神经末梢，同时缓解创面立毛肌痉挛，减轻创面疼痛；可改变细菌生存环境，降低其毒力及侵袭力，防治创面感染；可促使创面组织新生血管生成，改善局部微循环，并为创面组织提供充足的营养物质，促进创面再生修复；可抑制创面组织中纤维细胞过度增殖，减轻创面瘢痕增生。湿润烧伤膏现已被临床广泛应用于各类烧伤创面的治疗，还对擦挫伤、末节手指离断、手术等各类创伤，以及压疮、糖尿病足等各类难愈性创面具有良好的治疗效果，尤其对于肛肠疾病术后创面可隔离粪便、肠液等对创面的刺激，保护裸露神经，改善创面微循环，减轻肛门肌肉痉挛，达到消肿镇痛、促进创面愈合的作用。

功能主治：具有清热解毒、消肿镇痛、活血化瘀、祛腐生肌、抗感染等作用。

用法用量：肛门外部创面可于彻底止血或坐浴清洁后，将湿润烧伤膏均匀涂抹于创面，厚2～3mm，表面覆盖湿润烧伤膏药纱及无菌纱布包扎，每天换药1～2次，直至创面愈合；肛门内部创面可于彻底止血或坐浴清洁后，将适量的湿润烧伤膏灌注于肛管直肠内创面或用湿润烧伤膏药纱填塞创腔，并用无菌纱布包扎，每天换药1～2次，直至创面愈合。每次换药时须将创面液化物及残余药膏轻轻拭去，再涂抹新的药膏或填塞新的湿润烧伤膏药纱；每次排便后须用温水清洁并拭干水分后再涂抹新的药膏或填塞新的湿润烧伤膏药纱；每次换药时动作宜轻柔，避免造成创面疼痛、出血等二次损伤。

禁忌证：芝麻过敏者慎用。

2）红升丹（又称红粉）

组成：水银、火硝、雄黄、朱砂、白矾、皂矾。

功能主治：祛腐生新。适用于术后创面有腐肉及肉芽水肿或生长过盛者，术后瘘管壁坏死组织不脱者。

用法：创面散布一薄层或用喷粉器喷射在创面上。喷药过多腐蚀创面可引起疼痛。只能用1～2次，创面变新肉芽生长者即停药。

3）渴龙奔江丹

组成：水银、青盐、火消、硇砂、白矾等。

功能主治：提脓化腐生肌。适用于脓肿，瘘管术后创口久不愈合者。

用法：取适量散布于创面；或渗于棉纸上，做成药捻，置于脓腔或瘘管内。

4）拔毒生肌散

组成：冰片、净红升、净黄丹、净轻粉、炉甘石、龙骨（煅）、石膏（煅）、白蜡末。

功能主治：拔毒生肌。适用于痈疽已溃、久不生肌、疮口下陷、常流败水。

用法：取适量散布于创面；或渗于棉纸上，做成药捻，置于脓腔或瘘管内。

注意事项：孕妇及溃疡无脓者禁用。哺乳期女性应权衡利弊或慎用。溃疡过大、过深者不可久用。

（4）生肌收敛

1）胶原酶软膏：唯一被美国FDA批准的酶促清创产品，具有主动精准清创、促进创面愈合、减少瘢痕形成功能，广泛应用于急、慢性创面管理，与锐性和机械清创相比，酶促清创无操作技能限制，适用于门诊护理和家庭护理；治疗浓度下，清除坏死组织更具选择性，不损伤健康组织，无出血和疼痛；胶原酶可单独使用或与锐性或机械清创术联合使用。感染性创面或非感染性创面均可使用。

组成：胶原酶是由溶组织梭状芽孢杆菌发酵，经提取、精制而制备的酶制品。

药理：创面环境一般为pH6～8.9，胶原酶在创面生理pH和温度下，选择性、持续性作用于变性胶原蛋白，沿变性胶原蛋白链上七个特定位点切割并分解坏死组织，同时不损害创面周围正常上皮组织、肉芽组织、脂肪组织和肌肉组织等健康组织。在细菌感染性创面，降解坏死组织使细菌失去生长的培养基，从而减轻创面感染。

在创面愈合过程中，胶原降解产生的生物活性肽诱导与愈合增殖阶段相关的细胞反应，刺激成纤维细胞、角质形成细胞和内皮细胞的迁移和增殖，持续为创面创造良好的愈合环境，同时加速创面愈合，减少愈合期瘢痕形成。

适应证：适用于坏死组织的酶学清创和促进创面愈合。

禁忌证：对本品所含成分有局部或全身过敏者禁用。

用法用量：每日或隔日换药一次。a. 在用药前将患处用生理盐水轻轻洗净。b. 出现感染时，患处可先应用合适的抗生素，然后再敷用本品；如果感染继续存在须暂停敷用本品，待感染消退后再继续使用。c. 本品可直接涂于患处，也可涂于纱布上，再敷于患处。

注意事项：a. 部分去污剂、重金属离子制剂影响酶活性，如磺胺嘧啶银对胶原酶抑制率为65%。离子银、纳米晶银、硫酸银等对酶活性影响较小或无抑制。使用本品前用生理盐水仔细冲洗患处，可有效避免活性抑制。b. 清洁剂如过氧化氢溶液、次氯酸钠溶液、生理盐水与本品可配伍使用。c. 短杆菌素、短杆菌肽和四环素类不适合与胶原酶在局部合用。

2）复方多黏菌素 B 软膏：用于预防和治疗皮肤及伤口细菌感染的一种安全而高效的药物，具有广谱强效杀菌、耐药少、镇痛止痒、促愈合、安全性高等优点，能够有效而彻底地杀灭皮肤及创面感染常见致病菌，不易产生耐药；同时，可缓解皮肤伤口的疼痛及不适。推荐在肛肠疾病的非手术治疗、术中及术后换药时应用，防止感染，减轻伤口疼痛，促进愈合。

组成：本品为复方制剂，其组分为（每克含）硫酸多黏菌素 B5000U、硫酸新霉素 3500U、杆菌肽 500U 及盐酸利多卡因 40mg。

功能主治：预防割伤、擦伤、烧烫伤、手术伤口等皮肤创面的细菌感染和临时解除疼痛和不适。

用法用量：外用，局部涂于患处，每日 2～4 次，5 日为 1 个疗程。

不良反应：偶见过敏反应、瘙痒、烧灼感、红肿等。

禁忌证：对本品任一组分过敏者禁用。

3）生肌散

组成：血竭、没药、乳香、象皮、冰片等。

功能主治：化腐生肌、解毒镇痛、收敛止血。适用于术后创面流脓流水、久不收口。

用法：排便后熏洗坐浴，然后创面散布或以油纱条蘸药面填入创面。

4）珍珠散

组成：珍珠、象牙屑、龙骨、三七、冰片等。

功能主治：拔毒消肿、生肌长肉、生皮收敛。适用于术后创面、溃烂流水、上皮不长。

用法：排便后熏洗坐浴，然后以油纱布蘸药粉外敷创面上。

5) 生肌象皮膏 (天津方)

组成：炙象皮面、血余炭面、生炉甘石粉、生石膏面、生龟甲、当归、生地黄、香油、黄蜡、白蜡。

功能主治：活血解毒、生肌长肉、收敛。适用于肛门术后创面久不收口、创面感染。

用法：涂于患处，每日1次。

6) 生肌玉红膏 (《外科正宗》)

组成：当归、白芷、白蜡、轻粉、甘草、紫草、血竭、麻油。

制法：先将当归、甘草、白芷、紫草入油浸3日，大勺内慢火熬微枯，细绢滤清，复入勺内煎滚，入血竭化尽，次入白蜡，微火化开。用茶盅4个，预炖水中，将膏分为4份，倾入盅内，候片刻，下研细轻粉，每盅3g搅匀。加入红粉则成生肌红粉膏，用于腐肉不脱的创面。

功能主治：活血祛腐、解毒镇痛、润肤生肌。适用于脓肿溃后脓水将尽，术后创面肉芽生长缓慢者。

用法：外用贴患处。

3. 塞药法

塞药法是将药物制成栓剂，纳入肛门，可以溶化、吸收，一般应用于内痔、肛裂、肛瘘、肛周脓肿、肛隐窝炎及其术后、直肠炎。现有三种剂型，即炮弹形 (化痔栓)、圆锥形 (美辛唑酮红古豆醇酯栓)、鱼雷形。

基质：须有一定硬度，无毒、无刺激性，性质稳定、不易变形。天然产的脂肪性基质有柯柯豆脂、香果脂，半合成的有棕榈酸酯、脂肪酸脂等。水溶性基质有甘油明胶、聚乙二醇等。

优点：①保护肝脏，通过直肠给药直接作用于局部，即使吸收也不通过肝脏而直接入血，减少了肝内的解毒过程；②使用方便，患者可蘸油膏自行插入肛内。

(1) 美辛唑酮红古豆醇酯栓

组成：为复方制剂，每粒含吲哚美辛75mg、呋喃唑酮0.1g、红古豆醇酯5mg、颠茄流浸膏30mg、冰片1mg。

药理：具有抗炎、抗菌、镇痛、解痉和改善微循环作用。

功能主治：抗炎、镇痛、消肿。适用于内痔、外痔；肛门肿胀、瘘管、肛裂等肛肠疾病及痔瘘术后镇痛。

用法用量：每次1粒，每日1～2次，临睡前或排便后塞入肛门。使用时戴塑料指套，而后洗手。

禁忌证：①青光眼患者禁用；②对本品及组分过敏者禁用。

(2) 普济痔疮栓

组成：熊胆粉、冰片、猪胆粉等。

功能主治：清热解毒、凉血止血，用于热证便血。对各期内痔、便血及混合痔肿胀等有较好的疗效。

用法用量：直肠给药。每次1粒，每日2次，或遵医嘱。

不良反应：偶见腹泻、肛门瘙痒，对症治疗后症状消失。

禁忌证：尚未明确。

(3) 肛泰栓

组成：地榆（炭）、盐酸小檗碱、盐酸罂粟碱、冰片等。

药理：具抗炎、止血、抑菌和镇痛作用。

功能主治：凉血止血、清热解毒、燥湿敛疮、消肿镇痛。用于内痔、外痔、混合痔导致的便血、肿胀、疼痛。

用法：直肠给药。每次1粒，每日1～2次，早、晚或便后使用。使用时先将配备的指套戴在示指上，撕开栓剂包装，取出栓剂，轻轻塞入肛门内约2cm处。

4. 灌肠法

灌肠法是用导管自肛门经直肠插入结肠灌注液体，根据不同药物达到刺激肠蠕动、软化粪便、抗感染及减轻瘢痕增生等作用。

(1) 清洁

灌肠常用甘油灌肠剂、磷酸钠盐灌肠剂或肥皂水等灌肠，排出粪便，清洁肠道。

1) 甘油灌肠剂

组成：本品每100g含甘油（1,2,3-丙三醇）42.7g。

适应证：润滑性通便药，用于清洁灌肠或便秘。

用法用量：肛门注入。便秘每次60mL，小儿用量酌减。清洁灌肠每次110mL，重复2～3次。取下本品包装帽盖，让少量药液流出滋润管口，患者侧卧位插入肛门内（小儿插入3～7cm，成人插入6～10cm），用力挤压容器，将药液缓慢注入直肠内，注完后，将注入管缓慢拔出，然后用清洁棉球按住肛门1～2min，通常5～15min可以排便。

禁忌证：①肠道穿孔患者禁用；②恶心、呕吐、剧烈腹痛等患者禁用；③痔伴出血患者禁用。

2) 磷酸钠盐灌肠液

组成：为复方制剂，组分为磷酸氢二钠和磷酸二氢钠。

适应证：检查或术前灌肠清洁肠道，解除偶然性便秘。

用法用量：成人及12岁以上儿童每日一瓶（133ml），一次性使用；2岁以下儿童禁用；2～11岁儿童应使用成人剂量的一半。左侧卧位或膝胸位，取下瓶嘴上的橘色保护帽，将瓶嘴对准肛门，用稳定的压力轻轻地将瓶嘴插入直肠，挤压瓶体直到内装溶液几乎挤完为止，从直肠拔出瓶嘴，保持姿势不变，直至便意非常强烈为止（通常2～5min）。

禁忌证：禁用于先天性巨结肠、肠梗阻、肛门闭锁、扩张型心肌病患者。肾损伤者、有过电解质紊乱者、结肠造口术者或正服用可能影响电解质水平的药物（如利尿药）者慎用本品。

(2) 药物灌肠

将药物注入直肠，通过局部作用及黏膜吸收，发挥治疗作用。适用于直肠炎、结肠炎等。常用药物如美沙拉秦灌肠剂、康复新液、复方黄柏液等。

1) 美沙拉秦灌肠液

组成：主要成分为美沙拉秦。

适应证：适用于溃疡性结肠炎的急性发作和维持治疗，克罗恩病急性发作。

用法用量：每晚睡前从肛门灌进结肠，每次1支（4g）。

2) 通灌汤（辽宁·张有生）

组成：苦参、地榆、白及、黄柏、甘草、明矾。

药理：苦参性寒味苦，入大、小肠经，能清湿热、利尿、杀蛲虫、治热痢，体外试验有抗滴虫及抗皮肤真菌的作用，治疗阿米巴痢疾、结肠炎有效。地榆性微寒，味苦酸，入大肠经，能清热凉血、收敛止血，含有鞣酸、维生素A，体外试验示对志贺菌属、大肠埃希菌、结核分枝杆菌、葡萄球菌、链球菌等有抗菌作用，系广谱抗菌药物，多用于下焦热的便血。白及性微寒，味苦甘涩，入肺经，能收敛止血、消肿生肌，体外试验能抑制结核分枝杆菌、革兰氏阳性菌的生长，动物试验示白及提取物有良好的止血作用，优于明胶海绵和淀粉海绵，疮疡未溃者可清热消肿，已溃者可收口生肌。黄柏性寒味苦，入大肠经，能清下焦湿热，治痔便血，含有小檗碱，对志贺菌属、结核分枝杆菌、葡萄球菌、链球菌及皮肤真菌有抑制作用，对血小板有保护作用，使其不易破碎，能促进胆汁分泌。甘草性平味甘，能解毒镇痛、调和诸药，含甘草酸、甘草甜素（水解后生成甘草次酸）等多种成分；甘草酸对乙酰胆碱及拟胆碱能药有较强的对抗作用，且能增强肾上腺素的强心作用；甘草甜素有解毒作用；甘草有肾上腺皮质激素样作用，能抑制肠分泌，保护黏膜，解除平滑肌痉挛，抑制结核分枝杆菌生长，外用可治过敏性皮炎。明矾性寒味酸，外用燥湿、抑菌杀虫、收敛止血，为含水硫酸钾铝，在肠内不吸收，能制止肠黏膜分泌，浓度过高则会腐蚀黏膜导致糜烂。

功能主治：清热解毒、收敛止血。适用于溃疡性结直肠炎、便下脓血、里急后重、腹痛腹泻。

用法：水煎或加温后于便后、睡前用50～100mL保留灌肠，不仅在局部起作用，而且在结肠、直肠黏膜吸收至全身起作用。

5. 药线法

药线俗称纸捻或药捻，大多采用桑皮纸，也可应用丝棉纸，按临床实际需要，将纸裁成宽窄长度适度、搓成大小长短不同的线形药线备用，外蘸或内裹药物。将药线插入窦道或瘘管，通过物理及药物作用，使脓水外流，避免假性愈合。药线插入疮口时应留出一小部分在疮口外，并应将留出的药线末端向疮口侧方或下方折放，再以膏药或油膏盖贴固定。

（二）物理疗法

物理疗法包括微冰刀痔冷冻、高频电容场、红外线及激光疗法等，使痔血管凝固或冻结，进一步使痔核萎缩、机化。

三、菌群移植疗法

菌群移植（Fecal Microbiota Transplantation，FMT）是目前重建肠道微生态唯一有效方法，是指将健康人肠道中的功能菌群移植到患者的肠道内，重建具有正常功能的肠道菌群来进行疾病治疗。目前已经用于治疗因难辨梭状芽孢杆菌等多种菌群失衡而引起的疾病，FMT被认为是近年来具有突破性的医学进展。

（一）菌群的制备

移植所需的菌群来自经过严格筛查的供体，供体捐赠标本后，用一套全自动化的机器进行分离，经过稀释、搅拌、过滤、离心、洗涤等步骤，得到纯化的细菌。其中，仅过滤的步骤就要重复数次，每一道过滤用的滤网孔径都比前一道滤网的孔径更小，最后一道滤网的孔径只有0.07mm，基本上可以把所有的杂质去除，只剩下细菌这些微生物。分离出来的菌群再用生理盐水制成混悬液供移植使用。

（二）作用机制

1. 脑肠轴调节

脑肠轴是指中枢神经系统与肠神经系统之间形成的双向通路，涉及神经、内分泌、免疫方面。胃肠信号经脑肠轴投射到躯体、情感和认知中枢，对各种胃肠刺激产生反应；相反，中枢神经系统通过脑肠轴调节机体的内脏功能。机体通过脑肠轴的双向网状环路进行胃肠功能的调节称为“脑肠互动”。

2. 肠肝轴调节

肝脏和肠道经胆管、门静脉和体循环进行双向交流。①肝脏经胆道将胆汁酸和抗菌分子（初级胆汁酸、lgA 和血管生成素）输送到肠腔，控制细菌过度生长，维持肠道菌群平衡。肝脏产物（胆汁酸）影响肠道菌群组成和屏障完整性。②胆汁酸作为重要的信号因子，通过 FXR 和 GPAR1 等受体，调节肝脏胆汁酸合成、葡萄糖代谢、脂肪代谢和饮食能量利用。③肠道微生物及其代谢产物经门静脉移位到肝脏，影响肝脏功能。④体循环延伸肠肝轴。饮食、内源或异生物质的肝脏代谢物经毛细血管输送到肠道，对肠道屏障产生积极（丁酸）或消极（乙醇代谢物乙醛）的影响。

（三）适应证

1. FMT 适用于治疗以下消化系统疾病

(1) 艰难梭状芽孢杆菌感染：复发性 / 难治性艰难梭状芽孢杆菌感染。

(2) 其他消化系统疾病：溃疡性结肠炎、克罗恩病、功能性便秘、肠易激综合征、菌群紊乱相关腹泻等。

2. 应用 FMT 治疗肠道菌群紊乱所致的消化系统外疾病

(1) 神经系统疾病：帕金森病、阿尔茨海默病、癫痫等。

(2) 精神系统：自闭症、情绪障碍、多动症、抽动症等。

(3) 代谢相关疾病：代谢综合征、糖尿病等。

(4) 肿瘤相关疾病：免疫治疗及放化疗所致肠炎等。

（四）操作方法

1. 供体筛选

对供体进行问卷调查、健康评估、粪便检查、血清学检测，筛选合格供体捐便。为了保证菌群移植的安全性，严格把关供体的筛选标准，供体是否应用抗生素等相关药物史，是否有胃肠道疾病、心理卫生疾病、遗传性疾病及性病，供体筛选合格者签署知情同意书。

2. 标准化粪菌制备与保存

对于符合筛选标准的供体，调整饮食结构、运动方式及作息时间，以保证收集健康的菌液。取健康供体粪便称量、稀释、过滤及浓缩，将健康菌液通过专利冻干技术冻干成菌粉制成肠菌油剂或肠菌胶囊；通过专利冻干保护液制成冻存菌液或肠菌微胶囊，将制成的标准化菌群进行低温保存。

3. 精准配型

对受体进行肠道菌群基因组学检测和分析，并与健康供体库进行配型比对，选择最合适的健康供体，以提高菌群移植临床有效率。

4. 选择适合的移植途径

根据患者的具体病情，制定个性化的健康管理方案。经口服、肠镜、灌肠等途径输入标准化粪菌，从而达到菌群移植的治疗效果。选择哪一种移植方式，根据患者的个体化情况、疾病的特点、发病部位以及患者的主观意愿等决定。治疗结束后做好移植后定期随访。

（五）移植途径

菌群移植过程不是简单粗暴地将一个人的粪便直接注入患者的肠道，而是将健康人粪便中的功能菌群，通过鼻胃管、鼻肠管、肠镜、灌肠或口服胶囊等多种方式移植到患者肠道内，重建患者肠道菌群多样性，从而达到治疗胃肠道疾病的目的。菌群移植的途径与治疗目的有相关性，不同的疾病、不同的发病部位所选择的移植途径也不同。

（六）注意事项

（1）推荐在行 FMT 前评估消化道动力，消化道动力影响菌液在消化道中的停留时间。

（2）推荐有条件的患者在 FMT 前进行肠道清洗。

（3）鼻肠管置入注意事项：①推荐首选 X 线透视下或胃镜下放置鼻肠管，因直视下放置导管，成功率高；②该途径只适用于消化道结构正常、肠蠕动能力正常的患者。

（4）内镜操作注意事项：①经胃镜输注菌液须将菌液注入十二指肠，不应在胃内注射；②经肠镜输注菌液须从末端回肠或盲肠开始注射，不需要进行多点注射。

（七）技术优势

（1）相对于其他治疗方法，通过菌群移植进行治疗能够维持长期稳定性。

（2）菌群移植能够快速且持续改善患者炎性肠病引起的腹痛。

（3）菌群移植治疗后，肠道菌群的调节不仅可以明显改善肠易激综合征的一些症状，包括腹泻、腹痛、腹胀症状，还能够明显改善精神心理方面问题。

四、手术疗法

手术疗法是肛肠疾病治疗的传统方法，汉墓帛书《五十二病方》中记载：“牡痔居窍旁……系以小绳（痔结扎术），剖以刀（割痔法）”等，明清时期在外治法、手术方面取得了很大成就。孙志宏编撰的《简明医彀》中载有治疗先天性锁肛等复杂的手术疗法。《外科图说》中载有探肛筒（肛门镜）、银丝（探针）、挂子（挂线用）、过肛针、弯刀、钩刀、穿肛针套、方头剪等检查和手术器械，并绘图加以说明。随着时代进步，手术方法与器械得到了更新，包括结扎术、剥离术、注射术、切除吻合术等。

（一）结扎术

结扎术是将线或皮筋缠扎于病变部位与正常皮肉分界处，通过结扎促使病变部位经络阻塞、气血不通，结扎远端的病变组织失去营养导致坏死脱落。早在《五十二病方》就记有“系以小绳”的方法，古称系痔法。至宋代《太平圣惠方》中记载：“用蜘蛛丝缠系痔鼠乳头，不觉自落。”明清时期已普遍应用。古代运用马尾蚕丝，现代多用丝线结扎，有单纯结扎、贯穿结扎，并扩大了适应证，用于直肠息肉、肛乳头状纤维瘤、疣赘等，头大蒂小者可应用双套结扎，也可应用配有负压吸引的结扎器，头小蒂大者可应用“8”字缝扎。内痔缝扎不可穿过患处的肌层，以免化脓；扎线尚未脱落时不可硬拉，以防出血。

（二）剥离术

剥离术是将病变的曲张性静脉或血栓与正常组织剥离的方法，减少创伤与出血，保护肛门功能，可用于血栓性外痔及静脉曲张性外痔，在治疗混合痔时可与结扎术配合，外痔剥离，内痔结扎。

（三）注射术

注射术是将药物注入痔块内部或直肠黏膜下层使组织发生蛋白质凝固，黏膜层与肌层粘连，静脉丛周围形成无菌性炎症，引起痔血管发生萎缩、硬化，用于治疗痔及直肠脱垂。目前，常用注射药物包括消痔灵注射液、聚桂醇注射液、芍倍注射液、矾藤痔注射液、聚多卡醇注射液等。

1. 消痔灵注射液

原名“775”，于1977年5月由史兆岐根据中医“酸可收敛，涩可固脱”的理论研制而成，后经药厂生产改称消痔灵注射液。

(1) 组成：明矾、鞣酸、枸橼酸钠、低分子右旋糖酐、甘油、三氯叔丁醇。

(2) 功能：硬化萎缩。

(3) 适应证：各期内痔及出血。

(4) 用法：一步注射法、二步注射法、三步注射法、四步注射法。

2. 聚桂醇注射液

作为国家专利新药于2008年10月问世，是一种清洁型硬化剂，是目前国内唯一获国家药品监督管理局批准的可用于静脉腔内注射的专业硬化剂，具有硬化和止血的双重作用，是一种对血管、组织刺激反应较小的硬化剂，国内外罕有不良反应报道。

(1) 组成：主要成分是聚氧乙烯月桂醇醚。

(2) 适应证：①Ⅰ、Ⅱ期内痔或以出血为主要症状的Ⅲ期内痔；②混合痔的内痔部分；③混合痔外痔切除后内痔部分的补充治疗；④合并高血压、糖尿病、重度贫血等不能耐受手术治疗的内痔患者；⑤用于内镜下静脉曲张的止血及硬化治疗。

(3) 用法用量：取聚桂醇注射液原液注射。每个痔核可注入2～4mL药液，单次使用总量不超过20mL；可分次注射，每隔7～10天注射1次，直至治愈。

(4) 特点：安全有效，无瘢痕、硬结形成。注射无痛苦，无须手术，无须住院。

3. 芍倍注射液

根据中医“酸可收敛，涩可固脱”的理论，选择具有收敛固涩、凉血止血、活血化瘀的多味中药，经特殊萃取工艺制成注射剂，全方不含重金属（如砷、铝等，而多数中药硬化剂含铝成分）。

(1) 组成：柠檬酸、没食子酸、芍药苷。

(2) 药理：药效学试验表明，该药有明显的促止血和凝血作用、抗急性渗出性炎症和慢性增生性炎症、一定的体外抗菌作用。与以往使用的硬化剂不同，芍倍注射液作用于组织，不发生明显的炎症、出血、坏死等改变，其直接作用是引起组织发生一种非炎症性蛋白凝固样变性，且这种变性可逆，容易“复活”，经过3～7天，可原位修复，无瘢痕形成，不形成硬结。

(3) 功能：收敛固涩、凉血止血、活血化瘀。

(4) 适应证：适用于各期内痔及静脉曲张性混合痔治疗中的止血，使痔核萎缩。

(5) 用法：内痔注射用时，将本品用0.5%利多卡因注射液稀释为1∶1浓度，一次10～20mL，平均15mL，最大用量不超过40mL。

4. 矾藤痔注射液

(1) 组成：白矾、黄藤素、赤石脂。

(2) 功能：清热解毒、收敛止血、消肿镇痛。

(3) 适应证：适用于大肠湿热导致的痔。

(4) 用法：直肠内痔核底局部封闭注射，每一痔核注入0.3～0.7mL（视痔核大小而定），根据痔核多少，一般一次可注射完毕；若有5个以上时，可分2次注射；2次间隔约1周。

(5) 禁忌证：孕妇禁用。

5. 聚多卡醇注射液

(1) 组成：本品主要成分为聚多卡醇，化学名称为 α- 异十三烷基 -ω- 羟基 - 聚（氧 -1，2- 亚乙基）。

(2) 适应证：适用于蜘蛛网样中心静脉、网状静脉及小静脉曲张的硬化治疗。

(3) 用法用量：①治疗剂量通常不应超过 2mg/（kg · d）聚多卡醇。②给药方法，采用极细针和平滑移动的注射器，进行切向穿刺，缓慢注射并确保针头始终在静脉内。

(四) 切除吻合术

切除吻合术是将病变部分肠黏膜或全层肠管切除并吻合的方法，可用于治疗环形痔、直肠脱垂或结直肠恶性肿瘤。应根据病变部位及性质选择相应的切除深度及范围，使用吻合器可加快手术速度，减少出血。

(五) 挂线术

挂线术是用橡皮筋或药线沿瘘管或脓腔悬挂，分为浮线及紧线，浮线可引流分泌物，避免假性愈合形成无效腔，紧线在引流的同时缓慢切割肌肉组织，可保护肛门括约肌功能。早在明代《古今医统》引用元代《永类钤方》(1331 年) 中就记载了挂线法治疗痔瘘，适于“成漏穿肠，串臀中，有鹅管，年久深远者”，“用芫根煮线”制成药线，操作方法是“上用草探一孔，引线系肠外，坠铅锤，悬取速效”，故名挂线法，其作用机制是“药线日下，肠肌随长，僻处既补，水逐线流，未穿疮孔，鹅管内消”。脱线日期是“线落日期，在疮远近，或旬日半月，不出二旬”。后世医家因为挂上铅锤，行动不便，而改为紧线。如清代《医门补要》(1883 年) 记载：“用细铜针穿药线，右手持针插入瘘管内，左手执粗骨针插入肛门内，钩出针头与药线，打一抽箍结，逐渐抽紧，加纽扣系药线稍坠之，七日管豁开，掺生肌药，一月收口。”上述记载既详细又具体，读起来环环相扣而生动。因药线制作复杂，紧线烦琐，中西医结合发展后改用有弹性的橡皮筋逐渐勒开瘘管，故又称慢性切开法，如今不仅用于肛瘘，还扩大应用于肛周脓肿、直肠狭窄、肛裂和耻骨直肠肌痉挛综合征。与切开相结合为切开挂线法，治疗高位复杂性肛瘘和肛瘘性脓肿一次根治术，取得了突出的成就。

五、其他疗法

(一) 针灸疗法

针灸疗法包括针法与灸法，针刺可用于痔，灸法可用于阴证痈疽，现代可应用埋线疗法治疗长期针刺的效果，治疗慢性便秘、肠炎等。

针灸治疗肛肠疾病，早在公元前3世纪写成的汉墓帛书《五十二病方》中就有记载，如《足臂十一脉灸经》记有“脽(臀部)痛，产寺(痔)，皆久(灸)泰(太)阳温(脉)”。

《黄帝内经》之《灵枢·邪气脏腑病形》指出:“大肠合入于巨虚上廉”“大肠病者，肠中切痛而鸣濯濯，冬日重感于寒则泄，当脐而痛，不能久立，与胃同候，取巨虚上廉。”《灵枢·四时气》说:“腹中常鸣，气上冲胸，喘不能久立，邪在大肠，刺肓之原、巨虚、上廉、三里。”针刺足三里，现代依然应用。《灵枢·厥病》也说:“病注下血，取曲泉。”曲泉系足厥阴肝经穴，肝失藏血而致下血者，针刺曲泉有效。

晋代皇甫谧著《针灸甲乙经》列出:“痔痛，攒竹主之。痔，会阴主之……脱肛，下利，气街主之。”“足太阳脉动发下部治脱肛。”书中列出攒竹、会阴、商丘等7个治痔穴位。

唐代《备急千金要方·痔漏·五痔》中有灸法2条，在脱肛中有灸法3条，在《备急千金药方卷三十·针灸下》中记载飞扬、复溜、劳宫等9个治痔穴位；天突、章门、天池等9个治瘘穴位。

可应用体针、耳针、电针、指针、火针、腕踝针、灸法及穴位注射等各种方法，达到行气镇痛、止血、清热解毒、活血化瘀、温经散寒、补益等功效。

(二) 挑治疗法

通过对疾病远处相应部位进行挑治达到治疗作用，痔的反应点多见于肩胛区，其形似丘疹，稍突起于表皮，针帽大小，浅红色，压之不褪色，穴位可选择龈交、大肠俞、竹杖(背部正中L_3棘突上方)、长强等。

1. 唇系带挑痔法

唇系带挑痔法源于望唇识痔，唇系带上龈交穴，是任督二脉上方相会处，会阴穴是任督二脉下部相交穴，会阴有病就会通过经络反映到唇系带上，生有痔症及白色滤泡或结节，消毒后用三棱针挑破或适当放血后按压止血即可。1周后可再挑1次。此法治疗内痔、肛裂、便血、血栓性外痔、炎性外痔、混合痔，有抗炎、止血、镇痛的作用，可减轻症状，控制病情发展。

2. 背部挑痔法

背部挑痔法源于民间，其挑治点有痔点、穴位和局部三类。让患者反坐在靠椅上或俯卧在床上，显露背部，上起 C_7 平面，下至 S_2 平面，两侧到腋后线范围内找痔点，多为棕灰色、白色或淡红色，约针头大小，圆形略带光泽，压之不褪色，形似丘疹，稍突出皮肤表面。应与痣、毛囊炎、色素斑等鉴别。痔点多在下腰部，寻找困难时可用手轻压背部，有助于发现痔点。有时出现 2 ~ 3 个痔点，应选择明显的一个，越靠近脊柱，越向下效果越好，在 L_3 ~ S_2 旁开 3 ~ 4cm 的纵行线上任选一点，用三棱针像种痘一样快速挑破表皮，伤口与脊柱平行长约 0.5cm，由浅至深为 0.2 ~ 0.3cm，将皮下白色纤维束全部挑断，找不到痔点时可选用大肠俞、八髎、长强、命门等穴挑治。伤口无出血或稍有出血，压迫止血，外敷胶布，共需约 15min，效果不佳者 1 周后再挑治 1 次。

(三) 小针刀疗法

小针刀疗法是针刺和手术刀两种器械的整合，故称小针刀，是针刺和手术的有机结合与发展，适用于肛裂、肛门抽动痛、肛管直肠狭窄、直肠性便秘、肛门瘙痒及耻骨直肠肌综合征等，其优势在于微创无痛、术后并发症少、愈合快、治愈率高。

(四) 垫棉疗法

垫棉疗法是用棉花或纱布折叠成块以衬垫疮部的一种辅助疗法，适用于溃疡脓出不畅而有袋脓者或脓腔窦道不易黏合者，本法凭借加压力量使溃疡的脓液不致下坠潴留，促进空腔皮肤与新肉黏合。

(五) 放射治疗

放射治疗是应用射线治疗恶性肿瘤的方法，包括外照射和内照射。肛门鳞状细胞癌和基底细胞癌对放射线较为敏感，而胃肠道腺癌对放射线敏感度较低。

第二节　肛肠疾病微创技术

微创理念和微创技术是现代外科最重要的内容之一，其要求“尽可能少或小的创伤”使患者达到和保持最佳的内环境稳定状态，病人付出尽量小的代价而达到同样良好的效果。如何将微创理念与微创技术应用于肛肠外科是目前肛肠科专业医生亟待解决的问题，也是肛肠外科未来发展的方向与目标。

一、痔病诊治过程中的微创理念与微创技术

中华中医药学会肛肠分会、中华医学会外科学分会结直肠肛门外科学组、中国中西医结合学会结直肠肛门病专业委员会三个肛肠学会在《痔临床诊治指南（2006版）》中明确提出痔的治疗原则：无症状的痔无须治疗。治疗的目的重在消除、减轻痔的症状。解除痔的症状较改变痔体的大小更有意义，应视为治疗效果的标准。在这一原则的指导下，我们应该摒弃“见痔就治”的传统观念，重视饮食调节、坐浴、药物等基础治疗，在痔病必须手术才能治疗的过程中要贯彻痔的微创治疗理念和方法（Minimally Invasive Procedure for Hemorrhoids，MIPH）。

自4000余年前人们认识痔病开始，到现在人们对痔病的认识逐渐深入，相应的治疗方法也随之发生改变，目前临床应用的痔的治疗方法仍是名目繁多，每一种方法都有其优缺点，广大肛肠工作者也结合自身实践对各种方法做出改良，将微创技术引入痔的治疗过程，同时也将现代科学技术应用于痔病的治疗，使患者用更小的创伤、更小的痛苦、更短的治疗过程、更少的花费达到更好的治疗效果，使痔的治疗充分体现微创理念。

注射疗法：因其具有操作简单、痛苦较小、治疗时间短、无须住院等优点，长期以来是治疗Ⅰ、Ⅱ度内痔的首选方法。从一开始使用的坏死剂（枯痔液）到现在的硬化剂（消痔灵）以及相应硬化剂的改良（芍倍注射液），药物的改进一方面减少了药物本身对人体的危害性，同时也减少了注射后患者痛苦及相应并发症的发生。

铜离子电化学疗法：铜离子治疗内痔的主要原理是通过电极将铜离子输入内痔体内，与血液中物质相结合形成铜络合物，该络合物在组织内使微血管血流减缓、减少，直至停止，形成微血栓，最终使痔血管闭塞，血管壁上皮细胞水肿，血管及周围组织形成无菌性炎症，血管内膜的细胞发生坏死、机化、吸收，痔体内的毛细血管数量减少，淤血量减少，痔体自然萎缩变小，达到治疗目的。该治疗方法不破坏肛垫，能够保持肛垫的正常解剖和功能，治疗后无须住院，基本不影响日常生活和工作。

多普勒引导下痔动脉结扎术（HAL）：利用多普勒专用探头，于齿线上2～3cm探测到痔上方的动脉直接进行结扎处理，阻断了痔的血供，使痔体静脉丛内压下降，痔体萎缩。同时结扎效应可使直肠黏膜与黏膜下层组织粘连固定、阻止肛垫下移，从而达到消除痔症状的目的。不损伤正常肛垫组织，无痛苦。

PPH技术：该技术是建立在肛垫下移学说基础上的新技术。其通过特制吻合器在脱垂内痔的上方环形切除直肠下端肠壁的黏膜和黏膜下层组织，并在切除的同时对远近端黏膜进行吻合，从而达到对脱垂内痔上提、复位、断流、减体的目的。其

不损伤正常肛垫，避免了传统手术因肛垫破坏较多引起的肛门感觉性失禁。具有操作简单、损伤小、无痛苦、恢复快等优点。

外剥内扎手术中的微创技术：外剥内扎术（Milligan-Morgan 术）是目前肛肠科医生治疗混合痔特别是环状混合痔最常用的手术方法。自 1937 年应用以来，广大临床医生对该术式在追求微创美容方面做了大量的改良，概括起来有以下三方面。

肛垫的保留：1975 年 Thomson 提出痔的肛垫下移学说，认为痔是肛垫病理性肥大、移位及肛周皮下血管丛的淤血形成。使人们逐渐认识到痔的原发部位是属于有功能的正常组织在肛垫区（Anal Transitional Zone，ATZ）上皮，即直肠肛管移形上皮。其具有一定的内分泌及免疫功能分布着高度特化的感觉神经组织，并有精细的辨别感，可诱发肛门反射，以维持正常的大便自制功能，损伤过大会导致术后肛门感觉性失禁，所以手术中要尽可能保留更多的正常肛垫，保留足够的黏膜桥。

齿线的保留：齿线区是高度特化的感觉神经终末组织带，是排便运动的诱发区，术中过多损伤齿线就会使排便反射减弱或消失，出现便秘或感觉性大便失禁，所以完全保留齿线或尽可能地减少齿线的损伤可以避免术后并发症的发生。

皮桥的保留与肛门外观整形：对环状混合痔手术而言，皮肤损伤过多会导致肛周皮肤缺损，瘢痕增多，一定程度上影响肛门功能和延长愈合时间，严重者可导致肛门狭窄，所以临床上要尽可能采用微创技术达到保留皮肤的目的，外痔处理由刚开始的切除逐渐演变为剥除，沿肛周皮纹走形及外痔的形状设计切口，力求多保留肛周皮肤和各切口之间的皮桥，同时采用翼状切口或辅助切口尽可能保证肛门的整体外观平整，甚至达到美容的效果。

二、肛周脓肿诊治过程中的微创理念与微创技术

肛周脓肿是肛肠科常见疾病，以肛周包块疼痛为主要症状，伴有体温增高等全身症状，患者多较痛苦，我们在其诊治上应尽量以不增加患者痛苦为原则。早期诊断尽量采用视诊、指诊结合临床经验，不能明确者可采用腔内 B 超，最好不要采用穿刺抽脓，防止形成医源性感染。肿痛明显，脓液已经形成能够明确诊断者不应再做肛内指诊或腔内 B 超，减轻患者痛苦。

手术中的微创理念：彻底切开引流是肛周脓肿治疗的核心，准确地找到感染源是一次性根治的关键。要重视解剖，术前明确感染波及的肛周间隙，根据盆底解剖关系采用合理的切口，既要达到引流充分又要防止术后肛门畸形或损伤肛门功能。如后侧多间隙脓肿治疗时要注意保留肛尾韧带，防止肛尾韧带横断后引起肛门前移畸形。全马蹄形肛周脓肿可选用多个放射状开窗切口，尽量少用弧形切口，采用弧形切口时，肛周肌肉多呈向心性收缩，引起弧形切口内侧下陷，引起肛门畸形。手

术中应结合临床经验和技巧要准确找到感染源，争取一次性切开根治，减轻患者的心理负担和经济负担。

三、肛瘘手术中的微创理念与微创技术

诊断上应多采用指诊，以减轻患者痛苦为原则，不能明确者可采用腔内 B 超明确瘘管走行及内口，也可采用瘘管造影明确瘘管走行及内口，但瘘管合并感染者不宜采用造影，以免增加患者痛苦并易造成感染扩大。术中探查不可盲目，探针要细柔，韧性要好不可造成假道。

肛瘘彻底根治的关键是彻底处理好内口（感染源），防止再感染，同时也要使一次性根治与不影响肛门功能达到和谐统一。术中应根据瘘管走行结合微创理念合理选择不同的手术方法，如切除、剔出、挂线、脱管、低切高挂等。适当的瘘管缝合可以缩短住院时间，减少肛门畸形。如外口距肛门较远或前侧肛瘘可以在瘘管外口端适当缝合或全瘘管缝合。对于支管较多而内口明确者可以采用支管旷置，使其自行愈合的时间缩短，减少痛苦。

四、直肠癌手术中的微创理念与微创技术

直肠癌的治疗要以延长患者生命、提高患者生活质量为原则。临床实践中应按照根治的原则尽力从远期生存角度出发，选择相应的术式。新加坡萧俊教授提出直肠癌术后若发生远处转移多考虑术前检查是否不够全面；若发生局部转移则多与术中操作有关。进一步提示直肠癌术前的检查一定要全面，准备一定要充分，术中要充分注意无瘤原则与手术技巧。随着对直肠解剖学的进一步认识，1982 年英国医生 Bill Heald 教授提出采用 TME 治疗中下段直肠癌，有效地降低了术后局部复发率。随着腔镜技术的发展，腹腔镜下直肠癌根治术大大减少了术中损伤，使直肠癌手术从破坏性极大的手术演变为微创手术。同时随着科学技术的发展，各种吻合器、闭合器应用于直肠癌手术，缩短手术时间，简化手术操作，减少组织损伤，也提高了中下段直肠癌保肛的保肛率。

五、肛肠科术后换药中的微创理念与微创技术

对肛肠手术患者而言，“手术是成功的一半，而术后换药是成功的另一半”，对于恐惧换药的患者要做好耐心的解释工作，争取患者能够积极配合术后换药，促进伤口愈合。因肛门部位特殊，术后换药时应将中医疮疡外科技术与西医组织修复学在微创理念上有机结合，根据伤口愈合分期选择性使用中西药物，促进伤口愈合。在换药技巧上要注意杜绝三猛（猛擦、猛捅、猛塞）的不良换药习惯，减轻患者痛苦。

肛肠术后换药要以为创口提供一个接近生理的愈合环境为原则，如水肿提供高渗环境，炎症者提供无菌或抗菌环境等。包扎时应根据肛门的正常形态和手术切口情况进行合理包扎。

第三节　肛肠疾病疼痛治疗

与肛肠外科密切相关的慢性疼痛相对较少，能用现代肛肠外科技术治疗的疾病更为少见。而肛门直肠神经症、功能性肛门直肠痛是慢性疼痛中常见的两种疾病。肛门术后慢性疼痛综合征也可划归于慢性疼痛疾病范畴。

肛门直肠神经官能症，在肛肠外科是一种顽固性、长期性、难治性的疾病，是由自主神经功能紊乱、直肠功能失调导致的一种临床综合征，女性多于男性。本病多因慢性疾病久治不愈或治疗不当，导致患者长期紧张思虑过度，精神受刺激引起。无相应的阳性体征，实验室检查也为阴性。

功能性肛门直肠痛是一种病理性神经痛，与盆底肌功能障碍关系密切，常伴有直肠功能障碍，属于功能性胃肠病的范畴。疼痛以自发性、烧灼感及痛觉过敏为突出特点。本病在大多数情况下没有明确的病因，是肛肠科疑难病症之一，严重影响患者的身心健康。功能性胃肠病罗马Ⅳ标准将其称为“中枢神经介导的肛门直肠痛”，认为该病的发生是由不良情绪及环境的应激造成神经调节障碍而导致的胃肠道动力紊乱。本节重点介绍功能性肛门直肠痛。

一、流行病学

肛门直肠痛在临床并不常见，据统计占肛门直肠疾病的1.5%~4.0%。2015年由中华中医药学会肛肠分会组织完成的中国成人常见肛肠疾病流行病学调查结果显示，肛门周围疼痛发生率为16.53%，但缺乏功能性肛门直肠痛的具体流行病学数据。本病的主要患者群为30~60岁，女性多于男性。

二、病因与发病机制

（一）中医认识

中医学认为，肛门直肠痛是由忧思、哀愁、气郁、怒火等情志所伤，导致肝失疏泄、脾失运化、心神失养、脏腑功能失调而成，其病位在下焦，下焦多易感湿邪，湿与热结，湿热浊气循经而下，蕴阻肛门，气血凝滞，不通则痛。

(二) 现代医学认识

本病发病机制尚不清楚，一般认为与精神因素、盆底缺血缺氧、盆底肌肉神经活动异常等有关。

(1) 精神心理因素本病与精神压力、紧张和焦虑有关，患者多伴有多疑、焦虑、抑郁、癔症等。心理测试显示 63% 患者有至善主义，73% 有焦虑，40% 有疑病症倾向。

(2) 盆底缺血缺氧外伤、长期过度体力劳动、久坐、年老体弱等因素，导致盆底长期缺血缺氧，可导致肛门直肠疼痛。

(3) 盆底肌肉神经活动异常肛提肌过度痉挛性收缩或盆底肌肉功能障碍与本病有关。

三、分类

功能性肛门直肠痛可以分为痉挛性肛门直肠痛、肛提肌综合征和不可分类肛门直肠痛，三者主要区别在于疼痛持续时间和是否存在肛门直肠压痛。

四、临床表现

(一) 疼痛

肛门直肠痛的主要表现为肛门或直肠反复发作的疼痛。疼痛特点是肛门坠胀疼痛，疼痛有时可放射至腰骶部、臀部及大腿，可伴有肛门坠胀难忍、里急后重、便意频繁等。常反复发作，久治难愈，严重影响患者的生活质量。

(二) 神志表现

本病一般多由情志不畅、心情急躁或精神刺激等因素诱发，并逐渐加重。多见于平时精神较紧张，多疑，情志不畅、心情急躁，或性格内向的人群。多表现为情绪不稳、精神萎靡、抑郁、悲观、悲伤欲哭、喉中梗阻、神疲乏力，求治心切、就诊频繁，肛门直肠疼痛的症状可随情绪波动而变化，在注意力转移或进行暗示治疗时病情可明显缓解。

五、辅助检查

(一) 排粪造影

排粪造影包括数字胃肠机排粪造影和 MRI 排粪造影。可动态观察肛管直肠在排便过程中是否存在结构、形态、功能上的异常，此项检查有助于判断肛门直肠痛是否伴随其他盆底病理改变。

(二) 肛门直肠测压

肛门直肠测压是通过检测了解肛门控便和排便的功能状态、直肠反射和感觉功能等，评估肛门直肠痛患者的肛门功能。

(三) 盆底表面肌电检查

盆底表面肌电检查是采用针电极、柱状膜电极或丝状电极，通过描记耻骨直肠肌、肛门外括约肌的潜在运动电位，分析肌电活动的波幅、变异性、中值频率等，了解盆底肌肉的功能状态及神经支配情况，评估盆底肌功能异常情况。

(四) 盆底超声检查

盆底超声检查能更好地显示盆底器官整体、动态解剖结构和功能状态，可以用于肛管直肠炎症性、占位性和结构损伤性病变的诊断，也可以用于盆底功能的评价与肛周软组织病变的诊断，对肛门直肠痛的诊断和鉴别诊断具有重要意义。

(五) 内镜检查

内镜检查包括肛门镜、乙状结肠镜和电子结肠镜检查。通过内镜检查可以了解肛管、直肠、结肠管腔及黏膜形态有无异常，用于排除肛管直肠器质性疾病，如肿瘤、狭窄、炎症和损伤等。

六、诊断

按照功能性肛门直肠痛的分类诊断标准如下。

(一) 痉挛性肛门直肠痛

功能性胃肠病罗马Ⅳ标准中有关痉挛性肛门直肠痛的诊断标准:

(1) 反复发生的直肠疼痛，与排便无关。

(2) 发作持续数秒至数分钟，不超过 30min。

(3) 在发作间期无肛门直肠疼痛。

(4) 排除导致直肠疼痛的其他原因，如炎性肠病、肌间脓肿或肛裂、血栓性外痔、前列腺炎、尾骨痛及盆底主要器质性病变。诊断前以上症状至少出现 6 个月即可诊断。

(二) 肛提肌综合征

功能性胃肠病罗马Ⅳ标准中有关肛提肌综合征的诊断标准：

(1) 慢性或复发性直肠疼痛。

(2) 发作持续至少30min。

(3) 耻骨直肠肌牵拉痛。

(4) 排除导致直肠疼痛的其他原因，如炎性肠病、肌间脓肿或肛裂、血栓性外痔、前列腺炎、尾骨痛及盆底主要器质性病变。诊断前以上症状出现至少6个月即可诊断。

(三) 不可分类肛门直肠痛

符合肛提肌综合征诊断标准，但耻骨直肠肌无牵拉痛。

七、鉴别诊断

引起肛门直肠疼痛的原因多种多样，临床上常存在误诊、漏诊现象，可以通过相关辅助检查 (如直肠指检、肛门镜检、腔内超声、盆腔MRI等)，将功能性肛门直肠痛与以下疾病相鉴别。

(一) 肛门直肠疾病

(1) 内痔脱出：临床多表现为排便后肛内肿物脱出，伴肛门坠胀感明显，但一般痔核回纳后肛门坠胀较前好转。

(2) 直肠炎：临床多表现为肛门下坠感、腹泻、里急后重感明显，伴有便血、黏液便或黏液血便，一般行肠镜检查可鉴别。

(3) 其他：肛周脓肿、肛瘘、便秘、直肠脱垂、直肠良恶性肿瘤、直肠前突、骶神经障碍综合征、耻骨直肠肌综合征、肛管肿瘤、肛管直肠外伤、肛管直肠异物、手术后遗症等，均可以通过临床症状、辅助检查明确诊断。

(二) 妇科疾病

(1) 慢性盆腔炎：临床多表现为下腹坠胀、疼痛及腰骶部酸痛，且疼痛在劳累、性交或月经前后加剧，有时还伴有白带增多、月经紊乱等症状，妇科B超、阴道镜、腹腔镜检查有助于诊断。

(2) 子宫脱垂：临床多表现为患者自觉腹部下坠、腰酸、走路及下蹲时尤为明显，妇科检查 (如双合诊) 可鉴别。

⑶ 其他：子宫后倾、盆腔淤血综合征、子宫腺肌病、阴道痛等妇科疾病，通过妇科 B 超、内分泌检查等均可鉴别。

(三) 泌尿系统疾病

(1) 泌尿系统感染：临床上除了排尿不适外，也会有后肛门及会阴部坠胀不适等，久坐、下蹲、排便动作时胀痛加重，一般通过尿常规、尿细菌培养等方法可鉴别诊断。

(2) 泌尿系统肿瘤：临床多表现为膀胱刺激征，随着肿瘤的生长，其瘤体可直接压迫膀胱出口或血凝块阻塞出口导致排尿困难及腹部胀痛，盆腔广泛浸润时可出现腰骶部疼痛、下肢水肿及严重贫血等症状，可以通过相应部位的 B 超、CT、MRI 鉴别。

(四) 骨科疾病

(1) 尾骨痛：临床多见于女性和年老体弱患者，多源于急性创伤、不良坐姿或久坐引起的慢性损伤、骶尾关节炎等，患者尾骨处有触痛，坐位时加重，按摩尾骨可缓解，通过直肠指检可有尾骨压痛及异常活动，容易鉴别。

(2) 骶尾部肿瘤：临床多表现为骶尾部疼痛，有时放射至臀部，通过骶尾部 MRI、肿瘤标志物等鉴别。

(五) 其他

自我暗示等神经系统疾病；内分泌系统疾病、心血管系统疾病导致的疼痛。

八、治疗

功能性肛门直肠痛治疗以非手术治疗为主，通过降低盆底横纹肌张力可有效缓解症状。痉挛性肛门直肠疼痛常突然发作，且持续时间短，之后可完全缓解，故大部分只需要进行心理治疗。

(一) 一般治疗

根据患者的情况进行心理疏导、纠正不良生活习惯，如久坐、久蹲、熬夜、劳力过度等。积极参加休闲活动，放松精神，缓解疲劳等。

(二) 辨证施治

功能性肛门直肠痛病位在下焦，湿热为患居多，湿热蕴结，气血运行不畅，气滞血瘀是导致肛门直肠疼痛的主要病机，因此中医对疼痛的治法主要在于健脾利湿、行气活血。长时间的肛门直肠疼痛，会损伤气血导致气血产生不足，即“不通则痛”，因此治疗中兼用养血和血之法能加强疗效。

（三）坐浴治疗

应用中药水煎剂，温热坐浴，可通过药物作用和局部温热的物理作用起到活血化瘀、理气镇痛的效果。治疗肛门直肠痛可选用止痛如神汤。中药熏洗是中医外治法之一，通过温蒸、熏洗、坐浴，使中药有效成分透过皮肤创面直达病所，能够促进局部血液和淋巴循环，降低局部肌肉和结缔组织紧张度，减缓局部神经压力及痛觉神经的兴奋性，从而发挥疏经活络、活血化瘀、消肿镇痛、敛疮生肌等功效。

（四）针刺治疗

针刺镇痛源远流长，中医学认为针刺治痛在于它能够“治气”“调神”，可调理气血、疏通经络，主要是通过纠正、消除产生疼痛的病理因素和阻断痛觉的恶性循环这两种途径来达到镇痛作用，两者是相辅相成的。针刺镇痛机制复杂，现代医学认为，一方面针刺治疗是通过调节身体神经和免疫系统的功能，刺激病灶局部皮肤、肌肉的血流量及血流速度增加，改善局部血液循环，提高病灶处新陈代谢，增加血氧供应量，从而消除局部与疼痛有关的炎症因子而发挥镇痛作用；另一方面通过针刺信号和疼痛信号在周围神经系统和中枢神经系统的整合，调节交感神经兴奋性，促进神经传导功能恢复，激活体内生物活性物质如 β- 内啡肽和强啡肽，以及经典神经递质和神经营养因子，从而发挥镇痛作用。

（五）穴位埋线方法

穴位埋线方法是一种将羊肠线或其他可吸收线植入穴位处皮下，羊肠线在体内软化、分解、液化和吸收过程中，对穴位产生生理、物理及化学刺激，通过缓慢、柔和、持久、良性的“长效针感效应”，发挥疏通经络作用，达到“深纳而久留之，以治顽疾”的效果。

（六）生物反馈治疗

生物反馈疗法是在行为疗法的基础上发展起来的一种新的心理治疗技术。生物反馈治疗主要包括肌电图介导的生物反馈和压力介导的生物反馈两种形式，前者包括肛内肌电图介导的生物反馈和肛周肌电图介导的生物反馈，也可几种方法联合运用。生物反馈疗法可在医院进行，也可在家庭中训练。在医院实施要求每周 2 ~ 3

次，每次30min，10次为1个疗程，条件反射的建立需要至少3周，因此治疗需要2个疗程以上，同时配合家庭生物反馈训练，定期随访。通过多次正反尝试训练，可以提高盆底肌肉的协调性和舒张感知能力。生物反馈的疗效不受患者年龄、症状持续时间和是否有手术史影响，很大程度上取决于患者的自我意愿，即是否愿意坚持疗程。

（七）骶管阻滞治疗

骶管阻滞可以通过药物作用，对神经阻滞后的神经干、神经支、韧带、肌肉起到抗炎、镇痛、抗过敏作用，还可以降低毛细血管和细胞通透性，减少致痛物质的积聚，促进组织的新陈代谢和无菌炎症的消退，解除肌肉痉挛，从而使肛门直肠痛症状得到缓解或消失。

（八）其他疗法

1. 心理疗法

功能性肛门直肠痛的发病与精神压力、紧张、焦虑有关，多伴有不同程度的心理问题，因此在诊治过程中应重视对此类患者的心理治疗。首先，在接诊患者时应注意观察、了解患者的心理特点，耐心倾听患者倾诉，言语开导患者；其次，治疗期间可以配合暗示疗法，增强患者对社会和家庭的适应能力及自我调节能力，解除患者顾虑，提高其治愈疾病的信心。必要时应请精神心理专业医师进行会诊，针对患者存在的精神心理问题进行相应的干预。

2. 口服药物治疗

口服镇静药可以消除焦虑症状，并能使肌肉痉挛缓解。硝苯地平、地尔硫革主要用于由遗传性内括约肌肌病引起的功能性肛门直肠痛，通过拮抗钙离子可以缓解肛提肌痉挛以减少疼痛，应注意严重低血压患者不能应用这两种药物。

3. 外用药物治疗

局部涂抹0.3%硝酸甘油软膏治疗痉挛性肛门直肠痛，患者疼痛能得到缓解，很少出现严重的不良反应。

4. 手术治疗

切断部分耻骨直肠肌，可使疼痛缓解，但一些患者可发生大便失禁，因此，应尽量避免手术治疗。另外，一些外科医师主张部分阴部神经切断或行阴部神经阻滞，具体疗效还需要进一步考量。

5. 肉毒杆菌

据报道，采用肛门括约肌内注射用A型肉毒毒素的方法治疗痉挛性肛门直肠痛。肉毒毒素是一种肌肉松弛药，其作用机制可能是A型肉毒毒素能够阻断支配肛门括约肌的一种神经递质（乙酰胆碱）的释放，进而阻止肛门括约肌阵发性运动过度，使疼痛得到缓解。

第十九章　结核患者围手术期护理

第一节　肺结核患者围手术期护理

肺结核，也常被称为“肺痨”，是由结核分枝杆菌感染引发的传染性呼吸系统病症。该病主要在肺组织、气管、支气管和胸膜部位形成病灶。肺结核是全球十大死亡原因之一，患者死亡率高，世界卫生组织报告17亿人为结核分枝杆菌潜伏感染者，而肺结核患者主要集中在30个负担最重的国家，占全世界的87%。此病易感人群包括免疫力较低的老年人、HIV感染者、糖尿病患者、尘肺患者、免疫抑制剂使用者等。

肺结核常见症状包括持续的咳嗽、咳痰、咯血、午后低热、盗汗、月经不调或闭经等。然而，感染者并不一定会患病，大部分感染者在免疫系统消灭大部分结核分枝杆菌后，少量细菌会进入肺部休眠。结核病的主要传播方式是空气中飞沫传播，吸入带有结核分枝杆菌的飞沫会引发感染。

一、术前护理

(一) 心理护理

认真做好解释工作，使患者树立信心和加强对手术的配合。针对患者病程长、服药时间长、经济条件差、过度劳累、生活不规律等做好术前宣教。护士以满腔热情、和蔼可亲的态度关心同情患者，耐心地向患者介绍手术的必要性、手术方式和各种治疗护理的意义方法；鼓励患者与同种术后患者交谈，术后患者的亲身体会更具有说服力，能使患者情绪稳定，正确对待术前的紧张，减少不必要的忧虑，增强自信心。

(二) 加强呼吸功能锻炼

肺结核患者病程长或伴有其他疾病，部分患者长期吸烟影响肺功能。肺通气功能减损与病变范围密切相关，随着病变的发展，呼吸面积逐渐减少，MVV逐渐下降。这是近年来临床肺结核患者的明显特点之一。呼吸训练主要作用是提高腹肌张力、增大膈肌上下移动幅度、改善肺通气功能、增加呼吸肌肌力、减轻或缓解呼吸肌功能失调。通过最大幅度的吸气使横膈收缩下沉，腹部隆起，胸腔负压增大，进入肺泡的气体量增多，呼气时，膈肌松弛，腹部凹陷，肺弹性回位的力增大，促进肺泡的气体排出，从而达到锻炼膈肌的目的。为使肺功能减退患者能耐受胸外科大手术，促进术后康复，减少手术并发症，同时使部分无条件行胸外科手术患者变为可手术者，我们采取了呼吸肌功能训练。训练可以采取深呼吸锻炼或采用呼吸功能锻炼器。深呼吸锻炼：通过用鼻吸气、用嘴呼气来实现。具体做法是让患者取坐位或平卧位、半卧位，屈膝，放松腹部肌肉，将双手分别放在上腹部和前胸部，来感觉胸腹部的运动，用鼻较慢、较深地吸气使腹部膨隆，坚持几秒钟，然后缩唇，缓慢地呼气同时收缩腹肌，将气体排出。每做 5 ~ 6 次深呼吸后可放松休息一下，防止过度通气。另外，指导患者正确使用呼吸功能锻炼器。我们采用西班牙雷文顿（LEVENTON）公司生产的三球仪呼吸训练器。

训练时患者嘴紧紧含住三球式呼吸训练器的咬嘴，缓慢吸气，吸气时进入三球仪的空气将 3 个球在各自的小室里向上推。首先靠近试管连接处的第一个球会向上走直达顶端，然后中间小室里的球会向上走，最后第 3 个球也会被吸起来。当吸气停止后，球会落下，回到最初的位置。使用三球仪时，患者先坐好，一手拿着三球仪，另一手扶着含在口中的螺旋管匀速慢慢深吸气，每日 6 次，每次以不疲劳为准。使用呼吸功能锻炼器与深呼吸锻炼不同，患者可以看到训练器内小球每次被吸起的数量和在顶端停留时间，增加了患者的主观能动性、进取性、趣味性，鼓励患者坚持训练。结果，在训练前用肺功能仪测量患者的肺功能，经过 10 ~ 14 天的训练后再测量肺功能，其结果 MVV% 均有不同程度的提高。

二、术后护理

（一）呼吸道的护理

肺结核患者往往合并支气管结核及术中气管插管导致呼吸道分泌物增加，术后切口疼痛限制了呼吸运动和排痰动作，致使患者不能有效排痰，导致肺部感染、肺不张等并发症，所以呼吸道护理十分重要。全麻未清醒前，给予去枕平卧位，头偏向一侧，防止术后恶心呕吐，引起窒息；有通气道的患者全麻清醒后再拔除。随时做好肺部听诊，鼓励并协助患者咳嗽排痰，防止肺不张。若痰液黏稠可根据医嘱给予雾化吸入，以稀化痰液。全麻清醒后坚持深呼吸运动，视患者具体情况每日 5 ~ 6 次。协助患者咳嗽、咳痰。

方法：患者取坐位或半坐卧位，上身稍向前倾，护士双手十指交叉，压在切口部位上方，像夹板一样保护手术切口，患者做数次深呼吸，然后微张开口，深吸一口气，从肺部深处向外咳嗽3次。再重新吸气，重复咳嗽1~2次。呼吸功能锻炼器从术后第1天开始使用，训练前夹闭胸腔引流管，训练后将胸腔引流管恢复原状，避免胸腔负压增大，将引流液回吸至胸腔，增加感染机会。

（二）胸腔引流管的管理

胸腔闭式引流管是胸外科手术后观察手术成败及确定治疗措施的重要依据。由于近年来临床上重症肺结核患者增多、手术范围扩大及难度增加，术后引流量较多。因此术后要加强引流管护理。

不同术式引流量不同，术前应心中有数。一方面，保持引流装置的无菌状态。肺结核手术后留置引流管时间较长、引流量多，是细菌繁殖良好的培养基。我们采用一次性单腔引流瓶，每周更换3次，引流日量＞500mL每日更换，严格无菌操作。另一方面，保持胸腔闭式引流通畅，经常挤压管腔，清除管内血块。准确记录引流量。观察引流液性质、颜色、量及单位时间内引流量，观察负压波动情况，有无漏气。全肺切除术患者通常放置单腔引流管且夹闭，此管为胸腔调压管。根据患侧胸腔压力由医生开放。为避免胸腔内感染根据医嘱可以持续开放调压管。

（三）密切观察生命体征的变化

当术中出血量＞500~800mL，患者活动时心率加快；当出血量＞1000mL时，有明显血容量不足表现。本组22例患者术中出血≥1000mL，我们进行了心电、血氧饱和度和中心静脉压严密监测，对于肺功能低下老年患者，特别是全肺切除术后患者，避免了液体过量、过快而引起急性心衰和肺水肿。

（四）胸廓成形术后护理

观察患者有无反常呼吸及缺氧现象。术后胸带加压包扎3~4周，不得任意松开，防止反常呼吸。注意腋下的皮肤有无胸带擦伤。本组3例患者有轻度的反常呼吸经2条胸带加压包扎后逐渐缓解。

术后的姿势。手术后尽量保持头正、颈直、两肩平行和挺胸收腹的正确姿位，避免出现头颈偏向健侧、脊椎突向手术侧、术侧肩部抬高等，以免造成严重脊椎侧弯及体态变形。

第二节　脊柱结核患者围手术期护理

结核病是由结核分枝杆菌感染引起的慢性传染病，在骨关节结核中脊柱结核的发病率最高，脊柱结核可导致患者椎体骨质破坏、脊柱畸形，脊髓神经受损后出现双下肢感觉异常，部分患者出现大小便失禁甚至截瘫①，脊柱结核严重影响患者的日常生活。

脊柱结核需要长期药物治疗半年到1年甚至更长时间，但目前手术仍为其主要治疗方式②。围手术期的护理是影响手术效果的重要因素，围手术期护理能有效地增加患者的舒适度，减少患者焦虑，促进患者早日康复。有效的护理干预能明显改善患者预后③，现将脊柱结核围术期的护理综述如下。

一、绝对卧床的护理

(一) 一般护理

脊柱结核在治疗过程中需要患者绝对卧床休息④，保持室内环境安静、整洁，尤其是每名患者只允许一名家属陪伴，减少患者家属探视，使患者能够充分休息。但是结核患者需要家庭成员的关爱，指导患者家属轮流陪伴，不要因家属过多影响患者休息。帮助患者养成良好的作息时间。由于长期卧床，有的患者呈现出白天睡觉，晚上失眠的状态。指导患者家属利用视频、收音机、耳机等设备减少患者白天睡觉时间，从而改善晚上失眠的状态。为保障患者有充足的睡眠，失眠严重者遵医嘱给予舒乐安定1～2mg睡前口服。利用医院空调系统，将病房温度调节到22～24℃，保证患者皮肤处于舒适的温度。指导患者床上大小便，养成定时排便的习惯。按时协助患者轴线翻身，即翻身时保证患者头、颈、肩、腰、髋保持在同一水平线上。避免脊柱受力，以减轻脊柱的压力，避免疾病的扩散，促进伤口愈合⑤。

---

① 刘俊，尹锐，罗政，等. 脊柱结核术后复发的相关因素研究 [J]. 实用骨科杂志，2015，21(6)：567-570.

② 吴旻旻，夏成林，闫飞飞，等. 跳跃性非典型脊柱结核的临床诊断与治疗 [J]. 中国脊柱脊髓杂志，2018(1)：83-87.

③ 张宏其，尹新华，黎峰，等. 脊柱结核手术治疗并发症及相关危险因素的探讨 [J]. 中国矫形外科杂志，2014，22(1)：20-27.

④ 张泽华，陈非凡，李建华，等. 不同类型腰骶椎结核手术治疗方式的有效性和安全性研究 [J]. 中华骨科杂志，2016(11)：662-671.

⑤ 王敏，卜彩芳，黄利慧，等. 多模式宣教对胸腰椎结核患者绝对卧床依从性影响的研究 [J]. 护理与康复，2017，16(5)：489-491.

(二)预防压疮

保护患者皮肤。脊柱结核患者需要长期卧床，尤其要重点关注患者的皮肤情况，避免压力性损伤的发生。帮助患者轴线翻身至少两小时一次，长期受压部位如骶尾部、髋部使用减压贴保护。

脊柱结核患者不能卧在软床上，软床易使患者被破坏的骨质变形，加重患者的病情，也是患者易发生压力性损伤的因素之一。为预防压力性损伤的发生，科室为每一位脊柱结核患者配备棕榈垫子，而不是必须卧在硬板床上[①]。应用海绵垫或者枕头协助患者侧卧位。为患者采取1/2侧卧位、1/3侧卧位和1/4侧卧位，减少对局部皮肤的长期受压，每天两次交接班将脊柱结核患者的皮肤情况作为交接班的重点，如发生压力性损伤做到及早发现及早治疗。教会家属轴线翻身的技巧，与家属共同协作，减少患者压力性损伤的发生。

二、术前护理

(一)做好心理疏导

入院后介绍病室环境、主管医师、责任护士等信息，使患者充分熟悉环境，消除陌生感。护士长合理排班，尽量固定责任护士，方便与患者建立连续的护患关系，实施动态连续的个性化的护理[②]。责任护士在对患者进行日常生活的照护与基础护理的实施过程中，积极和患者进行沟通，根据患者的言语、表情、行为等评估患者的心理需求，鼓励并接受患者对积极与消极情绪的表达，相互信任，搭建良好的护患关系，形成护患之间的交流氛围，同时还要考虑患者的作息时间、受教育程度等采用适当的方式与患者进行沟通交流[③]。使患者能够放下心理负担，积极面对手术。对术前焦虑的患者予以具有针对性的心理疏导，使用举案例的方法增强患者战胜疾病、早日康复的信心，改善患者的焦虑情绪，提高患者围术期的配合程度。

(二)注意保护患者隐私，尊重患者的生活习惯

床头卡不写患者的诊断，不在其他患者面前谈论患者的病情及经济等隐私。做

---

① 王丹．绝对卧床休息对促进脊柱结核患者愈合的影响分析 [J]. 现代诊断与治疗，2016，27(22)：4331-4332.

② 陈鲁玉，李艳鑫，赵丽姣，等．人文关怀护理在脊柱结核患者护理中的应用 [J]. 河南医学研究，2018，27(8)：1505-1506.

③ 王鲜茹．优质护理干预对肺结核患者用药依从性的影响 [J]. 中国当代医药，2016，23(4)：163-165.

操作时注意用隔帘遮挡，提前与患者充分沟通，取得患者同意，尤其是术前备皮、留置导尿等涉及患者隐私部位的操作。将病室其他患者家属请到病室外面，以免暴露患者隐私部位，并对其他患者家属做好解释工作①。

(三) 舒适及安全护理

保持病房安静、整洁、舒适，床头柜上放置患者每日最常用的物品，便于患者随手取用，禁止放利器。

(四) 术前健康教育

结合患者具体情况实施有针对性的健康教育。

为了提高患者的依从性，可采用一对一访谈式交流的方法，向患者及家属讲解疾病的相关知识，比如说病因、发病机制、并发症等，进行相关健康指导，提升患者对疾病的认知水平，提升患者依从性。

使家属参与患者疾病治疗及手术的全过程②。将健康宣教资料制作成纸质版资料和小视频发给患者和家属，对患者进行卧床时生活指导及呼吸训练，术前手术室人员对患者进行访视，让患者了解麻醉方式，告知疼痛控制方法，减轻恐惧心理；手术日病房护士与手术室护士做好交接工作，帮助患者调整情绪、树立信心。

三、术中护理

严格按照术前访视情况为患者制定针对性麻醉方案、手术方案、个性化护理干预方法。入手术室后巡回护士安慰鼓励患者，并尽快配合麻醉，缩短患者在手术室麻醉前的时间，减轻患者的焦虑、恐惧、不安。术中减少长效麻醉药的使用量，保障手术中患者身心正常，确保手术顺利进行③。注意给患者保暖，保证术中患者体温在36℃以上，有利于患者术后康复。

四、术后护理

(一) 一般护理

手术结束返回前确保病房温度适宜，保证床位整洁，与手术室护士做好患者交

① 王晓丽．临床脊柱结核手术的护理体会 [J]. 西南军医，2018，20(3)：390-391.
② 张艳．综合护理干预对脊柱结核术后恢复和并发症的影响 [J]. 中国医药指南，2019，17(5)：184-185.
③ 张维湖，钱继红．健康教育路径在脊柱结核患者护理中的临床应用 [J]. 中国基层医药，2018，25(2)：258-260.

接工作，医护同时查房，关注患者生命体征变化，引流管、尿管等是否通畅，告知患者手术情况，预期疗效，制订个性化康复计划。因为脊柱结核本身是一种感染性疾病，伤口也为感染性伤口，所以伤口护理需要严格无菌操作。

（二）饮食护理

患者术后麻醉清醒即可少量饮水。遵医嘱输入止吐、预防恶心的药物，如昂丹司琼等，保证患者舒适。患者无不适即可进食一些易于消化的食物，避免患者出现便秘、腹胀等不良反应。术后第2天可进食易消化的软食。术后第3天普食，指导患者进食高蛋白饮食，保证营养，须注意牛奶等要与输注的利福平隔开4h服用，以免影响利福平的吸收。告知患者进食富含纤维素、维生素的食物，以预防便秘。术后12～48 h胃肠道蠕动变慢，需要密切观察患者的肛门排气时间①。

（三）用药的护理

遵医嘱为防止患者病变扩散而选择输注合适的抗结核药物。

由于单种药物容易引起结核分枝杆菌产生耐药性，疗效不理想，因此一般将链霉素与异烟肼进行联合应用。链霉素的用量：成人0.75g进行肌内注射，1次/d，因链霉素注射患者疼痛感觉明显且易形成皮下硬结，如出现皮下硬结，指导患者家属给予局部热敷。

异烟肼按照5～10mg/kg剂量，口服，1次/天②；卡那霉素，0.5g，肌内注射，2次/d；口服利福平，450～600mg/d；乙胺丁醇按照25mg/kg剂量口服，1次/d。如果将这些药物与链霉素、异烟肼联合应用，效果会更好。对患有脊柱结核并有窦道的病人，手术前还需要使用青霉素或其他可控制化脓感染的抗生素，防止术后切口发生感染③。告知患者药物治疗的重要性，服用利福平的患者须告知排泄物包括尿液和眼泪均可能出现橘红色，请患者不要紧张，系利福平正常代谢所致。督促患者按时服药，观察药物的不良反应，及时给予干预。

---

① 李孝文.个性化护理干预在脊柱结核患者围术期的应用效果分析[J].检验医学与临床，2017，14(17)：2629-2632.

② 范俊，秦世炳，董伟杰，等.脊柱结核术后常见并发症分析与处理[J].医学综述，2015，21(1)：186-187.

③ 董丽菲.绝对卧床休息在促进脊柱结核患者愈合中的作用[J].中国保健营养，2019，29(1)：347-348.

（四）并发症的护理

脊柱结核手术创伤大、并发症多①。常见的并发症有脊髓损伤、伤口出血、血胸、感染、肠梗阻、坠积性肺炎、压疮、下肢深静脉血栓形成等，术后密切观察患者的生命体征，加强引流管护理，将患者的引流管妥善固定，并保证引流管不弯曲、不打折，严格记录引流量，如伤口引流过多，须及时通知医生。警惕脊髓损伤的发生，密切观察肢体感觉、肌力变化情况。对已经存在神经功能损伤的患者，要指导并协助功能锻炼，促进康复②。注意观察手术切口渗出情况，保持清洁干燥，避免敷料卷曲脱落。为预防肺不张及坠积性肺炎，指导缩唇呼吸、早日下地活动，劳逸结合，循序渐进。协助患者定时翻身拍背，必要时给予雾化吸入③。

（五）康复训练

麻醉恢复后即可进行踝泵、股四头肌、直腿抬高功能锻炼，促进血液循环、肌肉收缩，预防下肢深静脉血栓④。术后第 3 天与主管医生制订个体化康复计划，由被动运动转为主动运动，循序渐进地开展。根据医嘱，协助患者佩戴相应外固定支具，鼓励患者早日下床活动。

（六）营养支持

必要时加用静脉营养支持，即术前 7 天至术后 7 天每日静脉增加供氮 0.2g/kg，热量 104.6 kJ/kg。由氨基酸制剂提供氮源，葡萄糖溶液提供 60% 的非蛋白质热量，其余 40% 由脂肪乳剂提供。在营养科指导下配置装入 3L 袋中，经由锁骨下静脉输入或 PICC 输注⑤。

脊柱结核的治疗包括全身抗结核药物治疗加手术治疗，治愈率较高，但是，脊柱结核的治疗是一个漫长的过程，使得患者终年忍受疼痛侵袭。发病患者常伴随焦虑、消极等心理问题。围术期科学护理尤为关键，护理工作的好坏直接影响术后恢复情况。总之，在围术期对患者进行精心、细心、科学的护理才能保证患者舒适度，减少并发症的发生，促进患者早日康复。

---

① 陈鹏宇，徐永清，周田华，等．一期后路病灶清除、植骨融合内固定治疗胸腰椎结核 [J]. 临床骨科杂志，2017，20(6)：648−651.

② 霍春玲，邓红春．健康教育路径在脊柱结核护理中的应用及效果评价 [J]. 中国保健营养，2019，29(2)：187−188.

③ 谭丽莎 .40 例脊柱结核患者围手术期护理分析 [J]. 当代医学，2014，20(5)：131−132.

④ 余红英．系统护理干预对髋关节置换术病人下肢深静脉血栓形成的影响 [J]. 全科护理，2019(16)：1979−1981.

⑤ 刘红梅．浅谈胸腰段脊柱结核病人围术期营养支持的护理 [J]. 饮食保健，2018，5(21)：119.

第三节　四肢关节结核患者围手术期护理

一、临床表现

(1) 慢性起病，乏力、低热、盗汗、消瘦及贫血等症状。

(2) 局部隐痛，夜间疼痛较白天明显，活动后加重，休息后可缓解。小儿常见“夜啼”。

(3) 浅表关节有肿胀、积液、压痛，处于半屈状态，受累椎体有叩击痛。

(4) 其他：截瘫、病理性骨折或脱位。

二、评估要点

(1) 一般情况：是否有午后低热、盗汗、食欲不振等全身结核中毒症状；患者及家庭成员是否有结核病史；是否服用过抗结核药物及用药后的反应；有无关节外伤史。

(2) 专科情况：患处关节是否有肿胀、疼痛、功能障碍；疼痛的部位、时间及休息后是否过缓或加重；四肢肌力、感觉是否有变化；下肢是否等长。

(3) 辅助检查：血沉、X 线片、CT 等检查是否支持结核诊断。

(4) 心理和社会支持状况。

(5) 术后切口愈合及引流情况、局部制动及固定效果，肢体的感觉、运动，以及抗结核治疗后的反应。

三、护理诊断

(1) 知识的缺乏：缺乏用药及功能锻炼相关知识。

(2) 营养不足：与疾病慢性消耗有关。

(3) 焦虑：与病程长，担心预后有关。

(4) 疼痛：与骨或关节结核和手术有关。

(5) 潜在并发症：瘫痪、气胸、腓总神经损伤。

(6) 躯体移动障碍：与结核、手术或截瘫有关。

四、护理措施

(一) 体位

嘱患者卧床休息，减少消耗，提高抵抗力。

(二) 饮食

遵医嘱，指导患者进食高蛋白、高热量、高维生素饮食，多食粗纤维及含钙丰富食物，如牛奶、豆制品、瘦肉、蔬菜等。

(三) 病情观察

(1) 监测生命体征，应用链霉素期间，观察有无耳鸣、听力减退，应用异烟肼时有无肝脏损害。

(2) 观察引流液的颜色、性质及量并记录，预防脱管的发生。

(3) 并发症的观察。

1) 神经、脊髓损伤：脊柱结核术后观察患者的双下肢运动、感觉、大小便情况，若功能变差，可能为神经、脊髓损伤，应立即报告医生做相应处理。

2) 窒息：颈椎结核出现咽后壁脓肿时可导致吞咽困难，应根据吞咽程度选择易消化且高营养的流质、半流质、软质的饮食，进食速度慢且均匀，防止食物呛入气管而窒息。

3) 呼吸困难：胸椎结核术后出现呼吸音减低、呼吸短促、胸闷等缺氧症状，应及时报告医生；合并有血气胸时，宜做胸腔闭式引流，给予高流量吸氧。

4) 腓总神经损伤：膝关节结核术后，如患肢出现足下垂，足背第一跖骨部位小片三角形区域感觉障碍等，提示有腓总神经损伤的可能，应及时处理。

(四) 基础护理

保持床单位平整，协助病人皮肤护理、口腔护理、会阴护理、床上使用大小便器，协助病人床上擦沐及床上更衣等。

(五) 专科护理

术后 24～48h 放置切口负压引流，保持引流管通畅，妥善固定，如发现异常应及时报告。

(六) 安全护理

高危人群预防跌倒坠床事故的发生。

(七) 功能锻炼

(1) 脊柱结核的患者。①需要长期卧硬板床，应主动练习翻身、坐起或下床活动。②对于截瘫或脊柱不稳定者，应鼓励患者做抬头、扩胸、深呼吸、咳嗽和上肢运动，以增强心肺的适应力和上肢的肌力，同时被动活动、按摩下肢各关节，以防止关节粘连、强直。③手术后1～2天有发热时不宜锻炼，以免引起疼痛，加重心脏负担。

(2) 颈椎结核合并截瘫的患者，做腕关节、肩关节、肘关节、踝关节、膝关节、髋关节的被动活动，每日3～5次，每次10～20min；同时，可对上肢及大腿、小腿的肌肉行向心性按摩，每次按摩20min，防止肌肉萎缩。

(3) 胸椎结核术后由于麻醉后脊柱周围肌肉松弛，加上椎体破坏，稳定性差，须平卧6h方可翻身，并注意采取平轴翻身，保持患者颈、肩及臀一致，防止脊柱扭曲。

(4) 腰椎结核的患者，为了防止神经根粘连，可做双下肢直腿抬高训练。术后第一天开始，每日3～5次，每次10～20min；1周后可指导其在床上进行抬臀运动以锻炼腰背肌。

(5) 髋关节结核的患者。①术后第一天，可做股四头肌的静力收缩运动、上肢及健侧下肢的活动；头部左右旋转，耸肩及肩关节各个方向的活动；手指可以握拳或屈、伸；脚趾可分开、并拢等。②术后1周，双手支撑进行抬臀练习；按摩膝关节周围皮肤，防止肌肉萎缩，4周以后患者可以做膝关节的屈、伸练习。③6～8周后，X线拍片复查，髋关节病变已愈合者可去除皮牵引，持双拐下床练习行走，但患肢不能负重；2周以后，根据病情改用单拐，患肢可轻度负重步行。

(6) 膝关节结核的患者。①当天麻醉消失后，可开始行健侧肢体及患肢踝关节背伸、跖屈锻炼，以减轻足部水肿。②术后3天开始进行股四头肌等长收缩训练。③指导患者正确下床及负重。下床前先练习“坐起”，开始靠坐，以20°～80°为宜，逐渐过渡到扶起、自坐、床边坐，要求达到很平稳地坐在床边，再扶双拐下地。下地时注意保护，防止碰伤、跌倒及体位性低血压。④根据手术的种类，术后3～6个月患肢可逐渐负重，由双拐到单拐再到弃拐。

五、健康教育

(1) 告诉患者及家属骨与关节结核是慢性病，病程长，切勿产生急躁或悲观情绪，要树立战胜疾病的信心。

(2) 强调休息和增加营养的重要性。

(3) 告诉患者药物的剂量、用法、不良反应及保存方法，讲解长期用药的必要性，不可随意更换、停用或减量。肘、腕、膝、踝、足等小关节结核需要用药1年以上，脊柱、髋、膝结核必须用药2年左右。

(4) 嘱患者定期复查肝功能、血常规等，如用药过程中出现耳鸣、听力异常等要立即停药，及时复诊。

(5) 嘱患者治疗期间应避免怀孕生育，以免使病情加重或造成复发。

(6) 嘱患者根据病变部位，采取不同的锻炼方法，注意循序渐进，持之以恒，以患者活动后不感到疲劳为宜；如患者在活动后出现精神不振、疲乏无力、疼痛加剧、病情加重时，应暂停锻炼。

第四节　附睾结核患者围手术期护理

一、手术前后护理

附睾结核手术前后护理措施如下。

(一) 手术前护理

(1) 一般准备：据重要脏器功能，纠正营养状况，提高对手术的耐受性。

(2) 抗结核治疗：遵医嘱给予抗结核药物至少 2 周，并观察药物的治疗成果和毒副作用。

(二) 手术后护理

1. 病症观察

(1) 出血：常规监测血压、脉搏；肾切除者，观察引流管的引流量；肾病灶切除或肾部分切除者，观察血压情况。

(2) 健侧肾功能：肾切除术后护理观察的重点，连续龟头炎准确记录 24h 尿量，若手术后 6h 无排尿或 24h 尿量较少，提示或许有肾功能障碍，应报告医生，并协助处理。

2. 卧床休息

肾病灶切除或肾部分切除术后，卧床 7 ~ 14 天，减少活动，以防出血。

龟头炎引起的腹胀处理：血压平稳后，取半卧位，如无医疗限制，鼓励早期下床活动，必要时行胃肠减压。

3. 防治感染

观察体温及白细胞变化，应用抗生素，及时换药，继续应用抗结核药物。

4. 出院指导

告知病人继续抗结核治疗龟头炎 6 个月，以防复发，勿用对肾脏有损坏的药物，定期检查。

附睾结核是由结核杆菌侵入附睾引起的男性生殖道结核病，临床常表现为附睾缓慢增大的硬结，可形成溃疡或破溃，经久不愈。附睾结核可通过手术治疗，术前术后护理包括休息与饮食、伤口护理、术后防止并发症、预防感染等方面。

二、全身护理

附睾结核病人在治疗期间，通常需要长期使用抗结核药物，如利福平胶囊、异烟肼片等，有可能引起肝肾功能损伤，需要定期复查肝肾功能，并检查血常规、血尿常规、血沉等指标，观察身体的恢复情况。

三、饮食护理

附睾结核病人在饮食上，应注意多吃鸡蛋、牛奶等高蛋白食物，增加营养物质的摄入，也可以多吃新鲜的水果和蔬菜补充维生素。但应避免吃辛辣、刺激性食物，以免影响身体恢复。

除此之外，附睾结核病人在治疗期间应避免性生活，必要时需要性伴侣进行检查和治疗。附睾结核病人在居家治疗期间症状一直不缓解时，建议前往医院泌尿外科就诊，行血常规、结核菌素试验等检查明确情况，遵医嘱进行治疗。

第五节　颈淋巴结核患者围手术期护理

一、术前护理

(一) 心理护理

由于患者担心术后伤口愈合时间长，患者身心痛苦不安、紧张。首先，应与患者及家属建立良好的信任关系，向患者详细介绍手术的方法及疗效，并请病情较重而现在已经明显好转的患者现身说法，给患者以安慰，减轻其恐惧、焦虑的心理。

(二) 饮食指导

伤口愈合是一个能量消耗增加的过程。因此应给予高热量、高蛋白、高维生素的食物，如鸡蛋、牛奶、瘦肉、鱼类、豆制品，新鲜的蔬菜及水果。饮食尽量做到多样化，以保证患者具备良好的营养状态，促进术后早期恢复。

(三) 做好术前准备

术前向患者介绍手术的方法、麻醉方式及术后注意事项，术前晚10点后禁食、禁饮，保证晚间睡眠，指导患者完成术前常规检查。

二、术后护理

(一) 密切观察生命体征及常规心电监护

术后迅速检查及安置好各种引流管，根据麻醉方式，选择好体位。给予常规床边心电监护监测4～6h，低流量吸氧4～6h，术后2h内指导家属勿让患者睡眠，2h后方可睡眠，术后6h后方可进饮、进食，密切观察生命体征及全身情况，并做好护理记录。

(二) 伤口护理

(1) 仔细检查伤口敷料是否干燥、固定，若渗液过多，应及时更换，对于脓肿溃疡型淋巴结核患者，由于术中清除病灶组织较多，伤口水肿、渗液多，术后通常在伤口表面用500 g重量的沙袋加压，以挤压出伤口过多的水分，便于伤口早日愈合。

(2) 伤口换药，采用每日或隔日用2.5%碘伏消毒伤口一次，伤口置引流条或引流管者，应经常检查引流是否通畅，引流液的颜色及量，每日更换引流袋。通常在3～5天内拔除引流条或引流管，伤口7～10天拆线，伤口未愈及伤口未缝合者予以异烟肼沙条换药引流，清理残腔内的坏死组织，引流条使之不形成死腔，1～2月内形成瘢痕愈合。

三、术后健教

(一) 指导患者正确服用抗结核药物

向患者介绍抗结核病药物的治疗方案，指导早期、全程、规律、足量用药原则的重要性，嘱按时、按顿服药，如利福平宜空腹，而异烟肼、吡嗪酰胺、乙胺丁醇、链霉素等每天一次用药，较每日分次用药疗效更佳。让患者了解药物的不良反应及注意事项。

(二) 消除不重视术后治疗的思想

消除患者认为局部病灶已切除，不重视结核病治疗的思想，指导患者用药，增强治疗信心。

(三) 休息

手术前期要卧床休息，以减少能量消耗、规律休息、适量运动为原则。

(四) 出院指导

出院后正确服药至关重要，同时，休息、营养、功能锻炼也是其综合治疗的重要组成部分。患者按医嘱，规律用药，坚持按疗程治疗，定期复查肝、肾功能、血常规，如有异常及时与医生联系，以便调整治疗方案，加强体育锻炼，增强机体抵抗力，促进疾病早日康复。

颈淋巴结核病灶清除术的治疗，极大地缩短了疾病病程，提高了疾病的治愈率，在临床护理中及时引导患者保持良好的心态及合理的营养饮食可提高机体抵抗力，促进伤口早日愈合。在伤口护理方面，清创的技术、清洁伤口的方法，将直接影响伤口愈合。因此，坚持感染创面无菌换药，彻底清除脓腔内坏死组织，能促进溃疡伤口的肉芽组织生长。在健康教育方面，加强药物宣教，特别是对于手术前病程长，未按时、按规律用药的患者，术后做好耐心细致的宣教工作，使患者克服药物带来的不良反应，坚持全程规律地用药，能减少术后复发。

第二十章　艾滋病合并外科疾病患者围手术期护理

第一节　艾滋病合并肺癌患者围手术期护理

艾滋病（Acquired Immune Deficiency Syndrome，AIDS）合并肺癌（Lung Cancer）是一种临床上较为罕见但病情严重的情况。对于这样的患者，围手术期的护理至关重要，不仅关乎手术的成功与否，更直接关系患者的生命质量和预后。以下探讨艾滋病合并肺癌患者围手术期的护理要点和策略。

一、艾滋病合并肺癌患者的术前准备

(一) 患者全面评估

第一，身体状况评估。在手术前，对患者进行全面身体状况评估至关重要，这包括对患者的生命体征、心肺功能、肝肾功能等方面的评估。由于艾滋病患者的免疫功能低下，需要密切关注患者的身体状况，以确保手术的安全性。

第二，免疫功能评估。艾滋病患者的免疫功能受损，容易发生感染。因此，在手术前，需要对患者的免疫功能进行密切监测。根据患者的免疫状态，制定相应的预防感染措施。

第三，心理状态评估。艾滋病合并肺癌患者常常面临巨大的心理压力，包括对疾病的恐惧、对手术的担忧等。护理人员须密切关注患者的心理状态，并采取相应的心理护理措施。

(二) 心理护理的重要性

第一，建立良好沟通。护理人员须与患者建立良好的沟通，了解患者的心理需求，为患者提供必要的心理支持和安慰。

第二，缓解心理压力。针对患者面临的心理压力，护理人员应积极采取措施，如提供心理咨询、家庭支持等，以减少患者的焦虑和抑郁情绪。

(三) 营养支持的重要性

第一，改善营养状况。艾滋病患者的营养状况往往较差，肺癌手术需要消耗大量能量。因此，术前要给予患者充足的营养支持，提高患者的手术耐受性。

第二，高热量、高蛋白、高维生素饮食。患者须需摄入富含热量、蛋白质和维生素的食物，以增强体力，提高免疫力。

第三，静脉营养支持。对于营养状况较差的患者，可给予必要的静脉营养支持，以改善患者的整体状况。

(四) 药物准备及管理

第一，抗病毒药物。根据患者的病毒载量，术前须服用抗病毒药物，以降低病毒复制，减少术后并发症的发生。

第二，抗生素。预防性使用抗生素，以降低手术切口感染的风险。

第三，止痛药。根据患者的疼痛程度，给予适当的止痛药物，以缓解患者的疼痛感。

第四，按时服药。护理人员须确保患者按时服药，以维持良好的药物治疗效果。

二、艾滋病合并肺癌患者的术中护理

第一，生命体征监测。在手术过程中，需要密切监测患者的生命体征，包括心率、血压、呼吸、体温等。对于艾滋病患者，由于免疫功能低下，需要特别注意预防感染和出血等并发症。

第二，输液与输血。根据手术的需要和患者的身体状况，及时给予输液和输血支持。对于艾滋病患者，由于可能存在凝血功能障碍，需要特别注意输血的安全性和有效性。

第三，疼痛管理。肺癌手术后的疼痛是患者最为关注的问题之一。对于艾滋病合并肺癌患者，疼痛管理尤为重要，护理人员需要给予患者足够的止痛药，并密切观察疼痛的变化情况，及时调整止痛药的用量。

三、艾滋病合并肺癌患者的术后护理

第一，病情观察。术后需要密切观察患者的病情变化情况，包括生命体征、意识状态、伤口情况等。对于艾滋病患者，需要特别注意预防术后感染和出血等并发症。

第二，呼吸道管理。肺癌手术后，患者需要保持呼吸道的通畅。对于艾滋病患者，由于免疫功能低下，呼吸道管理尤为重要。护理人员需要定期为患者吸痰、清洁口腔和鼻腔，保持呼吸道的湿润和通畅。

第三，营养支持。术后患者需要充足的营养支持来促进伤口的愈合和身体的恢复。对于艾滋病患者，营养支持尤为重要。护理人员需要根据患者的营养状况和医生的建议，制订个性化的饮食计划，并提供必要的静脉营养支持。

第四，心理护理。术后患者往往面临着疼痛和康复的压力，心理护理在术后护理中同样重要。护理人员需要与患者保持良好的沟通，了解他们的心理需求，提供必要的心理支持和安慰。

第五，出院指导。在患者出院前，护理人员需要给予患者详细的出院指导，包括饮食、运动、药物、随访等。对于艾滋病合并肺癌患者，需要特别强调定期随访的重要性，以便及时发现并处理可能出现的并发症。

第二节　艾滋病合并结肠癌患者围手术期护理

艾滋病患者合并结肠癌的发病率也呈逐年上升趋势。由于艾滋病患者的特殊性，手术治疗成为艾滋病合并结肠癌患者的首选治疗方法。然而，手术过程中的护理工作面临着极大的挑战。以下旨在探讨艾滋病合并结肠癌患者围手术期的护理策略，以提高手术治疗的安全性和有效性。

一、艾滋病合并结肠癌患者的术前护理

第一，全面评估患者一般状况。艾滋病合并结肠癌患者在术前的第一个关键步骤是全面评估患者的一般状况，这包括对患者的生命体征、心肺功能、肝肾功能等方面的细致检查。评估的目的在于了解患者的病情严重程度，为后续的手术治疗提供依据，同时判断患者是否具备手术的适应证。只有当患者的身体状况达到一定标准时，才能顺利进行手术治疗。

第二，心理护理。关爱患者的身心健康，面对艾滋病和结肠癌的双重打击，患者很容易产生恐惧、焦虑等心理问题。因此，心理护理在术前护理中占据了重要地位。医护人员需要给予患者充分的关爱和支持，倾听他们的心声，解答他们的疑虑。通过心理疏导，帮助患者建立积极的心态，增强对手术治疗的信心。同时，患者家庭和社会的支持也是不可或缺的，让他们感受到温暖，勇敢面对疾病。

第三，预防感染。降低手术风险。艾滋病患者的免疫系统受损，抵抗力较弱，容易引发各种感染。因此，在术前护理中，预防感染至关重要。医护人员需要加强

对患者口腔、皮肤、肠道等局部感染预防措施的指导，减少手术风险。这包括定期清洁口腔、保持皮肤干燥清洁、合理调整饮食结构等。通过这些措施，有助于降低手术过程中的感染风险，保障患者的安全。

二、艾滋病合并结肠癌患者的术中护理

在临床实践中，艾滋病合并结肠癌的患者较为罕见，但一旦遇到此类患者，医护人员必须高度重视其术中护理，这是因为艾滋病患者本身免疫功能低下，手术过程中若出现感染，可能导致严重后果。为了确保艾滋病合并结肠癌患者手术的顺利进行和患者的安全，以下术中护理措施显得尤为重要。

第一，严格无菌操作。艾滋病合并结肠癌患者在手术过程中，严格执行无菌操作规程至关重要。医护人员应当对手术环境、器械和自身进行充分消毒，降低感染风险。无菌操作不仅包括手术室的消毒和空气流通，还包括手术器械的消毒、患者皮肤的消毒以及医护人员的手卫生。任何一个环节被忽视都可能导致感染的发生，从而加重患者的病情。

第二，密切监测生命体征。在手术过程中，密切监测患者的心率、血压、血氧饱和度等生命体征是确保患者安全的基础。由于艾滋病患者可能存在心血管系统、呼吸系统等并发症，因此，医护人员需要随时关注患者的生命体征变化，及时发现并处理可能出现的并发症，确保手术过程中的生命安全。

第三，合理输血。艾滋病合并结肠癌患者在手术过程中，合理输血同样至关重要。根据患者的病情、血红蛋白水平和凝血功能，医护人员应合理选择输血方式，确保输血安全。在输血过程中，要严格执行输血操作规程，避免发生输血反应。同时，艾滋病患者存在出血风险，医护人员须密切监测患者的出血情况，及时采取措施进行止血。

第四，心理护理。艾滋病合并结肠癌患者在手术前后的心理状态同样值得关注。由于疾病本身的恐惧和社会歧视，患者可能存在严重的心理压力。医护人员应加强对患者的心理护理，建立良好的沟通，给予心理支持和安慰，帮助患者建立信心，积极配合治疗。

三、艾滋病合并结肠癌患者的术后护理

(一) 疼痛管理

术后疼痛是手术后患者必须面对的问题，如何进行有效的疼痛管理，成为术后护理的重要环节。以下从三个方面对术后疼痛管理进行探讨，以期为临床实践提供

参考。

第一，术后及时进行疼痛评估。术后护理过程中，护士应密切关注患者的疼痛程度，了解疼痛的性质、部位、持续时间等，为制定具有针对性的疼痛管理措施提供依据。疼痛评估是疼痛管理的基础，只有准确了解患者的疼痛状况，才能制定出合适的疼痛管理方案。

第二，采取有效的疼痛管理措施。根据患者的疼痛程度和原因，采用药物治疗和非药物治疗相结合的方法，减轻患者术后疼痛，提高患者舒适度。药物治疗包括使用止痛药、镇痛泵等，非药物治疗包括心理疏导、物理疗法、中医按摩等。在实际操作中，应根据患者的具体情况，选用合适的疼痛管理方法。

第三，提高患者疼痛认知。向患者及家属传授疼痛管理知识，使其了解疼痛的原因、治疗方法及疼痛控制的重要性，增强患者对疼痛的耐受力。患者疼痛认知的提高，有助于减轻患者对疼痛的恐惧感，增强患者对疼痛控制的信心，从而积极配合医护人员进行疼痛管理。

(二) 感染监测与预防

艾滋病合并结肠癌患者的感染监测与预防在医疗护理工作中的重要性显而易见。以下三个方面是实践中密切监测感染征象并预防感染的关键措施。

第一，术后感染的监测与预防至关重要。医护人员须密切关注患者的生命体征和伤口愈合状况，包括体温、呼吸、心率等生命体征的监测，以及定期检查伤口愈合程度。一旦发现感染迹象，如红肿、疼痛、发热等，应立即报告医生，并根据医生的指导采取相应措施，如抗生素治疗、局部换药等。

第二，合理使用抗生素是预防感染的关键。抗生素的选用应根据患者感染的类型和病情，遵循抗生素使用原则。抗生素使用不当不仅无法有效抵抗感染，还可能导致抗生素耐药性的产生。因此，医护人员须对抗生素的使用有充分的认识，根据临床症状和实验室检查结果，选用适当的抗生素，以达到预防和治疗感染的目的。

第三，消毒隔离措施是降低感染风险的重要手段。无菌操作规程是医疗工作中必须严格执行的规定。在操作过程中，医护人员须做好个人防护，如穿戴隔离衣、口罩、手套等，同时，加强病室的消毒管理，定期进行空气消毒和物体表面消毒，以降低病室内的感染风险。

(三) 康复护理

艾滋病合并结肠癌患者的康复护理在术后恢复过程中具有重大意义。以下详细探讨康复护理的三个关键方面。

1. 早期康复锻炼的重要性

(1) 促进术后生理功能恢复：早期康复锻炼有助于患者术后生理功能的恢复，如呼吸、循环、消化等系统。通过渐进式的康复锻炼，如床上活动、肢体锻炼等，可有效提升患者生理功能，为其早日康复奠定基础。

(2) 预防并发症：早期康复锻炼有助于预防术后并发症，如深静脉血栓、肺部感染等。适当的肢体锻炼可增加血液循环，降低血栓形成风险；呼吸锻炼则能增强肺部功能，降低感染发生率。

(3) 提高生活质量：早期康复锻炼有助于提高患者的生活质量。通过康复锻炼，患者可逐渐恢复自理能力，减轻家庭及护理人员负担，使患者在术后更好地适应生活。

2. 营养支持在康复过程中的关键作用

(1) 促进伤口愈合：充足的营养摄入对术后伤口愈合至关重要。根据患者饮食习惯和身体状况，制订合理饮食计划，确保患者摄入充足蛋白质、维生素和矿物质等营养成分，有利于伤口愈合。

(2) 提高免疫力：良好营养状况有助于提高患者免疫力，降低感染风险。合理饮食搭配，确保患者摄入足够免疫球蛋白、白细胞等免疫活性物质，从而增强抵抗力。

(3) 改善患者体质：术后患者体质较弱，充足的营养支持能改善患者体质，提高术后康复适应能力。

3. 心理护理在康复过程中的重要性

(1) 增强患者信心：心理护理有助于增强患者战胜疾病的信心。关注患者心理状况，提供心理支持和关爱，使患者感受到家人和医护人员的关心，积极面对疾病。

(2) 减轻心理负担：术后康复过程中，患者可能面临生活、工作等压力。心理护理有助于减轻患者心理负担，以便更好地投入康复过程。

(3) 促进家庭和社会支持：心理护理可促进家庭和社会对患者的支持，营造有利康复氛围。家庭成员和医护人员应共同努力，为患者提供全方位支持，使其在康复过程中感受到关爱和温暖。

第三节　艾滋病合并肛周脓肿患者围手术期护理

肛周脓肿是艾滋病患者常见的并发症之一，严重影响患者的生活质量。手术治疗是缓解肛周脓肿患者病痛的有效手段，然而艾滋病患者的特殊体质使得围手术期护理变得尤为重要。以下旨在探讨艾滋病合并肛周脓肿患者围手术期的护理策略，以提高手术治疗的成功率和患者的安全性。

一、艾滋病合并肛周脓肿患者的术前护理

(一)全面评估患者病情

1. 全面了解患者身体状况

(1) 深入病史调查：在进行手术治疗前，医护人员需要对患者的整体健康状况进行深入的了解，这包括但不限于病史、既往手术史、药物过敏史等。这对于制定合适的治疗方案至关重要，特别是针对艾滋病合并肛周脓肿这类特殊病例。

(2) 病情评估：详细询问和检查患者的病情，特别是肛周脓肿的大小、位置、感染程度等，以便评估手术治疗的适应证。同时，还须关注患者的全身状况，如营养状况、免疫功能等，以全面评估患者的身体状况。

2. 评估手术适应证与风险

(1) 适应证评估：结合患者的具体病情，如脓肿的大小、位置、感染程度等，评估手术治疗的适应证。手术治疗适用于脓肿较大、感染严重、保守治疗无效的患者。

(2) 风险评估：充分评估手术风险，如出血、感染、疼痛等，并制定相应的应对措施。针对艾滋病患者，还须注意抗逆转录病毒药物与手术麻醉药物的相互作用，避免加重患者的药物不良反应

3. 实验室检查配合

(1) 确保手术安全：为确保手术安全，须进行相关实验室检查，如血常规、凝血功能、病毒载量等，以评估患者的生理状况。

(2) 监测病情变化：在手术后，须密切监测患者的生命体征、伤口愈合情况、感染指标等，以便及时发现并处理病情变化。

4. 术后护理与康复

(1) 术后护理：术后须严格执行护理操作规程，关注患者的疼痛、出血、感染等并发症，并给予及时处理。同时，加强患者的心理护理，减轻其对疾病的恐惧和焦虑。

(2) 康复指导：根据患者的康复情况，制订个性化的康复计划，包括饮食、运动、药物使用等方面。在康复过程中，须密切监测患者的身体状况，确保病情稳定。

(二)心理护理干预

以下探讨针对艾滋病合并肛周脓肿患者的心理护理干预措施，以帮助患者更好地应对疾病，提高治疗效果。

第一，建立良好的护患关系。在与患者保持良好沟通的基础上，关心患者的感

受，耐心解答患者的疑虑，建立信任感。这是心理护理干预的第一步，也是关键一步。护士应尊重患者，给予充分的关爱和支持，让患者感受到温暖并获得安全感。

第二，缓解焦虑、恐惧情绪。针对患者对手术的担忧，给予心理支持，讲解手术治疗的必要性、安全性及术后注意事项。在此过程中，护士应以诚恳、真诚的态度，帮助患者正确面对疾病和手术，缓解焦虑、恐惧的情绪。

第三，增强患者信心。向患者介绍成功的病例，让患者了解同类患者手术后的良好恢复情况。通过分享成功案例，帮助患者树立信心，激发他们战胜疾病的勇气和决心。

第四，家庭和社会支持。积极协调患者家庭和社会关系，争取家庭成员和社会各界对患者的关爱和支持。让患者感受到家人和社会的关心，有利于他们更好地面对疾病挑战。

第五，心理疏导与康复训练。在治疗过程中，对患者进行心理疏导，帮助他们调整心态，积极面对生活。同时，根据患者身体状况，制订合适的康复训练计划，提高患者的生活质量。

（三）抗生素治疗

艾滋病是一种严重的免疫系统缺陷疾病，患者容易引发各种感染，其中肛周脓肿便是常见的一种并发症。针对这一情况，抗生素治疗起着至关重要的作用。以下将探讨抗生素在治疗艾滋病合并肛周脓肿患者中的应用策略，主要包括预防性使用抗生素、控制感染以及观察抗生素疗效三个方面。

第一，预防性使用抗生素。预防性使用抗生素的目的是降低手术过程中的感染风险，减少术后并发症。在实际操作中，须根据患者的感染程度和病原体类型，选用适当的抗生素进行预防性治疗。此类抗生素应具有广泛的抗菌谱、较高的组织和穿透力，以确保其在手术过程中的抗菌效果。

第二，控制感染。对于已存在感染的患者，及时控制感染病情至关重要。控制感染是根据药敏试验结果，选用敏感抗生素进行治疗。药敏试验可以帮助医生了解病原体对特定抗生素的敏感性，从而为患者选用最具针对性的治疗方案。在治疗过程中，须密切监测患者的感染症状和实验室检查结果，如体温、白细胞计数等，以评估感染程度和治疗效果。

第三，观察抗生素疗效。观察抗生素疗效是治疗过程中的重要环节。医生须密切监测患者的病情变化，评估抗生素的疗效。若抗生素治疗有效，患者的感染症状应逐渐缓解，实验室检查指标（如白细胞计数、体温等）应趋于正常。若抗生素治疗无效，应及时调整抗生素种类和剂量，以提高治疗效果。

二、艾滋病合并肛周脓肿患者的术中护理

在面对艾滋病合并肛周脓肿患者时，手术治疗是一种常见的临床手段。为了确保手术的成功率和患者的术后康复，术中的护理工作显得尤为重要。以下是对术中护理的详细阐述，包括严格无菌操作、生命体征监测等方面。

(一) 严格无菌操作

第一，确保手术环境达到无菌标准。手术室应具备完善的空气净化系统，保持恒温、恒湿，减少细菌滋生。同时，限制人员进出，减少交叉感染的风险。

第二，器械和敷料的无菌处理。所有手术器械、缝合材料、引流物品等都要进行严格的灭菌处理，确保无菌状态。

第三，操作规范。医护人员在手术过程中要遵循无菌操作规程，穿戴无菌手术衣、口罩、手套等，防止病原体传播。

(二) 监测生命体征

第一，术中密切观察患者的生命体征。如心率、血压、呼吸、血氧饱和度等，确保手术过程中的安全。

第二，监测患者液体平衡。根据患者的失血量、尿量等指标，合理调整输液速度和量，维持患者的生命体征稳定。

第三，疼痛管理。针对患者术中的疼痛程度，采取相应的镇痛措施，如使用麻醉药物、局部浸润麻醉等，减轻患者痛苦。

三、艾滋病合并肛周脓肿患者的术后护理

肛周脓肿是艾滋病患者常见的并发症之一，手术治疗是缓解患者症状的有效手段。然而，术后护理同样至关重要，以确保患者术后康复和降低并发症发生的风险。以下对艾滋病合并肛周脓肿患者术后护理的关键方面进行详细阐述。

第一，疼痛管理。术后疼痛是患者面临的重要问题。合理使用镇痛药物，如按时口服或注射镇痛剂，可以有效减轻患者疼痛。同时，护士还须密切观察患者疼痛程度，根据患者需求调整镇痛方案。此外，还可以通过心理护理、舒适护理等方式缓解患者疼痛。

第二，伤口护理。术后伤口护理是预防感染和促进愈合的关键。首先，要保持伤口清洁干燥，避免潮湿环境。其次，要定期换药，清除伤口分泌物。最后，还须密切观察伤口愈合情况，如发现红肿、疼痛、发热等感染征兆，应及时处理。若伤

口愈合不佳，还须及时就诊，调整治疗方案。

第三，预防感染。艾滋病患者免疫力低下，术后感染风险较高。为降低感染风险，患者须继续使用抗生素，以预防感染。同时，要密切监测感染指标，如体温、血象等，一旦发现感染征兆，立即报告医生，并按照医嘱调整抗生素治疗。此外，要保持室内空气流通，减少探视，降低感染风险。

第四，康复锻炼。术后康复锻炼对患者生活质量的提高具有重要意义。康复锻炼有助于患者恢复体力、减轻疼痛、预防肌肉萎缩。护士应根据患者身体状况和康复需求，制订个性化的康复锻炼计划，并指导患者循序渐进地进行锻炼。同时，要关注患者锻炼过程中的身体状况，如有不适应立即停止锻炼，并调整锻炼方案。

第四节　艾滋病合并肛裂患者围手术期护理

艾滋病合并肛裂患者在治疗过程中，手术被认为是不可或缺的治疗方案之一，尤其对于那些肛裂症状无法通过非手术手段有效控制的患者。然而，手术本身的成功与否不仅取决于医疗技术水平，还与手术过程中的护理质量密切相关。因此，对艾滋病合并肛裂患者的围手术期护理进行深入研究，对于提高手术成功率和患者术后康复水平具有重要意义。

一、艾滋病合并肛裂患者的术前护理

艾滋病合并肛裂患者的术前护理是手术成功的重要保障之一。在此阶段，健康教育在这一过程中显得尤为重要。

第一，医护人员需要向患者及其家属详细解释手术的必要性、手术过程及术后可能的并发症。这包括对手术本身的介绍，让患者对手术有充分的认知和预期，同时，也要让他们了解手术可能带来的风险和并发症。只有当患者和家属对手术有了充分的了解，他们才能在手术过程中给予积极配合，从而提高手术的成功率。特别需要提到的是，艾滋病患者由于免疫功能受损，更需要强调手术对其健康的重要性。这不仅能够增强患者对手术的信心，也能让他们更愿意配合医护人员的护理工作。因此，在这段时间内，医护人员需要做好患者的心理护理，让他们理解手术的必要性，从而提高治疗的依从性。

第二，术前的病情评估也是不可或缺的一步。医护人员需要全面评估患者的身体状况，包括艾滋病病程、$CD4^{+}T$ 淋巴细胞计数、病毒载量等指标。这些信息将为术后的护理提供重要依据，同时也能够帮助医护人员制定更合理的手术方案。

第三，术前的预防感染工作也十分重要。医护人员需要加强口腔、皮肤、肠道等部位的清洁工作，以减少手术切口感染的风险。这不仅能够保障手术的安全性，也能够减少术后并发症的发生。

二、艾滋病合并肛裂患者的术中护理

艾滋病合并肛裂患者的术中护理是手术过程中至关重要的一环，这是因为艾滋病患者本身免疫功能低下，容易引发各种并发症，而肛裂手术又是一类较为复杂和敏感的手术。因此，在手术过程中，严格遵循无菌操作原则，就显得尤为关键。

第一，无菌操作是确保手术成功的基石。在手术室内，医护人员必须严格执行无菌操作标准，包括穿戴无菌衣物、使用无菌器械、保持手术环境清洁和无菌等。这些措施都是为了降低感染风险，防止病原体进入患者体内，造成术后感染。

第二，密切监测患者生命体征也是术中护理的关键环节。艾滋病合并肛裂患者在手术过程中，医护人员需要持续关注患者的血压、心率、呼吸等生命体征，以确保患者生命稳定。一旦发现异常，要及时处理，确保手术安全。

第三，心理支持在术中同样具有重要意义。艾滋病患者往往承受着巨大的心理压力，医护人员需要与患者保持良好沟通，给予充分的心理支持，减轻他们的焦虑和恐惧。这样既能帮助患者保持情绪稳定，也有利于手术的顺利进行。

三、艾滋病合并肛裂患者的术后护理

艾滋病合并肛裂患者的术后护理是康复过程中的关键环节。这需要医护人员全方位地关注患者的疼痛管理、伤口护理和康复训练等方面，以期帮助患者减轻痛苦，促进伤口愈合，尽快恢复生活自理能力。

(一) 术后疼痛管理：关键任务与方法

术后疼痛管理是艾滋病合并肛裂患者术后护理的首要任务。医护人员需要根据患者的疼痛程度采取具有针对性的镇痛措施，这些措施包括以下方面：

第一，使用止痛药物。根据患者的疼痛程度，合理选用止痛药物，如非甾体抗炎药、阿片类药物等，以减轻患者的疼痛感。

第二，冷敷疗法。冷敷可以缓解术后疼痛，减轻局部充血。医护人员可指导患者使用冰袋进行局部冷敷，每次 20min，每日 3～4 次。

第三，舒适护理。为患者提供舒适的就医环境，保持床单整洁、干净，避免各种刺激，以提高患者的舒适度。

(二)术后伤口护理：关键内容与目标

术后伤口护理对于艾滋病合并肛裂患者的康复具有重要意义。医护人员须关注以下方面：

第一，保持伤口清洁干燥。术后初期，患者应每日清洗伤口，后改为每周 2～3 次。清洗时使用温水和温和的皂液，避免损伤伤口。

第二，定期更换敷料。根据伤口情况，定期更换敷料。对于渗液较多的伤口，可使用吸收性较好的敷料，如藻酸盐敷料、泡沫敷料等。

第三，观察伤口愈合情况。医护人员须密切观察伤口愈合过程，及时发现并处理可能出现的感染。如发现红肿、疼痛、发热等感染征兆，应及时调整治疗方案。

第四，促进伤口愈合。在伤口愈合过程中，可以采用一些促进愈合的方法，如电刺激、激光治疗等。

(三)康复训练：重要内容与实施策略

康复训练是术后护理的重要环节，有助于患者术后功能恢复和身体康复。康复训练主要包括以下方面：

第一，功能锻炼。根据患者的身体状况和伤口恢复情况，制订个性化的功能锻炼计划。初期可进行轻微的肛门收缩锻炼，逐渐增加锻炼强度和次数。

第二，康复体操。指导患者进行适当的康复体操，如太极拳、瑜伽等。康复体操有助于增强肛门周围肌肉力量，提高患者的生活质量。

第三，心理康复。术后患者可能会出现焦虑、抑郁等心理问题，医护人员须关注患者的心理状况，给予心理支持和干预，帮助患者建立信心，积极面对生活。

第五节　艾滋病合并肛瘘患者围手术期护理

"肛瘘为肛门周围的肉芽肿性管道，肛管（很少是直肠）与肛门周围皮肤相通的感染性瘘管"①，常为肛管直肠周围脓肿的后遗症，可经久不愈或间歇性发作，青壮年男性多见，获得性免疫缺陷综合征（Acquired Immuno Deficiency Syndrome，AIDS），是由人类免疫缺陷病毒（Human Immunodeficiency Virus，HIV）感染的传染病。艾滋病合并肛瘘患者需要手术、康复、长期支持护理，具体如下：

① 胡佳，黄亚林，刘娟，等. 艾滋病合并肛瘘患者围手术期的护理 [J]. 世界最新医学信息文摘，2017，17(70)：187.

一、艾滋病合并肛瘘患者的术前护理

(一) 健康知识宣教

肛瘘作为一种常见的肛肠疾病，影响着众多患者的日常生活。肛瘘患者的典型症状是肛旁反复流脓，这不仅给患者带来了极大的不便，还可能导致一系列并发症。其中，最为常见的是肛门周围潮湿、瘙痒和湿疹。这些症状不仅对患者的身体健康造成困扰，还会对其心理健康产生负面影响。

由于肛瘘的病程较长，患者往往会产生焦虑、急躁、坐卧不安等不良情绪。这种情绪状态在一定程度上影响了患者对疾病的治疗和康复。此外，如果患者还存在艾滋病病史，那么他们对疾病康复的期望值可能会更低，这无疑给治疗带来了更大的挑战。

在这个背景下，护士在患者入院时扮演的角色显得尤为重要。首先，护士应该以耐心和细心的态度对待患者，这有助于建立良好的医患关系，为后续治疗奠定基础。其次，护士需要关注患者的心理状态，通过各种方式转移患者的注意力，减轻其心理压力。最后，给予患者细心的开导和战胜疾病的信心，也是护士工作的重要内容。

在此过程中，护士要善于运用沟通技巧，让患者认识到疾病的可治性，鼓励他们积极参与治疗。同时，护士还应向患者传授相关的健康知识，帮助他们了解肛瘘的病因、症状、治疗方法和预防措施。这不仅有助于提高患者的依从性，还能增强他们的自我管理能力。

(二) 心理护理

艾滋病合并肛瘘患者在术前会面临多方面的心理压力，包括对疾病本身的恐惧、手术的担忧及社会歧视等。因此，心理护理在术前准备中显得尤为重要。

第一，建立信任关系。医护人员应以温暖、关爱、尊重的态度对待患者，主动与其沟通，了解其内心需求和担忧，从而建立信任关系。

第二，提供信息支持。向患者详细解释手术的目的、过程、预期效果及可能的风险，使其对手术有充分的了解，减轻恐惧和焦虑。

第三，强化心理支持。鼓励患者表达内心的感受，给予积极的心理暗示和支持，帮助其树立战胜疾病的信心。

第四，应对社会歧视。加强患者教育，使其了解艾滋病的传播途径和预防措施，消除对艾滋病的恐惧和误解。同时，医护人员和家属应给予患者更多的关爱和支持，减轻其社会压力。

第五，放松训练。指导患者进行深呼吸、肌肉放松等训练，以缓解紧张情绪，减轻心理压力。

第六，家庭和社会支持。鼓励家属和朋友参与患者的术前准备，给予其情感上的支持和陪伴。同时，寻求社会支持，如加入艾滋病患者互助组织，共同面对疾病挑战。

（三）抗病毒治疗的护理

高效抗逆转录病毒治疗（HAART）已经成为抗击艾滋病病毒（HIV）的重要策略。这种治疗方式通过抑制病毒的复制，能够有效延长患者的寿命，同时维持他们的免疫水平。在我国，HAART 的应用已经取得了显著的成果，许多患者的生活质量得到了显著提高。然而，HAART 的应用并非一帆风顺。患者在治疗过程中需要面对诸多挑战，例如药物不良反应、病毒耐药性等。因此，在实施 HAART 治疗的同时，为患者提供全面的关怀和支持显得尤为重要。这包括心理健康辅导、营养咨询、生活方式调整等方面的指导。

在治疗肛瘘等并发症的过程中，HAART 同样发挥着重要作用。艾滋病病毒感染会导致免疫系统受损，使得患者更容易患上各种并发症。肛瘘便是其中之一，它不仅影响患者的生活质量，而且可能导致感染和疾病恶化。因此，在治疗肛瘘的同时，指导患者坚持 HAART 治疗，监测 $CD4^+$ 细胞计数，确保患者具备一定的免疫水平，对于促进肛瘘的恢复具有重要意义。

CD4 细胞是免疫系统的重要组成部分，它能帮助人体识别和清除病毒。在 HAART 治疗下，$CD4^+$ 细胞计数逐渐上升，说明病毒复制受到有效抑制，患者的免疫功能得到改善。然而，HAART 治疗并非一劳永逸的解决方案，患者需要长期坚持服药，以维持稳定的免疫水平。在此期间，密切监测 $CD4^+$ 细胞计数的变化，调整治疗方案，有助于提高治疗效果。

（四）术前的准备

在进行手术治疗前，患者需要积极配合医护人员完善相关辅助检查，特别是血液检查。这一步骤至关重要，因为它可以帮助医生全面了解患者的身体状况，为手术安全保驾护航。此外，患者还须做好术前准备，如备皮、灌肠、皮试等，以确保手术顺利进行。

在术前准备阶段，患者应遵循医护人员的建议，进行流质饮食，以减轻肠胃负担。同时，心理护理也至关重要，医护人员应与患者保持良好的沟通，缓解患者的紧张情绪，增强其对手术的信心。此外，保证病区环境管理有序，确保患者在一个安静、舒适的环境中度过术前时光，有利于提高患者的睡眠质量。

二、艾滋病合并肛瘘患者的术中护理

在手术过程中，严格遵守无菌操作原则至关重要，它是防止手术过程中发生感染的第一道防线。手术感染一旦发生，不仅会影响患者的术后康复，甚至可能导致严重的并发症，给患者带来更大的痛苦。因此，在我国的医疗卫生领域，无菌操作原则被高度重视并严格执行。

与此同时，在手术过程中，密切监测患者的生命体征也是至关重要的。心率、血压、呼吸等生命体征是反映患者生命安全的重要指标，任何一项出现异常都可能危及患者生命。手术医师和相关医护人员需要时刻关注这些指标的变化，及时发现并处理可能出现的并发症，确保手术的顺利进行。

此外，手术过程中的出血情况也是需要密切关注的。出血过多会导致患者失血性休克，严重时甚至可能威胁到患者的生命。手术团队需要熟练掌握止血技巧，合理使用止血药物，以及对出血情况进行及时、准确的评估，以确保手术过程中的安全。

三、艾滋病合并肛瘘患者的术后护理

第一，休息与活动护理。术后患者应采取平卧位休息，并于半小时后转换至半卧位，以促进瘘管引流。患者应置于单间病房，以确保其隐私得到充分保护，同时维护其他患者的安全。医护人员须做好防护措施，并根据患者状况指导其采取适宜舒适的体位。术后须教育家属留伴，如患者须如厕，应有人陪同，以防止跌倒或坠床事故发生。在患者活动或翻身过程中，应注意观察切口敷料是否有渗血或脱落等情况。

第二，疼痛护理。大多数患者是高位肛瘘，分支多，瘘管深，麻药过后，患者常常会疼痛难忍，因此，医护人员要指导患者转移注意力，如听歌、闲谈等，及时给予患者药物止痛治疗，提前干预，减轻患者的疼痛。同时，还要为患者提供一个安静、舒适、整洁的休养环境。

第三，排尿护理。术后麻药未过时控制饮水量和输液滴数，患者术后当天因肛门纱布压迫控制排便的影响，多数患者存在排尿不畅等现象，术后应提早进行干预，术后 1h 指导患者热敷膀胱区，按压气海、关元穴，同时可以借助中医的艾灸疗法刺激排尿，患者热敷如厕时可予以听流水声诱导排尿，吹口哨，指导患者按压膀胱穴、尿道穴等，也可用盐炒茴香等方法促进患者排尿，药物治疗如新斯的明肌注刺激膀胱平滑肌收缩排尿等，这些物理诱导方式不行时须保留导尿。

第四，饮食护理。术后当日，患者应摄入流质或半流质饮食，严格禁止食用辛辣刺激性食物，避免摄入产气食物，如牛奶、豆浆等，并对饮食量进行合理控制，实行少食多餐的进食方式，同时确保营养的充足供给。术后在肛门纱布取出后，建议患者多摄入富含纤维素的普通饮食，并配合使用通便剂，以保持术后患者大便的顺畅。

第五，伤口护理。患者术后大便后应指导患者熏洗坐浴的方法，专人专用，减少感染，保持病区环境清洁干净，术后每天换药两次，促进伤口的恢复，同时，医生根据患者病情采用合适的抗生素，联合使用抗病毒药物，按时按量服用，维持患者的良好免疫状态。也可采用微波局部照射治疗。

第六，出院健康指导。保持良好的生活方式，多饮水，吃清淡易消化、多纤维素的营养食物，保持大便通畅和肛周清洁，同时，出院后积极治疗艾滋病相关疾病。

第七，消毒隔离和职业防护。日常医疗护理工作中严格执行标准防御措施，艾滋病患者被保护性隔离，限制探视人员，每日空气净化消毒，当接触患者体液、血液时戴橡胶手套或穿隔离衣，用品单独放置，单人使用，严格执行医疗垃圾分类，并有清晰标识，出院后行终末消毒。

第六节　艾滋病合并混合痔围手术期护理

艾滋病合并混合痔围手术期护理是指在艾滋病患者接受混合痔手术前后，为确保手术的成功和患者的快速恢复而采取的一系列护理措施。混合痔是一种常见的肛门疾病，需要手术治疗。然而，对于艾滋病患者来说，他们的免疫系统较弱，容易受到感染，因此，围手术期的护理尤为重要。

一、艾滋病合并混合痔患者的术前护理

第一，消毒隔离。为患者提供单间病房，保持病室内安静舒适，病室内放置专用一次性清洁用品，备专用血压计、体温计、听诊器、坐浴凳。体温计用75%乙醇浸泡消毒，血压计、听诊器、坐浴凳用0.5%的含氯消毒剂擦拭。病房每日紫外线消毒两次，患者所有的生活垃圾放入双层黄色垃圾袋内，医院单独回收焚烧。

第二，一般准备。在进行手术前一日，患者需要进行肛周常规备皮。这一步骤十分重要，目的是确保手术区域的清洁，降低手术过程中感染的风险。备皮过程中，医护人员会使用特殊的清洁剂对手术区域进行清洁，同时去除可能存在的毛发，以确保手术的顺利进行。

手术日早晨，患者需要排空大小便，这是为了确保手术过程中腹部不会因为排泄物的压迫而受到影响。排空大小便的方法可以在手术前一日就开始进行，例如适当增加饮水量，多次上厕所，以保证在手术当天早晨腹部处于空虚状态。

在手术当日，患者需要进食少量流食。这是因为手术过程中患者可能会因为麻醉等出现恶心、呕吐等症状，进食少量流食可以降低这些风险。同时，进食流食还能保证患者的营养需求，为手术后的恢复打下基础。

在完成以上准备工作后，患者就可以进行手术了。手术过程中，医护人员会严格遵循无菌操作规程，确保手术安全。患者只须放松心情，配合医护人员的指示，相信手术会顺利进行。

二、艾滋病合并混合痔患者的术中护理

第一，人员准备。术中设手术医生2名，巡回护士1名。参加手术人员进行手部皮肤检查，确认无皮损。手术人员必须戴双层手套，一次性防护衣、裤，戴防护眼罩及双层口罩，进入手术间后不再随意出入。

第二，用物准备。手术床铺双层一次性床单，患者取右侧卧位，臀下垫一次性卫生垫，除手术器械外均使用一次性用品。

第三，术中配合。①术中密切注意手术进程，随时提醒医生防止被针头剪刀等利器损伤。②随时观察询问病人有无不适，并给予对症处理。

第四，术后消毒管理。①术后手术人员脱去各种防护用物离开手术间，并按七步洗手法认真洗手。手术器械按照特殊感染手术管理并在手术间内就地处理，处理者戴双层手套先卸下针头，放入一盆清水中清洗，取出再放入0.5%的含氯消毒液中浸泡1h，此过程连续3次，擦干、打包。高压蒸汽灭菌1次/天，连续2天后培养无细菌。术中所用一次性物品及敷料等废弃用品装入双层黄色垃圾袋内，医院单独回收焚烧。②手术床、无影灯、器械车、台面、地面用0.5%含氯消毒液擦拭，重复2次。手术间用1～3g/m² 过氧乙酸加热熏蒸，密闭24h后紫外线消毒1h，2次/天并定时开窗通风。

三、艾滋病合并混合痔患者的术后护理

(一)常规护理

第一，术后取平卧位，创面处垫拱形较厚的卫生纸压迫止血1h，术后24h减少下地活动次数，以免伤口水肿出血。

第二，术后24h取出肛门填塞敷料，排便后用中药肠风散坐浴15～20min，中

药古墨膏换药（肠风散、古墨膏均为院内特色制剂）每日1次。换药器械均为一次性物品，用过的敷料焚烧。

第三，良好的排便习惯的养成。术后3日进食清淡半流食，忌豆浆等易产气食物，适当进食新鲜水果蔬菜。做好解释宣传，消除病人因害怕伤口疼痛不敢排便的顾虑。

（二）护士职业防护

在医疗领域，患者的安全和舒适始终是医护人员关注的焦点。为了确保患者在接受治疗、检查和护理过程中的安全和舒适，我国医疗机构对相关流程和操作有着严格的规定。

第一，在治疗、检查和护理工作的安排上，我国医疗机构要求相对固定护理人员负责患者的全程服务，并将其安排在最后完成。这一举措的目的是减少患者在就诊过程中可能产生的污染环节，从而降低交叉感染的风险。

第二，在操作前，医护人员必须严格执行无菌操作规程和告知制度。这意味着护士须穿戴隔离衣、口罩和一次性手套，并在直接接触患者的血液、体液和分泌物时使用双层手套。这样既能保护医护人员免受感染，也有助于防止病原体传播。在操作过程中，光线充足是保障操作顺利进行的关键。同时，医护人员还须注意防止被针头、缝合针、刀片等尖锐器物刺伤或划伤。为避免意外伤害，禁止回套针帽，且在操作前后要认真洗手。这些措施有助于降低医护人员在工作中遭受伤害的风险。

第三，在医疗废物的处理上，我国要求医疗机构将废物集中放置，并由医院单独回收。这一做法旨在防止废物污染环境，保障公共卫生安全。

第七节　艾滋病合并甲状腺癌患者围手术期护理

艾滋病合并甲状腺癌患者的围手术期护理包括术前、术中和术后三个阶段的护理，具体护理内容如下：

一、艾滋病合并甲状腺癌患者的术前护理

（一）评估患者情况

第一，艾滋病病情评估。详细了解患者的艾滋病病情，关注 $CD4^+$ 细胞计数、病毒载量等关键指标，以评估患者的免疫功能状态。同时，密切关注患者的症状和

体征，如发热、盗汗、消瘦等，以及并发症的发生情况。

第二，甲状腺癌病情评估。评估甲状腺癌的病情，重点了解肿瘤的大小、位置、是否有转移等，以便确定手术适应证和治疗方案。

（二）心理护理

第一，针对患者可能出现的焦虑、恐惧等情绪，提供心理支持和安慰，与患者建立信任关系，帮助患者积极面对疾病。

第二，开展心理健康教育，让患者了解艾滋病的传播途径、预防措施及甲状腺癌的治疗方法，帮助患者树立信心，减轻心理负担。

（三）营养支持

第一，确保患者营养摄入充足，根据患者的口味和饮食习惯制定个性化的饮食方案，提高患者的抵抗力。

第二，针对艾滋病患者的特殊情况，合理搭配膳食，保证蛋白质、脂肪、碳水化合物的摄入，以满足机体需求。

（四）术前准备

第一，协助医生完成必要的术前检查，如心电图、胸片等，以确保患者的手术安全。

第二，做好手术区域的皮肤准备，如备皮、清洁等，降低手术感染风险。

第三，针对艾滋病患者，加强术前抗生素的应用，预防感染的发生。

二、艾滋病合并甲状腺癌患者的术中护理

第一，无菌操作。在手术过程中，严格遵守无菌操作原则至关重要。这包括在手术室内的所有操作都要在无菌环境下进行，使用的器械、药品和敷料都要保持无菌状态。此外，还要注意防止外来污染，如穿无菌手术衣、戴无菌手套、使用无菌屏障等。这些措施的共同目的是降低感染风险，确保手术安全。

第二，生命体征监测。在手术过程中，密切观察患者的生命体征是至关重要的。包括心率、血压、呼吸等指标，这些指标可以直接反映患者的生理状态。一旦发现异常，要及时报告医生，并采取相应措施进行调整。此外，还要关注患者的血氧饱和度、尿量等辅助指标，确保手术过程中的安全。

第三，配合手术。手术团队的合作至关重要。护士需要与医生紧密配合，确保手术的顺利进行。这包括准确传递器械、及时提供药品和敷料、协助医生处理术中

突发情况等。同时，护士还需要关注患者的心理状态，给予必要的安慰和鼓励。在手术过程中，团队成员之间要保持良好的沟通，以确保手术的顺利进行。

三、艾滋病合并甲状腺癌患者的术后护理

（一）病情观察与并发症预防

第一，密切监测患者的生命体征，如心率、血压、呼吸、血氧饱和度等，确保其在正常范围内。

第二，定期评估患者的病情，关注患者的自觉症状，如疼痛、发热、乏力等。

第三，了解并掌握患者的药物过敏史，避免术后用药引起过敏反应。

第四，针对不同手术类型，了解可能的并发症，如出血、感染、器官功能损害等，并提前制定预防措施。

（二）伤口护理与感染预防

第一，保持手术伤口清洁干燥，避免潮湿环境，降低感染风险。

第二，严格执行无菌操作，当伤口出现红肿、疼痛、渗液等感染征兆时，及时报告医生并采取相应措施。

第三，定期更换伤口敷料，确保伤口愈合良好。

第四，指导患者正确换药，普及感染预防知识。

（三）引流管护理与通畅保持

在医疗护理过程中，引流管的使用是一项非常重要的措施。为了确保其有效性和安全性，患者及家属需要对引流管的作用和重要性有充分的认识，积极配合护理工作。以下是关于引流管护理的四个关键点，以帮助患者更好地理解和配合护理工作。

第一，了解引流管的作用。引流管主要是为了排除体内多余的液体或气体，减轻器官压力，防止感染，促进伤口愈合等。在治疗过程中，引流管的重要性不言而喻。因此，患者和家属需要了解引流管的相关知识，以便更好地配合医护人员的护理工作。

第二，定期检查引流管的通畅性。引流管在使用过程中，可能因为各种原因出现堵塞、扭曲等情况，这会影响引流效果。因此，患者和家属要定期检查引流管的通畅性，一旦发现堵塞、扭曲等问题，应立即告知医护人员，及时处理。

第三，观察引流液的颜色、性质和量。引流液的观察是判断病情变化的重要依

据。正常情况下，引流液应为无色或淡黄色，透明或略浑浊。患者和家属需要密切关注引流液的变化，如发现颜色加深、出现浑浊、气味异常或流量突然增加等情况，要及时记录并报告医护人员。

第四，遵循医生的建议，适时拔除引流管。引流管并非永久性留置，医生会根据患者病情和伤口恢复情况决定拔管时机。患者和家属要遵循医生的建议，不要擅自拔除引流管。在医生拔管后，患者须注意伤口愈合情况，如出现红肿、疼痛、流脓等异常症状，要及时就诊。

(四) 疼痛管理与人际沟通

第一，评估患者的疼痛程度是至关重要的。通过运用数字评分法、面部表情测量法等工具，医护人员可以全面了解患者的疼痛程度，从而为患者选择合适的镇痛药物和方法。需要注意的是，不同类型的疼痛对应不同的镇痛药物，因此，精确的疼痛评估有助于提高镇痛效果。此外，医护人员还应密切关注患者的疼痛发展趋势，以便及时调整镇痛方案。

第二，密切观察患者疼痛变化并实时调整镇痛方案是疼痛管理的关键环节。疼痛往往会随着治疗进程和患者身体状况的变化而发生变化，因此，医护人员需要密切关注患者的疼痛症状，以便及时调整镇痛药物剂量、种类或更换镇痛方法。这有助于确保患者在疼痛得到有效控制的同时，减少不良反应的发生。

第三，与患者保持良好沟通，关心患者的心理状况，并提供心理支持是疼痛管理中不可或缺的一环。疼痛不仅会影响患者的生理功能，还会对心理产生负面影响。因此，医护人员应与患者建立良好的沟通渠道，了解患者的心理需求，提供有针对性的心理支持。这有助于提高患者对疼痛的忍耐力，减轻其心理负担，从而提高治疗依从性和生活质量。

第四，教育患者正确面对疼痛，提高疼痛耐受力具有重要意义。医护人员应向患者传授疼痛管理的相关知识，使其了解疼痛的发生机制、镇痛药物的作用及不良反应等，帮助患者树立战胜疼痛的信心。同时，医护人员还可以指导患者进行疼痛自我管理，如采用呼吸调整、肌肉松弛等方法减轻疼痛。通过自我管理，患者可以更好地应对疼痛，提高生活质量。

(五) 营养支持与康复促进

在术后康复过程中，合理的营养方案对于患者的身体健康恢复至关重要。为了确保患者能够获得充足的营养，须从以下四个方面着手：

第一，根据患者的术后生理需求，要为其量身定制科学的营养方案。这一方案旨在满足患者身体在康复期间对各类营养物质的需求，包括蛋白质、脂肪、碳水化合物、维生素和矿物质等。通过确保患者获得均衡的营养摄入，有助于其身体机能的快速恢复。

第二，鼓励患者进食富含营养的食物。这类食物包括瘦肉、鸡蛋、牛奶等优质蛋白质，以及新鲜蔬菜和水果等富含维生素和矿物质的食物。这些食物不仅能够提供患者所需的营养，还能够增强免疫力，有助于抵抗术后可能出现的并发症。

第三，针对患者的口味和喜好，对饮食进行适当调整。通过提高食物的口感和风味，可以激发患者的食欲，促进其更好地摄入营养。同时，还要注重食物的外观，使其色香味俱佳，从而进一步刺激患者的食欲。

第四，持续监测患者的营养状况，并根据实际情况及时调整营养支持方案。这包括定期评估患者的体重、血红蛋白、白蛋白等指标，以确保其营养状况在正常范围内。如有必要，还要邀请专业营养师参与，为患者提供更专业的营养建议。

(六) 特殊需求关注

在面对艾滋病患者时，需要从多个方面来关注他们的健康状况和生活质量。

第一，充分了解艾滋病患者的抗病毒药物使用情况，以确保他们能够正确使用药物。艾滋病抗病毒治疗是关键，合理的用药能够有效抑制病毒复制，延缓疾病进展，提高患者的生活质量。因此，要密切关注患者的用药情况，并根据医生的建议调整药物剂量和治疗方案。

第二，加强感染风险防控教育至关重要。艾滋病病毒主要通过血液、性接触和母婴传播。教育患者养成良好的卫生习惯，如勤洗手、避免与他人共用物品，尤其是注射器、牙刷等个人用品，可以有效降低感染风险。

第三，关注艾滋病患者的心理健康。艾滋病患者在面临疾病和心理压力等方面，容易出现焦虑、抑郁等心理问题。针对患者的心理特点，提供个性化的心理支持，帮助他们建立积极的心态，以更好地应对疾病带来的挑战。

第四，协调社会资源，为艾滋病患者提供关爱和支持。艾滋病患者在家庭、工作和社会生活中可能会遇到诸多困难，因此，要联合社会各界力量，为患者提供必要的帮助和支持，让他们感受到关爱和温暖。

第五，通过全方位的围手术期护理，确保艾滋病患者在手术过程中的安全与康复，时刻关注患者的特殊需求，提高护理质量，为患者提供个性化、人性化的护理服务。

第八节　艾滋病合并食管癌患者围手术期护理

艾滋病合并食管癌患者在围手术期的护理是一个复杂且需要高度专业知识的任务。针对这一特殊患者群体在术前、术中和术后三个阶段的护理要点具体如下。

一、艾滋病合并食管癌患者的术前护理

第一，评估患者状况。在制订护理计划之前，医护人员需要对患者的整体状况进行全面了解。这包括病史、艾滋病病情的发展和控制情况、营养状况，以及心理状况等。深入了解这些信息，有助于为患者提供个性化的护理服务。

第二，术前准备。在手术前，医护人员需要协助医生完成一系列必要的术前检查，如心电图、血常规、生化检查等。由于艾滋病患者的特殊性，还需要进行免疫功能和感染风险的额外评估，以确保手术的安全性和有效性。

第三，营养支持。食管癌患者普遍存在营养不良，而艾滋病患者的营养吸收也可能受到影响。因此，针对患者的具体状况，应制订合适的营养支持计划。这可能包括肠内营养或肠外营养，以改善患者的营养状况，为手术和后续治疗奠定基础。

第四，心理护理。艾滋病患者在面对疾病和社会歧视时，往往会承受巨大的心理压力。医护人员需要通过有效的沟通、解释和安慰等方式，帮助患者缓解焦虑和恐惧，增强他们战胜疾病的信心。

第五，预防感染。艾滋病患者的免疫系统功能较弱，容易感染。因此，在手术前，应采取一系列预防感染的措施。这包括保持病房环境的清洁，减少探视人数，以降低交叉感染的风险，确保患者的安全。

二、艾滋病合并食管癌患者的术中护理

第一，术中监测。在手术过程中，对患者的生命体征进行严密监测是一项至关重要的任务。这有助于及时发现并处理任何可能威胁患者生命的异常情况，确保手术顺利进行。心率、血压、呼吸等生命体征是评估患者身体状况的关键指标，任何一项出现异常都可能需要立即采取措施进行调整。

第二，输液和输血的合理管理。在手术过程中，根据患者的具体情况和手术需求，合理安排输液和输血至关重要。合理的输液和输血管理可以维持患者的循环稳定，保证组织灌注，有利于患者的康复。此外，输液和输血的管理还需要注意液体平衡、电解质平衡和酸碱平衡，以防止术后并发症的发生。

第三，术中保暖：手术过程中，患者体腔暴露，容易导致体温下降。体温的降

低可能影响患者的术后恢复，甚至可能导致并发症的发生。因此，护理人员应采取一系列保暖措施，如使用保温毯、加热输液等，以维持患者正常的体温。这些措施不仅可以防止术中体温下降，还可以提高患者的舒适度，减轻术后寒战等不适症状。

三、艾滋病合并食管癌患者的术后护理

（一）病情观察与并发症预防

第一，术后密切监测患者的生命体征，如心率、血压、呼吸等，确保其在正常范围内。同时，关注患者术后切口的愈合情况，观察引流管的通畅与否，以及引流液的颜色和量，以便及时发现并处理可能出现的并发症。

第二，术后早期发现并处理并发症，如感染、出血、狭窄等，对于预防并发症的发展具有重要意义。一旦发现异常情况，应立即报告医生，并积极配合处理。

（二）营养支持与身体恢复

第一，术后患者需要继续进行营养支持，以促进伤口愈合和身体恢复。根据患者的饮食习惯和身体状况，制定个性化的营养方案，确保营养均衡，满足身体需求。

第二，营养支持过程中，注意监测患者的营养指标，如血红蛋白、白蛋白等，以便调整营养支持方案。

（三）疼痛管理

第一，护理人员应充分了解食管癌术后疼痛的特点，学会正确评估患者的疼痛程度，以便实施合理的止痛措施。

第二，针对患者的疼痛程度，选择适当的止痛药物和镇痛方法，如口服止痛药、局部麻醉等，以减轻患者的疼痛感。

（四）呼吸道管理

第一，保持患者呼吸道通畅，定期协助患者翻身拍背，促进痰液排出，预防肺部感染。

第二，加强对患者的呼吸训练，提高呼吸肌力量，促进肺部功能恢复。

（五）心理护理与康复信心

第一，术后患者可能面临疼痛、不适等困扰，容易产生焦虑、抑郁等负面情绪。护理人员应持续关注患者的心理状况，及时给予心理支持和安慰。

第二，帮助患者树立战胜疾病的信心，激发其积极面对病痛的勇气，促进心理康复。

（六）出院指导与自我护理

第一，在患者出院前，进行详细的出院指导，包括饮食调整、药物使用、定期随访等，确保患者能够正确地进行自我护理和康复。

第二，鼓励患者积极参与自我护理，增强自我保健意识，以延长生存期，提高生活质量。

第九节　艾滋病合并肝硬化患者围手术期护理

艾滋病与肝硬化作为两种严重的慢性疾病，其合并症在医学界引起了广泛关注。对于艾滋病合并肝硬化的患者，需要进行手术治疗时，其围手术期的护理显得尤为重要。

一、术前护理

术前护理是艾滋病合并肝硬化患者围手术期护理的重要组成部分。

第一，护理人员需要对患者的病情进行全面评估，这包括详细了解患者的病史，特别是艾滋病和肝硬化的诊断情况、治疗史以及疾病的临床表现。同时，还需要评估患者的身体状况，包括肝功能、免疫功能、营养状况等方面的检查，以了解患者是否适合手术以及手术的风险程度。

第二，术前护理还包括对患者和家属进行全面的健康教育。护理人员需要向他们解释手术的目的、过程、可能的风险和并发症，以及术后的恢复和康复计划。特别是针对艾滋病合并肝硬化患者，他们需要了解手术对免疫系统和肝功能的影响，以及术后可能出现的感染、出血等并发症的风险。通过健康教育，可以帮助患者和家属更好地理解手术的重要性和必要性，提高他们的配合度和信心。

第三，术前护理还包括对患者的心理支持。患者在面临手术时往往会感到焦虑、恐惧和不安，特别是对于艾滋病合并肝硬化患者，其心理压力更为突出。护理人员需要耐心倾听患者的情绪和顾虑，提供积极的心理支持和安慰，帮助他们调整心态，增强其战胜疾病的信心和勇气。

第四，术前护理还需要对手术环境进行准备。护理人员需要确保手术室的清洁和无菌，准备好所需的手术器械、药品和设备，以确保手术过程的顺利进行。同时，还需要与手术团队进行充分的沟通和协调，明确各自的职责和任务，提高团队合作的效率和质量。

二、术后护理

艾滋病合并肝硬化患者的术中护理是围手术期护理中至关重要的一环，这类患者由于同时患有两种疾病，其身体状况更为复杂，因此，在手术期间需要更加细致和专业的护理。在术中护理过程中，护理人员须注重以下方面：

第一，密切监测患者的生命体征。由于艾滋病合并肝硬化患者的免疫功能和肝功能受损，他们更容易在手术期间出现生命体征的异常变化。因此，护理人员需要时刻关注患者的心率、呼吸、血压等生命体征，及时发现并处理任何异常情况，确保患者在手术过程中的安全。

第二，保持患者的液体平衡和电解质平衡。艾滋病合并肝硬化患者常伴有肝功能不全和水电解质紊乱等情况，因此，在手术期间更容易出现液体和电解质的失衡。护理人员需要根据患者的具体情况，及时调整液体和电解质的输入和输出，维持患者的液体平衡和电解质平衡。

第三，密切配合医生进行手术操作也是术中护理的重要内容。艾滋病合并肝硬化患者的手术风险较高，因此，手术过程需要更加谨慎和精细。护理人员需要熟悉手术操作的流程和步骤，积极配合医生完成手术操作，确保手术的安全和有效。

第四，术中护理还须确保手术场的清洁和无菌。艾滋病合并肝硬化患者因其免疫功能受损，更容易感染各种病原体。因此，在手术过程中，护理人员需要严格遵守无菌操作规范，确保手术场的清洁和无菌，降低感染的风险。

第五，术中护理还需要及时记录患者的病情变化和手术过程的情况。护理人员需要准确记录患者的生命体征、液体输入输出量等数据，以及手术过程中的各种情况，为术后的护理提供参考依据。

三、术后护理

艾滋病合并肝硬化患者的术后护理至关重要，旨在预防并处理术后可能出现的并发症，确保患者的康复和恢复。考虑这类患者的免疫功能低下和肝功能受损的特点，术后护理须更加细致和全面。

第一，针对术后可能发生的感染，如伤口感染、肺部感染等，应采取有效措施进行预防和处理。这包括定期更换伤口敷料、保持伤口清洁干燥、避免受凉感冒等措施，以及根据临床表现及时应用抗生素治疗已发生的感染。

第二，术后可能出现出血是需要高度警惕的并发症之一。由于艾滋病合并肝硬化患者往往伴有凝血功能异常，因此在术后须密切监测患者的出血情况，及时发现并处理术后可能出现的出血，如外科伤口出血、消化道出血等，采取相应的止血措施。

第三，术后可能出现的肝功能异常也是需要重点关注的问题。由于肝硬化患者的肝功能受损，手术过程中可能会进一步加重肝功能的不稳定性。因此，在术后护理中需要密切监测患者的肝功能指标，如血清胆红素、肝酶等，及时发现并处理肝功能异常，避免出现肝功能失代偿等严重后果。

第四，术后的营养支持也是术后护理中的重要内容之一。由于艾滋病合并肝硬化患者常伴有营养不良的情况，术后须及时补充营养，促进患者的康复。可以通过口服、肠内或静脉途径补充营养，包括蛋白质、碳水化合物、脂肪、维生素、微量元素等，以满足患者的营养需求，促进伤口愈合和康复。

第十节　艾滋病合并肝癌患者围手术期护理

艾滋病合并肝癌是一种严重的健康问题，其治疗过程中涉及手术等多种治疗手段。围手术期的护理对患者的康复和治疗效果至关重要。然而，由于艾滋病合并肝癌患者免疫功能受损、代谢状态不佳等特殊情况，其围手术期护理存在一定的挑战性。

一、术前护理

（一）术前的评估与筛查

了解患者的病情和相关因素，为手术做出合理的准备，以最大限度地降低手术风险并提高手术成功率。

第一，病史询问是术前评估的首要步骤之一。医护人员应仔细了解患者的艾滋病和肝癌病史，包括确诊时间、治疗经过、用药情况等。此外，还应询问患者的病情变化、症状表现及就诊经历，以获取更多的诊疗信息。

第二，体格检查是术前评估的另一个重要环节。通过仔细观察患者的一般状况、皮肤黏膜情况、肝脾大小及质地等，可以初步判断患者的健康状况和病情严重程度。特别是对于艾滋病合并肝癌患者，还须重点检查淋巴结是否肿大、有无黄疸等症状，以及评估其营养状况和免疫功能状态。

第三，实验室检查也是术前评估的重要手段之一。通过进行血液、尿液、影像学等方面的检查，可以更全面地了解患者的病情和身体功能状况，包括肝功能、免疫功能、病毒载量、肿瘤标志物等指标。特别是对于艾滋病合并肝癌患者，还应进行 HIV 病毒载量检测、$CD4^+$ 细胞计数等特殊项目的检查，以评估患者的艾滋病病程和病情控制情况。

（二）术前的免疫支持与营养调理

艾滋病合并肝癌患者的免疫支持与营养调理在术前护理中起着至关重要的作用。由于艾滋病病毒的感染导致患者免疫功能受损，加之肝癌本身对机体代谢功能的影响，这些患者往往处于营养不良和免疫低下状态，因此，在术前需要采取一系列措施来加强免疫支持和营养调理，以提高患者的手术耐受性和康复能力。

第一，维持良好的营养状态是术前免疫支持与营养调理的重要目标之一。艾滋病合并肝癌患者常伴有消化吸收功能障碍等情况，导致营养摄入不足。因此，应根据患者的具体情况，制定个性化的营养方案，包括适当增加蛋白质摄入量、提供易消化的高能食物、限制脂肪和糖分的摄入等，以确保患者获得充足的营养支持。

第二，补充维生素和微量元素也是术前免疫支持的重要手段之一。艾滋病合并肝癌患者常伴有维生素和微量元素的缺乏，特别是维生素 A、维生素 C、维生素 E、锌、硒等对免疫功能有重要影响的营养素。因此，应根据患者的血液检查结果和营养状况，合理补充相应的维生素和微量元素，以增强患者的免疫功能和抵抗力。

第三，对于营养不良较为严重的患者，还可以考虑给予营养支持治疗，如口服营养补充剂、静脉营养支持等，以快速纠正营养不良，提高患者的手术耐受性和康复能力。

二、术中护理

（一）术中的感染控制

艾滋病合并肝癌患者在手术过程中的感染控制至关重要，因为他们的免疫系统可能受损，更容易受到感染的影响。在术中，严格执行无菌操作是必不可少的，这意味着所有与手术操作有关的设备、器械和环境都必须保持无菌状态，以降低术中交叉感染的风险。医护人员必须穿戴适当的手套、口罩和无菌衣物，避免污染手术区域。此外，加强手术部位的消毒措施也是非常重要的。对于艾滋病合并肝癌患者，需要更频繁和更彻底地进行消毒，以确保手术过程中的无菌环境。

针对艾滋病合并肝癌患者的特殊情况，医疗团队还应采取额外的感染控制措施。这可能包括特定类型的手术器械和设备，以降低交叉感染的风险。医护人员还应特别注意避免意外刺伤或其他潜在的暴露风险，以防止血液和体液的传播。另外，术中及时清理手术区域的积液和分泌物也是防止感染的重要步骤。积液和分泌物可能成为细菌和其他病原体的温床，因此，及时清理可以减少感染的风险。

(二) 术中的生命体征监测

在艾滋病合并肝癌患者的术中护理中，生命体征监测是至关重要的一环。由于这类患者往往免疫功能受损，且肝功能可能受到影响，术中的生命体征监测可以及时发现并处理术中并发症，保障手术的顺利进行，降低患者的手术风险。

第一，心率的监测是术中护理中的重要内容之一。通过监测患者的心率变化，可以了解患者的心血管功能状况及手术期间的应激反应。特别是在手术切口、出血量增加或术中发生心律失常等情况下，心率监测可以及时发现并采取相应的处理措施，确保患者的心血管系统稳定。

第二，呼吸监测也是术中护理的重要内容之一。艾滋病合并肝癌患者常常伴有肺部感染或其他呼吸系统疾病，因此，术中应密切监测患者的呼吸频率、呼吸深度及呼吸节律等指标，及时发现并处理呼吸相关的并发症，保障患者的呼吸功能稳定。

第三，血压监测也是术中护理中不可或缺的一环。通过监测患者的血压变化，可以了解患者的循环功能状况及手术期间的循环动力学变化。特别是在术中出现大出血、休克等情况时，血压监测可以及时发现并采取相应的抢救措施，确保患者的循环稳定。

(三) 术中的液体管理

在艾滋病合并肝癌患者的术中护理中，液体管理是至关重要的一环。这类患者常伴有水电解质紊乱等情况，术中合理调整液体管理可以有效预防并发症的发生，保障手术的顺利进行。

第一，针对水电解质紊乱的情况，术中的液体管理应特别关注维持患者的水电解质平衡。艾滋病合并肝癌患者常因疾病本身或长期用药导致水分潴留或电解质丢失，因此，在术中需要根据患者的具体情况，调整液体的输注速率和种类，以维持正常的水电解质平衡。

第二，对于肝功能不全的患者，术中的液体管理需要特别谨慎。肝脏是体内最重要的代谢器官之一，艾滋病合并肝癌患者往往伴有肝功能受损的情况，特别是术中可能需要使用的镇痛药物和麻醉药物对肝脏的代谢有一定影响。因此，在液体管理中需要考虑患者的肝功能状态，避免使用对肝脏有损伤的药物或过量输注液体，以减轻肝脏的负担，预防肝功能的进一步恶化。

第三，术中的液体管理还应考虑患者的循环状态和出血风险。艾滋病合并肝癌患者可能伴有贫血或凝血功能异常等情况，因此，在液体管理中需要根据患者的血压、心率、血红蛋白浓度等指标，及时调整输液速率和补液量，保持循环的稳定，并预防术中出血的发生。

第四，术中的液体管理还须密切监测患者的尿量和尿液情况。艾滋病合并肝癌患者常伴有肾功能损害或尿液潴留等情况，因此，术中应密切监测患者的尿量和尿液情况，及时发现并处理尿液潴留、尿毒症等并发症，保障患者的肾功能稳定。

三、术后护理

（一）术后的疼痛管理

艾滋病合并肝癌患者在术后的护理中，疼痛管理是至关重要的一环。术后的疼痛不仅会影响患者的舒适度和生活质量，还可能延缓康复进程，因此，密切观察患者的疼痛程度，并及时采取有效的疼痛管理措施，对于患者的康复至关重要。以下是术后疼痛管理的一些重点措施：

第一，疼痛评估是术后疼痛管理的基础。通过疼痛评估工具，如视觉模拟评分（VAS）、数字疼痛评分（NRS）等，医护人员可以了解患者的疼痛程度及其变化趋势，从而制定个性化的疼痛管理方案。

第二，药物镇痛是术后疼痛管理的主要手段之一。根据患者的疼痛程度和药物过敏史等因素，可以选择合适的镇痛药物，以减轻患者的疼痛感，并提高患者的舒适度。

第三，物理疗法也是术后疼痛管理的重要手段之一，包括热敷、冷敷、按摩、理疗等物理疗法，可以通过改善局部血液循环、减轻肌肉紧张、促进组织修复等途径，减轻患者的疼痛感，并促进术后的康复进程。

第四，除了药物和物理疗法，心理疏导也是术后疼痛管理的重要内容之一。艾滋病合并肝癌患者往往伴有心理问题，如焦虑、抑郁等，这些心理问题可能会加重患者的疼痛感。因此，医护人员需要通过心理干预和支持，帮助患者缓解焦虑和抑郁情绪，从而减轻其疼痛感，促进康复。

第五，术后的疼痛管理还需要密切监测患者的病情变化，根据患者的具体情况及时调整疼痛管理方案。同时，还需要对患者进行疼痛管理的教育，向其介绍疼痛管理的重要性，教授相应的自我疼痛管理技能，以便患者在术后能够主动参与疼痛管理，提高治疗效果。

（二）术后的液体及营养支持

艾滋病合并肝癌患者术后的液体及营养支持至关重要。由于这类患者免疫功能和肝功能受损，因此，术后需要特别关注其水电解质平衡和营养状况，以促进康复和恢复。

第一，针对水电解质平衡的调节，术后须密切监测患者的体液情况，根据患者的尿量、电解质浓度等指标调整液体的输注量和种类，以维持体内的水电解质平衡。特别是对于肝功能受损的患者，须特别关注钠、钾、氯等电解质的浓度，避免发生电解质紊乱。

第二，术后的营养支持也至关重要。艾滋病合并肝癌患者常伴有营养不良的情况，术后需要及时补充营养，促进伤口愈合和康复。可以通过口服、肠内或静脉途径补充营养，包括蛋白质、碳水化合物、脂肪、维生素、微量元素等，以满足患者的营养需求。

第三，对于术后恢复较慢或无法正常饮食的患者，还可以考虑给予肠内或静脉营养支持，以保障患者的营养状态和促进康复。在给予营养支持的过程中，须根据患者的肝功能、代谢状态等因素，调整营养支持的配方和速率，避免加重肝脏负担或诱发代谢紊乱。

（三）术后的并发症预防与处理

艾滋病合并肝癌患者术后的并发症预防与处理至关重要，这类患者由于免疫功能受损和肝功能受损，更容易发生各种并发症，因此，需要采取措施预防和处理。

第一，预防感染是术后护理的重要内容之一。由于艾滋病患者的免疫功能受损，术后更容易感染各种疾病，因此，需要保持患者周围环境清洁、定期更换床上用品，并严格执行手卫生和消毒措施，以降低感染的风险。

第二，预防深静脉血栓形成（DVT）和肺栓塞是术后护理的重点之一。由于术后患者的活动受限、血液循环不畅等，易导致 DVT 的发生，因此，需要及时采取预防措施，如早期行动、使用弹力袜、间断充气装置等，降低血栓形成的风险。

第三，须关注术后的出血和休克风险。艾滋病合并肝癌患者术后因手术创面和肝功能受损等因素，出血和休克的风险较高。因此，术后须密切监测患者的生命体征、出血情况等，及时采取止血、补液输血等措施，防止并处理术后出血和休克的发生。

第四，还须关注术后的疼痛管理和营养支持。艾滋病合并肝癌患者术后可能出现术后疼痛、食欲不振等情况，影响康复进程。因此，须采取措施进行有效的疼痛管理，包括药物镇痛、物理疗法等，以减轻患者的不适感。同时，还须注意营养支持，根据患者的具体情况合理调整营养，促进伤口愈合和康复。

第十一节 艾滋病合并胆石症患者围手术期护理

艾滋病合并肝硬化患者的手术期护理是一项复杂而重要的任务，它要求医护人员具备丰富的专业知识和敏锐的观察力，以确保患者在手术前后获得最佳的护理和关怀。这一过程涉及术前的充分准备、手术期间的细致监测以及术后的持续关注和康复支持。通过精心设计的护理方案和综合的健康教育，可以最大限度地降低手术风险，提高患者的生存率和生活质量。

一、术前护理

在艾滋病合并肝硬化患者进行手术前，护理人员需要进行全面的评估和准备工作。护理人员必须了解患者的病史、诊断情况以及当前的健康状况，包括艾滋病的病程进展和肝功能损害程度等。通过充分了解患者的情况，可以为手术提供更加精准的护理方案。同时，在术前准备阶段，护理人员还需要与患者进行充分沟通，解释手术的过程、风险以及可能的并发症，以及术后的护理措施和康复计划，这有助于减轻患者的焦虑和恐惧情绪，提高他们对手术的接受度，并促使他们积极配合治疗。此外，术前护理还包括对患者的身体状况进行全面评估，包括心血管系统、呼吸系统、肝功能、免疫功能等方面的检查。针对患者的个体情况，制订相应的护理计划，确保患者在手术前达到最佳的身体状态，降低手术风险。

二、术中护理

在手术期间，护理人员的主要任务是监测患者的生命体征和病情变化，及时发现并处理任何可能出现的并发症。对于艾滋病合并肝硬化患者而言，由于其免疫功能和肝功能受损，手术期间的风险更加突出，因此需要更加密切的监护和护理。护理人员应该密切关注患者的心率、呼吸、血压等生命体征的变化，并随时调整护理措施以保持患者的稳定。同时，他们还需要确保患者的液体平衡和电解质平衡，避免出现水电解质紊乱等并发症。

在手术期间，护理人员还需要密切配合医生进行手术操作，确保手术顺利进行并尽量减少术中出现的并发症。他们需要做好手术器械和药品的准备工作，保持手术环境的清洁和无菌，确保手术操作的安全性和有效性。

三、术后护理

手术结束后，艾滋病合并肝硬化患者仍然需要持续的护理和监护。护理人员应该密切观察患者的术后恢复情况，包括意识状态、伤口愈合情况、生命体征等方面的变化，及时发现并处理任何术后并发症。同时。术后护理还包括对患者的疼痛管理和营养支持。由于手术的创伤和患者的身体状况，他们可能会出现不同程度的疼痛和食欲不振等情况，护理人员需要根据患者的具体情况制定相应的疼痛管理和营养支持方案，帮助他们尽快恢复健康。

第十二节　艾滋病合并急性阑尾炎患者围手术期护理

在医疗领域中，处理艾滋病合并急性阑尾炎患者的围手术期护理是一项极具挑战性且需要高度专业知识的任务，下面以艾滋病合并急性化脓性阑尾炎患者的围手术期护理进行阐述。

“急性化脓性阑尾炎是临床上的常见病与多发病，主要表现为转移性右下腹痛，呕吐、腹泻、发热，麦氏点压痛、反跳痛，腹肌紧张”[①]。多数患者需要手术治疗，而急性化脓性阑尾炎合并人类免疫缺陷病毒（HIV）感染会导致患者抵抗力下降及免疫系统崩溃，易合并机会性感染。其护理质量的高低直接影响院内感染的控制、手术的成功及患者的预后，所以加强急性化脓性阑尾炎合并艾滋病患者术前准备及手术前后的护理尤为重要。

一、术前护理

（一）进行心理护理

艾滋病患者精神紧张、易激惹，其主要原因是艾滋病感染是终身的，患者不仅受到来自病痛与生命的威胁，还受到家庭、社会多方面的压力，使其长期处于压力中。因此，护理时应遵循尊重、不伤害、有益、公正、互助的基本伦理原则，重视患者内在潜力的积极性，增强其与疾病斗争的勇气，减少心理上的伤害。把护理过程视为教育过程，忌用“轻视”言行，注意表情自然、语气柔和、态度和蔼，用通俗易懂的语言讲解疾病的传播途径、发生、发展及预防护理。为艾滋病患者提供社会、

① 王占英．急性化脓性阑尾炎合并艾滋病患者围手术期护理[J].临床合理用药杂志，2012，5(20)：153.

精神及心理支持，以消除紧张、敌对情绪，增强其战胜疾病的信心。做好家属及患者的健康宣教，在入院当日即做好患者疾病相关知识及心理状况的评估。

(二) 给予营养支持

对于艾滋病合并急性阑尾炎患者，在手术前加强营养支持至关重要，这不仅有助于提高患者的手术耐受性，还能降低手术并发症和病死率，具有重大的临床意义。通过指导患者进食高热量、高蛋白、富含维生素的食物，可以有效改善患者的营养状况，为手术做好充分准备。

艾滋病患者常常伴随着营养不良和免疫系统受损的情况，因此，在术前特别需要注意营养支持的重要性。高热量、高蛋白的饮食可以提供充足的能量和蛋白质，有助于增强患者的体力和免疫功能，减轻手术的负担。同时，富含维生素的食物也能够帮助修复组织、促进伤口愈合，加快手术后的恢复速度。为了有效指导患者的饮食，医护人员需要针对患者的具体情况制定个性化的营养方案，并向患者和家属提供详细的营养指导和建议。这包括饮食的选择、食物的烹饪方法、进食频率等方面的指导，以确保患者能够获得足够的营养支持。

通过加强营养支持，艾滋病合并急性阑尾炎患者在手术前可以达到较好的营养状态，提高手术的成功率和患者的康复速度，为艾滋病患者的综合治疗提供更加全面和有效的支持。

(三) 加强隔离与消毒措施

加强手术人员的个人防护，以防止院内交叉感染。针对艾滋病合并急性阑尾炎患者，制订具体的健康教育计划，包括内容、时间、宣教方式和实施计划，并全面执行。增强防护意识，减少锐器损伤是预防职业暴露的主要措施。使用后的锐器应直接放入无法穿透的利器盒或毁型器内处置，严禁回套针帽。避免直接接触使用后的针头、刀片等锐器。医护人员做诊疗护理操作及接触患者的血液、体液时戴手套、帽子，必要时穿隔离衣，体温计、听诊器、血压计专人专用，体温计用后用含氯消毒溶液浸泡消毒，听诊器、血压计用有效氯含量250mg/L的消毒液擦拭，患者所有的垃圾废物存放在黄色传染性袋中，单独回收焚烧，凡是被血液污染的布类也做焚烧处理。标本的采集及送检方法：采血时所用管要做特殊标记，罩上塑料袋，外面注明艾滋病患者标本，并放入坚固防漏的塑料箱内密封以防漏出，患者需要做一些辅助检查、治疗时，护士应电话通知辅助科室，做好消毒隔离准备。

（四）注重其他方面的护理

除了上述提及的术前护理（心理护理、给予营养支持、加强隔离与消毒措施），还应该在手术前给艾滋病合并急性阑尾炎患者提前教授术后咳嗽方法，并引导他们采取适宜的体位以缓解疼痛。此外，向患者及其家属简要介绍治疗目的、手术过程，以消除他们可能存在的顾虑和焦虑。

另外，在术前准备阶段，对于手术区皮肤的处理也是至关重要的。对于艾滋病患者而言，由于免疫系统可能受损，需要特别注意避免感染和交叉感染的风险。针对手术区皮肤的准备，应该避免采用常规的剃毛备皮法，因为剃毛可能会刮伤皮肤，增加感染的机会。反之，对于手术区体毛不明显的患者，可以在手术前一天晚上和手术当天晨间使用肥皂和温水清洁手术区皮肤，然后使用碘伏进行消毒处理，这种做法可以有效地清洁手术区皮肤，降低感染的风险，同时避免了剃体毛可能带来的皮肤损伤。

通过以上术前护理措施，可以有效提高艾滋病合并急性阑尾炎患者手术的安全性和成功率。同时，术前的教育和指导也有助于患者更好地应对手术后的恢复过程，减轻疼痛和不适，促进康复。这些细致入微的护理措施不仅体现了对患者的关怀和尊重，也有助于提高手术的整体效果和患者的满意度。

二、术中护理

艾滋病合并急性阑尾炎的患者需要特别细致和全面的术中护理，以确保手术过程的安全和患者的健康，这种患者的免疫系统可能已经受损，因此需要额外的关注和措施。以下是一些术中护理的要点。

（一）严密监测

在艾滋病合并急性阑尾炎患者的术中护理中，严密监测是至关重要的一环。通过密切监测患者的生命体征，包括心率、呼吸、血压等指标，以及对血氧饱和度的监测，可以及时发现和处理任何潜在的生命危险情况，确保手术过程的安全性和患者的健康。

心率、呼吸和血压是反映患者生命体征稳定程度的重要指标。通过实时监测这些指标的变化，可以及时发现任何异常情况，如心律失常、呼吸窘迫或低血压等，并及时采取相应的护理干预措施，保障患者的生命安全。此外，对血氧饱和度的监测也是非常重要的。由于艾滋病合并急性阑尾炎患者可能存在免疫系统受损或其他并发症，他们可能更容易出现呼吸困难等情况，因此，及时监测血氧饱和度可以帮助识别并及时处理患者的呼吸问题，防止发展为更严重的并发症。

在术中，医护人员应当密切配合，确保监测设备的准确性和稳定性，及时记录患者的生命体征数据，并根据监测结果调整护理方案。同时，术中护理团队应保持警惕，随时准备应对可能发生的突发情况，确保患者的安全和手术的顺利进行。

(二) 防控感染

对于艾滋病合并急性阑尾炎患者的术中护理，防控感染是至关重要的一环。为了最大限度地降低感染风险，必须在手术过程中采取严格的感染控制措施。

第一，医护人员必须正确使用无菌技术，确保手术环境的无菌状态。这包括使用无菌手术器械、器械包和无菌手术衣物等，以防止任何外部微生物进入患者的体内，减少感染的可能性。

第二，医护人员必须穿戴适当的手套和口罩，以降低交叉感染的风险。手套可以有效地阻隔污染物，减少手术操作中对患者的污染，而口罩则可以减少呼吸道传播的病原体，降低患者和手术团队成员之间的感染风险。

第三，特别需要注意的是防止 HIV 病毒的传播。艾滋病患者携带 HIV 病毒，因此，在手术过程中必须采取额外的防护措施。医护人员应当严格遵守防护规程，避免直接接触患者的血液或体液，确保所有可能暴露于血液的场合都使用防护设备，并在手术后正确处置医疗废物，以防止病毒传播。

(三) 药物管理

在艾滋病合并急性阑尾炎患者的术中护理中，药物管理是至关重要的一环。根据患者的 HIV 感染情况和用药历史，合理使用抗生素和其他药物是确保手术成功和患者康复的关键步骤。药物管理需要细致入微，确保药物的剂量和给药途径是正确的，以最大限度地发挥药物的治疗效果，并尽可能减少药物带来的不良反应。

第一，医护人员必须了解患者的 HIV 感染情况和用药历史。艾滋病患者通常需要长期接受抗逆转录病毒治疗（ART），并可能伴随有其他合并症的治疗。在术前评估阶段，医疗团队应该详细了解患者的用药情况，包括已使用的药物种类、剂量、频次以及过敏史等，以便在手术过程中进行合理的药物管理。

第二，根据患者的具体情况和手术需要，合理选择抗生素和其他药物。对于急性阑尾炎患者，抗生素是常规治疗的一部分，可以预防术后感染和并发症的发生。然而，由于艾滋病患者的免疫系统可能受损，因此，在选择抗生素时需要特别谨慎，避免选择对其 HIV 感染有不良影响的药物。

第三，确保药物的剂量和给药途径是正确的也是至关重要的。医护人员应根据患者的体重、肾功能和药物代谢情况等因素，计算出合适的药物剂量，并选择适当的给药途径，以确保药物在体内的有效浓度达到治疗效果。

三、术后护理

严密观察病情变化，注意监测体温、脉搏、呼吸、血压、指脉氧、尿量，腹腔引流液。麻醉清醒、血压平稳后给予半坐卧位，并经常更换体位，早期下床活动，以促进肠蠕动的恢复。注意肠鸣音变化，观察腹痛、腹胀情况，当肠鸣音恢复正常，肛门排气排便时，逐渐给予流质饮食—半流质饮食—普食。

预防术后感染，急性化脓性阑尾炎合并艾滋病患者术后引起免疫功能下降，容易发生继发感染。将患者安排在单人房间，保持空气流通，每日做空气消毒，限制探视，呼吸道感染者禁入。做好基础护理，防止口腔、泌尿道感染。遵医嘱使用抗生素预防感染，换药时严格无菌技术操作，继续加强营养，增强患者抵抗力，在禁食期间及经胃肠道供给不足时继续配合静脉营养治疗。

第十三节　艾滋病合并腰椎结核患者围手术期护理

腰椎结核是结核分枝杆菌引起的腰椎感染性疾病，多见于免疫系统受损的患者。当艾滋病患者并发腰椎结核时，手术治疗的风险和复杂性显著增加。因此，围手术期的护理显得尤为重要。

一、艾滋病合并腰椎结核患者围手术期的术前准备

第一，心理护理。患者术前易出现紧张、焦虑、恐惧等不良情绪，担心手术种类、效果及术后恢复状况，恐惧术后疼痛。希望得到家人或其他人员的关心、照顾。而术前的情绪直接影响术中、术后的身体状况，医护人员要关心、体贴患者，耐心向患者讲解与疾病、手术相关的知识，解除患者的思想顾虑，使患者愉快地接受手术治疗。

第二，用药护理。按医嘱合理用药，向患者讲解用药原则、方法、注意事项、不良反应及合理用药的意义。术前用药可以使病灶得到有效的控制，为手术做必要的准备。同时注意用药后的反应，如有不良反应，及时报告医生，及时处理。

第三，饮食护理。应给予高蛋白、高维生素、高热量饮食。对食欲不振者，可通过静脉补充营养，增强机体抗病和耐受能力，使患者充分认识到合理饮食对疾病好转的重要性。

第四，术前准备。术前1周进行床上排便训练，避免术后床上排便困难，术前做好麻醉药物的过敏试验及皮肤的准备，术前晚清洁灌肠，术前12h禁食，4h禁水，术晨进行留置导尿。做术前准备前，要向家属及患者解释清楚所做项目的意义及相关一些常识，以取得其配合。

第五，卧床休息。“腰椎结核患者，因椎体活动性较差，术前应卧床休息，减少脊柱的活动，降低椎体压力，防止脊柱变形，从而有利于病灶局限，另外要指导患者进行有效咳嗽，深呼吸运动，锻炼呼吸道功能”①，并告知患者戒烟的必要性。

二、艾滋病合并腰椎结核患者围手术期的术中护理

第一，生命体征监测。手术过程中应密切监测患者的生命体征，如心率、血压、呼吸等，及时发现并处理异常情况。

第二，药物应用。术中应根据患者的反应和手术进展，合理使用抗菌药物、止血药物等，以预防感染和出血。

第三，输液与输血。根据手术需要和患者的具体情况，合理调节输液速度和量，保持水电解质平衡。对于贫血严重的患者，应及时输血，以保证手术的顺利进行。

第四，安全防护。由于艾滋病患者的血液、体液等可能含有大量病毒，护理人员在术中应做好个人防护，避免职业暴露。

三、艾滋病合并腰椎结核患者围手术期的术后护理

第一，监护。患者术后回监护室，对其进行心电监护，密切观察生命体征变化，保持呼吸道通畅并给予吸氧。全身麻醉患者未清醒时，平卧，头偏向一侧，可使口腔内分泌物或呕吐物顺利流出，避免窒息和吸入性肺炎的发生。硬膜外麻醉的患者，术后去枕平卧6h，可防止脑脊液自穿刺处流出，造成颅内压降低而引起头痛；亦可降低伤口张力，减轻疼痛，同时要密切观察切口渗出情况，保持切口敷料完整、干燥、清洁。

第二，压疮的预防。患者平卧6h且生命体征平稳后，可协助患者每2h翻身1次，翻身时要采取三点成一线式翻身法，勿扭曲腰部，防止脊柱再次损伤或内固定松动，导致植骨块脱落，并做好皮肤护理。皮肤护理要做到勤翻身、勤按摩、勤擦洗、勤整理床铺，保持床铺清洁、平整、无潮湿，必要时在骨突出或易受压部位，使用气圈或气垫进行保护，并且用50%乙醇按摩受压部位，以改善局部血液循环。

第三，负压引流管的护理。保持引流通畅，妥善固定引流管，避免受压、扭曲、

① 任忠贤.腰椎结核患者的围手术期护理[J].吉林医学，2014，35(2)：420.

折叠。定时挤压引流管，防止血块阻塞引流管，导致血肿形成而压迫脊髓。观察并记录引流液的颜色、性质及量。及时倾倒引流液，倾倒时应夹闭引流管，切忌引流液逆入体内。正常每天引流量400mL，颜色淡红。如果24h内有大量血性液体引出，应考虑为脑脊液漏，应立即通知医生进行处理。一般术后2～3天引流量明显减少，当引流量＜50mL/天时，可拔除引流管。

第四，饮食护理。患者排气后，前3天可进食清淡的流质或半流质食物，避免进食牛奶、豆制品及含糖量高等易产气食物，以防引起胀气。待胃肠功能恢复正常后，可进食高热量、高蛋白、高维生素等食物，并适量进食水果和含纤维素多的蔬菜，以防便秘。

第五，疼痛护理。疼痛可影响患者适度活动和肢体功能锻炼，可采用分散或转移患者注意力、身体放松、体位保护等方法缓解疼痛。如听音乐，看书籍、报纸等。必要时遵医嘱给予镇痛剂。

第六，预防肺部感染。患者因长期卧床，导致排痰不畅，易引起肺不张、肺炎等并发症。应指导患者有效咳嗽、深呼吸，定时翻身叩背，增加肺活量，促进肺扩张，促使肺内分泌物和积痰排出，防止肺不张和肺炎的发生。痰液不易咯出者可定时雾化吸入。

第七，预防泌尿系统感染。患者卧床后，不习惯卧床排尿，易发生尿潴留，久之可引起尿路感染。宜采取听流水声、热敷及按摩下腹部等方法，促使排尿，对其条件反射诱导后仍不能自主排尿者，可进行导尿，导尿要严格执行无菌操作，观察尿液颜色、量及性质，并做好记录，每天尿道口护理2次，定时进行夹闭尿管，每2～4min放尿1次，目的是训练自主膀胱挛缩，隔天用生理盐水加庆大霉素进行膀胱冲洗1次，每周更换1次导尿管，争取早日拔除尿管。

第八，肢体功能锻炼术后协助患者按摩肢体，促进血液循环，3天后可进行下肢直腿抬高锻炼3～5次/d，进行下肢关节自主伸屈，预防肌肉萎缩、关节粘连、强直、下肢静脉血栓形成。1周后可进行床上抬臀运动，以锻炼腰背部肌肉，锻炼原则为动静结合、循序渐进、量力而行。

第十四节　艾滋病合并胰腺癌患者围手术期护理

胰腺癌是一种起源于胰腺外分泌腺的恶性肿瘤，具有高度的侵袭性和转移性。当艾滋病与胰腺癌同时出现时，患者的围手术期护理变得尤为复杂和关键。胰腺癌患者的肿瘤负荷大，手术创伤重，术后恢复慢。因此，艾滋病合并胰腺癌患者的围手术期护理需要综合考虑患者的免疫状态、手术创伤、肿瘤负荷等多方面因素。

一、艾滋病合并胰腺癌患者围手术期的术前护理

第一，心理护理。艾滋病合并胰腺癌患者面临着双重的健康挑战，不仅身体上承受着疾病的痛苦，心理上更是承受着巨大的压力和恐惧，这种心理状态对患者的治疗效果和预后有着显著的影响。焦虑和恐惧等负面情绪会导致患者的免疫功能下降，进而影响治疗效果。因此，心理护理在艾滋病合并胰腺癌患者的治疗中占有举足轻重的地位。为了有效地进行心理护理，护士需要深入了解患者的心理状况，与患者建立信任关系，倾听他们的诉求和担忧。护士要向患者详细解释疾病的病因、临床表现、治疗方法和预后情况，帮助患者树立战胜疾病的信心。同时，护士还要关注患者的家属，指导他们如何给予患者情感支持，共同应对疾病带来的挑战。通过心理护理，艾滋病合并胰腺癌患者能够减轻心理负担，增强治疗信心，从而更好地配合治疗，提高治疗效果和预后。因此，心理护理在艾滋病合并胰腺癌患者的治疗中具有不可替代的重要作用。

第二，饮食护理。由于胰腺癌的特性和治疗过程，患者往往面临着肝功能损害、营养缺乏、低蛋白血症等多重健康挑战。因此，科学合理的饮食安排成为改善患者营养状况、促进术后恢复的关键。在此阶段，饮食护理的首要目标是确保患者摄入足够的高蛋白、高热量、高维生素的食物，以满足身体对能量的需求和促进伤口愈合，这些健康食物不仅有助于患者维持良好的营养状态，还能在一定程度上减轻肝脏负担，促进肝功能的恢复。对于无法自行进食的患者，及时的营养补充尤为重要。医务人员须遵医嘱，为患者补充水、电解质，以及必要的营养成分，如氨基酸、白蛋白、血小板和新鲜血液等，这些措施能有效纠正患者的低蛋白血症，提高血浆渗透压，从而减轻组织水肿和腹水，为患者的康复创造有利条件。

第三，疼痛护理。胰腺癌是一种恶性程度极高的肿瘤性疾病，其临床表现多样，腹痛是其最为典型的症状之一。胰腺癌患者的腹痛通常位于上腹部和脐周，疼痛性质多为剧烈绞痛，具有放射性、阵发性或进行性加重的特点。特别是在患者处于卧位时和夜间，疼痛往往会加重，这给患者带来了极大的痛苦和不适。因此，对于胰腺癌患者的护理工作显得尤为重要。护士应该创造一个安静、舒适的环境，帮助患者采取舒适的卧位，以减轻腹痛的不适感。此外，护士还可以通过播放轻缓的音乐、按摩患者疼痛部位等方式来缓解患者的痛苦，这些措施不仅可以提高患者的舒适度，还能在一定程度上减轻其焦虑和恐惧情绪，有助于患者的康复和治疗。

第四，皮肤护理。“胰腺癌患者在病程的任何阶段都可出现黄疸，形成的原因多

为癌组织阻塞胆管造成，常有皮肤瘙痒的症状”①。医护人员在对待患者瘙痒症状时，必须谨慎地给予指导和建议。首先，当患者出现瘙痒时，医护人员应明确告诫患者避免搔抓瘙痒部位，建议患者使用拍打的方式缓解瘙痒感，这既能减轻不适，又能避免皮肤受损。其次，医护人员应建议患者每日进行两次温水擦浴，有助于清洁皮肤，并促进血液循环。在擦浴后，应涂抹炉甘石洗剂，药物能有效缓解瘙痒，同时保护皮肤。最后，对于因瘙痒而影响睡眠的患者，医护人员应根据患者的具体情况，遵医嘱给予适量的镇静催眠药物，以帮助患者获得良好的睡眠，从而促进身体的康复。

第五，常规护理。艾滋病合并胰腺癌患者围手术期的常规护理主要包括：①在术前一天，为了确保手术区域的清洁并降低感染的风险，医护人员会进行备皮操作，即清除手术部位的毛发。②交叉配血是一个至关重要的步骤，以确保在手术过程中有足够的血液供应，以防出现失血过多的情况。③为了预防术中或术后可能出现的药物过敏，还会进行药物过敏试验。④在术前晚和术晨，清洁灌肠是一项必要的操作，它有助于清空肠道，降低手术中的干扰和感染的风险。术晨，患者须严格遵守禁食禁水的规定，以确保手术的安全进行。⑤为了监测患者的生命体征和便于治疗，医护人员会留置胃管、尿管和深静脉导管。为了帮助患者在术后尽快恢复自主排便功能，医护人员应指导患者进行床上排便练习。⑥翻身、深呼吸及有效咳嗽的练习也是必不可少的，这些练习有助于增强患者的肺部功能，预防术后肺部感染。⑦在术前，患者还须进行沐浴，剪短指（趾）甲，以保持身体的清洁和舒适。此外，保持患者的温暖，防止感冒也是术前护理的重要环节。通过这一系列的护理措施，可以为患者创造一个最佳的手术条件，促进术后康复。

二、艾滋病合并胰腺癌患者围手术期的术中护理

第一，生命体征监测。在手术过程中，患者的生命体征是反映其生理状态的重要指标。护理人员应持续、密切地监测患者的心率、血压、呼吸等生命体征，以及血氧饱和度和体温等参数。通过实时观察这些指标的变化，护理人员可以及时发现异常情况，如心律失常、血压下降等，从而迅速采取应对措施，确保患者的生命安全。

第二，输液与输血。艾滋病合并胰腺癌患者在手术过程中，由于手术创伤和疾病本身的影响，可能会出现出血和体液丢失的情况。护理人员应根据患者的具体情况，合理安排输液和输血。一方面要确保患者有足够的血容量，另一方面也要维持

① 舒维英．探讨胰腺癌患者围手术期护理措施 [J]. 实用临床护理学电子杂志，2018，3（25）：10.

其电解质平衡，防止因体液失衡而引发的并发症。

第三，保暖与保湿。手术室内往往温度较低，且患者在手术过程中可能会因体液丢失而出现皮肤干燥的情况。因此，护理人员应注意为患者做好保暖和保湿工作。可以通过调节手术室的温度、为患者加盖保暖毯等方式来防止患者体温过低。同时，还可以使用保湿剂涂抹患者的皮肤，保持其湿润，降低皮肤受损的风险。

第四，护理配合。在手术过程中，护理人员与手术医生之间的配合至关重要。护理人员应熟悉手术步骤和医生的操作习惯，准确、迅速地传递手术器械和药品，确保手术过程的顺利进行。同时，护理人员还应及时向医生反馈患者的生命体征和手术进展情况，为医生提供重要的参考信息。

三、艾滋病合并胰腺癌患者围手术期的术后护理

第一，病情观察，主要包括：①密切观察患者体温、脉搏、呼吸、血压等，发现异常情况及时报告医生。②术后患者采取平卧位，生命体征平稳后改为半卧位，将床头抬高40°，以利于各种引流管的引流，并可减轻腹肌张力，减轻疼痛。③胰十二指肠切除术后放置的引流管有胃肠减压管、腹腔引流管、胰管引流管、T管等。④观察切口有无出血、红肿、渗出、敷料脱落等，及时更换浸湿的敷料。向患者及家属讲解放置引流管的目的，保持各引流管通畅，防止导管滑脱、扭曲、堵塞和污染。观察引流液的性质和量的变化并做好记录，若引流量大、色鲜红，应警惕腹腔内大出血的可能，并及时报告医生。⑤病人诉切口疼痛难忍时，可遵医嘱给予盐酸哌替啶杜冷丁和盐酸异丙嗪肌注，以缓解疼痛。

第二，康复护理。鼓励患者早期卧床活动和起床活动，神志清醒后，鼓励其做深呼吸、咳嗽咳痰，协助翻身、拍背、活动非手术部位的肢体等。

第三，饮食护理。术后早期要禁食，因为要抑制胰腺分泌功能，使胰腺处于休息状态，同时因胃肠道功能障碍，须行肠外营养支持。10～14天后如患者无异常情况，可经口进食，予高热量、高蛋白、高维生素的流质饮食，逐渐过渡到半流质、软质饮食。

第四，并发症护理。主要包括以下方面：

一是术后出血。若发生在术后1～2天，产生原因多为凝血功能障碍、结扎线脱落、创面渗血等。如果在术后1～2周发生的出血，多半可能为胆汁腐蚀、感染导致。少量出血，全身无失血性休克表现，一般经更换敷料，加压包扎或全身使用止血剂即可止血。如出血量大，术后短期内出现腹痛、呕血、便血、大汗淋漓、脉搏增快、血压下降等休克症状时，应立即报告医生，做好术前准备，马上手术止血。

二是肺部并发症。常见于手术后3～4天，多见既往有慢性支气管炎、肺炎、肺

不张等的患者。因术后不能有效排痰致呼吸道分泌物滞留而引发感染。表现为发热、呼吸困难、紫绀、脉快等。遵医嘱给予消炎对症处理，雾化吸入及叩背排痰等。

三是胰瘘。胰瘘是胰腺癌手术后最常见的并发症，通常指胰空肠吻合口瘘，发生在术后5~7天。临床表现为腹胀、发热、腹痛、腹腔引流液较多。典型的表现为患者腹部伤口有清亮液体渗出，对周围皮肤产生腐蚀，从而引起皮肤糜烂、疼痛。要注意保护皮肤，防止胰液腐蚀，应用氧化锌软膏局部护理，并保持局部清洁。术后要妥善固定引流管，避免堵塞和脱出。

四是切口裂开。多发生在术后7~10天，或拆除皮肤缝线后一天之内。术前对年老体弱，全身营养状态较差，血浆蛋白低的病人，应加强营养支持，增强抵抗力。术后病人咳嗽、腹胀或排便困难，应及时给予处理，并加强切口早期腹带的加压包扎，延缓拆线时间等。一旦发现病人切口裂开后，应安慰病人卧床休息，并立即用无菌生理盐水纱布覆盖，并通知医生准备手术。

五是血栓性静脉炎。多发生于老年病人、肥胖者、长期卧床者。临床表现为患肢凹陷性水肿，沿静脉走行可出现皮肤发红、肿胀，局部有触痛常伴体温升高。处理是局部严禁按摩，以防血栓脱落。抬高患肢，停止患肢输液，局部用硫酸镁湿热敷。

第五出院指导。主要包括：①注意饮食，选择易消化、无刺激、少渣饮食。②用药指导：胰腺全切的患者，需要终身注射胰岛素，所以要定期监测血糖和尿糖。③定期化疗，定期门诊复查，若出现进行性消瘦、乏力、贫血、发热等症状，及时到医院就诊。④注意休息，生活起居应有规律，3个月内避免过度劳累，保持心情舒畅，适当进行体育锻炼，逐步增加活动量。

总而言之，艾滋病合并胰腺癌患者的围手术期护理是一项复杂而重要的工作。护理人员需要具备扎实的专业知识和丰富的临床经验，能够根据患者的具体情况制定个性化的护理方案。同时，随着医学技术的不断进步和护理理念的不断更新，围手术期护理策略也需要不断完善和优化。未来，我们期待通过更多的临床实践和科学研究，为艾滋病合并胰腺癌患者的围手术期护理提供更加科学、有效的指导。

第十五节　艾滋病合并前列腺增生患者围手术期护理

前列腺增生则是中老年男性常见的良性疾病，表现为前列腺组织的非恶性增生。当前列腺增生与艾滋病合并存在时，患者的健康状况更为复杂，手术风险增大，围手术期的护理需求也更为迫切。

一、艾滋病合并前列腺增生的流行病学特点

艾滋病与前列腺增生的关联主要体现在：① HIV 感染者因免疫系统受损，更容易受到感染，从而可能增加前列腺增生的发病率；② HIV 感染导致的免疫抑制可能加速前列腺增生的发展，增加手术的难度和风险。艾滋病合并前列腺增生的流行病学特点主要包括以下方面：

第一，患者年龄偏大。随着 HIV 感染者的老龄化，艾滋病合并前列腺增生的患者通常伴随着多种慢性疾病，使得治疗和管理变得更加复杂。

第二，免疫系统受损。HIV 感染导致的免疫系统受损是艾滋病合并前列腺增生的核心问题。免疫系统受损不仅增加了患者感染的风险，还可能加速前列腺增生的发展。免疫抑制状态下，前列腺组织更容易受到炎症等因素的影响，从而加速其增生过程。

第三，易感染性。由于免疫系统受损，艾滋病合并前列腺增生的患者更容易受到各种病原体的感染，如尿路感染等，这些感染不仅可能加重前列腺增生的症状，还可能增加手术的难度和风险。

第四，手术耐受性差。由于免疫系统受损和多种慢性疾病的存在，艾滋病合并前列腺增生的患者往往手术耐受性较差，这使得手术风险增加，需要在手术前进行充分的评估和准备。

第五，发展迅速。由于 HIV 感染导致的免疫抑制，前列腺增生在艾滋病患者中的发展往往更为迅速，这可能导致患者在较短的时间内出现严重的排尿困难和其他相关症状，需要及时进行干预和治疗。

二、艾滋病合并前列腺增生的围手术期护理策略

（一）术前准备

第一，病情评估。医生需要详细了解患者的病情，包括疾病的病程、严重程度、既往病史以及目前的症状表现，这些信息有助于医生制定更加精准的手术方案，并预测可能出现的风险。

第二，营养状况评估。HIV 感染者往往伴随着营养不良和消瘦等问题，这会影响手术的效果和患者的恢复。因此，医生需要对患者的营养状况进行评估，并根据需要给予营养支持，如肠内营养或肠外营养等。

第三，心理状态评估。手术对于患者而言是一种巨大的心理压力，尤其是对于 HIV 感染者，他们可能面临着更多的社会和心理压力。因此，医生需要对患者的心

理状态进行评估，并给予必要的心理干预，如心理咨询、放松训练等，以帮助患者缓解焦虑和恐惧情绪，增强对手术的信心。

第四，免疫状态和病毒载量评估。HIV 感染者的免疫系统受到不同程度的损害，这会影响手术的效果和患者的恢复。因此，医生需要评估患者的免疫状态和病毒载量，以了解患者的免疫功能和病毒复制情况，这有助于医生制定更加精准的手术方案和用药方案。

第五，$CD4^+$ 细胞计数评估。$CD4^+$ 细胞是免疫系统中的重要组成部分，其数量可以反映患者的免疫功能状态。对于 HIV 感染者而言，$CD4^+$ 细胞计数的变化对于手术的成败具有重要影响。因此，医生需要对患者的 $CD4^+$ 细胞计数进行评估，并根据需要给予免疫增强治疗。

(二) 术中护理

第一，生命体征监测。在手术过程中，医生需要密切关注患者的生命体征变化，如心率、血压、呼吸等，这些指标可以反映患者的生理状态和手术效果。对于 HIV 感染者而言，由于其免疫系统受损，生命体征的变化可能更加明显和复杂。因此，医生需要更加关注这些指标的变化，并及时采取相应措施。

第二，无菌操作。由于 HIV 感染者的免疫系统受损，他们更容易发生感染。因此，在手术过程中，医生需要严格执行无菌操作，降低感染的风险，这包括手术器械的消毒、手术区域的准备、手术过程中的清洁和消毒等。

第三，体位和输液速度调整。在手术过程中，医生需要根据手术进程及时调整患者的体位和输液速度，有助于保持患者的生命体征稳定和提高手术效果。对于 HIV 感染者而言，由于其特殊的病理生理特点，体位和输液速度的调整需要更加谨慎和精准。

(三) 术后护理

第一，病情变化观察。在术后阶段，医生需要密切观察患者的病情变化，及时发现并处理可能出现的并发症，包括伤口感染、肺部感染、尿路感染等以及常见并发症的预防和处理。对于 HIV 感染者而言，由于其免疫系统受损和易感染的特点，并发症的预防和处理需要更加重视。

第二，营养支持。手术对患者的身体造成了一定的创伤和消耗，需要给予适当的营养支持以促进伤口愈合和恢复。对于 HIV 感染者而言，由于其营养不良和消瘦等问题，营养支持尤为重要。医生需要根据患者的营养状况和手术情况制定个性化的营养支持方案。

总而言之，对于 HIV 感染者的手术护理，术前准备、术中护理和术后护理都需要特别关注其特殊的病理生理特点和社会心理背景。医生需要制定个性化的护理方案，并给予患者足够的关注和支持，以确保手术的成功和患者的快速恢复。

三、艾滋病合并前列腺增生的围手术期护理注意事项

在护理 HIV 感染者时，必须特别注意一系列的特殊事项，以确保患者安全并优化其治疗效果。其中，感染控制、药物管理以及营养支持是三大核心要素。

(一) 感染控制

HIV 感染者的免疫系统受损，使得他们更容易受到各种感染的侵袭。因此，在护理过程中，感染控制显得尤为重要。所有参与护理的医护人员都应接受深入的感染控制培训，确保他们了解并遵循所有相关的感染预防准则，这些准则包括正确的手卫生做法、适当的消毒措施以及正确使用防护装备。除了医护人员的培训，对患者进行健康教育也是至关重要的。患者应该明白自己的免疫系统状况，以及如何通过日常生活中的简单措施来减少感染的风险。例如，避免与他人共用个人物品，定期清洁生活环境，以及在接触可能携带病原体的物品后彻底清洁双手。

(二) 药物管理

HIV 感染者通常需要长期服用抗病毒药物，以维持病毒载量的低水平并减缓疾病的进展。然而，在围手术期，手术和麻醉可能会对这些药物的使用产生影响。因此，护理人员与医生之间的紧密合作变得尤为重要。护理人员需要确保患者在围手术期内按时服药，并与医生密切沟通，以调整药物剂量或更换药物，以适应患者的手术和麻醉状态。此外，护理人员还需要密切监测任何药物不良反应的出现，并及时向医生报告，以便及时调整治疗方案。

(三) 营养支持

营养支持对于 HIV 感染者的治疗和康复至关重要。由于疾病本身和治疗药物都可能影响患者的食欲和营养吸收，因此，提供适当的营养支持对于提高患者的抵抗力和促进伤口愈合具有不可或缺的作用，护理人员应该根据患者的营养状况制订个性化的饮食计划，这些计划应该包括高蛋白、高热量和高维生素的食物，以满足患者在治疗和康复过程中的营养需求。同时，对于那些不能经口进食的患者，护理人员应及时给予肠内或肠外营养支持，以确保患者获得足够的营养。

总而言之，艾滋病合并前列腺增生患者的围手术期护理是一项复杂而重要的工

作。通过全面的术前准备、细致的术中护理和精心的术后管理，可以有效降低手术风险，提高患者的手术效果和术后生活质量。同时，针对HIV感染者的特殊需求，护理人员应具备高度的专业素养和人文关怀精神，为患者提供全面、细致的护理服务。

第十六节　艾滋病合并下肢静脉曲张患者围手术期护理

下肢静脉曲张为下肢浅表性静脉血流受阻从而引发的血管扩张及弯曲症状，属于临床常见病。“此类疾病在中年男性群体高发，或者患者长期站立。病症早期下肢具有酸胀感、肢体沉重、乏力，在久站时足踝部及小腿会出现浅层静脉曲张，迂曲成团，在肢体直立情况下，症状更加明显，晚期小腿及踝关节位置皮肤发生变化，且出现脱屑、瘙痒等症状”①。艾滋病合并下肢静脉曲张的患者在围手术期的护理尤为重要，这关系患者的生命安全和手术效果。

一、艾滋病合并下肢静脉曲张患者围手术期的术前准备

第一，心理护理。艾滋病患者往往因为疾病本身以及社会对艾滋病的歧视而产生较大的心理压力。因此，在术前应对患者进行心理疏导，帮助患者树立战胜疾病的信心，积极配合治疗。同时，要向患者详细介绍手术过程、预期效果及可能出现的并发症，使患者对手术有充分的了解和认识。

第二，术前检查。术前应完善各项检查，包括血常规、肝肾功能、电解质、凝血功能等，以评估患者的整体状况。同时，要进行HIV病毒载量、$CD4^{+}T$淋巴细胞计数等艾滋病相关指标的检测，了解患者的免疫功能状况。

第三，营养支持。艾滋病患者的免疫功能受损，容易导致营养不良。因此，在术前应对患者进行营养评估，制订合理的饮食计划，确保患者摄入足够的热量、蛋白质和维生素等营养物质。必要时，可通过静脉输液等方式进行营养支持。

第四，预防感染。艾滋病患者的免疫功能低下，容易发生感染。因此，在术前应常规进行预防性抗生素治疗，以减少手术过程中的感染风险。同时，要做好手术区域的皮肤准备，避免术后感染的发生。

① 王芹．下肢静脉曲张患者围手术期的整体护理[J]．临床医药文献电子杂志，2019，6（67）：104.

二、艾滋病合并下肢静脉曲张患者围手术期的术中护理

第一，生命体征监测。在手术过程中，要密切监测患者的生命体征，包括心率、血压、呼吸、体温等。如有异常变化，应及时报告医生并采取相应处理措施。

第二，疼痛管理。手术过程中患者可能会感到疼痛不适，应及时给予镇痛药物以减轻患者的痛苦。同时，要观察患者疼痛的变化情况，如有需要可调整镇痛药物的剂量和给药方式。

第三，输液管理。根据患者的体重、手术时间和术中出血情况等因素，合理调整输液速度和输液量，确保患者循环系统的稳定。

第四，术中保暖。艾滋病患者往往存在体温调节障碍，容易在术中出现低体温现象。因此，在术中应做好患者的保暖工作，如使用保温毯、加盖被子等措施，以维持患者的正常体温。

三、艾滋病合并下肢静脉曲张患者围手术期的术后护理

第一，病情观察。术后要密切观察患者的病情变化，包括生命体征、意识状态、伤口情况等。如有异常变化，应及时报告医生并采取相应处理措施。

第二，功能锻炼。术后应根据患者的恢复情况，制订合适的康复锻炼计划。通过功能锻炼可以促进下肢静脉回流、改善血液循环、预防深静脉血栓的形成。同时，要注意锻炼过程中的安全保护措施，避免患者出现意外损伤。

第三，伤口护理。术后要保持患者伤口的清洁干燥，定期更换敷料并进行消毒处理。同时，要观察伤口的愈合情况，如有红肿、渗出等感染迹象应及时处理。

第四，疼痛管理。术后患者可能会感到明显的疼痛不适，应根据患者的疼痛程度和耐受情况，合理给予镇痛药物以减轻患者的痛苦。同时，要关注患者疼痛的变化情况，如有需要可调整镇痛药物的剂量和给药方式。

第五，心理支持。术后患者可能会因为手术创伤、疼痛不适等因素而产生焦虑、抑郁等负面情绪。因此，在术后护理过程中要加强对患者的心理支持，帮助患者树立战胜疾病的信心并保持积极乐观的心态。同时要与患者建立良好的沟通关系，及时了解患者的需求和困惑并给予解答和指导。

结束语

随着人们生活水平的提高和环境的变化，人们患上各种疾病的概率也逐年上升。疾病的发生给人们的身体和精神带来了很大的压力，因此，对于疾病的认识和治疗非常重要。常见疾病的诊治与护理实践应用是每个人都应该了解和掌握的技能。通过了解各种疾病的诊治方法和护理实践应用，我们可以更好地预防和治疗各种疾病，提高自己的健康水平和生活质量。同时，我们也要关注心理健康问题，保持积极的心态和情绪，避免过度焦虑和紧张。只有身心健康才能拥有幸福的生活。

在本书中，我们探讨了各种常见疾病的诊治方法，包括但不限于感冒、发热、腹泻、外伤等。这些疾病在我们的日常生活中非常常见，因此，了解并掌握这些疾病的正确处理方式是每个人都应该具备的技能。此外，我们还要提醒大家注意疾病护理的重要性。疾病的治疗并不仅仅包括药物的运用，还需要良好的护理和健康的生活方式。对于病人来说，有效的护理不仅可以减轻疼痛、加速康复，还可以提高生活质量。同时，我们也强调了与医疗专业人员的沟通与合作的重要性。尽管我们可以在家中处理一些常见疾病，但在某些情况下，专业的医疗建议和设备仍然是必要的。我们应该尊重并信任医疗专业人员，他们是我们健康的卫士。

总的来说，我们希望这本专著能帮助大家更好地理解常见疾病的诊治和护理实践。无论何时何地，我们都应该保持警惕，注意自己的健康状况，及时发现并处理可能的疾病。同时，我们也要尊重并信任医疗专业人员，他们的工作是为了我们的健康和幸福。让我们共同努力，为自己和家人创造一个更健康、更安全的生活环境。

参考文献

[1] 华奇凡，张继良，马伦，等．人工智能在肝脏 MRI 影像诊断中应用价值 [J]. 中华实用诊断与治疗杂志，2024，38(4)：411-415.

[2] 董庆元，朱晓彬，杨志强，等 .3D 打印联合骨科手术机器人辅助股骨截骨矫形术 1 例报告 [J]. 武汉大学学报 (医学版)，2024(4)：1-5.

[3] 佘楷杰，袁芳君，马庆宇，等．机器学习驱动中医诊断智能化的发展现状、问题及解决路径 [J]. 中国中医基础医学杂志，2024，30(3)：398-406.

[4] 高敏 .3 例艾滋病合并膀胱癌患者行手术治疗后的护理经验 [J]. 医学理论与实践，2024，37(6)：1036-1037.

[5] 刘彤，高欣怡，李歆慕．人工智能心电图协助诊断晕厥原因探索 [J]. 中国心血管病研究，2024，22(3)：203-206.

[6] 张勤，刘锋，王婧，等 .DRG 视角下神经内科医疗服务效能分析 [J]. 江苏卫生事业管理，2024，35(2)：241-244.

[7] 吴沧陆，王鑫，李展振，等．中上段胸椎骨质疏松性椎体压缩骨折在手术机器人辅助下经皮穿刺椎体成形术的临床疗效研究 [J]. 浙江创伤外科，2024，29 (2)：235-238.

[8] 韩巍．数字骨科技术在股骨颈骨折诊疗中的应用 [J]. 中国骨伤，2024，37(2)：111-113.

[9] 娄伟钢，陈剑明，汪帅伊，等．实时跟踪和虚拟成像技术辅助创伤骨科手术机器人治疗股骨颈骨折 [J]. 中国骨伤，2024，37(2)：124-128.

[10] 谭黄圣，赖居易，冯华龙，等．第三代天玑骨科机器人辅助下经皮置钉在经肌间隙入路腰椎融合内固定术中的应用 [J]. 中国中医骨伤科杂志，2024，32 (2)：20-24.

[11] 郑国洪，徐松鹤，王洁琼，等．中医与现代急诊管理在骨伤管理中的协同效应 [J]. 中医药管理杂志，2024，32(3)：207-209.

[12] 刘中涛，刘艺博．中医骨伤手法结合通络汤治疗腰椎间盘突出症临床观察 [J]. 实用中医药杂志，2024，40(1)：32-34.

[13] 叶鹏胜，徐志明，袁宇渊，等．骨科手术机器人导航下闭合复位交锁髓内

钉内固定治疗肱骨外科颈骨折的临床研究 [J]. 中国现代药物应用，2024，18(2)：1-6.

[14] 吴卫源，梅汉尧，郑乙，等 . 牵引过伸按压复位结合骨科机器人辅助经皮椎弓根钉内固定治疗胸腰椎骨折的疗效观察 [J]. 深圳中西医结合杂志，2024，34(1)：96-98.

[15] 杨伟康，黄承夸，黄远剑，等 . 天玑机器人辅助手术在腰椎退行性疾病中的应用进展 [J]. 右江医学，2023，51(12)：1133-1135.

[16] 杜瑶 . 智能医疗诊断与治疗决策支持系统的发展 [J]. 中国高新科技，2023(24)：60-62.

[17] 贺喜顺，牛俊克，王鹏儒，等 . 天玑骨科手术机器人辅助导航空心钉内固定治疗儿童 Delbet Ⅱ、Ⅲ型股骨颈骨折 [J]. 中国骨与关节损伤杂志，2023，38(12)：1267-1269.

[18] 袁仕国，宁嘉威，陈美雄，等 . 中医筋骨理论中筋与骨的关系内涵探讨 [J]. 中国疗养医学，2024，33(1)：106-108.

[19] 刘伟，赵潇，傅扬 . 医疗机器人研究、应用现状及发展趋势 [J]. 中国医疗设备，2023，38(12)：170-175.

[20] 刘勋，芮碧宇，张维军，等 . 骨科手术机器人故障分析及应对策略 [J]. 协和医学杂志，2023，14(6)：1149-1154.

[21] 田楚伟，陈翔溆，朱桓毅，等 . 机器学习在创伤骨科中的应用与展望 [J]. 中国修复重建外科杂志，2023，37(12)：1562-1568.

[22] 张希诺，刘玉增，李越，等 . 骨科手术机器人辅助与 X 线透视辅助下徒手皮质骨轨迹螺钉置入治疗单节段退行性腰椎疾病的临床对比研究 [J]. 首都医科大学学报，2023，44(5)：836-844.

[23] 石晓飞 . 国产机器人在医疗手术方面的发展与应用 [J]. 智能制造，2023(5)：55-58.

[24] 王倩 . 脊柱结核手术患者的健康教育与家庭护理 [J]. 人人健康，2023(29)：112-113.

[25] 阮秀英，汪圆圆，杨小蓉 . 综合护理干预对于神经内科脑出血患者的影响分析 [J]. 中外医疗，2023，42(27)：170-173，194.

[26] 张建，谢会群，提克扎提，等 . 人工智能在骨科影像学诊断中的应用研究进展 [J]. 中国数字医学，2023，18(4)：95-103.

[27] 王权，王浩，张超，等 . 超声诊断类人工智能医疗器械测试方法研究 [J]. 中国医疗设备，2023，38(4)：35-39.

[28] 代沁文 . 特色护理联合柔性管理在肛肠科的应用效果分析 [J]. 中国社区医

师，2023，39(8)：103-105.

[29] 黄霖，车圳，李明，等 . 人工智能在骨科疾病诊治中的研究进展 [J]. 山东大学学报 (医学版)，2023，61(3)：37-45.

[30] 罗娟娟，郝环，蓝惠兰，等 . 神经内科老年慢性病患者康复心理护理的研究 [J]. 继续医学教育，2022，36(12)：149-152.

[31] 刘韫仪，廖思兰，黄海燕 . 手术室优化细节护理在 HIV 阳性腹部手术患者中的应用 [J]. 齐鲁护理杂志，2022，28(24)：165-167.

[32] 白鸽 . 神经内科综合护理对脑出血并发症发生的影响分析 [J]. 中国医药指南，2022，20(30)：137-140.

[33] 毕丽 . 护理干预对腰椎结核手术患者焦虑与恐惧心理的影响 [J]. 中国医药指南，2022，20(19)：180-182.

[34] 张玉平，赵进喜，贾海忠，等 . 调治脏腑，可疗牙科疾病；审症验齿，可知脏腑病变 [J]. 环球中医药，2022，15(7)：1189-1192.

[35] 毕丽 . 优质护理在胸椎结核手术患者中的应用 [J]. 中国医药指南，2022，20(17)：29-33.

[36] 石丽丽，李冬艳，崔国玲 . 心理干预对肛肠科术后患者的影响研究 [J]. 心理月刊，2022，17(11)：165-167，188.

[37] 赵莉，王绪文，温付东，等 . 肛肠科应用无痛病房管理模式的效果观察 [J]. 中国肛肠病杂志，2022，42(6)：57-58.

[38] 曲书阁 . 系统护理干预对脊柱结核手术患者生活质量的影响 [J]. 中国冶金工业医学杂志，2022，39(2)：178.

[39] 王小利，韩恩丹 . 辨证施膳护理模式在肛肠科中的应用 [J]. 中医药管理杂志，2022，30(3)：232-233.

[40] 林进卿 . 优质护理在骶管麻醉肛肠科手术中的应用探讨 [J]. 心理月刊，2022，17(2)：165-167.

[41] 袁杨 . 排便功能训练对肛肠科术后便秘患者的意义分析 [J]. 中国现代药物应用，2021，15(21)：244-246.

[42] 张桃红，范素丽，郭徐徐，等 . 基于数据融合的智能医疗辅助诊断方法 [J]. 工程科学学报，2021，43(9)：1197-1205.

[43] 吴海萍，刘民强，王思思，等 . 艾滋病患者手术室护理质量敏感指标的构建 [J]. 护士进修杂志，2021，36(10)：865-870.

[44] 翟禹樵，李开南 . 骨科人工智能诊断的研究进展 [J]. 中国临床研究，2021，34(4)：542-545.

[45] 李小敏，曲扬，张少霆，等. 人工智能技术在骨肌系统影像学方面的应用[J]. 上海交通大学学报(医学版)，2021，41(2)：262-266.

[46] 李小玲，易银芝，董林，等. 人工智能技术在骨科领域的应用进展[J]. 全科护理，2020，18(29)：3937-3939.

[47] 贺遵芳，王思思，吴海萍. 护理风险管理在艾滋病手术患者中的应用效果[J]. 中国城乡企业卫生，2020，35(8)：221-224.

[48] 丁敏. 脊柱结核手术患者的手术室护理体会[J]. 黑龙江中医药，2020，49(4)：247-248.

[49] 张娜，刘静. 个性化护理措施在胸腰椎结核手术护理中的应用探讨[J]. 山西医药杂志，2020，49(13)：1750-1752.

[50] 宋杰. AI 变革中的精准医疗让康复机器人走入社区寻常百姓家[J]. 中国经济周刊，2020(13)：82-83.

[51] 刘志先. 基于智能医疗的诊断大数据自动分析系统研究[J]. 现代电子技术，2020，43(10)：184-186.

[52] 周君，王晓青，张世玺，等. 细节护理干预在艾滋病患者手术室护理安全中的作用分析[J]. 皮肤病与性病，2020，42(2)：197-199.

[53] 韩勇碧. 感染艾滋病手术患者的有效手术室护理管理措施初探[J]. 医学食疗与健康，2020，18(3)：163+165.

[54] 孙德惠. 艾滋病手术患者护理风险管理方法与护理管理的效果探索[J]. 人人健康，2020(2)：130-131.

[55] 张伟娟. 脊柱结核手术患者的手术室护理效果[J]. 中国继续医学教育，2019，11(36)：192-194.

[56] 黄振梅. 艾滋病患者相关手术护理配合及职业防护探讨[J]. 国际感染病学(电子版)，2019，8(04)：12-14.

[57] 陈煜. 艾滋病合并肛周疾病围手术期的护理体会[J]. 黑龙江医学，2019，43(10)：1278-1279+1282.

[58] 黄海燕，周笔慧，吴玉兰. 细节护理措施在艾滋病手术护理安全中的重要性[J]. 临床医学工程，2019，26(4)：549-550.

[59] 殷丽娟. 感染艾滋病手术患者的手术室护理管理措施[J]. 中外医疗，2019，38(4)：153-155.

[60] 洪荣，孟繁琴. 艾滋病手术患者护理风险管理方法及其效果观察[J]. 实用临床护理学电子杂志，2019，4(5)：161-162.

[61] 罗鹃. 肛肠疾病合并艾滋病的围手术期综合护理方法及临床效果[J]. 中国

肛肠病杂志，2018，38(12)：45-47.

[62] 闵锐 . 探究人工智能在医学领域中的运用 [J]. 中国新通信，2018，20(15)：159.

[63] 王晓丽 . 临床脊柱结核手术的护理体会 [J]. 西南军医，2018，20(3)：390-391.

[64] 杨琪 . 脊柱结核手术患者躯干支具护理及对并发症发生情况的影响 [J]. 当代护士 (上旬刊)，2018，25(4)：51-53.

[65] 王静，刘灵巧 . 人文关怀在剖宫产手术护理配合中的应用进展 [J]. 全科护理，2018，16(8)：927-929.

[66] 李忠莲 . 艾滋病合并骨科疾病围术期病人护理方法探讨 [J]. 世界最新医学信息文摘，2018，18(21)：204，215.

[67] 王巧丽，马淑焕，张元蓓，等 . 护理干预在艾滋病合并颅脑疾病患者围手术期的应用效果 [J]. 中国实用神经疾病杂志，2017，20(22)：94-96.

[68] 杨群艳 . 感染艾滋病手术患者的手术室护理管理措施 [J]. 世界最新医学信息文摘，2017，17(88)：287-288.

[69] 朱丽艳，叶金标 . 协同护理模式在脊柱结核手术患者中的应用 [J]. 护理实践与研究，2017，14(20)：14-16.

[70] 胡佳，黄亚林，刘娟，等 . 艾滋病合并肛瘘患者围手术期的护理 [J]. 世界最新医学信息文摘，2017，17(70)：187-188.

[71] 王素芳 . 胸腰椎结核手术的围手术期护理经验 [J]. 临床医药文献电子杂志，2017，4(53)：10417-10418.

[72] 王巧丽，马淑焕，陈爱民，等 . 艾滋病手术患者的护理风险管理 [J]. 护理学杂志，2017，32(08)：67-69.

[73] 陈爱华，贺遵芳，康京华 . 脊椎结核手术围手术期护理 [J]. 中国城乡企业卫生，2016，31(12)：124-126.

[74] 郑翠妹，韩贤良 . 艾滋病患者手术的护理体会 [J]. 当代护士 (下旬刊)，2015(2)：80-81.

[75] 胡佳，黄亚林，刘娟，等 . 艾滋病合并肛瘘患者围手术期的护理 [J]. 世界最新医学信息文摘，2017，17(70)：187.

[76] 张天，庞青松 . 局部晚期不可手术食管癌放射治疗研究进展 [J]. 中华肿瘤防治杂志，2023，30(3)：174-180.

[77] 杨志花，刘启胜 . 路径化护理对围术期混合痔患者的术后恢复及预后的作用 [J]. 国际护理学杂志，2018，37(19)：2653-2656.

[78] 王晓凤，纪秀杰，王莹莹，等 . 舒适护理在甲状腺癌根治术后的应用 [J]. 国际护理学杂志，2012，31(10)：1875-1876.

[79] 王占英 . 急性化脓性阑尾炎合并艾滋病患者围手术期护理 [J]. 临床合理用药杂志，2012，5(20)：153.

[80] 孙建军，卢洪洲 .HIV 合并 HBV 感染之治疗进展 [J]. 中国艾滋病性病，2015，21(4)：346-348.

[81] 周粟，袁敏，施裕新，等 . 肝动脉化疗栓塞术在艾滋病合并肝癌患者中的应用价值 [J]. 放射学实践，2015(9)：918-921.

[82] 任忠贤 . 腰椎结核患者的围手术期护理 [J]. 吉林医学，2014，35(2)：420.

[83] 和春兰 . 腰椎结核患者围手术期护理 [J]. 中外医学研究，2012，10 (33)：80-81.

[84] 高峥嵘，张耀，张强，等 . 艾滋病胸腰椎结核手术治疗与职业防护 [J]. 中国矫形外科杂志，2022，30(15)：1422-1425.

[85] 舒维英 . 探讨胰腺癌患者围手术期护理措施 [J]. 实用临床护理学电子杂志，2018，3(25)：10.

[86] 王芹 . 下肢静脉曲张患者围手术期的整体护理 [J]. 临床医药文献电子杂志，2019，6(67)：104.